超声心动图规范化
—— 诊断精要 ——

吴伟春　主编

朱振辉　江勇　副主编

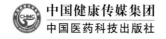

中国健康传媒集团
中国医药科技出版社

内 容 提 要

　　本书由北京协和医学院研究生教育教学改革项目基金资助，是超声心动图常用技术操作规范指导用书。全书收集数百幅手绘解剖示意图及超声心动图图像，精炼地总结了常见心脏疾病超声心动图诊断操作方法及诊断流程图。

　　本书还配套了免费手机APP，方便大家在临床诊断工作中随时进行查询。本书适用于从事超声心动图诊断工作的医务人员阅读参考。

图书在版编目（CIP）数据

超声心动图规范化诊断精要 / 吴伟春主编 . — 北京：
中国医药科技出版社，2020.7
　ISBN 978-7-5214-1907-8

Ⅰ . ①超… 　Ⅱ . ①吴… 　Ⅲ . ①超声心动图－诊断
Ⅳ . ① R540.4

中国版本图书馆 CIP 数据核字（2020）第 105951 号

美术编辑　陈君杞
版式设计　锋尚设计

出版　**中国健康传媒集团** | **中国医药科技出版社**
地址　北京市海淀区文慧园北路甲 22 号
邮编　100082
电话　发行：010-62227427　邮购：010-62236938
网址　www.cmstp.com
规格　889 × 1194mm　$^{1}/_{32}$
印张　13$^{1}/_{2}$
字数　442 千字
版次　2020 年 7 月第 1 版
印次　2021 年 6 月第 2 次印刷
印刷　三河市万龙印装有限公司
经销　全国各地新华书店
书号　ISBN 978-7-5214-1907-8
定价　119.00 元

获取新书信息、投稿、为图书纠错，请扫码联系我们。

《 超声心动图规范化诊断精要 》

编委会

序言一

　　中国近现代以来医疗事业飞速发展，医学影像技术也随之进入了"黄金时期"。超声医学乘着改革开放的东风，从原来的鲜为人知到如今的家喻户晓，实现了质的飞跃，超声心动图也逐渐发展成为心脏疾病的常规检查项目。其无创、快捷、方便随诊等优点，使心脏超声检测在心血管领域占据了非常重要的地位。随着超声造影、三维超声成像等新兴技术的相继问世，心脏超声呈现出一片欣欣向荣的景象，但仍然存在着一些欠规范、不够统一的问题，在一定程度上影响着不同医院间的数据互通和临床工作的开展。为此，阜外医院的超声科医师们收集了历年来（包括2019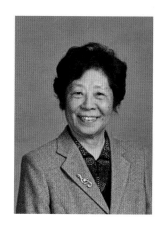年）发布的超声心动图指南，根据自身的工作体验、患者的问题反馈和同行的友好交流，取其精华，编写了这本《超声心动图规范化诊断精要》，为推动超声心动图规范化与标准化略尽绵薄之力，供大家参考。

　　本书共分为三篇，在仪器设备、诊断技巧、临床应用等多方面均有涉及。每章内容为了便于理解和记忆，尽量用浅显易懂的语言和图表撰写而成，适合初学者入门学习使用；另其体积较小，可装入衣服口袋，便于各级医生作查询之用。内容包括超声心动图检查过程中的常见病及多发病，并在每章最后有对重点和难点的总结及注意事项的提醒。每种疾病都在原有诊断流程的基础上结合了最新的国际指南，加以修订，以树形图的方式进行表达，直观、清晰，以便年轻医生自我摸索，归纳自己的诊断模式和诊断思维。本书内容翔实，力求图文并茂，生动有趣，尽量满足各层次医生的要求。

　　超声医学经过几十年的发展，已成为医学史上光辉灿烂的一页，但仍有很长的路要走，很高兴在耄耋之年看到后辈们有这份决心和毅力，继承前人的事业，开辟未来的道路，薪火相传，生生不息。希望本书能在推动超声心动图规范化与标准化的进程中贡献一份力量，虽经过多次修订，但仍会有一些不足或疏漏，欢迎同道批评指正。

2019年9月

序言二

超声心动图作为一种无创的心血管影像技术，自20世纪50年代问世以来，发展迅速，在心血管疾病的临床诊疗中发挥着不可或缺的作用。目前全国心脏超声医师面临着一个不可忽视的问题，不同地区、不同医疗单位的超声心动图测量方式以及测量值存在较大差异，对于同一疾病的超声评价流程及评价指标不统一，从而导致同一患者在相近时期内不同医疗单位的超声报告存在较大差异，不同医疗单位不能互相认可超声心动图检查结果，造成了极大的医疗资源浪费，也成为患者涌入优质医疗机构，导致"三甲医院门庭若市，基层医院门可罗雀"现象的一个潜在原因。

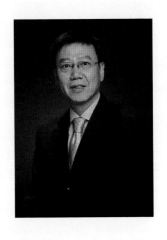

为了使超声心动图检查能够更加规范，心血管测量能够更加标准和统一，得到的结果更具可比度和可信度，心血管从业人员有必要遵循国内外最新的超声心动图指南进行心血管疾病的诊疗。然而由于时间限制、资源有限、语言差异等原因，超声心动图医师无法详细地阅读参考所有最新指南。在这样的背景下，一本基于国内外最新指南的《超声心动图规范化诊断精要》应运而生。

本书与以往的超声心动图专著颇有差别，绝大部分内容源自超声心动图最新指南，涵盖超声心动图常用技术操作和超声心动图常见疾病诊断规范两大部分。希望超声心动图同道们能充分利用这本指南精要，将规范化诊治方法运用于临床，促进超声心动图在心血管疾病领域的应用朝着标准化和规范化方向发展。本书虽经多次修订，可能仍存在一些不足之处，恳请各位同道批评指正。

2019年9月

前言

本书系北京协和医学院研究生教育教学改革项目基金资助的"基于超声心动图指南的标准化和规范化教学手册"项目，充分参考国际、国内诸多新近超声心动图相关指南和专家共识内容编撰而成。书中主要采用图、表、示意图等方式简明扼要地介绍了超声心动图中各种常用技术操作、常见心脏疾病的操作规范和诊断规范。全书收集数百幅手绘解剖示意图、超声心动图图像，书中涉及的超声技术和疾病均有总结的建议操作方法及诊断流程图，同时，每小节文末都附有总结要点和建议。本书第一篇超声心动图常用技术操作及诊断规范，介绍了超声心动图正常标准超声切面、解剖要点及规范化操作流程、超声心动图规范化测量及正常参考值，对心脏功能、肺动脉高压、三维超声心动图、组织多普勒、斑点追踪技术、对比剂增强超声心动图、负荷超声心动图、经食管超声心动图、心脏运动同步性及介入治疗超声监测等技术方法进行了详细阐述。第二篇超声心动图常见疾病诊断规范，具体介绍了包括心脏瓣膜狭窄、反流，人工瓣膜的功能诊断、感染性心内膜炎、心肌病、冠心病、大血管疾病、先天性心脏病、房颤、心脏肿瘤及心包疾病等常见心脏疾病的诊断标准、规范和建议。本书附录归纳总结了常见心脏外科手术方式及超声评估要点、超声心动图常用公式，超声心动图中英文名词缩写，同时以"术语在线"平台、医学名词审定委员会主编的《医学名词》及国内超声心动图相关指南为参考，提供了部分规范化超声心动图医学名词供大家借鉴。

此外，本书还配套了免费手机APP，作为搜索和计算书中所有的成人和儿童的超声心动图指标正常值的辅助工具，APP中汇集了各种超声心动图指标的标准测量方法，还按照书中的内容总结了各种常见疾病的诊断标准和诊断流程图，方便大家在临床诊断工作中随时进行查询。

衷心希望对大家的临床工作有所帮助。

主编　吴伟春
2020年8月

目录

第一篇

超声心动图常用技术操作及诊断规范

第一章　超声仪器调节及操作建议

众所周知，超声医师的整个超声检查过程均依赖超声诊断仪器。超声仪器是超声医师诊断的有力武器，俗话说的好："工欲善其事，必先利其器"。一位好的超声医师，应该首先学会把超声仪器调整到最佳状态，才能达到准确、恰如其分的诊断，而又不会出现漏诊和误诊。特别是对多普勒的正确调节对超声心动图医师来说尤为重要，如果多普勒测量角度没有调节到合适范围，诊断结果将会是天壤之别。这也是本书将这一章节放在全书开篇的原因所在。

本章并没有在仪器原理方面过多阐述，而是针对超声仪器的基本调节进行详述，注重本文的实用性，目的是为了让每一位超声工作者轻松掌控这个武器，在实际工作中避免不必要的漏诊和误诊。

许多厂家为了让超声医师更快获得最优的图像，一般都预先设置了一些条件，如标为"Adult"成人条件，"Pediatrics"小儿条件，"Penetration"高穿透力、"一键优化"条件等，所以一般来说，只需要在此基础上，根据患者声窗条件进行微调即可。

第一节　探头的选择

超声探头的种类很多，按照探头类别和临床应用范围大致分为线阵探头、凸阵探头、相控阵探头和腔内探头（经阴道探头、经直肠探头以及经食管探头）。就心脏检查而言，临床上主要使用的是相控阵探头和经食管探头。临床上经胸超声心动图检查使用的相控阵探头又分为多种类型，临床工作中对探头的选择主要是根据患者年龄选择不同频率的探头（小儿多选用高频探头，一般在5~8MHz；成人多选用低频探头，一般在2.5~3.5MHz）。

第二节　二维图像的主要功能键和调节

首先根据检查项目和患者具体情况选择合适的探头（成人、小儿等）和条件（高穿透力、高分辨力、高对比度等），然后在探头上涂抹足够的耦合剂使之与皮肤紧密贴合以隔绝空气干扰，最后对本文中以下几个主要功能键进行调节（需要注意的是，随着图像切面的变化某些功能键需要随时进行调节），最终使二维超声图像亮度自然、图像中的结构显示清晰，没有明显伪像存在。超声心动图对心肌内具体结构显示要求较低，对心内膜和血液界面分辨率要求较高（所以大部分成人患者适合采用"Harmonic Imaging"简称"H"组织谐波成像和"Penetration"简称"P"，高穿透模式），由于心脏不停运动，对图像的帧频（Frames Per Second，FPS）也要求较高。具体调节见表1-1-2-1。

表1-1-2-1　二维图像的主要功能键和调节方法

功能键	调节方法	调节前图像	调节后图像
深度 （Depth）	调节成像深度范围，将感兴趣区域尽量放在图像中场（注. 左图深度调节太深，心脏仅位于屏幕上方不到1/2）	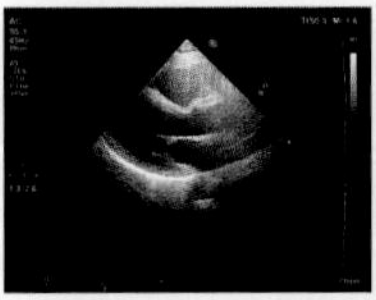	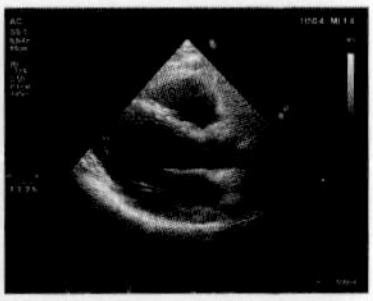
总增益 （Gain）	增加或减少显示的超声信息量（注. 左图图像总增益过小，右图总增益合适）	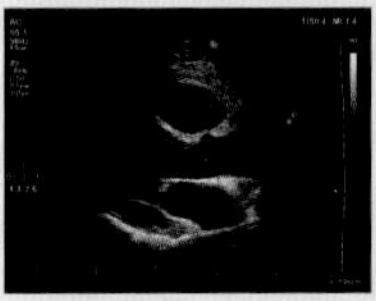	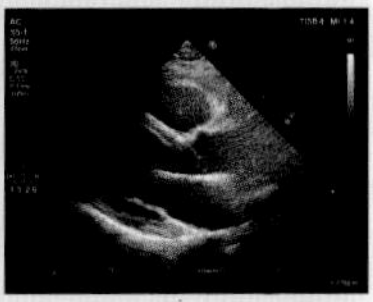
时间增益补偿 （TGC）	优化整个图像，补偿图像中与深度相关的衰减并对特定深度的信号进行放大（注. 左图TGC不均匀，右图调整后TGC较均匀）	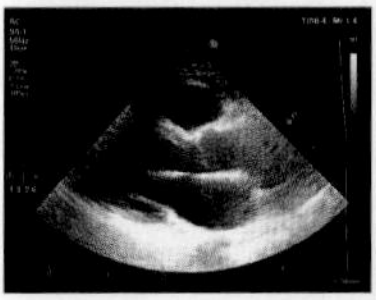	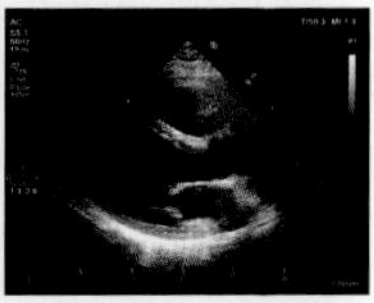
焦点 （Focus）	将焦点放于感兴趣区域，提高聚焦区域的图像空间分辨率（注. 左图焦点在图像远场，右图焦点在图像近场）	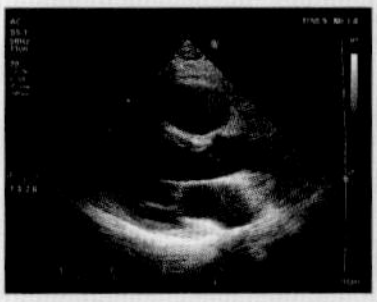	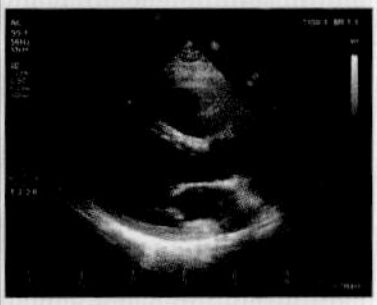
组织谐波成像 （Harmonic Imaging）	一般是基波频率的二倍或数倍，能够有效改善图像分辨率；减低穿透力；减少边界噪声、提高信噪比；消除近场伪像（注. 左图组织基波，右图组织谐波图像）	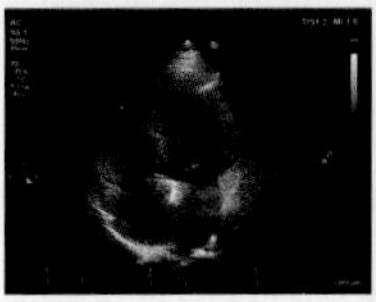	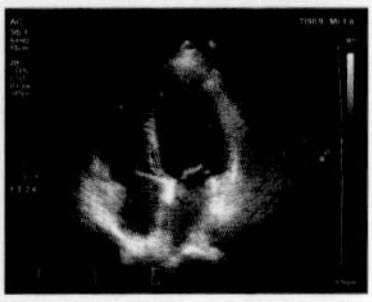

续表

功能键	调节方法	调节前图像	调节后图像
伪彩 （B-Mode Colorization）	将二维图像转换为伪彩的显示方式，以增加对心内膜边界的显示（注. 左图未加伪彩，右图增加伪彩的图像，内膜显示较清楚）	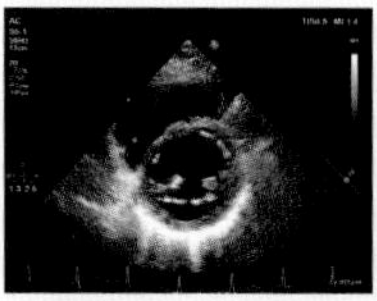	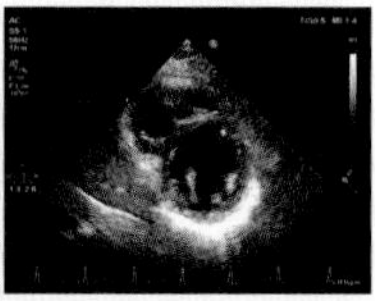
自动优化灰阶技术 （Automatic Ultrasound Optimization Grayscale Function）	自动将图像增益调整到仪器默认的最佳状态（注. 左图自动优化之前，图像欠清晰，右图自动优化后，图像清晰）	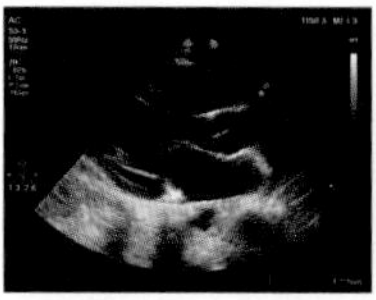	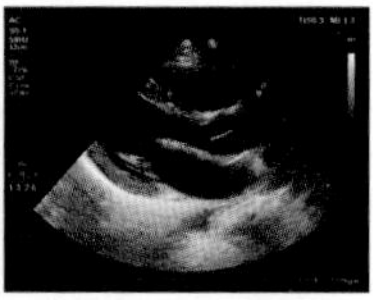
放大 （Zoom）	局部放大功能，使细小结构显示清晰（注. 左图为常规图像，右图主动脉瓣放大后图像）	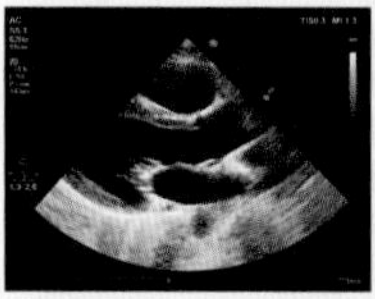	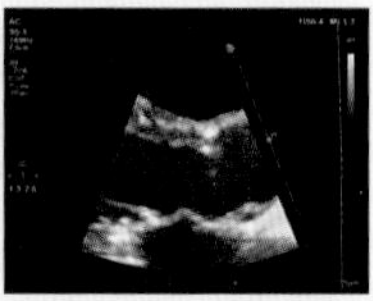
扇角大小 （Sector Width）	同一深度下，改变扇角大小影响频率（注. 左图图像扇角较小，心脏边缘显示不全但帧频高，右图扇角合适，包括整个心脏结构，帧频稍低）	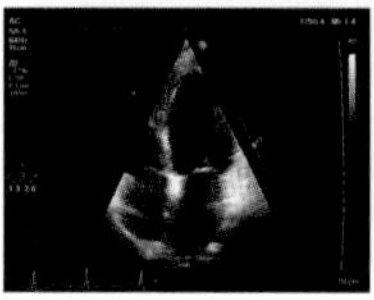	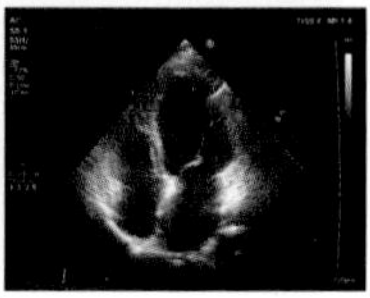

（参考2019年ASE推荐的成人超声心动图操作规范化全面检查流程）

第三节　彩色多普勒图像的主要功能键和调节

对于超声心动图而言，彩色多普勒图像的调节尤为重要。在检查中对以下几个主要功能键进行调节，最终使彩色多普勒图像达到良好的空间和时间分辨率，使血流显示自然真实、富有层次感，不出现明显的外溢和运动伪像。具体调节见表1-1-3-1。

表1-1-3-1　彩色多普勒图像的主要功能键和调节方法

功能键	调节方法	调节前图像	调节后图像
彩色增益 （Color Gain）	调节彩色多普勒信号至恰好没有出现彩色干扰（注. 左图增益过高，彩色外溢；右图增益合适，彩色没有外溢）	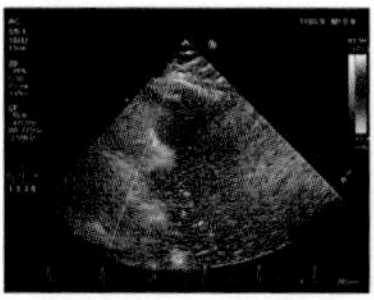	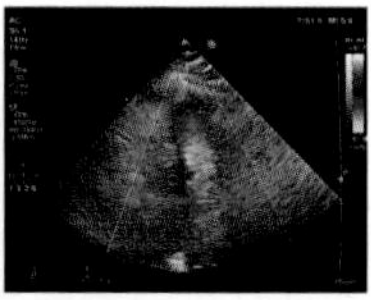

功能键	调节方法	调节前图像	调节后图像
标尺 （Scale）	反流量的大小与彩色标尺密切相关（一般是50~60cm/s）（注. 左侧标尺30~40cm/s，三尖瓣反流量高估，右图标尺提高至合适范围后后三尖瓣反流量显示合适）	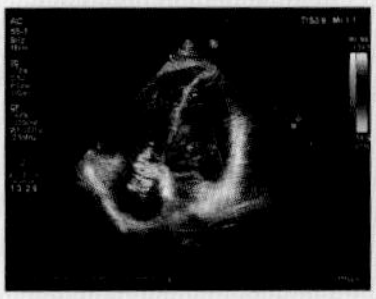	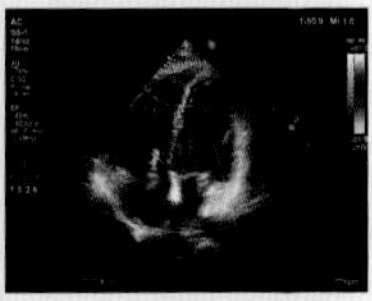
基线 （Baseline）	基线下移可增大正向血流的检测范围，反之上移可增大负向血流的检测范围。一般不调整基线，在彩色PISA法时可以使用（注. 左图基线上移，朝向探头血流红色变为蓝色，右图基线位于中间）	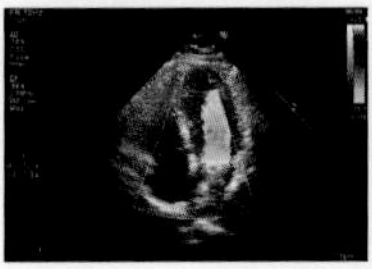	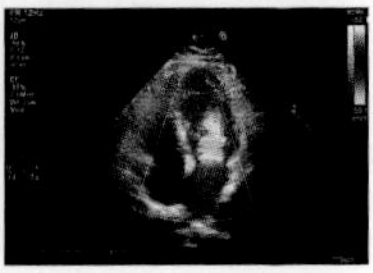
彩色取样框的大小和方向 （Size）	在涵盖观察区域的基础上尽可能缩小取样框，避免帧频下降、时间分辨率下降；此外取样框的方向尽量与血流方向的夹角小，否则可能产生较大误差（注. 左图取样框较大，微少主动脉瓣反流显示不满意，右图缩小取样框后，可显示微少主动脉瓣反流）	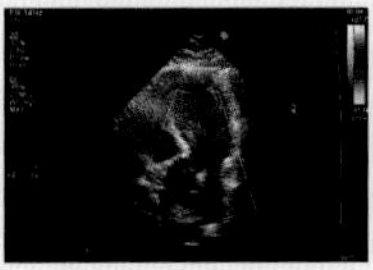	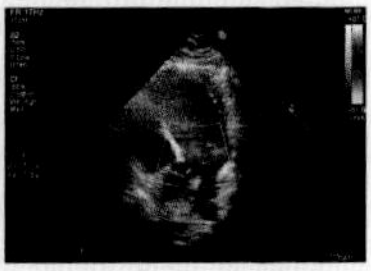
滤波 （Filter）	高通滤波滤除了低速的运动信号，可以更好的显示高速血流；相反低通滤波可以更好的显示低速血流（注. 左图低通滤波，三尖瓣反流显示不清，右图高通滤波三尖瓣反流显示合适）	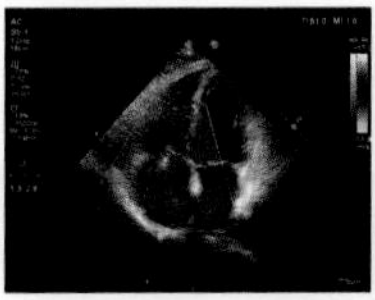	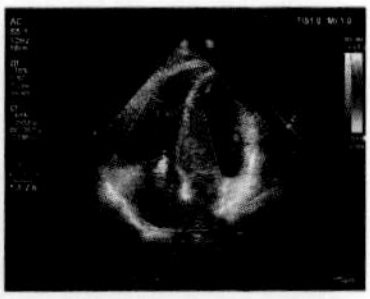
二维频率 （2D Frequency）	二维频率适当降低，远场彩色多普勒血流显示更佳（注. 左图二维频普15MHz，三尖瓣反流显示不满意，右图12MHz，三尖瓣反流显示清晰）	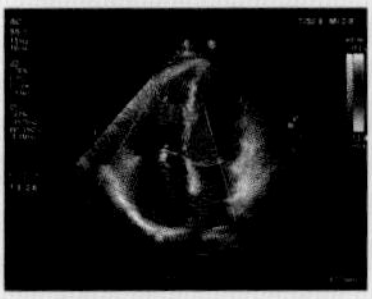	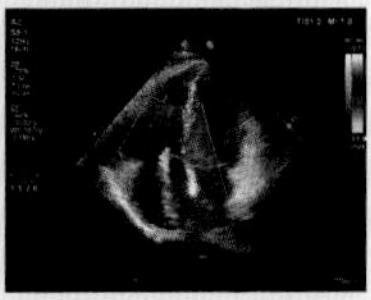

（参考2019年ASE推荐的成人超声心动图操作规范化全面检查流程）

第四节　频谱多普勒图像的主要功能键和调节

频谱多普勒包括脉冲多普勒（PW）和连续多普勒（CW）。脉冲多普勒具有很高的距离分辨力，能够对血流进行定点检测，但是脉冲多普勒在检测高速血流时容易出现混叠现象，所以高速血流一般使用连续多普勒探查，连续多普勒具有很高的速度分辨力，能够检测到高速血流，而不会产生混叠。多普勒图像最佳显示的前提是二维图像的正确调节，在此基础上对以下几个主要功能键进行调节，最终使图像的频谱形态显示清晰、锐利，使频谱移动速度、基线和波形峰值血流速度高度适当。具体调节见表1-1-4-1。

表1-1-4-1　频谱及组织多普勒图像的主要功能键和调节方法

功能键	调节方法	调节前图像	调节后图像
校正角度（Angle）	多普勒受到角度影响巨大，采样线应该与血流速度平行，角度尽量小于20度。避免图像失真（注.左图PW测量角度>20度，右图测量主动脉瓣血流速度夹角减小，接近真实流速）	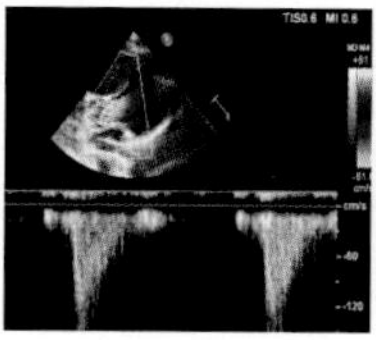	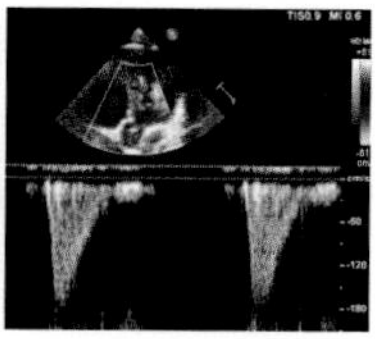
取样容积（Sample Volume）	调节取样容积的大小，指南推荐根据实际情况调节大小；血管占管径的1/2~2/3为宜（注.左图取样容积过大：正常表现为层流的频谱呈现充填状，右图取样容积合适边缘清晰，内部呈中空）	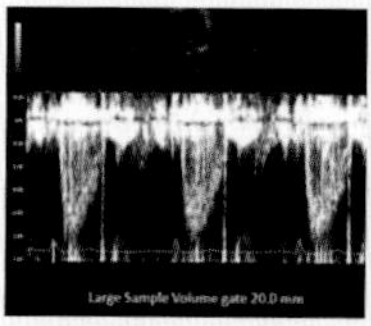	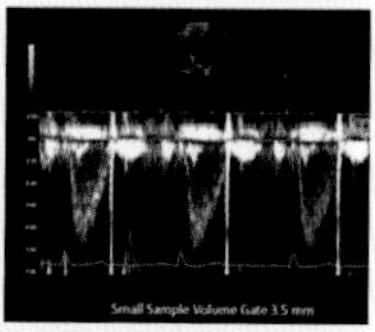
标尺（Scale）	根据所检测部位的血流速度选择相应的标尺。频谱的范围要适当（注.左图标尺不当，频谱峰值无法完整显示，右图标尺合适，峰值清晰）	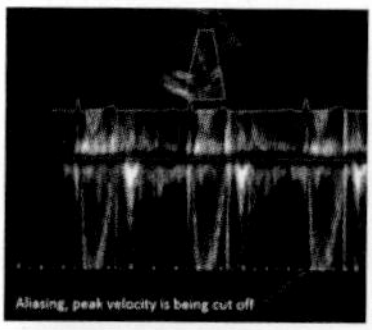	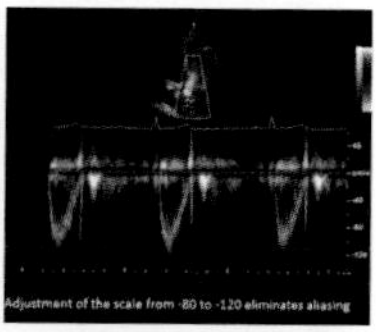
基线（Baseline）	根据实际情况可以上下移动多普勒基线使频谱显示完整（注.左图基线位置偏低，频谱显示不完整，右图频谱基线调整后，频谱显示完整）	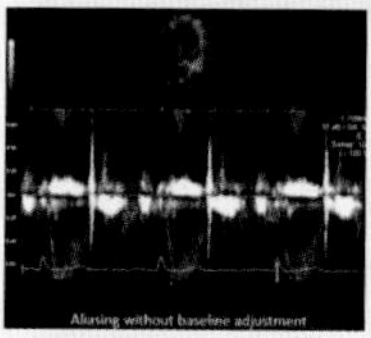	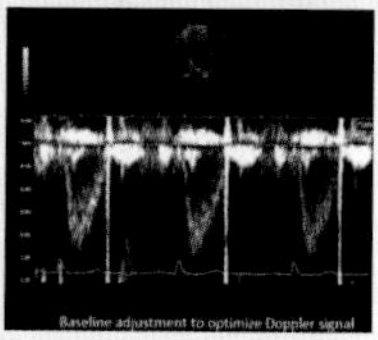
增益（Gain）	调节频谱图像清晰度的显示，增益应该合适，过小显示不清，过大显示变形（注.左图频谱增益小，显示不清楚，右图频谱增益过大，噪声过大）	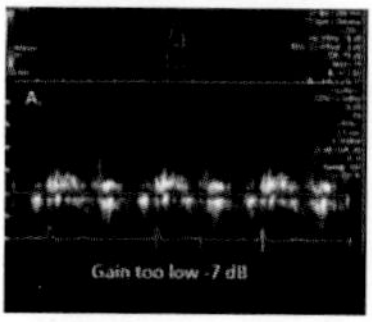	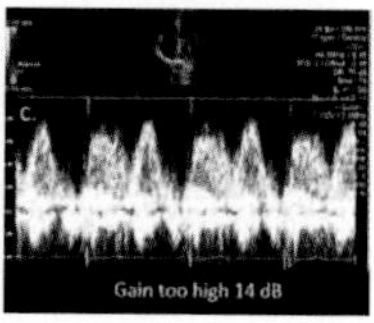

续表

功能键	调节方法	调节前图像	调节后图像
扫描速度 （Sweep Speed）	根据患者心率调整频谱扫描速度，可以根据个人喜好，以频谱大小、形态不变形为宜（注.左图频谱扫描速度25mm/s，右图扫描速度100mm/s）	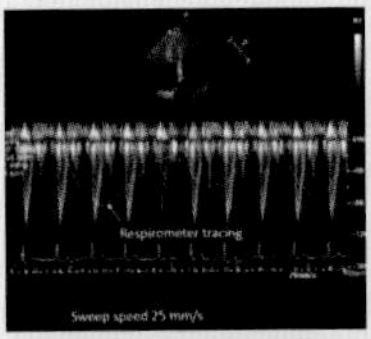	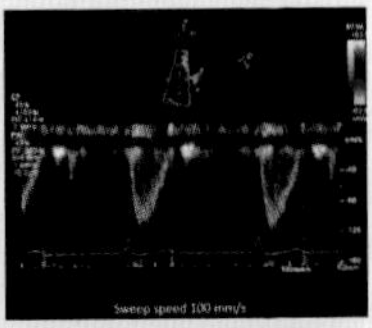
壁滤波 （Wall Filter）	此功能为了去除近基线的干扰波（注.左图壁滤波低，出现的噪声多，右图壁滤波稍高，噪声出现少）	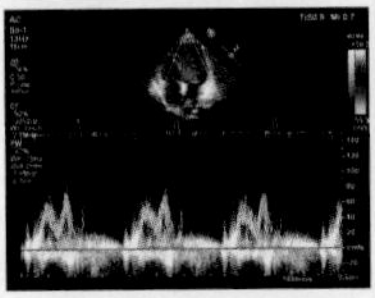	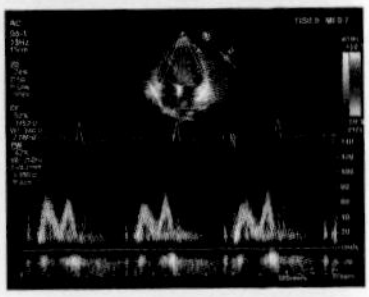
组织多普勒 （Doppler Tissue Imaging）	组织多普勒一样受到角度、增益的影响。一般取样容积推荐为5mm（注.左图频谱增益低，频谱显示不满意，调整增益后，频谱显示清晰）	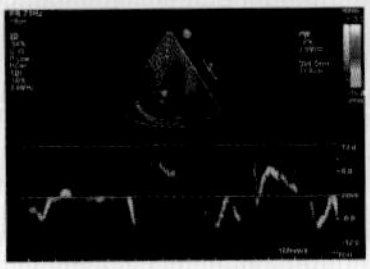	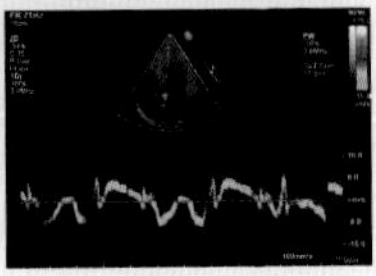

（参考2019年ASE推荐的成人超声心动图操作规范化全面检查流程）

第五节 M型超声图像的主要功能键和调节

超声心动图检查中常使用M型模式探查室壁运动，因为二维超声的时相分辨力欠佳，而M型图像的时相分辨力高，在检查过程中声束方向不变，感兴趣区集中在一条线上，能够将各层组织和结构的运动情况显示出来，能够区分心脏结构活动时相的微小差异。首先在二维图像基础上将M型超声取样线移至合适位置，最后对以下功能键进行调节，使M型图像上每一层次的结构均清晰显示，M型超声图像受二维超声影响大，当在清晰的二维超声图像基础上，M超一般不需要过多的调节，可以适当调节M型超声的增益和扫描速度。具体调节见表1-1-5-1。

表1-1-5-1 M型超声图像的主要功能键和调节

功能键	调节方法	调节前图像	调节后图像
增益 （Gain）	调节图像的整体明暗度（注.左图M型超声图像增益不够，心内膜显示不满意，右图心内膜显示清晰）	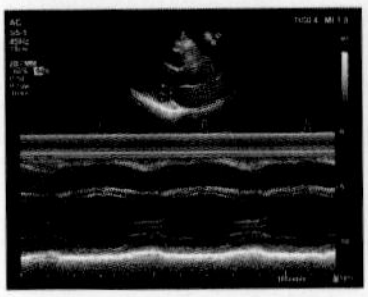	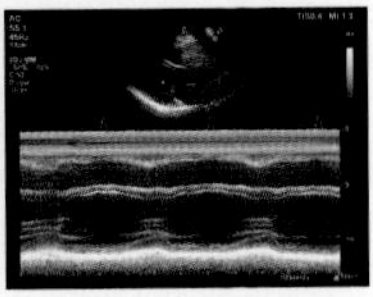

续表

功能键	调节方法	调节前图像	调节后图像
扫描速度 （Sweep Speed）	一般心脏超声扫描速度为50~100mm/s（注. 左图M型超声扫描速度较慢，右图扫描速度合适）		

（参考2019年ASE推荐的成人超声心动图操作规范化全面检查流程）

Key Points and Suggestions（要点及建议）

1. 仪器调节是每一位超声工作者必须掌握的基本技能，只有在正确、清晰的图像之下才能对疾病进行准确无误的诊断；
2. 本章节就探头的选择、二维图像优化、彩色多普勒、频谱多普勒、M型超声图像调节依次做了介绍，并附有相关图像供参考；
3. 一般仪器有预设条件，超声医师只需要在预设条件下微调，常见的如深度、增益，扇角大小、标尺、基线等就可以满足基本需要。还可以根据自己的喜好，在仪器上存储自己常用的调节图像条件，以便尽快调用。

参考文献

[1] Mitchell C, Rahko PS, Blauwet LA, et al. Guidelines for Performing a Comprehensive Transthoracic Echocardiographic Examination in Adults: Recommendations from the American Society of echocardiography. J Am Soc Echocardiogr, 2019, 32(1): 1-64.

[2] 中华医学会超声医学分会超声心动图学组. 中国成年人超声心动图检查测量指南. 中华超声影像学杂志, 2016, 25(8): 645-666.

（王洋　王江涛　吴伟春）

第二章　医用超声诊断仪的常见故障及维护

超声检查是医院临床科室在疾病诊断时不可或缺的重要检查手段，医用超声诊断仪也进入了新的时代：实时、三维、数字化、多功能、小型便携的时代，因此，正确认识超声诊断仪器、超声诊断新技术及新功能，了解医院超声诊断仪的常见故障，并对其进行相应维护至关重要。

医用超声诊断仪主要有两大部分，即设备主机及超声探头。超声探头是超声成像的关键设备，它将电信号变换为超声波信号或将超声波信号变换为电信号。超声诊断仪器主机部分主要对从探头接收回来的信号进行处理及显示。

第一节 医用超声仪器的常见故障

超声仪器的常见故障包括：主机故障和探头故障。

一、医用超声诊断仪主机故障

随着电子技术的发展，超声诊断仪器的内部电路由原来的模拟电路逐渐转换为数字合成电路，形成了现今的全数字超声诊断仪器，具体的电路模块（图1-2-1-1），主要是前置放大电路、A/D转换电路、数字电路及电源部分。超声探头将接收到的信号传输到前置放大电路放大后，将模拟信号通过A/D转换电路转换成数字信号，然后经过数字电路的合成处理，再经过数字扫描变换DSC，将处理后的图像视频显示在显示屏上。

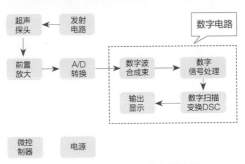

图1-2-1-1 超声诊断仪器的电路模板图

主机故障产生原因：①仪器设备的自然老化：设备原器件超过一定的使用年限后，易发生器械磨损、线路老化、绝缘性减低等现象。②环境因素：电源电压不稳定、环境空气中灰尘及腐蚀性气体浓度过高，环境温湿度过大。

（一）仪器供电系统故障

此部分位于仪器的后部和下方，仪器的自然老化是不可避免的；另外日常运行过程中如果保养不及时会造成通风孔积聚大量灰尘，造成仪器本身触发电源保护功能；如果遇到较为潮湿的季节，便会出现短路的情况。

（二）过热报警提示

仪器持续超负荷运转及散热器损坏可致设备自身温度过高；传感器失灵可致误报警。灰尘堵塞是造成传感器失灵的主要原因。

（三）显示面板及按键故障

信号电缆受损以及背光高压板故障可致显示器无信号；按键使用频率过高致其不灵敏；一般轨迹球的问题是因为其本身及周边没有进行定时有效清理。

（四）图像干扰问题

设备运行过程中出现较强磁场或者较大功率电器的干扰以及接地线接不良，可致超声图像受到干扰；干扰图像还可与B超成像相关的收发电路、数字扫描变换器和图像处理的控制信号发生器电路部分有关，设备本身的干扰或者探头的损害也可影响到图像。

（五）软件系统问题

超声诊断仪频繁的重启以及死机也是较为常见的故障之一，主要发生原因为系统CPU过热，装配的软件发生故障或是电路元件接触不良，科学的日常维护管理是减少电路接触不良等因素造成重启及死机的重要环节。

二、探头故障

探头故障产生原因：①电缆及晶片本身的老化损害，探头外壳破裂后耦合剂渗透探头内部致晶片氧化和腐蚀，这些均可影响探头的使用。②一些故障是由于操作及工作负荷大引起的，如探头线有扭曲等问题，就可以导致内部线路隐断。

（一）原有性能指标不达标

通常由计量监测部门来进行鉴定，凡性能降至原参数指标75%以下者定为不合格探头，如果声透镜损坏，屏幕会出现局部黑影，但适当用力后黑影会消失。声透镜导致的故障会对诊断结果有一定影响。

（二）电缆断线或图形黑条情况

电缆老化扭曲，声透镜出现故障均可影响诊断结果，探头晶片慢慢坏掉是无法修复的。

（三）探头表面裂开或磨损严重

如果探头外壳损坏，可导致耦合剂渗透到探头内部致使晶片腐蚀。

第二节　超声仪器故障的检修及维护

超声仪器的使用过程中可以出现很多不同的状况。检修中需先了解操作使用过程中的故障情况，全面分析，以便进行初步判断；仔细观察设备的旋钮、插座、开关、插头等是否有脱落、松动、断线及接触不良等，检查电路保险丝、电阻、电容、电感等部件是否有击穿、烧坏、漏液、破裂、松动及短路等。我们还要检查设备所处的环境，包括室温的高低，温湿度监测，检查滤网是否清洁。

一、超声仪器日常维护和长期保养建议

（1）超声仪"用户使用手册"应随机放置，以备上机操作者随时翻阅，即取、即用，方便快捷。

（2）每天使用后，要清洁探头以及仪器表面，清除耦合剂，擦拭灰尘，下班前应加盖防尘罩。

（3）检查室也应该每天整理、清扫、通风、紫外线消毒等，仪器负责人应该在1周左右清理一次滤网，清洗晾干后及时安装复位。

（4）应进行设备的长期保养，由设备处、厂家等打开机箱进行全面维护，对键盘、滚球等部位要做清洁除尘等。

（5）驱动器内存储大量的图像信息，会占据大量的存储空间，因此日常工作中应及时拷贝图像信息并及时删除以释放存储空间。

做好日常工作中超声仪器的维护和保养，能够有效地减少设备的维修成本，延长设备的使用寿命，提高设备的使用率，确保诊断的准确率。

二、超声探头的日常使用注意事项

（1）超声探头不使用时必须断电时进行插拔，通常连接探头前是在断电关机下进行。假如该操作是在开机通电的情况下进行，探头的插拔会因为反复接触导通与断开而快速老化，甚至会因电流的多次瞬间导通而产生强大的电流而烧坏探头内的线材或芯片等。

（2）严禁对探头敲打、撞击，保护探头不跌落。

（3）使用合格的超声耦合剂，严禁含油或者其他化学溶剂成分。

（4）禁止进入液体，探头的结构是非水密的，在使用的过程中，一旦有液体浸入，将造成探头内部线路短路，使系统无法正常工作。

三、探头的消毒及存储

（1）超声传感器是热敏物品，因此需要使用低温化学杀毒剂或其他获得批准的自动化系统进行消毒。

（2）与完整皮肤接触的超声传感器属于非临界性医疗设备，使用低水平消毒。在清洗前手动去除所有耦合剂，使用已经认可的一次性清洁擦拭物或预期用于医疗设备的系统来清洗传感器。清洗时，使用新配制的正确浓度的清洗剂溶液，在自来水下彻底冲洗，去除清洁剂残留物。使用一次性的低棉绒布擦干。

（3）与不完整的皮肤和/或黏膜接触的超声传感器以及可能与血液/体液接触的传感器由于其潜在的高污染风险而被认为是半临界医疗设备。应使用高水平消毒方法，此方法包括但不限于：①液体高水平仪器级化学消毒剂；②自动化高水平消毒系统，如化学或光的；③高水平的仪器级消毒湿巾。

（4）参与手术中等重要的无菌区域的超声传感仪以及用于传染性病人的腔内超声传感仪，属于临界医疗设备，使用时应用无菌护套，后处理与半临界设备类似，清洗后使用高水平消毒。

第三节　超声医生的职业损伤及自我防护

随着超声医学的迅速发展，超声医生工作量剧增及工作环境的复杂化，潜在的职业病损伤和发生率急剧上升。超声医生长期以非生理性的体位和姿态工作，脑力和体力均呈高负荷状态，工作压力大，而且缺乏自我保健意识和防范措施。

一、超声医生的职业损伤简介

身体骨、关节及肌肉损伤首先出现在颈、背、腰部，其次为肩、腕、手指部位。以下介绍几种常见的损伤部位及原因。

（1）腰背部损伤：主要是腰肌劳损及腰椎间盘突出，其原因是久坐和坐姿不良，持续性腰背/胸段脊柱后凸增加，可以引起腰背部肌肉和韧带劳损，出现慢性腰背痛；如果坐姿时腰背部得不到靠背的支撑，或者躯干处于左右扭曲状态，很容易引起腰椎间盘突出。其中体型瘦长者及女性更是首当其冲，体型瘦长者腰背部肌肉比较薄弱，腰椎因缺乏保护而不稳，女性的腰背部肌肉、韧带等结构强度不如男性，腰椎间盘因缺乏保护容易突出。对于仅表现为后腰部疼痛的早期腰椎间盘突出症处理的首选方案就是改变长期、不正确的坐姿等相关危险因素。

（2）颈部损伤：主要是颈椎病。肩部损伤主要是肩周炎。

（3）视力损伤：主要表现为视物模糊，视力下降，眼睛肿胀、抽痛，眼睑疲劳，睁眼无力，怕光流泪等。严重者表现为头痛、恶心、视野缩小、视力锐减、工作效率减低，甚至出现误诊漏诊。影响诊断结果。

（4）心血管损伤：主要是高血压和早搏，长期高负荷工作，精神压力太大，均可引起心血管病变。

（5）辐射损伤：主要来源于介入等辐射环境及核医学检查后的患者个体辐射源。放射介入治疗中超声监测越来越多，超声医师不可避免的参与其中；核医学检查后的患者就是一个移动的辐射源，超声检查者要长时间近距离的进行操作检查，这种隐形的伤害应不容忽视。

二、超声医生职业损伤的防护建议

（1）预防骨、关节肌肉损伤的关键是正确的坐姿：椅子的高度要根据自己的身高及仪器显示屏的高度进行调节；双腿分开、双足都要有支撑；腰部与靠背要紧贴，不要留有空隙，使脊柱保持正确的生理曲度，使躯干对脊柱的压力沿着靠背分散而得到减轻。如图1-2-3-1所示。要解决坐姿问题，最好使用符合人体工程力学要求的超声专用椅。检查者每工作2小时应活动一下或换人操作。提倡工间操制度，如颈椎操等。

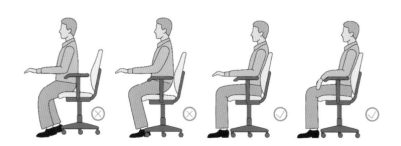

图1-2-3-1　超声医生的正确和不正确坐姿示意图

（2）预防眼部疾病的最好办法是矫正姿势，定期检查眼睛屈光情况，工作间歇做眼保健操，每天1~2次，每工作1~2小时让眼睛离开屏幕休息一会儿。

（3）预防心血管损伤的办法首先要减轻工作压力，改善工作环境。

（4）预防辐射损伤的最好办法是避免辐射环境及辐射源，接触辐射环境时，应穿戴铅衣等隔离装备，需要核医学检查的患者请先做超声检查，或者在核医学检查过后经过一段时间（核医学药物的10个半衰期）后再做超声检查。

Key Points and Suggestions（要点及建议）

1. 超声仪器的常见故障包括：主机故障和探头故障。
2. 主机故障产生原因：①仪器设备的自然老化：设备原器件超过一定的使用年限后，易发生器械磨损、线路老化、绝缘性减低等现象。②环境因素：电源电压不稳定、环境空气中灰尘及腐蚀性气体浓度过高，环境温湿度过大。
3. 探头故障产生原因：①电缆及晶片本身的老化损害，探头外壳破裂后耦合剂渗透探头内部致晶片氧化和腐蚀，这些均可影响探头的使用；②一些故障是由于操作及工作负荷大引起的，如探头线有扭曲等问题，就可以导致内部线路隐断。
4. 我们在本章节提供了具体的超声仪器日常维护和长期保养建议。
5. 本章节归纳了超声医生的职业损伤及自我防护知识。

参考文献

[1] 朱霆, 苏燕平, 魏娜, 等. 计算机维修技能在彩色超声诊断仪故障维修中的应用[J]. 医疗卫生装备, 2010, 31(4): 452-456.

[2] 沈翀. 医疗设备技术革新未来30年[J]. 中国医疗设备, 2009, 24(9): 131-132.

[3] 陆兆龄. 医学超声诊断的发展趋势[J]. 应用声学, 2008, 27(4): 3-7.

[4] 朱霆, 于铭, 张海滨. 超声诊断设备新旧技术更新中的得与失[J]. 中国医疗设备, 2011, 26(1): 67-69.

[5] 刘晓华, 许锋, 田金. IU22彩色超声诊断仪故障维修三例[J]. 中国医疗设备, 2012, 7(27): 144.

[6] 何锡伦. 检定医用B型超声诊断仪常见故障及排除方法[J]. 中国测试技术, 2004, 30(4): 75-76.

[7] 秦维昌. 医学影像设备学[M]. 北京: 人民军医出版社, 2006.

[8] 高大伟. IU22彩色多普勒超声诊断仪故障维修[J]. 中国医疗设备, 2013, 28(1): 133-140.

[9] 韦志平. 岛津SDL-32B超声诊断仪故障分析与维修[J]. 中国医疗设备, 2012, 27(4): 120.

[10] 彭狄兵. 超声诊断仪的常见故障原因分析及处理措施[J]. 医疗装备, 2016, 29(18): 38-39.

[11] 陈曼珊, 袁杨. 医用超声诊断仪的基本结构与故障维修[J]. 中国医疗设备, 2013, 28(7): 133-137.

（李晓妮）

第三章　经胸超声心动图标准切面、解剖及规范化操作流程

学习超声心动图必经之路是对心脏解剖进行充分了解，清楚心脏二维超声切面与其相对应的解剖关系。心脏始终是跳动的、动态的，且易受心脏前后负荷、血管活性药物影响，因此超声心动图较其他静止脏器的超声检查而言，规范化切面和测量更为重要。超声心动图技术应用于心血管疾病的临床诊断和治疗已有几十年的历史，但是规范化的操作流程和测量还尚未普及。本章参考2019年ASE及国际国内公认的成人/儿童经胸超声心动图规范化操作流程/测量指南，提出了一些关于如何获得规范切面，进行规范测量，减少误差的建议。本章节将对心脏探头规范的放置位置、扫查角度、测量位置、心动周期时相和边界显示的清晰程度等一一做详细阐述。

自1980年开始，美国超声心动图协会制定了二维经胸超声心动图标准操作和测量方法，2006年提出了小儿超声心动图的操作规范，2011年针对该指南进行了更新。2015年英国超声心动图协会更新了成人超声心动图数据库。2016年中华医学会超声医学分会超声心动图学组出版了《中国成年人超声心动图检查测量指南》，解决了我国缺乏自己的成人测量方法和标准的问题。2019年ASE根据临床要求提出了最新的较全面的指南，该指南制定了超声心动图使用法则，描述了超声心动图推荐的采集方法。

第一节　经胸超声心动图的标准切面和解剖

超声心动图探头为相控阵探头，探头侧方有一凸起的标识，该标识所指的方向在屏幕的右侧（表示为Ⓟ）。要认识到所有超声切面所对应组织结构都有一定厚度，常常会导致部分重叠伪像出现。我们最常用的探头声束平面与解剖方位关系（图1-3-1-1）。

经胸超声心动图常用声窗包括胸骨旁左缘区、心尖区、剑突下区、胸骨上窝区及胸骨旁右缘区（图1-3-1-2A）。超声心动图所描述长轴切面相当于

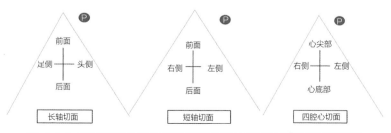

图1-3-1-1　超声心动图探头标识在超声屏幕上的位置与人体方位图（Ⓟ为探头方位标识）

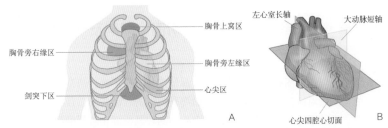

图1-3-1-2 A. 探头在人体放置方位示意图；胸骨旁左缘区，心尖区，剑突下区，胸骨上窝区，胸骨旁右缘区；B. 显示超声心动图左心室长轴、大动脉短轴和心尖四腔心切面在心脏的空间方位

在心脏的长轴做纵向切面，短轴切面相当于垂直于心脏的长轴切面做横切，心尖四腔切面相当于在心尖部做冠状切（图1-3-1-2B）。

下面就根据本书中经胸超声心动图常用声窗包括胸骨旁左缘区、心尖部区、剑突下区、胸骨上窝区及胸骨右缘区的系列切面进行介绍，本章表中未提及图像者的方位均按解剖方位描述。

一、胸骨旁左缘区系列切面

胸骨旁左缘区系列切面是超声心动图检查最常用、最重要的系列切面，特别是胸骨旁左心室长轴切面（PLAX），许多超声切面都是由这个切面变化而来，所以掌握这些切面尤为重要。除了心脏位置异常（右位心、中位心等），肺气肿、某些患者心尖移位、声窗差等特殊情况，对其他每位患者均应该按照指南推荐的系列切面显示（表1-3-1-1）。

表1-3-1-1 胸骨旁左缘二维超声切面示意图、切面的获得方法、解剖及临床意义

胸骨旁左心室长轴切面（PLAX）及其衍生切面		
胸骨旁左心室长轴切面	示意图及二维超声切面	
	切面的获得方法及解剖	探头位置位于左侧胸骨旁3~4肋间，声束平面指向患者右肩左腰部，使声束沿室间隔垂直方向。 1. 声束垂直于室间隔和左心室后壁。 2. 清楚显示主动脉瓣的两个瓣叶（通常是主动脉右冠瓣和无冠瓣），二尖瓣的前后两叶。 3. 显示完整的左心房和2/3左心室，但不应包括左心室心尖部。 4. 右心室近似等腰三角形，室间隔与左心室后壁相平行。 5. 主动脉位于图像的右侧1/3位置，显露部分升主动脉

续表

胸骨旁左心室长轴切面（PLAX）及其衍生切面		
胸骨旁左心室长轴切面	临床意义	1. 观察和测量左、右心室比例和前后径，左心房前后径。 2. 前室间隔和左心室后壁厚度、回声、室壁运动情况。 3. 采用M型超声测量左心室收缩功能指标。 4. 主动脉瓣、二尖瓣及其瓣下结构形态、功能。 5. 左心室流出道/流入道通畅性。 6. 其他：部分升主动脉内径；冠状静脉窦扩张与否（左心房室沟处）。是否存在左心室后侧心包积液
胸骨旁左心室–升主动脉切面	示意图及二维超声切面	
	切面的获得方法及解剖	此切面比标准胸骨旁左心室长轴切面高一肋间，显示更长的升主动脉及主动脉根部
	临床意义	主要用于显示和评价主动脉根部，是诊断升主动脉扩张、主动脉夹层的重要切面
胸骨旁右心室流出道切面	示意图及二维超声切面	
	切面的获得方法及解剖	此切面是声束平面由PLAX切面向上倾斜，声束指向左肩方向获得
	临床意义	此切面可以更清晰地评价右心室流出道和肺动脉瓣情况，对于右心室流出道狭窄部位及范围、室间隔缺损的分型、观察肺动脉瓣启闭具有重要意义

续表

胸骨旁左心室长轴切面（PLAX）及其衍生切面		
胸骨旁右心室流入道切面	示意图及二维超声切面	
	切面的获得方法及解剖	此切面是声束平面在PLAX切面基础上向患者右腰部向下倾斜得到，主要观察三尖瓣后叶和前叶附着位置、三尖瓣反流、右心室壁运动情况
	临床意义	此切面对于Ebstein畸形（三尖瓣下移畸形）诊断具有重要意义。还可观察冠状静脉窦和下腔静脉入右心房口情况
胸骨旁大动脉短轴切面（PSAX）及相关衍生切面		
胸骨旁大动脉短轴切面	示意图及二维超声切面	
	切面的获得方法及解剖	它由胸骨旁左心室长轴切面顺时针旋转90度而来，并可根据患者的体型声束平面向上倾斜获得图中清晰图像。 1. 主动脉瓣位于正中间位置，主动脉左、右冠瓣、无冠瓣清晰可见。 2. 肺动脉瓣位于主动脉瓣左前侧，三尖瓣位于主动脉瓣右侧，可以显示部分瓣叶。 3. 显示部分肺动脉、右心室流出道、部分右心房、左心房位于图像后方。 4. 可以显示房间隔，如果存在房间隔缺损，此切面可以确定房间隔缺损前后径及残端
	临床意义	1. 主动脉瓣、三尖瓣、肺动脉瓣附着位置、形态及功能。 2. 观察右心包括右心房、右心室流入道、流出道形态、功能及左心房大小。 3. 室间隔缺损分型的重要切面。 4. 房间隔缺损前后径及残端测量切面。 5. 可以显示左、右冠状动脉主干起始段

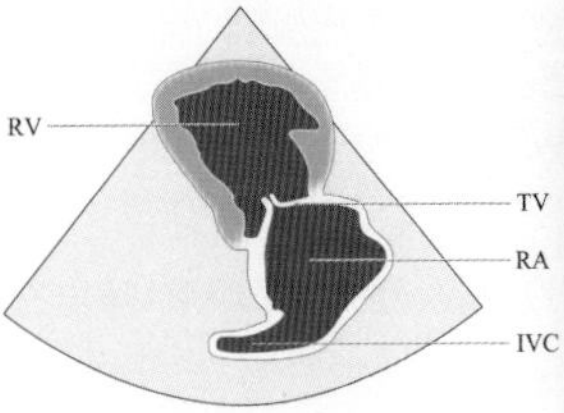

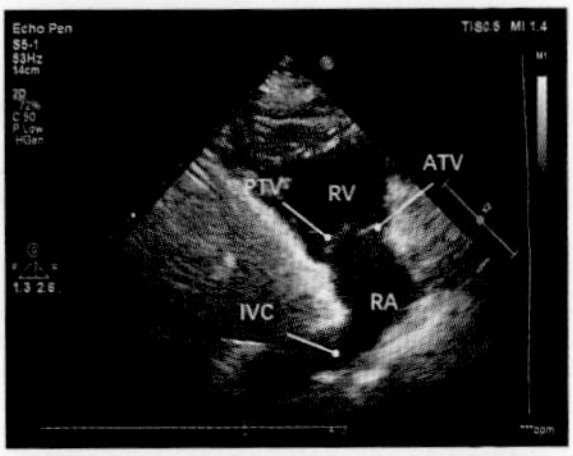

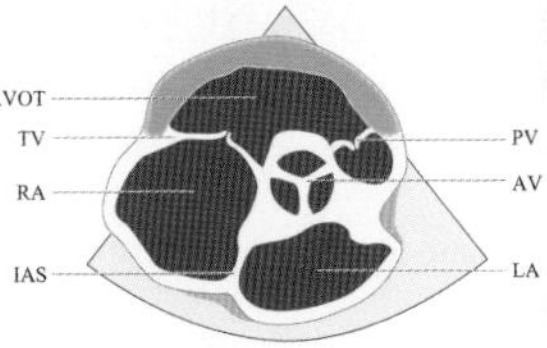

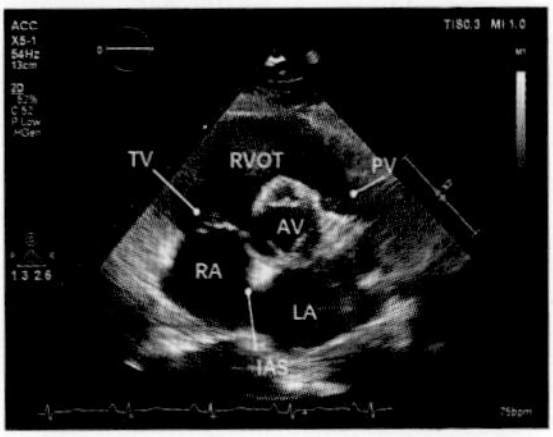

胸骨旁大动脉短轴切面（PSAX）及相关衍生切面		
胸骨旁肺动脉长轴切面（胸骨旁大动脉短轴聚焦于肺动脉瓣切面）	示意图及二维超声切面	
	切面的获得方法及解剖	可以从胸骨旁大动脉短轴切面声束平面顺时针旋转、上翘而来，主要显示完整的肺动脉干、肺动脉瓣和左右肺动脉近心端分支
	临床意义	观察肺动脉干及左右肺动脉发育、扩张、狭窄的重要切面，对于法洛四联症的诊断具有重要意义。对于肺动脉吊带即左肺动脉异常起源于右肺动脉诊断有重要意义。动脉导管未闭常常自主动脉弓降部进入左肺动脉或分叉处，在此切面观察可以测量未闭导管内径和记录血流频谱
胸骨旁大动脉短轴聚焦于三尖瓣切面	示意图及二维超声切面	
	切面的获得方法及解剖	可以从胸骨旁大动脉短轴切面略旋转向三尖瓣聚焦而来
	临床意义	主要用于观察三尖瓣隔叶和前叶形态功能，也可用于观察膜周部室间隔缺损与三尖瓣关系
胸骨旁大动脉短轴左心耳切面	示意图及二维超声切面	
	切面的获得方法及解剖	此切面可以从胸骨旁大动脉短轴切面略向左转动，声束平面略平而获得，主要为了显示左心耳部
	临床意义	观察左心耳形态及左心耳内部的血栓。此切面可以检出较大左心耳内血栓，若检出小血栓及梳状肌内血栓需要经食管超声检查

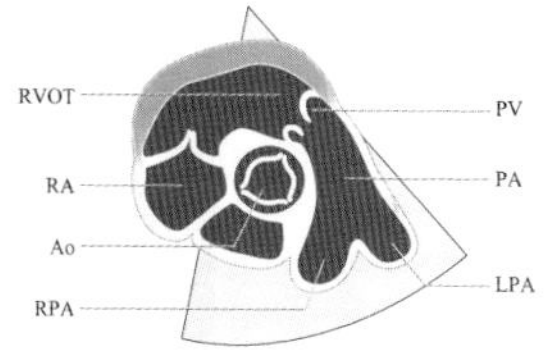

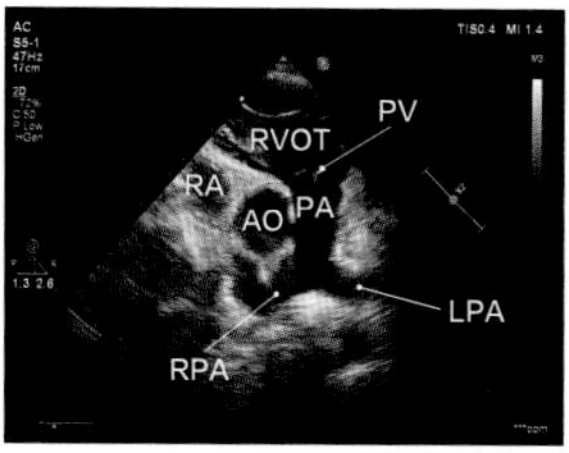

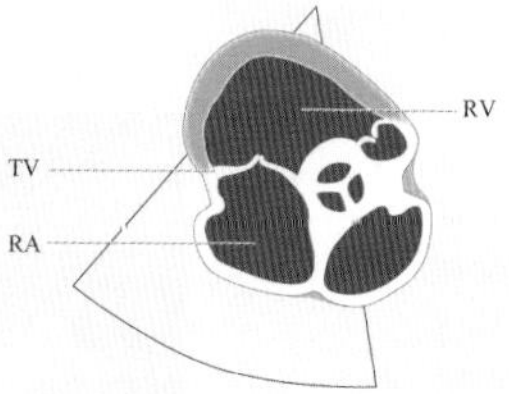

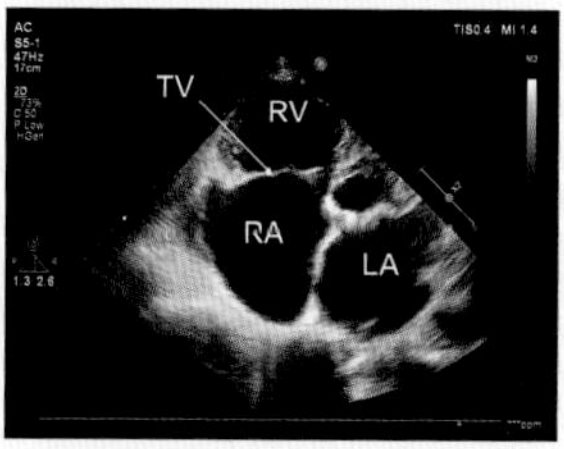

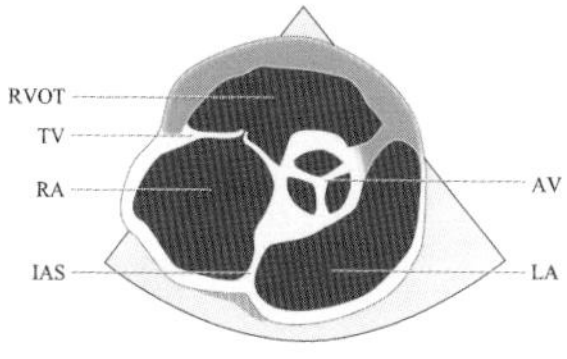

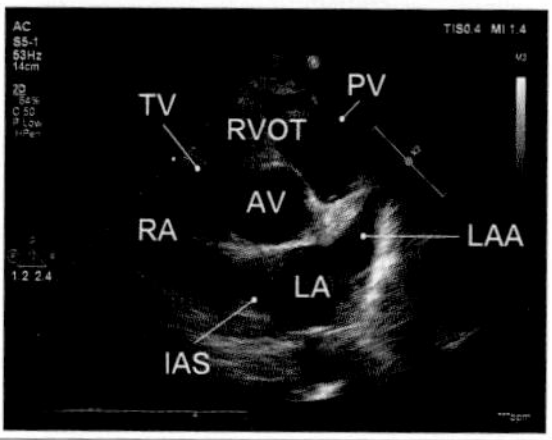

续表

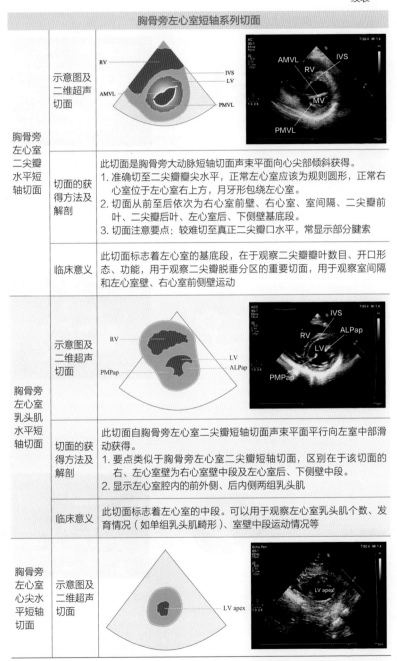

		胸骨旁左心室短轴系列切面
胸骨旁左心室二尖瓣水平短轴切面	示意图及二维超声切面	
	切面的获得方法及解剖	此切面是胸骨旁大动脉短轴切面声束平面向心尖部倾斜获得。 1. 准确切至二尖瓣瓣尖水平，正常左心室应该为规则圆形，正常右心室位于左心室右上方，月牙形包绕左心室。 2. 切面从前至后依次为右心室前壁、右心室、室间隔、二尖瓣前叶、二尖瓣后叶、左心室后、下侧壁基底段。 3. 切面注意要点：较难切至真正二尖瓣口水平，常显示部分腱索
	临床意义	此切面标志着左心室的基底段，在于观察二尖瓣瓣叶数目、开口形态、功能，用于观察二尖瓣脱垂分区的重要切面，用于观察室间隔和左心室壁、右心室前侧壁运动
胸骨旁左心室乳头肌水平短轴切面	示意图及二维超声切面	
	切面的获得方法及解剖	此切面自胸骨旁左心室二尖瓣短轴切面声束平面平行向左室中部滑动获得。 1. 要点类似于胸骨旁左心室二尖瓣短轴切面，区别在于该切面的右、左心室壁为右心室壁中段及左心室后、下侧壁中段。 2. 显示左心室腔内的前外侧、后内侧两组乳头肌
	临床意义	此切面标志着左心室的中段。可以用于观察左心室乳头肌个数、发育情况（如单组乳头肌畸形）、室壁中段运动情况等
胸骨旁左心室心尖水平短轴切面	示意图及二维超声切面	

续表

胸骨旁左心室短轴系列切面		
胸骨旁左心室心尖水平短轴切面	切面的获得方法及解剖	此切面自胸骨旁左心室乳头肌短轴切面声束平面继续平行向心尖部滑动获得，只显示左心室及小部分室间隔，分别是室间隔心尖段，前壁心尖段，侧壁心尖段和下壁心尖段
	临床意义	此切面标志着左心室的心尖段及运动情况

（参考2019年ASE推荐的成人超声心动图操作规范化全面检查流程）

LV. 左心室；RV. 右心室；LA. 左心房；RA. 右心房；AV. 主动脉瓣；MV. 二尖瓣；TV. 三尖瓣；PV. 肺动脉瓣；IVS. 室间隔；IAS. 房间隔；LVOT. 左心室流出道；RVOT. 右心室流出道；AO. 主动脉；AAO. 升主动脉；IVC. 下腔静脉；SVC. 上腔静脉；PA. 肺动脉干；LPA. 左肺动脉；RPA. 右肺动脉；ALPap. 左心室前外侧乳头肌；PMPap. 左心室后内侧乳头肌；LV apex. 左心室心尖部；AMVL. 二尖瓣前叶；PMVL. 二尖瓣后叶；LAA. 左心耳部

二、心尖切面

心尖切面也是超声心动图最常用的切面之一。一般嘱患者自左侧卧位稍平躺或平卧位，将探头置于患者的心尖部，在心尖部随探头上翘、平压或旋转等获得图中的心尖系列切面（表1-3-1-2），主要包括心尖四腔心切面（apical window 4 chamber view，A4C），心尖五腔心切面（apical window 5 chamber view，A5C），心尖两腔心切面（apical window 2 chamber view，A2C），心尖三腔心切面（apical window 3 chamber view，A3C）或者称为心尖长轴切面（apical long axis）。其他衍生切面还包括的聚焦于右心室的心尖四腔心切面（A4C RV-focused），心尖四腔心向后倾斜获得的冠状静脉窦切面。

表1-3-1-2　心尖部二维超声切面示意图、切面的获得方法、解剖及临床意义

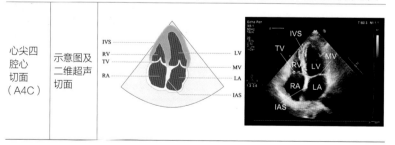

心尖四腔心切面（A4C）	示意图及二维超声切面	

心尖四腔心切面（A4C）	切面的获得方法及解剖	心尖四腔心切面是心尖部系列切面的重要的定位切面，显示标准的A4C要注意以下几点： 1. 探头位置放置在心尖搏动点，声束平面指向心底部大血管。 2. 探头声束完整、清晰显示心脏的四个腔，包括左、右心房和左、右心室，左侧心腔位于图像右侧，右侧心腔位于图像左侧。 3. 心尖位于探头处，室间隔和房间隔与声束相平行，房室瓣与房、室间隔垂直，在图像中呈现一个"十字型"。 4. 室间隔和左、右心室壁清晰显示，房室瓣（二尖瓣及三尖瓣）清晰显示，左心室呈椭圆形，如果没有将探头放置在真正的心尖部，左心室可出现缩短情况。右心室一般呈三角形，可见显示右心室内的节制索（或称为调节束）。心尖部通常由于近场干扰的缘故，显示欠佳。 5. 二尖瓣显示的是前叶和后叶，三尖瓣一般显示的是前叶和隔叶。三尖瓣瓣环较二尖瓣瓣环位置靠近心尖部，两者相距5~10mm
	临床意义	1. 通过心脏四个腔室的比例关系判断各个心腔大小变化。 2. 观察心脏十字交叉结构的完整性。 3. 测量二尖瓣、三尖瓣血流速度的最佳切面之一，观察二、三尖瓣形态、启闭；测量二、三尖瓣环相对距离。 4. 观察左右心室壁形态、运动及功能，判断有无节段性室壁运动异常。 5. 判断心房和心室的连接关系，肺静脉与左心房的连接关系。 6. 观察房间隔和室间隔的连续性，但是注意此切面观察房间隔常出现假性回声失落的情况
心尖五腔心切面（A5C）	示意图及二维超声切面	
	切面的获得方法及解剖	A5C切面是自心尖四腔心切面声束平面向前向上翘获得，它的基本结构类似于A4C，但与心尖四腔心切面不同的地方在于，可以清晰显示左心室流出道。此切面有时候也能观察到上腔静脉进入右心房，部分肺静脉入左心房
	临床意义	此切面主要关注于主动脉瓣、二尖瓣和左心室流出道，适合进行左心室流出道和主动脉瓣血流速度的测量

续表

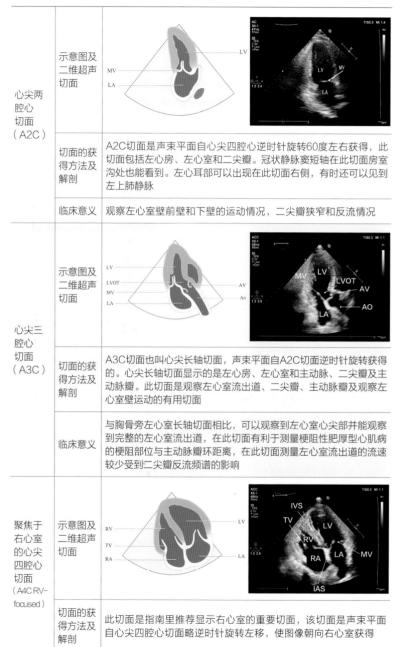

心尖两腔心切面（A2C）	示意图及二维超声切面	
	切面的获得方法及解剖	A2C切面是声束平面自心尖四腔心逆时针旋转60度左右获得，此切面包括左心房、左心室和二尖瓣。冠状静脉窦短轴在此切面房室沟处也能看到。左心耳部可以出现在此切面右侧，有时还可以见到左上肺静脉
	临床意义	观察左心室壁前壁和下壁的运动情况，二尖瓣狭窄和反流情况
心尖三腔心切面（A3C）	示意图及二维超声切面	
	切面的获得方法及解剖	A3C切面也叫心尖长轴切面，声束平面自A2C切面逆时针旋转获得的。心尖长轴切面显示的是左心房、左心室和主动脉、二尖瓣及主动脉瓣。此切面是观察左心室流出道、二尖瓣、主动脉瓣及观察左心室壁运动的有用切面
	临床意义	与胸骨旁左心室长轴切面相比，可以观察到左心室心尖部并能观察到完整的左心室流出道，在此切面有利于测量梗阻性肥厚型心肌病的梗阻部位与主动脉瓣环距离，在此切面测量左心室流出道的流速较少受到二尖瓣反流频谱的影响
聚焦于右心室的心尖四腔心切面（A4C RV-focused）	示意图及二维超声切面	
	切面的获得方法及解剖	此切面是指南里推荐显示右心室的重要切面，该切面是声束平面自心尖四腔心切面略逆时针旋转左移，使图像朝向右心室获得

续表

聚焦于右心室的心尖四腔心切面（A4C RV-focused）	临床意义	此切面能够清晰完整显示右心室腔内结构，包括右心室壁厚度、节制索、腱索等结构。指南推荐采用此切面测量右心室径线、测量TAPSE（三尖瓣环收缩期位移），并推荐在此切面测量右心室侧壁二维应变，采集右心室三维超声也建议使用此切面
冠状静脉窦切面	示意图及二维超声切面	
	切面的获得方法及解剖	声束平面自心尖四腔心切面向后倾斜获得的，直至显示出左心房室之间的管状结构-冠状静脉窦，其入口开自右心房近三尖瓣环处。此切面有时候还可以观察到下腔静脉瓣和冠状静脉窦瓣
	临床意义	观察冠状静脉窦形态、是否扩张、入口情况。是诊断无顶冠状静脉窦、心内型肺静脉异位引流入冠状静脉窦、冠状动脉瘘入冠状静脉窦的重要切面。当冠状静脉窦存在扩张时，还需要与原发孔型房间隔缺损鉴别。当合并永存左上腔静脉时，右心功能异常时也可见冠状静脉窦增宽

（参考2019年ASE推荐的成人超声心动图操作规范化全面检查流程）

LV. 左心室；RV. 右心室；LA. 左心房；RA. 右心房；AV. 主动脉瓣；MV. 二尖瓣；TV. 三尖瓣；IVS. 室间隔；IAS. 房间隔；LVOT. 左心室流出道；RVOT. 右心室流出道；AO. 主动脉；IVC. 下腔静脉；SVC. 上腔静脉；CS. 冠状静脉窦

三、剑突下切面

剑突下切面（subcostal view，SC）是超声心动图另一常用的切面（表1-3-1-3）。嘱患者平躺，膝盖弯曲以放松腹部肌肉。将探头置于剑突下，调节深度。SC切面是诊断儿童心脏病，尤其是先天性心脏病的重要切面。在成人患者中，由于患者腹部较厚，肠气干扰，剑突下切面观察常常受限，但是对于肺气肿、手术后重症监护患者在此切面常常是重要的测量和补充切面。

表1-3-1-3 剑突下区二维超声切面示意图、切面的获得方法、解剖及临床意义

剑突下四腔心切面（SC 4C）	示意图及二维超声切面	
	切面的获得方法及解剖	是最常用的剑突下切面之一 增加超声探查深度，探头置于剑突下，声束平面朝向患者左肩。它以肝脏为透声窗，类似于心尖四腔心切面，它包括完整的心脏四个腔室，但特点是四个腔室均与超声声束有夹角，整个图像的中心是斜行走行的
	临床意义	此切面的优点是房、室间隔与声束成角，改善回声失落情况，便于诊断房、室间隔缺损。此外，当患者剑突下声窗差，但需要看房间隔结构时，可以略加压，并嘱患者配合深吸气，以改善图像质量。该切面还是指南中推荐测量右心室侧壁厚度的切面。观察肺静脉入口部位与左心房关系
剑突下双心房及上、下腔静脉长轴切面	示意图及二维超声切面	
	切面的获得方法及解剖	在剑突下四腔心切面基础上，声束平面逆时针旋转90°左右，探头声束平面方向朝向患者右肩。此切面依次显示肝脏，下腔静脉、右心房、房间隔、左心房、右肺动脉及上腔静脉
	临床意义	此切面是显示房间隔缺损大小及分型的重要切面，此切面可以测量房间隔缺损距离上、下腔静脉的残端长度
剑突下下腔静脉长轴切面	示意图及二维超声切面	
	切面的获得方法及解剖	在剑突下四腔心基础上，声束平面逆时针旋转90°，探头方向指向患者肝部，并尽量调节出较长且平行走行的下腔静脉。图像显示右侧的肝脏和下腔静脉及右心房

剑突下下腔静脉长轴切面	临床意义	此切面显示出下腔静脉的长轴切面，观察下腔静脉入右心房段内径，是否存在狭窄、占位，下腔静脉的吸气塌陷率（下腔静脉在吸气时内径缩小，一般吸气塌陷率大于50%为正常）等。指南中建议参考下腔静脉内径及吸气塌陷率估测右心房压
剑突下肝静脉切面	示意图及二维超声切面	
	切面的获得方法及解剖	在剑突下下腔静脉长轴切面，声束平面略向右旋转获得
	临床意义	主要显示肝静脉进入下腔静脉的情况
剑突下右心室流出道短轴切面	示意图及二维超声切面	
	切面的获得方法及解剖	在剑突下四腔心切面逆时针旋转，探头标示指向1~2点钟位置
	临床意义	清晰显示右心室流入道、流出道以及肺动脉之间的相关关系，对干下型室间隔缺损、右心室流出道狭窄、肺动脉瓣狭窄有重要的诊断意义。此外，由于此切面测量右心室流出道及肺动脉瓣血流速度多普勒夹角较小，有利于测量出接近实际的峰值血流速度

（参考2019年ASE推荐的成人超声心动图操作规范化全面检查流程）

LV. 左心室；RV. 右心室；LA. 左心房；RA. 右心房；TV. 三尖瓣；MV. 二尖瓣；PV. 肺动脉瓣；AV. 主动脉瓣；IVS. 室间隔；IAS. 房间隔；Liver. 肝脏；Hvn. 肝静脉；RVOT. 右心室流出道；LPA. 左肺动脉；RPA. 右肺动脉

四、胸骨上窝区及胸骨右缘区切面

胸骨上窝区（suprasternal notch view，SSN）将探头置于胸骨上窝处，声束指向后下，主要用于显示主动脉弓、降主动脉起始段及其分支，包括部分右肺动脉。是主动脉弓降部疾病以及小儿心血管疾病的诊断重要切面。对于小儿患者可以采用胸骨旁右缘区进行显示，声束与房间隔垂直，不易产生假性回声失落，容易显示心包囊肿，对于右位心患者也是很好的显示区域。见表1-3-1-4。

表1-3-1-4　胸骨上窝及右缘区二维超声切面示意图、切面的获得方法、解剖及临床意义

胸骨上窝主动脉弓长轴切面	示意图及二维超声切面	
	切面的获得方法及解剖	探头在胸骨上窝做冠状切面，并旋转探头声束平面朝向患者左肩部，探头标示指向12点~1点方向。此切面包括主动脉三个分支，自图像的左至右，依次为无名动脉、左颈总动脉及左锁骨下动脉。主动脉弓降部包绕右肺动脉横断面
	临床意义	观察主动脉弓降部血管情况，特别是可以用于观察主动脉弓降部有无未闭动脉导管，降主动脉起始段的狭窄等血管异常
胸骨上窝主动脉弓短轴切面	示意图及二维超声切面	
	切面的获得方法及解剖	声束平面自胸骨上窝主动脉弓长轴切面顺时针旋转至3点钟左右，并且略向检查者右边平移获得。探头向左旋转还可见左肺动脉。自探头从前至后依次显示左、右无名静脉、上腔静脉、主动脉弓短轴、右肺动脉、左心房及部分肺静脉（一般左侧肺静脉容易显示）
	临床意义	观察左右无名静脉入上腔静脉的重要切面，对于心上型肺静脉异位引流意义重大，可以观察共同静脉干回流途径、左心房和肺静脉的支数、回流位置

续表

胸骨右缘切面	示意图及二维超声切面	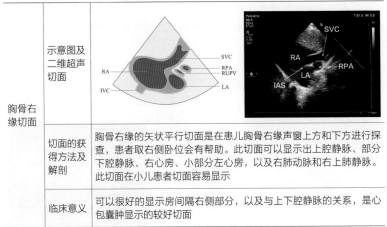
	切面的获得方法及解剖	胸骨右缘的矢状平行切面是在患儿胸骨右缘声窗上方和下方进行探查，患者取右侧卧位会有帮助。此切面可以显示出上腔静脉、部分下腔静脉、右心房、小部分左心房，以及右肺动脉和右肺静脉。此切面在小儿患者切面容易显示
	临床意义	可以很好的显示房间隔右侧部分，以及与上下腔静脉的关系，是心包囊肿显示的较好切面

（参考2019年ASE推荐的成人超声心动图操作规范化全面检查流程）

Innom A. 无名动脉或头臂干；LCCA. 左颈总动脉；LSA. 左锁骨下动脉；Asc Ao. 升主动脉；Desc Ao. 降主动脉；RPA. 右肺动脉；RINN V. 右无名静脉；LINN V. 左无名静脉；SVC. 上腔静脉；Ao. 主动脉；LA. 左心房；LUPV. 左上肺静脉；LLPV. 左下肺静脉

五、某些心脏特殊结构解剖及在不同超声切面的显示位置

经胸超声心动图除了以上五个检查部位、25个指南推荐及相关的标准切面和解剖结构外，超声医师在日常工作中还对某些超声心动图较为困惑的心脏结构显示存在疑问，以下就超声医师关心的几个心脏解剖结构在超声切面的显示问题做一简单介绍。

（一）肺静脉（pulmonary vein，PV）

正常解剖状态下，肺静脉有四条，分为左上、左下肺静脉，右上、右下肺静脉。在超声心尖四腔心切面上显示左上、左下肺静脉开口于左心房侧上部，右上、右下肺静脉开口于左心房中下部。由于肺静脉变异性较大，两条左肺静脉合成一干或者肺中静脉变异并不少见，并且常常受肺气的遮挡，使超声确定肺静脉支数和定位均较难。

一般借助各条肺静脉位置及附近较特殊的相邻结构进行辨认，如左上肺静脉紧邻左心耳，左下肺静脉靠近胸降主动脉，右上肺静脉近端与上腔静脉相邻，开口紧邻房间隔，与房间隔走行有夹角，而右下肺静脉相对于右上肺静脉稍远离房间隔，走行与房间隔平行。其示意图见图1-3-1-3。

根据临床经验，四条肺静脉很难于同一切面显示。以下是一些切面的显示规律：左心室长轴切面，二尖瓣后叶根部与胸主动脉间可显示左下肺静脉（图1-3-1-4A）；大动脉短轴切面显示左侧肺静脉的较佳切面，左心耳后方可显示左上肺静脉，左下肺静脉近降主动脉（图1-3-1-4B）；心尖五腔心切

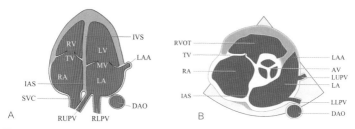

图1-3-1-3　四条肺静脉入左心房位置、走行与相邻解剖结构超声示意图（A：心尖四腔心切面，B胸骨旁大动脉短轴切面）

LV. 左心室；RV. 右心室；LA. 左心房；RA. 右心房；MV. 二尖瓣；TV. 三尖瓣；AV. 主动脉瓣；IVS. 室间隔；IAS. 房间隔；DAO. 胸降主动脉；SVC. 上腔静脉；LUPV. 左上肺静脉；LLPV. 左下肺静脉；RUPV. 右上肺静脉；RLPV. 右下肺静脉；LAA. 左心耳部

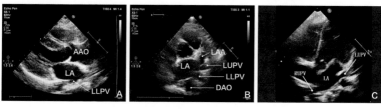

图1-3-1-4　左肺静脉走行显示及入左心房图像

A. 胸骨旁左心室长轴切面；B. 胸骨旁大动脉短轴切面；C. 心尖五腔心切面。LAA. 左心耳；LA. 左心房；AAO. 升主动脉；DAO. 降主动脉；LUPV. 左上肺静脉；LLPV. 左下肺静脉；RUPV. 右上肺静脉

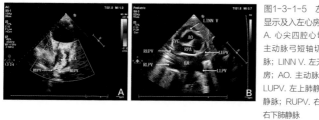

图1-3-1-5　左、右肺静脉走行显示及入左心房图像

A. 心尖四腔心切面；B. 胸骨上窝主动脉弓短轴切面。SVC. 上腔静脉；LINN V. 无名静脉；LA. 左心房；AO. 主动脉；RPA. 右肺动脉；LUPV. 左上肺静脉；LLPV. 左下肺静脉；RUPV. 右上肺静脉；RLPV. 右下肺静脉

面，可显示右上肺静脉及左上肺静脉（图1-3-1-4C）；心尖四腔心切面可见右下肺静脉与房间隔平行（图1-3-1-5A），对于婴幼儿，剑突下切面是观察肺静脉数目的最理想切面；剑突下长轴及短轴切面均能显示位于上腔静脉后上方的右上肺静脉左心房入口段（图1-3-1-6），胸骨上窝主动脉弓短轴切面可同时显示四支肺静脉，呈"蟹形"，左右肺静脉分列与切面的两侧，在某些情况下还能观察到肺中静脉进入左心房（图1-3-1-5B）。

（二）右心耳（right atrial appendage，RAA）

右心耳形态大多为三角形，心耳结构相对固定而且恒定，位于右心房的前外侧，与左心耳不同，右心耳比较难以显示，主要原因是位于胸骨后

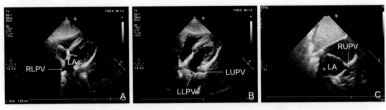

图1-3-1-6　自剑突下切面显示肺静脉入左心房图像

LA. 左心房；LUPV. 左上肺静脉；LLPV. 左下肺静脉；RUPV. 右上肺静脉；RLPV. 右下肺静脉

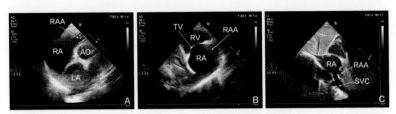

图1-3-1-7　右心耳在超声切面显示的位置

A. 近大动脉短轴切面，右心耳位于主动脉右侧并向右走行，可以清晰看到右心耳内的梳状肌；B. 右心室流入道切面，显示右心耳于外侧，呈三角形；C. 剑突下双心房静脉切面，显示右心耳位于上腔静脉入右心房口附近。RA. 右心房；RV. 右心室；RAA. 右心耳部；LA. 左心房；TV. 三尖瓣；AO. 主动脉；SVC. 上腔静脉

方，被胸骨遮挡。右心耳一般紧靠主动脉右冠窦，位于右冠状动脉近端的上方（图1-3-1-7A）。在没有扩张时，经胸超声心动图显示率较低，经食管超声心动图对右心耳的显示率高。某些情况下可以在右心室流入道切面观察到（图1-3-1-7B）。正常人腔静脉长轴切面可以显示右心耳位于上腔静脉右心房入口处（图1-3-1-7C）。

（三）三尖瓣（tricuspid valve，TV）及肺动脉瓣（pulmonary valve，PV）

比起左心瓣膜（二尖瓣及主动脉瓣），超声心动图更少关注三尖瓣和肺动脉瓣，尤其是瓣膜的解剖位置。由于肺动脉瓣短轴切面显示困难，导致肺动脉瓣叶数分辨困难，下面介绍一下各个切面对三尖瓣及肺动脉瓣瓣叶显示的情况。

三尖瓣分为三叶，前叶、隔叶和后叶。前叶面积最大，附着于三尖瓣环的前外侧（游离壁）。隔叶附着于瓣环的室间隔侧面，后叶附着于瓣环后侧。就解剖和空间关系来说较二尖瓣复杂。一般来说标准A4C切面显示隔叶和前叶，右心室流入道切面显示前叶和后叶，大动脉短轴切面较为复杂，可以显示隔或前叶和前或后叶（图1-3-1-8）。

三个肺动脉瓣叶是根据其与室间隔及主动脉瓣的位置关系而命名。两个靠近室间隔的瓣叶为左瓣和右瓣，肺动脉瓣左、右瓣的内1/2与主动脉壁相贴，分别与主动脉瓣的左瓣和右瓣相对应。第三个瓣叶为前瓣（与主动脉瓣的无冠瓣呈镜像样反位）。正常时肺动脉瓣短轴很难显示，常在小儿或者肺

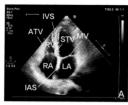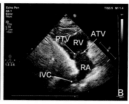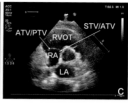

图1-3-1-8 三尖瓣在超声切面显示的位置

A. 心尖四腔心切面；B. 右心室流入道切面；C. 胸骨旁大动脉短轴切面。RA. 右心房；RV. 右心室；LA. 左心房；ATV. 三尖瓣前叶；STV. 三尖瓣隔叶；PTV. 三尖瓣后叶；RVOT. 右心室流出道；IVC. 下腔静脉

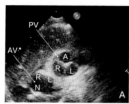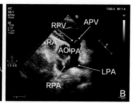

图1-3-1-9 肺动脉瓣叶在超声切面显示的位置

A. 肺动脉瓣短轴切面；B. 肺动脉瓣长轴切面。PA. 肺动脉；AO. 主动脉；PV. 肺动脉瓣；AV. 主动脉瓣；RA. 右心房；LPA. 左肺动脉；RPA. 右肺动脉；A. 肺动脉瓣前瓣；R. 肺动脉瓣右叶或主动脉瓣右冠瓣；L. 肺动脉瓣左叶或主动脉瓣左冠瓣；N. 主动脉瓣无冠瓣；RPV. 肺动脉瓣右瓣；APV. 肺动脉瓣前瓣

动脉扩张时，在肺动脉长轴切面旋转90°可以获得（图1-3-1-9）。

（四）冠状静脉窦（coronary sinus，CS）

冠状静脉窦主要收集心肌内的静脉血，并将其引流入右心房内。一般冠状静脉窦没有扩张的情况下（正常内径一般小于10mm），不容易在切面上显示，当冠状静脉窦扩张后（最常见的原因是永存左上腔静脉引流入冠状静脉窦内），容易被超声观察到。冠状静脉窦走行于心脏后部，沿着左心房和左心室之间的冠状沟走行，开口在下腔静脉和三尖瓣环之间。显示冠状静脉窦切面推荐有胸骨旁左心室长轴切面、心尖两腔心切面、冠状静脉窦切面、剑突下变异双房切面等（图1-3-1-10）。

（五）冠状动脉（coronary artery，CA）

冠状动脉是给心肌供血的动脉，起于主动脉根部主动脉窦内，分左右两支，行于心脏表面。右冠状动脉起始段位于大动脉短轴切面10~11点钟方位，左冠状动脉起始段位于大动脉短轴切面3~4点钟方位。对于声窗较好的儿童冠状动脉的显示率较高，一般经胸超声心动图常常可以显示出左冠状动脉主干和右冠状动脉主干在主动脉窦部发出部位，见图1-3-1-11。左冠状动脉向前走行于肺动脉与左心耳之间，很快分为左前降支（LAD）和左旋支（LCX）。

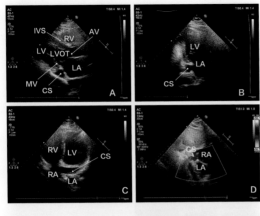

图1-3-1-10　冠状静脉窦在超声切面显示的位置

A. 胸骨旁左心室长轴切面；B. 心尖两腔心切面；C. 冠状静脉窦切面；D. 变异的双房心切面，可以见到冠状静脉窦口扩张及分流信号（红色）。CS. 冠状静脉窦；LA. 左心房；LV. 左心室；RA. 右心房；RV. 右心室；IVS. 室间隔；MV. 二尖瓣；AV. 主动脉瓣

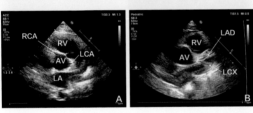

图1-3-1-11　冠状动脉在超声切面的显示位置

A. 胸骨旁大动脉短轴切面；B. 放大显示的大动脉短轴切面。LA. 左心房；RV. 右心室；AV. 主动脉瓣；LCA. 左冠状动脉；RCA. 右冠状动脉；LAD. 左前降支；LCX. 左旋支

Key Points and Suggestions（要点及建议）

1. 本章节重点介绍了指南中提及的超声心动图在人体五组不同检查部位、25个指南推荐相关及衍生切面，并逐一介绍各个切面的获得方法与心脏的解剖对应关系，涵盖了大部分常用的超声心动图的检查部位和切面，其中一些切面的名称在不同的参考书和各个不同的指南翻译过程中可能会有所差别。

2. 本章节对所涉及切面的超声操作要点、切面获取方法及解剖、超声观察要点、临床意义均做了详细介绍。

3. 本章节还根据临床超声医师的需要，增加了对超声切面中某些重要结构（如肺静脉、右心耳、三尖瓣、肺动脉瓣、冠状静脉窦及冠状动脉）理解及其所对应解剖结构的学习内容。

（吴伟春　陆敏）

第二节　超声心动图规范化操作流程推荐

尽管每个医院超声诊室和不同超声医师对心脏的检查步骤都有差异，但是探查内容和标准基本相似，都是在心脏检查区先进行二维切面的扫查，并在此基础上进行M型超声、彩色和频谱多普勒技术的操作，有条件的科室可以在此基础上进行三维超声、应变等新技术的检查。此外，经胸超声心动图的检查的顺序也常常从胸骨旁左缘至心尖切面，并且根据患者具体情况依次加做剑突下切面、胸骨上窝切面及胸骨右缘切面等。

一套完整的心脏超声检查方案应包括诊断所需的所有标准切面、标准测量，并完整记录下来，该方案耗时较长。但是国内患者众多，每位患者的检查时间有限，根据这个国情，国内超声医师就需要根据临床经验制定一套相对简略而有重点的检查方案，该方案需要对大部分疾病诊断行之有效，尽量避免漏诊。本节根据国内外指南、专家共识，给出超声心动图规范化操作流程，同时结合作者总结自身的工作经验，提出相对高效、简略、规范的超声心动图操作流程，供大家参考。

一、基本知识和术语

（1）探头的操作手法：滑动、倾斜、旋转、摆动、转角等。

（2）测量参数单位：距离为mm；面积为cm²；速度为m/s（血流速度单位）和cm/s（组织运动速度单位）；时间为ms；容积为ml；压力为mmHg。

（3）超声心动图常用方法：M型超声心动图（简称M型超声）、二维灰阶超声心动图（简称二维超声，2D）、多普勒超声心动图（简称彩色多普勒和频谱多普勒：包括脉冲多普勒PW和连续多普勒CW）、组织多普勒超声心动图（简称组织多普勒，DTI）、三维超声心动图（简称三维超声，3D）。

二、2019年ASE推荐的成人超声心动图操作规范化流程（全面检查流程）

对于一个完全未知的成人患者，如果时间充足，可以考虑采用2019年ASE推荐的全面检查流程（表1-3-2-1），流程里包括了成人心脏超声检查所有的切面、重点采用的技术及留图要点，这种详细而全面的留图、测量方式有利于避免漏诊和有效的科研分析。

表1-3-2-1　成人超声心动图图像采集的规范化流程（全面检查流程）

切面	采集要点	采集动静态图
胸骨旁左心室长轴切面	增加左心室深度、灰阶并采集图像	动态
	调节左心室最佳深度及灰阶并采集图像	动态
	二维线性测量舒张末期右心室前后径、室间隔厚度、左心室前后径、左心室后壁厚度	静态
	二维线性测量收缩末期左心室前后径、左心房前后径	静态
	采用M型超声显示主动脉瓣波群，并测量收缩末期左心房前后径	静态

切面	采集要点	采集动静态图
胸骨旁左心室长轴切面（PLAX）	采用M型超声显示二尖瓣波群	静态
	采用M型超声显示左心室波群	静态
	放大左心室流出道及主动脉瓣，采集二维/彩色多普勒图像	动态
	放大二尖瓣，采集二维/彩色多普勒图像	动态
	放大测量左心室流出道、主动脉瓣环、主动脉窦部、主动脉窦管交界、升主动脉内径	静态
胸骨旁左心室-升主动脉切面	放大采集主动脉窦部、主动脉窦管交界、升主动脉图像	动态
胸骨旁右心室流出道切面	右心室流出道，灰阶及彩色图像	动态
	采用PW在右心室流出道测量峰值血流速度及VTI	静态
	采用CW测量肺动脉峰值血流速度及VTI	静态
	舒张期测量右心室流出道近心段内径	静态
胸骨旁右心室流入道切面	右心室流入道灰阶及彩色多普勒图像	动态
	如果存在三尖瓣反流，采用CW测量三尖瓣反流峰值血流速度	静态
胸骨旁肺动脉主干长轴切面	观察大血管（主动脉瓣、肺动脉及分支）	动态
	二维线性测量右心室流出道近心段和远心段、肺动脉干内径	静态
胸骨旁大动脉短轴聚焦于三尖瓣切面	在主动脉瓣水平大扇角观察右心房、三尖瓣、右心室流出道、主动脉瓣。窄角显示三尖瓣、右心房、右心室流入道	动态
	采用CW测量三尖瓣反流血流速度	静态
胸骨旁大动脉短轴切面	放大显示主动脉瓣，观察瓣叶形态，增加彩色多普勒	动态
	窄角显示右心室流出道、肺动脉瓣、肺动脉及彩色多普勒	动态

续表

切面	采集要点	采集动静态图
胸骨旁大动脉短轴切面	采用PW在右心室流出道测量峰值血流速度及VTI	静态
	采用CW测量肺动脉峰值血流速度及VTI	静态
胸骨旁左心室短轴切面	二尖瓣短轴水平灰阶及彩色多普勒	动态
	左心室二尖瓣瓣下腱索水平二维	动态
	左心室乳头肌短轴二维	动态
	左心室心尖部短轴二维	动态
	采用彩色多普勒扫描自二尖瓣短轴至心尖部	动态
心尖部切面	A4C切面及聚焦心室的二维图像	动态
	A2C切面及聚焦心室的二维图像	动态
	A3C切面及聚焦心室的二维图像	动态
	A3C切面彩色多普勒显示主动脉瓣，二尖瓣	动态
	如果存在主动脉瓣反流，A3C切面采用CW测量反流压力降半时间	静态
	如果存在二尖瓣反流，A3C切面采用CW测量反流峰值血流速度和VTI	静态
	A2C切面彩色多普勒显示二尖瓣	动态
	如果存在二尖瓣反流，A2C切面采用CW测量反流峰值血流速度和VTI	静态
	A4C切面彩色多普勒显示二尖瓣	动态
	在左心室流入道二尖瓣瓣尖PW采集频谱，测量E峰速度、A峰速度、E峰减速度时间、A峰持续时间	静态
	如果存在二尖瓣狭窄，在二尖瓣流入道采用CW采集频谱，测量E峰速度、A峰速度、E峰减速时间、VTI和平均压差	静态
	如果存在二尖瓣反流，在二尖瓣流入道采用CW采集频谱，测量反流速度和VTI	静态
	A4C采用DTI测量室间隔及侧壁侧二尖瓣环速度（e'、a'和s'）	静态

切面	采集要点	采集动静态图
心尖部切面	A4C切面显示肺静脉及彩色多普勒	动态
	显示肺静脉血流，采用PW测量其频谱S、D、A峰值血流速度	静态
	A4C和A2C切面分别测量左心房容积（在收缩期描记左心房，测量左心房长轴径线）	静态
	A4C和A2C切面分别在心室聚焦切面测量左心室容积（描记舒张末期和收缩末期左心室内膜）	静态
	A5C二维及左心室流出道、主动脉瓣彩色多普勒	动态
	A5C采用PW测量左心室流出道（峰值血流速度及VTI）	静态
	A5C采用CW测量主动脉瓣（峰值血流速度及VTI）	静态
	如果需要，采用PW自左心室心尖部至左心室流出道、主动脉瓣血流速度	动态
	冠状静脉窦切面	动态
	聚焦右心室的心尖四腔心切面	动态
	三尖瓣彩色多普勒	动态
	右心室流入道频谱（测量E峰和A峰）	静态
	如果存在三尖瓣反流，采用CW测量反流流速	静态
	DTI测量三尖瓣侧壁瓣环（e'、a'和s'）	静态
	聚焦右心室的心尖四腔心切面采用M型超声测量TAPSE	静态
	聚焦右心室的心尖四腔心切面在舒张末期测量右心室上下径、基底段最大横径、中部内径	静态
	聚焦右心室的心尖四腔心切面测量右心室面积（描记舒张末及收缩末期右心室内膜）	静态
	A4C切面测量右心房容积（描记收缩末期右心房内缘）	静态
	左心室长轴应变（如果有条件）	动态
	三维测量左心室功能	动态

续表

切面	采集要点	采集动静态图
剑突下切面	剑突下四腔心切面二维及彩色多普勒	动态
	下腔静脉长轴切面（显示下腔静脉随呼吸改变，测量内径）	动态及静态
	肝静脉二维及彩色多普勒	动态
	肝静脉血流速度采用PW显示S、D、A峰值	静态
胸骨上窝切面	主动脉弓长轴切面二维、彩色多普勒，采用PW测量升主动脉血流速度	动态及静态
	主动脉弓长轴切面观察主动脉弓及降部彩色多普勒	动态
	采用PW测量降主动脉血流速度，如果需要也可采用CW	静态

（参考2019年ASE推荐的成人超声心动图操作规范化流程）

注. PW. 脉冲多普勒；CW. 连续多普勒；DTI. 组织多普勒；VTI. 速度时间积分；e'. 组织多普勒舒张早期峰值；a'. 组织多普勒心房收缩期峰值；s'. 组织多普勒收缩期峰值；S. 静脉频谱收缩期峰值；D. 静脉舒张早期峰值；A. 静脉心房收缩期峰值；TAPSE. 三尖瓣环收缩期位移

三、2019年ASE推荐的超声心动图采集的规范化流程（简略流程）

简略流程是根据每一位患者的具体情况，有针对性的检查，这样大大节省了医师和技师的时间和精力，而且会在短时间内得到最有用的诊断报告和数据。下面就举例针对左心室功能的简略流程（表1-3-2-2）。

表1-3-2-2　成人超声心动图左心室功能的简略流程

切面	采集要点	采集动静态图
胸骨旁左心室长轴切面	左心室增加深度，并获得最佳二维图像	动态
	二维测量右心室前后径、舒张末期室间隔厚度、左心室舒张末期内径、左心室收缩末期内径、舒张末期左心室后壁厚度	静态
	M型超声显示二尖瓣波群、左心室波群	静态
胸骨旁左心室短轴切面	左心室二尖瓣腱索水平短轴切面	动态
	左心室乳头肌短轴切面	动态
	左心室心尖部短轴切面	动态

续表

切面	采集要点	采集动静态图
心尖部切面	分别留取A4C、A2C、A3C切面二维并调节深度获得聚焦左心室切面动态图像	动态
	A4C切面二尖瓣彩色多普勒	动态
	在左心室流入道二尖瓣瓣尖PW采集频谱，测量E峰速度、A峰速度、E峰减速时间、A峰持续时间	静态
	A4C采用DTI测量室间隔及侧壁侧二尖瓣环运动速度（e'、a'和s'）	静态
	A4C切面测量左心房容积（描记左心房收缩末期和舒张末期内膜）	静态
	在A4C和A2C切面聚焦左心室采用双平面容积法测量左心室容积和功能	静态
	聚焦右心室的心尖四腔心切面	动态
	采用三个心尖切面获得左心室长轴应变	动态
	采用三维超声获得左心室容积和功能	动态
剑突下切面	二维剑突下四腔心切面	动态

（参考2019年ASE推荐的成人超声心动图操作规范化流程）

注. DTI. 组织多普勒；e'. 组织多普勒舒张早期峰值；a'. 组织多普勒心房收缩期峰值；s'. 组织多普勒收缩期峰值

四、2016年中国成年人超声心动图检查测量指南推荐检查和步骤

2016年中国成人超声心动图检查标准化检查程序（SOP）主要针对检查前准备、体位、呼吸、检查部位、图像观察要求、各房室及大血管解剖结构、测量技术要求进行规范。对于切面的具体扫描方法和测量在前章节部分均已涉及，下面主要根据指南对检查前准备等部分加以介绍（表1-3-2-3）。

表1-3-2-3　中国成年人超声心动图检查前准备指南

检查步骤	具体要求
检查前准备	超声检查前静息5分钟，并连接同步心电图监护电极，以确定心动周期时相。 以心电图T波终点定义心室收缩末期，QRS波R波峰尖定义心室舒张末期

续表

检查步骤	具体要求
检查体位	平卧位或左侧卧位
呼吸配合	为排除呼吸对测值的影响，获取图像前应尽可能将呼吸控制在呼气末并暂时屏气（下腔静脉内径观测时除外）
检查声窗	选择以下声窗依次进行检测：胸骨左缘、左侧心尖、胸骨上窝和剑突下检测区
心动周期选择	考虑到心脏搏动的变异性，所有测量方法均应当测量1个以上心动周期。建议正常窦性心律患者观察3个心动周期。心房颤动患者观察5个心动周期

（参考2016年中国成年人超声心动图检查测量指南推荐检查和步骤）

五、标准小儿超声心动图操作方法推荐

小儿超声心动图的操作方法大部分与成人相同。但小儿超声心动图有很多特点使之有别于成人超声心动图。需要标准化的方法、特殊的技能和知识来做适当的检查和诠释。

小儿患者各声窗较成人清楚且心率较快，小儿心脏超声检查需要频率更高、分辨率更好的探头，并需要增加更多切面观察，从而获得更多结构信息。无论心内结构还是血流动力学，一旦发现异常，必须进行彻底细究。除此之外，由于有些婴幼儿配合较差，还需要采用一些特别的手段，诸如镇静药物和分散注意力的工具等，才能顺利完成整个检查。

鉴于小儿超声心动图检查多用于先天性心脏病的诊断，很多儿科心脏超声室都选择剑突下或肋下声窗作为检查的起始部位，以便在检查一开始，就可显示并确定内脏位置。对于小儿超声心动图的检查是以三节段分析方法为基础（心房、心室及大动脉关系），并按顺序对所有主要心血管结构进行评价。小儿超声心动图检查声窗应该包含了美国ASE指南中规定的所有二维超声心动图标准声窗（表1-3-2-4）。另外，还附加了一些常见的小儿检查声窗：如剑突下、胸骨上窝和胸骨右缘等。

表1-3-2-4 标准小儿超声心动图操作方法推荐

声窗	观察要点
剑突下（肋下）	内脏位置，血管位置。如果发现降主动脉后方奇静脉扩张，应怀疑下腔静脉肝段缺如
心尖部声窗	应包括标准的A4C，A2C及A3C切面，还应观察冠状静脉窦情况。对于A4C切面应该采用彩色多普勒观察心尖部肌部是否存在室间隔缺损

续表

声窗	观察要点
胸骨旁（胸骨左缘）声窗	观察主动脉瓣及二尖瓣，还应包括右心室流入道和流出道。 大动脉短轴还应观察冠状动脉开口，评价近端血流情况。 高位胸骨左缘声窗矢状平行切面，可获得动脉导管切面。此声窗由于超声声束走行方向与肺动脉主干-导管连接处一致，可排除位置正常的小的动脉导管未闭
胸骨上窝切面	探头自主动脉弓长轴切面向上方（头侧）倾斜，显示主动脉弓分支方式。可以用头臂动脉第一分支的相反方向或方位来确定主动脉弓的方位。 在主动脉弓短轴切面，可观察到左无名静脉和上腔静脉的连接处。采用彩色多普勒观察左侧无名静脉左侧部分以排除左上腔静脉和肺静脉畸形引流。 对于较小的患儿，从胸骨上窝切面（"螃蟹"切面）的远场可以很好地显示右侧及左侧肺静脉连接于左心房
胸骨右缘切面	胸骨右缘的矢状平行切面可以很好的显示房间隔的右侧部分。病人取右侧卧位常会有所帮助。从这一声窗，房间隔走行与声束平面垂直，所以较少出现回声失落的假象

（参考2006年小儿超声心动图的操作指南和标准：美国超声心动图协会儿科委员会特别工作小组报告切面推荐及注意重点）

六、日常工作扫描序列和操作方法推荐

考虑到中国患者多，需要在有限的时间内规范检查、规范测量，又需尽量无漏诊的国情，根据国内外指南，结合在阜外医院超声科的实际工作经验，以下总结了一套较为实用的超声心动图的操作流程，利用该流程进行常规成人超声心动图检查，一般耗时几分钟就能完成。

（一）成人经胸超声心动图操作方法

1. 根据是否是阳性患者，选择是否连接心电图，采集每幅图像推荐2~3个心动周期。

2. 选择合适探头，并根据患者声窗调整图像。

3. 扫描手法、顺序及流程图：标准胸骨旁左心室长轴切面-大动脉短轴切面-左心室短轴（二尖瓣水平-乳头肌水平-心尖短轴扫描切面）-心尖四、五腔心-胸骨旁斜四腔心切面心尖两腔心切面。根据患者病情决定是否加做剑突下切面（如房间隔缺损）和胸骨上窝切面（如降主动脉缩窄）。参考流程图1-3-2-1。

4. 每个切面采用技术及测量要点

（1）标准胸骨旁左心室长轴切面

①测量主动脉瓣环、主动脉窦部、升主动脉内径、左心房前后径。

②二维或M型超声测量左心室舒张末期内径、室间隔厚度、左心室后壁

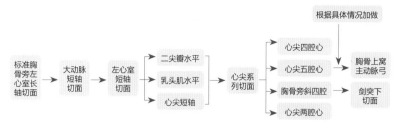

图1-3-2-1 推荐日常成人超声心动图扫描顺序流程图

厚度、右心室前后径。

③彩色多普勒大扇角扫查全心，粗略观察心脏内有无异常血流信号。

（2）胸骨旁大动脉短轴切面

①观察主动脉瓣、三尖瓣、室间隔、房间隔、右心室流出道、肺动脉发育、肺动脉分支及肺动脉瓣启闭情况。

②采用彩色多普勒大扇角观察有无各瓣膜反流/狭窄，房、室间隔有无分流，右心室流出道狭窄。如果有狭窄/反流，缩小多普勒扇角，并测量狭窄/反流频谱。

③测量肺动脉干内径及采用PW测量肺动脉瓣峰值血流速度。

（3）胸骨旁左心室短轴切面

①二维超声探头下移，自左心室二尖瓣水平-乳头肌-心尖扫描切面顺序动态扫查，主要观察室壁运动、瓣膜情况、乳头肌发育、心尖部是否存在血栓、局限性肥厚等。

②必要时加彩色多普勒扫查是否存在室水平分流以及分流具体部位。

（4）心尖系列切面

①心尖四腔心切面：在此切面采用PW（高速血流时采用CW）测量二尖瓣、三尖瓣峰值血流速度，采用二维及彩色多普勒观察各个瓣膜形态及反流。当怀疑患者左心室舒张功能减低时采用组织多普勒PW技术测量二尖瓣环室间隔侧及侧壁侧频谱和左心房容积指数。最后留取至少一个心动周期的动态图像；此切面与心尖两腔心切面是测量左心室收缩功能的重要切面。同时是测量三维超声、二维长轴应变的重要切面。

②心尖五腔心切面：在此切面采用PW（高速血流时采用CW）测量主动脉瓣峰值血流速度，采用彩色多普勒观察主动脉瓣是否存在狭窄和反流、左心室流出道血流情况。

③胸骨旁斜四腔切面（图1-3-2-2）：建议对每位心尖四腔心图像观察欠佳的患者进行胸骨旁斜四腔心切面的扫查（由探头自心尖四腔切面向胸骨旁上移顺时针旋转得来），此切面能够更为清楚显示瓣膜情况、房间隔是否存在回声中断（避免心尖四腔心的假性回声失落）。

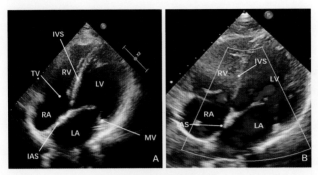

图1-3-2-2 胸骨旁斜四腔心切面

A. 二维图像；B. 彩色多普勒图像。LV. 左心室；RV. 右心室；LA. 左心房；
RA. 右心房；TV. 三尖瓣；MV. 二尖瓣；IVS. 室间隔；IAS. 房间隔

（5）其他：由于成人患者腹肌较紧、肠气较重、肺气气管遮挡，剑突下切面和胸骨上窝切面并不做为常规患者的检查重点，但是对于某些特定疾病必须进行扫查，如房间隔缺损，剑突下切面是确定房间隔缺损与上下腔静脉残端距离的重要切面。胸骨上窝切面是确定主动脉弓和降主动脉异常的重要切面，永存左上腔静脉也需要在此切面观察。对于不能观察到的胸主动脉及部分腹主动脉，可选择剑突下腹主动脉切面观测腹主动脉血流频谱，若出现单向低速连续性血流信号，则考虑其近心段主动脉出现严重狭窄。

（二）小儿经胸超声心动图操作方法

1. 扫描手法、顺序及流程图

推荐使用剑突下切面-心尖四、五腔心切面-胸骨旁左心室长轴切面-胸骨旁大动脉短轴切面-左心室短轴切面（二尖瓣水平-乳头肌水平-心尖水平）-胸骨左缘高位切面-剑突下切面-胸骨上窝切面。此系列的优点是符合先天性心脏病超声心动图的节段分析方法思路，能够比较完整的观察常见小儿心脏病情况（图1-3-2-3）。

2. 每个切面采用技术及测量要点

（1）剑突下切面：根据剑突下切面显示肝脏、脾脏的位置和形态、腹主动脉和下腔静脉位置、心底与心尖部的轴向指向确定心脏和心房的位置，这

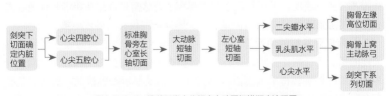

图1-3-2-3 推荐日常小儿超声心动图扫描顺序流程图

对小儿复杂先天性心脏病的诊断有重要意义。正常情况下肝大部在人体腹部右上方，脾在人体腹部左上方，腹主动脉位于脊柱左侧，下腔静脉位于脊柱右侧（图1-3-2-4）。

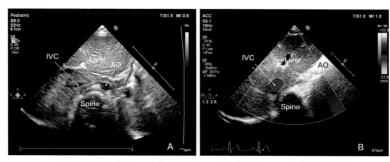

图1-3-2-4　剑突下下腔静脉横轴切面，用来确定内脏、心脏和血管位置
A. 二维图像；B. 彩色多普勒图像。Spine. 脊柱；AO. 主动脉；IVC. 下腔静脉；Liver. 肝脏

（2）心尖系列切面：在心尖四腔心切面确定心室的方位，正常心脏解剖右心室位于解剖左心室的右前侧（称为心室右襻），心尖四腔心有利于观察两心室之间的解剖结构和位置关系。此外观察二、三尖瓣附着在房、室间隔的位置，三尖瓣较二尖瓣附着位置更向下靠近心尖部。在心尖四、五腔心切面观察各个瓣膜和间隔情况。

（3）胸骨旁左心室长轴切面和左心室短轴系列：意义及流程同成人超声心动图标准检查流程，并可以观察主动脉根部发育和瓣上、瓣下发育情况。

（4）胸骨旁大动脉短轴切面：用此切面观察主动脉和肺动脉的空间关系，正常的空间关系是肺动脉干位于主动脉的左前方，还能用这个切面确定室间隔缺损的解剖位置。其他方面同成人超声心动图日常推荐。

（5）胸骨左缘高位切面是小儿特有的切面之一，由于小儿有胸腺作为透声窗，少有肺气遮挡，故图像显示较为清楚。在胸骨旁大动脉短轴切面之后向上推移1~2个肋间至左锁骨下方即可获得此切面，对于观察肺动脉及其分支内径、肺动脉与主动脉的关系和主肺间隔、动脉导管具有重要的意义（图1-3-2-5）。

（6）再次进行剑突下切面扫查：第一次获得剑突下切面是为了确定心脏的位置，再次进行该切面的扫查是为了作为胸骨旁系列切面的有利补充。比如房间隔缺损大小和残端的测量、室间隔缺损的位置与肺动脉瓣的关系、大动脉与室间隔缺损的关系等。

（7）胸骨上窝切面是小儿超声检查的重要切面，对于要进行外科手术的所有小儿患者都需要该切面的扫查。该切面对于主动脉弓降部的观察，动脉导管、侧支循环、无名和上腔静脉的观察都具有不可替代的作用。

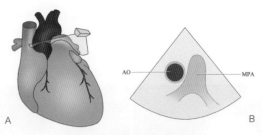

图1-3-2-5　胸骨左缘高位切面示意图

A. 超声探头切面扫查位置图；B. 超声心动图成像示意图；AO. 主动脉；MPA. 肺动脉主干

Key Points and Suggestions（要点及建议）

1. 本章节介绍了最新的ASE和中国关于成人和小儿超声心动图的检查流程，其中成人的又包括全面和简略的检查流程，还介绍了作者根据自身工作经验总结的超声心动图操作方法。

2. 全面的检查流程：对于一个完全未知的成人患者且时间充足时，可以考虑采用指南推荐的全面检查流程，流程里包括了成人心脏超声检查所有的切面和重点采用的技术及留图要点，这种详细而全面的留图测量方式有利于避免漏诊和之后的行之有效的科研分析。

3. 简略流程：是根据患者的具体情况，有针对性的检查，这样大大节省了医师和技师的时间和精力，而且会在短时间内得到最有用的诊断报告和数据。

4. 2016年中国成人超声心动图检查规范化流程：主要针对检查前准备、体位、呼吸、检查部位、图像观察要求、各房室及大血管解剖结构测量技术要求进行介绍。

5. 小儿超声心动图操作流程：有很多特点使之有别于成人超声心动图。由于小儿患者各声窗较成人清楚且心率快，小儿心脏超声检查更需要分辨率高、深度小，所以应更换频率更高、分辨率好的探头，并相应增加更多切面观察，从而获得更多解剖结构信息。

6. 日常工作扫描序列和操作方法推荐：考虑到中国患者众多，需要在有限的时间内既能规范的完成检查、规范测量，又需能尽量无遗漏进行检查和测量的国情，根据国内外指南，结合实际工作经验，作者总结了一套较为实用的超声心动图的操作流程方法，利用该流程进行这种方法对于常规正常成人超声心动图检查，一般耗时几分钟就能完成。

参考文献

[1] Henry WL, DeMaria A, Gramiak R, et al. Report of the American Society of echocardiography Committee on Nomenclature and Standards in Two-dimensional echocardiography. Circulation, 1980, 62(2): 212-217.

[2] Lai WW, Geva T, Shirali GS, et al. Guidelines and standards for performance of a pediatric echocardiogram: a report from the Task Force of the Pediatric Council of the

American Society of echocardiography. J Am Soc Echocardiogr, 2006, 19(12): 1413-30.

[3] Picard MH, Adams D, Bierig SM, et al. American Society of echocardiography recommendations for quality echocardiography laboratory operations. J Am Soc Echocardiogr, 2011, 24(1): 1-10.

[4] Wharton G, Steeds R, Allen J, et al. A minimum dataset for a standard adult transthoracic echocardiogram: a guideline protocol from the British Society of echocardiography. Echo Res Pract, 2015, 2(1): G9-G24.

[5] Mitchell C, Rahko PS, Blauwet LA, et al. Guidelines for Performing a Comprehensive Transthoracic Echocardiographic Examination in Adults: Recommendations from the American Society of echocardiography. J Am Soc Echocardiogr, 2019, 32(1): 1-64.

[6] 中华医学会超声医学分会超声心动图学组. 中国成年人超声心动图检查测量指南. 中华超声影像学杂志, 2016, 25(8): 645-666.

[7] 任卫东, 张玉奇, 舒先红. 心血管畸形胚胎基础与超声诊断. 北京: 人民卫生出版社, 2015.

（吴伟春　陆敏）

第四章　超声心动图规范化测量及正常参考值

在我国，超声心动图技术应用于心血管疾病检查已有几十年，但是由于目前技术条件限制和对心脏解剖结构认识的不统一，仍然存在检查不规范、测量方法不标准的情况。2005年，美国超声心动图协会（ASE）和欧洲超声心动图协会（EAE）发布了关于超声心动图标准化测量的指南，并于2015年更新，2010年ASE发布了儿童超声心动图检查定量测量方法的指南，2019年美国超声心动图协会发布了成人超声心动图检查指南，再次更新规范化测量的方法，中华医学会超声医学分会超声心动图组于2016年8月正式发布了《中国成年人超声心动图的检查测量指南》。本章将重点结合2015年及2019年ASE指南和2016年《中国成年人超声心动图检查测量指南》，介绍临床常用的超声心动图指标的规范化测量方法，并参考上述指南提供不同年龄段、不同性别的心脏超声心动图指标的正常参考值。

第一节　超声心动图规范化测量

由于心脏是一个不停跳动的泵器官，其测量受着不同的仪器、不同切面、不同的时相、不同的测量角度及图像的质量等诸多因素影响，使规范化测量变得极其困难。本节中我们将介绍指南中超声心动图规范化测量需要注意选取合适的切面和时相，并且在规定的位置内进行测量，以尽量减少测量误差。超声心动图正常切面内容详见本书第三章。现将上述指南中涉及到心腔规范化测量的内容进行归纳。

一、二维超声心动图测量（表1-4-1-1）

表1-4-1-1　二维超声心动图测量要点及示意图

测量指标	测量切面及时相	测量要点	测量示意图
左心房			
左心房前后径	胸骨旁左心室长轴切面收缩末期	要点：测量游标置于主动脉窦部和左心房后壁，测量线垂直于左心房长轴（或从主动脉远端后壁取垂直线到左心房后壁进行测量）。左心房测量应避开膨大的无冠窦窦壁和肺静脉开口	
左心房测量 1. 左心房长径 2. 左心房面积、容积	心尖四腔心切面心尖二腔心切面收缩末期	要点：1. 计算左心房容积：双平面碟片法（改良Simpson法）和长度-面积法；2. 勾画左心房内膜时应避开左心耳和肺静脉；3. 心尖四腔心和心尖两腔心切面，分别测收缩末期左心房长径，两长径之差<5mm	
右心房			
右心房测量 1. 右心房长径 2. 右心房面积、容积	心尖四腔心切面收缩末期	要点：1. 计算右心房容积：单平面碟片法；2. 计算右心房面积：勾画右心房内膜时应避开右心耳和上、下腔静脉；3. 右心房长径为三尖瓣环平面中点到右心房顶的距离，右心房横径为房间隔中点到侧壁的距离，且垂直于右心房长径	

续表

测量指标	测量切面及时相	测量要点	测量示意图
左心室			
心室舒张期测量 1.室间隔厚度 2.左心室舒张末径 3.左心室后壁厚度 4.右心室舒张末径	胸骨旁左心室长轴切面 舒张末期	要点：1. 在这个切面上无明显左心室乳头肌；2. 选择与左心室长轴垂直的部位，在紧贴二尖瓣瓣尖下（或二尖瓣瓣腱索水平）进行测量；3. 右心室前后径测量与左心室在同一时相和同一水平；4. 测量端分别与各个内膜面垂直	
左心室收缩末期内径	胸骨旁左心室长轴切面 收缩末期	要点：1. 选择与左心室长轴垂直的部位，在紧贴二尖瓣瓣尖下（或二尖瓣瓣腱索水平）进行测量；2. 在左心室容积最小时测量	
左心室流出道内径	胸骨旁左心室长轴切面（聚焦左心室流出道） 收缩中期	要点：1. 调节图像显示左心室流出道中轴线；2. 测量点应取自室间隔左心室面内缘到二尖瓣前叶内缘，距离主动脉瓣平面3~10mm（距主动脉瓣环1cm处测量左心室流出道内径）3. 左心室流出道内径测量线与脉冲多普勒测量左心室流出道流速时取样位置相同	
二尖瓣环内径	心尖四腔心切面 心尖二腔心切面 胸骨旁左心室长轴切面 舒张末期	要点：测量儿童二尖瓣环内径主要用于评估左心室发育情况。二尖瓣狭窄患儿二尖瓣直径大小反应了左心室发育程度，用于术前评估左心室发育	

续表

测量指标	测量切面及时相	测量要点	测量示意图
右心室			
右心室内径测量 1. 右心室基底段横径 2. 右心室中段横径 3. 右心室长径	心尖四腔心切面（聚焦右心室切面）舒张末期	要点：1. 在右心室基底部测量最大横径即为基底部横径；2. 在右心室中段（乳头肌水平）测量中段横径；3. 三尖瓣瓣环连线中点向右心室顶部连线与横径连线垂直测量长径	
右心室面积	心尖四腔心切面（聚焦右心室切面）舒张末期收缩末期	要点：1. 切面能完整显示右心室；2. 沿右心室血液-组织界面勾画一圈，包含乳头肌、肌小梁、调节束	
右心室流出道近端前后径	胸骨旁左心室长轴切面舒张末期	要点：测量游标置于右心室前壁与室间隔-主动脉交界处之间，测量线垂直于右心室长轴方向	
1. 右心室流出道近端前后径 2. 右心室流出道远端前后径	胸骨旁短轴-主动脉瓣水平切面舒张末期	要点：1. 右心室流出道近端前后径：测量游标置于右心室前壁和主动脉根部之间（国内指南建议在距肺动脉瓣下2cm处测量右心室流出道近端前后径）；2. 远端前后径应在接近肺动脉瓣环水平处测量（国内指南建议测肺动脉瓣环内径未推荐测右心室流出道远端前后径）	

续表

测量指标	测量切面及时相	测量要点	测量示意图
三尖瓣环内径	心尖四腔心切面 胸骨旁右室流入道切面 舒张末期	要点：测量儿童三尖瓣环内径主要用于评估右心室发育情况。三尖瓣发育程度与右心室发育程度高度一致	
主动脉			
主动脉瓣环内径	胸骨旁左心室长轴切面（聚焦主动脉瓣环） 收缩中期	要点：1. 调节图像显示主动脉瓣附着点（瓣环）；2. 测量点应取自右冠瓣附着点内缘到无冠瓣附着点内缘；3. 指南推荐采用内缘到内缘的方法测量瓣环内径	
主动脉根部测量 1. 主动脉窦内径 2. 主动脉窦管交界	胸骨旁左心室长轴切面（聚焦主动脉瓣环-升主动脉） 舒张末期	要点：1. 测量主动脉窦部最大直径（窦部内径测量应当避开右冠状动脉开口漏斗部）；2. 测量冠状窦与升主动脉管体的交界处直径；3. 测量线与主动脉长轴垂直；4. 采用前缘到前缘的方法测量主动脉根部内径	
升主动脉内径	胸骨旁左心室-升主动脉切面 舒张末期	要点：1. 测量主动脉窦以上最大主动脉内径（中国指南建议在窦管交界线上2cm处测量升主动脉近端内径）；2. 测量线要与主动脉长轴垂直；3. 采用前缘到前缘的方法测量主动脉内径	
1. 主动脉弓内径 2. 降主动脉内径	胸骨上窝主动脉弓长轴切面 收缩末期	要点：1. 主动脉弓内径测量位置为无名动脉与左颈总动脉开口位置之间；2. 降主动脉内径测量位置为左锁骨下动脉远心端1cm处	

续表

测量指标	测量切面及时相	测量要点	测量示意图
肺动脉			
肺动脉内径 1.肺动脉主干内径 2.右肺动脉内径 3.左肺动脉内径	胸骨旁短轴-大动脉水平切面 舒张末期	要点：1.在肺动脉瓣与肺动脉分叉中间测量肺动脉主干内径（或在肺动脉瓣瓣上1cm处测量肺动脉主干内径）；2.在左右肺动脉主干起始处远心端1cm处测量左右肺动脉主干内径	
下腔静脉			
下腔静脉内径	剑突下下腔静脉切面 呼气末 吸气末	要点：1.被检者取仰卧屈膝位；2.测量线距下腔静脉汇入右心房处1~2cm，尽量与下腔静脉前后管壁垂直；3.通常在深呼气末测量最大内径	

二、M型超声心动图测量（表1-4-1-2）

表1-4-1-2　M型超声心动图测量要点及示意图

测量指标	测量切面	测量内容及要点	测量示意图
胸骨旁左心室长轴波群 1.室间隔厚度 2.左心室舒张末径 3.左心室后壁厚度 4.左心室收缩末径	胸骨旁左心室长轴切面	要点：采样线经过二尖瓣瓣尖水平（或二尖瓣腱索水平）进行测量，测定心内膜面之间的垂直距离，注意分辨乳头肌及紧贴于室间隔和左心室壁的肌束	
二尖瓣波群	胸骨旁左心室长轴切面	要点：采样线经过二尖瓣前、后叶，观察二尖瓣前、后叶随时间运动曲线	

测量指标	测量切面	测量内容及要点	测量示意图
左心房前后径	胸骨旁左心室长轴切面	要点：1.采样线垂直经过主动脉根部（主动脉窦部水平）和左心房；2.测量收缩末期主动脉窦后壁至左心房后壁垂直距离即为左心房前后径	
三尖瓣环收缩期位移（TAPSE）	心尖四腔心切面（聚焦右心室）	要点：1.TAPSE代表右心室纵向收缩功能；2.采样线通过心尖和三尖瓣环外侧，与右心室纵向运动方向平行；3.测定舒张末期至收缩末期三尖瓣环纵向峰值位移（mm）	
1.下腔静脉内径 2.下腔静脉塌陷率	剑突下下腔静脉切面	要点：1.采样线置于距下腔静脉汇入右心房1~2cm处；2.可在静息状态平静呼吸时测量，也可以在深吸气时测量；3.可通过测量呼气下腔静脉内径、吸气下腔静脉内径计算下腔静脉塌陷率	

三、频谱多普勒超声心动图测量

表1-4-1-3　频谱多普勒超声心动图测量要点及示意图

测量指标	测量切面及时相	测量内容及要点	测量示意图
1.右心室流出道峰值血流速度 2.右心室流出道速度-时间积分	胸骨旁短轴切面（聚焦右心室流出道）收缩期	要点：1.脉冲多普勒取样容积4~5mm，置于右心室流出道中央；2.取样位置距肺动脉瓣近心端5~10mm（在肺动脉瓣瓣下2cm处测量右心室流出道血流速度频谱）	

测量指标	测量切面及时相	测量内容及要点	测量示意图
肺动脉瓣血流频谱 1.肺动脉瓣峰值血流速度 2.肺动脉瓣速度-时间积分	胸骨旁短轴-大动脉水平切面 收缩期	要点：1.在肺动脉瓣瓣上远心端1cm处管腔中央获取血流频谱；2.将测量光标置于血流频谱信号顶点获得峰值血流速度；3.勾画血流频谱信号的外缘获得速度-时间积分；4.同时测量肺动脉瓣反流时应用连续多普勒测量	
二尖瓣血流频谱 1.二尖瓣E峰流速 2.血流减速斜率 3.血流减速时间 4.二尖瓣A峰流速	心尖四腔心切面 舒张期	要点：脉冲多普勒取样容积1~3mm，置于开放的二尖瓣瓣尖水平	
三尖瓣血流频谱 1.三尖瓣E峰流速 2.三尖瓣A峰流速	心尖四腔心切面 舒张期	要点：1.脉冲多普勒取样容积1~3mm，置于开放的三尖瓣瓣尖水平；2.测量值受呼吸影响，指南建议在呼气末测量或测量整个呼吸周期的平均值	
1.左心室流出道峰值血流速度 2.左心室流出道速度-时间积分	心尖五腔心切面 收缩期	要点：1.脉冲多普勒取样容积4~5mm，置于左心室流出道中线位置；2.取样位置距离主动脉瓣近心端5mm（左心室流出道收缩期速度和速度时间积分应在主动脉瓣下1cm处测量）；3.频谱信号狭窄，呈快速上冲式，频谱信号增宽可能是取样容积太靠近主动脉瓣，需重新调整位置	

续表

测量指标	测量切面及时相	测量内容及要点	测量示意图
主动脉瓣血流频谱 1. 主动脉瓣峰值血流速度 2. 主动脉瓣速度-时间积分	心尖五腔心切面 收缩期	要点：1. 脉冲多普勒取样容积1mm，置于主动脉瓣尖位置；2. 在勾画血流频谱信号外缘获得速度-时间积分时应排除弱的、不均匀的、低幅度的杂波	
升主动脉收缩期峰值血流速度	胸骨上窝主动脉弓长轴切面 收缩期	要点：1. 脉冲多普勒取样容积3~5mm；2. 可将脉冲多普勒取样容器置于升主动脉处通过测量流速评估有无升主动脉狭窄	
降主动脉收缩期峰值血流速度	胸骨上窝主动脉弓长轴切面 收缩期	要点：1. 脉冲多普勒取样容积3~5mm；2. 取样位置在左锁骨下动脉开口远心端10mm降主动脉内	
肝静脉血流频谱 1. 肝静脉血流S波 2. 肝静脉血流D波 3. 肝静脉血流A波	剑突下肝静脉切面 全心动周期	要点：1. 脉冲多普勒取样容积3~5mm；2. 取样位置在肝静脉内，距离肝静脉汇入下腔静脉处1~2cm；3. 测量值受呼吸影响，应测量全呼吸周期，指南建议在呼气末测量S波、D波	
肺静脉血流频谱 1. 肺静脉血流S波 2. 肺静脉血流D波 3. 肺静脉血流A或Ar波	心尖四腔心切面 全心动周期	要点：1. 脉冲多普勒取样容积3~5mm；2. 取样位置在肺静脉内，距离肺静脉汇入左心房10mm处	

Key Points and Suggestions（要点及建议）

1. 本节介绍了临床常用的二维超声、M型超声心脏测量方法和正常情况下瓣膜及大动脉血流频谱测量方法等。

2. 关于心动周期时相的选择：一般以心电图QRS波的R波波峰定义为心室舒张末期，T波终点（波尾）定义为心室收缩末期。但是需要注意的是，为了准确测量心腔的最大径和最小径，我们还需结合瓣膜的开闭及腔室大小变化的情况进行时相的选择，心室舒张末期为房室瓣关闭的前一帧或心室内径最大时，心室收缩末期为房室瓣开放的前一帧或心室内径最小时。心室的内径测量应在舒张末期，心房的内径测量在收缩末期。测量左心室流出道内径和主动脉瓣环内径应在收缩中期（国内指南指出应在舒张末期测量左心室流出道内径及主动脉瓣环内径），测量主动脉窦内径、主动脉窦管交界和升主动脉内径应在舒张末期。关于体位的影响：左侧卧位和平卧位测量结果可能会有差别。

3. 测量注意事项

①同一结构应采用不同声窗扫查，进行多角度显示并测量。

②心脏腔室的内径测量，定点在腔室的一侧内缘到另一侧内缘，并且尽量与腔室的长轴垂直；血管内径的测量应尽量垂直于局部血管。

③应根据心腔或血管内血流的速度大小和方向，调节多普勒的增益、基线、最大标尺等，使彩色多普勒血流信号无外溢、混叠。

④频谱多普勒测量血流速度时，尽可能选择最佳切面，使声束与血流方向尽量保持平行。

⑤可以从多个解剖位置、多个切面获取血流信号，指南建议选取最佳图像质量、最高流速信号作为最后的测量结果。

⑥心律正常者每次测量应至少取3个心动周期平均值，房颤等心律失常者应至少取5个心动周期平均值，以减少心律不齐及呼吸对测量的影响。

4. 测量技术选择

①计算测量左心室容积最常用的二维超声心动图方法是改良Simpson双平面法，也是ASE指南一致推荐的方法。如果病人的图像较好，三维超声测量较为精确，重复性也较好，在配备三维设备且可行的情况下，应使用三维超声测量容积。

②二维超声和M型超声都可以用于测量左心房前后径，指南更推荐使用二维超声进行测量。

③测量左心房容积时，ASE指南推荐使用双面碟片法（改良Simpson法），其对几何假设的依赖程度相对小。

④指南已不推荐M型超声用于心腔内径的常规定量测量，但是仍推荐在左心室长轴切面记录二尖瓣叶和左心室随时间的变化（例如二尖瓣运动、室间隔和左心室后壁运动）。在一些情况下，M型超声仍然有应用价值，如测量TAPSE和下腔静脉内径，以及应用M型超声观察左心室辅助的患者主动脉瓣叶随时间的开闭情况。

⑤受声束角度影响，常测量肝静脉血流速度代替下腔静脉流速。

5. 测量误差：按照规范的测量方法进行超声心动图测量，测量的可重复性将会大大提升，但是基于患者声窗情况不同、图像质量不同、操作者切面选择不一致等原因，仍然不可避免地存在一定误差。

第二节　超声心动图正常参考值

　　不同年龄阶段、不同性别及不同体表面积人群的超声心动图正常参考值均存在着差异，尤其是小儿心脏血管测量值随着年龄增大而呈现较大的变化。因此本节按年龄和性别进行分组，按年龄分组分成人组和儿童组。成人组又尽可能分男性组与女性组，儿童组中按照年龄分组分为新生儿、1个月、4个月、7个月、1岁至16岁共20组。但是相同年龄儿童的身高、体重受种族、遗传、营养状况等影响存在较大差异，因此，2010年ASE儿童心脏测量指南建议小儿超声心动图参考值采用体表面积（BSA）校正，以Z值表示。一项测量结果的Z值指在某一特定BSA条件下，该值与平均值之差除以标准差的数值。Z值的大小反应测量结果偏离正常平均值的程度，是标准差的倍数。当Z值为0，测量值对应于人群特定BSA的平均测量值。Z值为+2或–2时，测量值对应于特定BSA的高于或低于平均值的两个标准差数值。一般当Z值>+2或Z值<–2时，表示已超出95%可信区间，临床上定义为"异常"。

　　成人超声心动图测量参考值来源于2005年美国超声心动图协会（ASE）和欧洲超声心动图协会（EAE）发布的心腔定量测量指南、2015年ASE心腔定量指南、2016年《中国成年人超声心动图检查测量指南》。儿童超声心动图测量参考值来源于2005年杨浣宜教授和智光教授主编的《超声心动图规范化检测心脏功能与正常值》、2013年夏焙主编《小儿超声诊断学》。

　　一、中国指南成人心脏测量参考值

　　《中国成年人超声心动图的检查测量指南》按10年为一阶段详细列出每个年龄段的测量参考值，因成人测量参考值的年龄间差异较小，本书为了便于临床应用，故归纳了18~79岁成人正常参考值，并统一列于表1-4-2-1至表1-4-2-6。

表1-4-2-1　左心房及右心房测量参考值（95%参考值范围）

参数	男性		女性	
	下限	上限	下限	上限
左心房前后径（mm）	21.9	40.3	21.0	38.6
左心房长径（mm）	33.2	61.7	31.9	59.3
左心房横径（mm）	26.0	45.8	25.5	44.1

参数	男性		女性	
	下限	上限	下限	上限
左心房面积（cm²）	8.3	22.9	7.7	21.3
左心房容积（ml）	13.1	65.7	10.7	62.9
右心房长径（mm）	34.4	55.7	29.7	52.4
右心房横径（mm）	25.2	45.2	23.5	41.8

表1-4-2-2　左心室参数测量（95%参考值范围）

参数	男性		女性	
	下限	上限	下限	上限
左心室流出道内径（mm）	12.8	25.4	11.2	23.4
舒张末期室间隔厚度（mm）	6.2	11.8	5.3	11.2
舒张末期左心室后壁厚度（mm）	5.9	11.7	5.4	11.0
舒张末期左心室内径（mm）	36.9	54.5	35.0	50.8
收缩末期左心室内径（mm）	20.2	39.4	18.1	36.5
舒张末期左心室容积（ml）	41.6	133.7	25.6	111.5
收缩末期左心室容积（ml）	7.8	54.0	3.1	45.9
左心室射血分数（%）	51.2	79.2	52.2	78.1

表1-4-2-3　右心室参数测量（95%参考值范围）

参数	男性		女性	
	下限	上限	下限	上限
右心室流出道内径（mm）	14.2	32.8	13.4	31.1
右心室前后径（mm）	14.1	31.3	13.5	29.3
右心室长径（mm）	35.3	79.5	34.1	70.5
右心室中份横径（mm）	15.3	38.4	13.6	34.1
右心室基底横径（mm）	21.4	42.7	18.2	40.2

表1-4-2-4　主动脉及肺动脉测量参考值（95%参考值范围）

参数	男性		女性	
	下限	上限	下限	上限
主动脉瓣环内径（mm）	16.4	26.8	14.5	24.9

续表

参数	男性		女性	
	下限	上限	下限	上限
主动脉窦部内径（mm）	22.9	38.0	19.7	35.4
近端升主动脉内径（mm）	19.9	36.5	16.5	34.1
主动脉弓内径（mm）	15.8	32.9	15.9	31.4
降主动脉内径（mm）	12.1	28.3	11.5	26.2
肺动脉主干内径（mm）	14.8	27.8	14.1	27.1
右肺动脉内径（mm）	7.4	20.0	6.8	18.6
左肺动脉内径（mm）	7.7	19.4	6.8	18.3

表1-4-2-5　三尖瓣和二尖瓣血流多普勒参数测量（95%参考值范围）

参数	男性		女性	
	下限	上限	下限	上限
三尖瓣舒张早期峰值血流速度（E, m/s）	0.28	0.88	0.27	0.95
三尖瓣舒张晚期峰值血流速度（A, m/s）	0.18	0.73	0.16	0.73
三尖瓣E/A比值	0.4	2.5	0.4	2.8
二尖瓣舒张早期峰值血流速度（E, m/s）	0.41	1.26	0.34	1.33
二尖瓣舒张晚期峰值血流速度（A, m/s）	0.28	1.25	0.22	1.45
二尖瓣E/A比值	0.29	2.57	0.24	2.76
二尖瓣E峰减速时间（ms）	71	290	72	286

表1-4-2-6　大动脉收缩期峰值血流速度测值（95%参考值范围）

参数	男性		女性	
	下限	上限	下限	上限
左心室流出道收缩期峰值血流速度（m/s）	0.50	1.55	0.54	1.54
主动脉瓣收缩期峰值血流速度（m/s）	0.73	1.79	0.78	1.90
右心室流出道收缩期峰值血流速度（m/s）	0.36	1.18	0.40	1.11
肺动脉瓣收缩期峰值血流速度（m/s）	0.57	1.45	0.59	1.41

二、2005年及2015年美国ASE指南成人心腔测量参考值（表1-4-2-7至表1-4-2-10）

表1-4-2-7　左心房及右心房测量参考值

参数	正常范围	轻度异常	中度异常	重度异常
男性				
左心房前后径（cm）	3.0-4.0	4.1-4.6	4.7-5.2	≥5.2
左心房前后径/体表面积（cm/m²）	1.5-2.3	2.4-2.6	2.7-2.9	≥3.0
左心房面积（cm²）	≤20	20-30	30-40	>40
左心房容积（ml）	18-58	59-68	69-78	≥79
左心房容积/体表面积（ml/m²）	22±6	29-33	34-39	≥40
右心房横径（cm）	2.9-4.5	4.6-4.9	5.0-5.4	≥5.5
右心房横径/体表面积（cm/m²）	1.7-2.5	2.6-2.8	2.9-3.1	≥3.2
女性				
左心房前后径（cm）	2.7-3.8	3.9-4.2	4.3-4.6	≥4.7
左心房前后径/体表面积（cm/m²）	1.5-2.3	2.4-2.6	2.7-2.9	≥3.0
左心房面积（cm²）	≤20	20-30	30-40	>40
左心房容积（ml）	22-52	53-62	63-72	≥73
左心房容积/体表面积（ml/m²）	22±6	29-33	34-39	≥40
右心房横径（cm）	2.9-4.5	4.6-4.9	5.0-5.4	≥5.5
右心房横径/体表面积（cm/m²）	1.7-2.5	2.6-2.8	2.9-3.1	≥3.2

表1-4-2-8　左心室测量参考值

参数	正常范围	轻度异常	中度异常	重度异常
男性				
舒张末期室间隔厚度（cm）	0.6-1.0	1.1-1.3	1.4-1.6	≥1.7
舒张末期左心室后壁厚度（cm）	0.6-1.0	1.1-1.3	1.4-1.6	≥1.7
舒张末期左心室内径（cm）	4.2-5.9	6.0-6.3	6.4-6.8	≥6.9
舒张末期左心室内径/体表面积（cm/m²）	2.2-3.1	3.2-3.4	3.5-3.6	≥3.7
左心室射血分数（%）	≥55	45-54	30-44	<30

续表

参数	正常范围	轻度异常	中度异常	重度异常
女性				
舒张末期室间隔厚度（cm）	0.6-0.9	1.0-1.2	1.3-1.5	≥1.6
舒张末期左心室后壁厚度（cm）	0.6-0.9	1.0-1.2	1.3-1.5	≥1.6
舒张末期左心室内径（cm）	3.9-5.3	5.4-5.7	5.8-6.1	≥6.2
舒张末期左心室内径/体表面积（cm/m^2）	2.4-3.2	3.3-3.4	3.5-3.7	≥3.8
左心室射血分数（%）	≥55	45-54	30-44	<30

表1-4-2-9　右心室及TAPSE测量参考值

参数	正常范围	轻度异常	中度异常	重度异常
右心室长径（cm）	7.1-7.9	8.0-8.5	8.6-9.1	≥9.2
右心室中份横径（cm）	2.7-3.3	3.4-3.7	3.8-4.1	≥4.2
右心室基底横径（cm）	2.0-2.8	2.9-3.3	3.4-3.8	≥3.9
右心室流出道近端内径（cm）	2.5-2.9	3.0-3.2	3.3-3.5	≥3.6
右心室流出道远端内径（cm）	1.7-2.3	2.4-2.7	2.8-3.1	≥3.2
三尖瓣环收缩期位移TAPSE（mm）	≥17	—	—	—

表1-4-2-10　主动脉根部、肺动脉测量参考值

参数	男性		女性	
	绝对值范围（cm）	单位体表积值（cm/m^2）	绝对值范围（cm）	单位体表积值（cm/m^2）
主动脉瓣环内径	2.6±0.3	1.3±0.1	2.3±0.2	1.3±0.1
主动脉窦部内径	3.4±0.3	1.7±0.2	3.0±0.3	1.8±0.2
主动脉窦管交界处内径	2.9±0.3	1.5±0.2	2.6±0.3	1.5±0.2
近端升主动脉内径	3.0±0.4	1.5±0.2	2.7±0.4	1.6±0.3
参数	正常范围	轻度异常	中度异常	重度异常
肺动脉主干内径（cm）	1.5-2.1	2.2-2.5	2.6-2.9	≥3.0

三、儿童心脏测量参考值按年龄分组列表1-4-2-11

表1-4-2-11　儿童不同年龄组的M型及二维（2D）超声测量正常参考值

参数		年龄									
		新生儿	1个月	4个月	7个月	1岁~	2岁~	3岁~	4岁~	5岁~	6岁~
M型检查	Ao-s（mm）	9.33~10.92	10.79~12.73	11.93~14.50	12.79~15.18	13.86~15.32	14.98~17.07	15.73~18.47	16.37~18.72	17.27~18.77	18.16~20.51
	IVSd（mm）	2.38~2.92	2.87~3.49	3.07~3.85	3.15~3.66	3.43~4.14	3.58~4.49	4.07~4.81	4.25~4.85	4.43~4.90	4.45~4.90
	LVd（mm）	17.31~20.91	20.60~26.12	22.41~27.86	25.53~29.14	28.03~30.99	30.32~33.00	31.27~33.90	33.46~34.98	34.77~36.50	36.53~38.96
	LVPWd（mm）	2.13~2.85	2.51~3.35	2.76~3.59	3.22~3.64	3.19~3.65	3.33~4.15	3.90~4.39	4.05~4.47	3.20~4.57	3.30~4.84
	EF%	72~81	69~76	74~78	73~79	71~76	66~74	72~77	68~76	70~75	70~75
	RVd（mm）	6.73~9.51	8.70~10.14	7.44~10.21	8.44~10.44	8.50~10.26	9.08~11.46	9.13~11.50	9.13~11.65	10.46~11.77	10.56~12.01
2D检查	AoR（mm）	6.63~9.94	8.09~11.03	9.50~12.55	10.51~12.39	11.71~13.10	12.67~14.34	13.09~15.72	13.43~15.97	14.83~16.43	15.39~16.71
	AAo（mm）	7.66~9.76	8.63~10.69	9.93~11.72	10.50~12.60	12.27~13.79	13.14~15.18	13.86~16.90	14.65~16.39	15.69~16.78	16.33~18.67
	LA左右（mm）	12.90~16.62	13.60~21.88	16.35~23.10	19.79~23.03	22.53~25.15	22.69~26.45	24.87~29.20	25.96~30.02	26.10~30.03	27.50~31.68
	LA上下（mm）	12.84~19.56	17.31~22.33	17.97~25.43	22.03~27.87	25.11~29.34	26.09~32.62	26.12~34.62	29.81~34.53	30.42~34.55	33.40~36.52
	RA左右（mm）	12.98~17.77	14.59~20.39	18.08~23.17	20.48~23.96	21.85~24.07	23.44~28.06	24.51~29.40	26.31~30.01	26.93~32.44	27.90~31.91
	RA上下（mm）	12.55~18.52	17.32~21.90	18.56~24.76	21.94~25.32	23.78~26.72	24.97~31.86	25.34~32.19	27.67~32.31	29.43~32.44	30.26~33.85
	MPA（mm）	7.83~10.62	10.24~12.60	10.88~13.60	12.40~13.73	13.97~15.66	16.36~17.40	15.71~18.54	16.43~19.05	17.62~19.05	17.98~19.88

续表

参数		7岁~	8岁~	9岁~	10岁~	11岁~	12岁~	13岁~	14岁~	15岁~	16岁~
M型检查	Ao-s（mm）	18.37~20.89	19.21~21.31	20.58~22.98	20.59~22.74	20.59~22.78	20.97~23.13	21.18~25.57	23.26~27.41	23.55~28.48	23.80~28.58
	IVSd（mm）	4.45~4.97	4.53~5.03	4.89~5.49	4.90~5.49	4.91~5.67	4.91~5.78	5.29~6.08	5.29~6.50	5.59~7.02	5.30~7.23
	LVd（mm）	37.60~39.45	38.38~40.30	38.80~42.19	40.06~43.66	42.15~45.47	43.50~47.01	44.73~47.97	44.90~49.25	44.95~50.28	45.43~52.30
	LVPWd（mm）	4.45~5.08	4.47~5.11	4.56~5.32	4.56~5.34	4.61~5.39	5.06~5.77	5.06~5.96	5.11~6.59	5.37~6.96	5.39~7.11
	EF%	69~74	71~76	71~76	71~76	70~76	72~78	69~77	71~78	70~76	69~75
	RVd（mm）	10.94~12.09	10.91~12.09	10.91~13.92	10.95~13.69	10.95~14.00	11.65~14.62	12.43~15.49	12.48~16.45	11.58~16.55	11.69~18.78
	AoR（mm）	15.41~17.83	16.29~17.92	16.79~18.41	17.07~18.79	17.10~18.85	17.25~19.40	17.41~22.27	18.49~24.28	19.06~25.47	20.10~26.00
	AAo（mm）	16.41~18.25	17.44~19.03	17.74~19.95	18.08~20.77	18.08~21.22	18.75~21.23	20.22~22.51	20.74~24.46	20.76~26.74	21.80~27.20
2D检查	LA左右（mm）	27.51~32.09	27.69~33.10	29.74~33.65	31.01~35.28	31.09~35.48	31.11~37.15	32.83~40.24	32.85~40.34	33.24~41.26	33.34~41.45
	LA上下（mm）	34.74~37.09	34.74~37.81	34.76~39.07	36.43~42.19	36.46~42.90	37.19~43.13	37.24~44.36	37.43~45.27	39.37~48.37	40.44~50.74
	RA左右（mm）	29.01~32.07	29.62~32.10	30.28~33.89	30.98~35.35	30.98~35.41	31.55~37.13	33.96~40.01	33.99~41.05	34.00~42.08	34.01~42.12
	RA上下（mm）	31.30~35.84	32.01~35.43	32.86~36.40	33.77~39.08	34.07~40.62	35.03~41.48	35.88~43.70	36.03~45.36	37.74~46.40	38.80~48.28
	MPA（mm）	18.31~21.39	18.44~21.49	19.33~21.58	20.34~22.20	20.38~22.21	20.50~23.50	20.76~24.29	21.16~25.57	22.20~27.88	22.23~27.90

注：Ao-s. 主动脉窦内径；IVSd. 舒张期室间隔厚度；LVd. 舒张期左心室内径；LVPWd. 舒张期左心室壁后壁厚度；EF. 射血分数；RVd. 右心室内径；AoR. 主动脉前后壁；AAo. 近端主动脉内径；MPA. 肺动脉主干内径

059

Key Points and Suggestions（要点及建议）

1. 本节超声心动图正常参考值根据超声工作者的实际应用，总结了ASE/EAE指南和中国指南中常用测量指标的正常参考数据，包括：左心房内径、面积、体积测量值；左心室内径、室壁厚度、左心室容积及EF测量值；右心房内径、右心室内径及右心室流出道内径测量值；大动脉根部内径、升主动脉及降主动脉内径测量值；肺动脉主干及左右分支内径测量值；瓣膜及大动脉血流频谱测量值等。

2. 美国、欧洲的指南与中国指南中参考值有所差异，可能与人种和体表面积相关，建议应该根据具体临床情况运用在诊断中。

3. 本节受篇幅所限，只列出了临床常用的测量指标参考值，不能详尽列举所有测量指标，同时并非所有指标都列举出体表面积校正后的参考值，不能完全考虑到代谢因素的影响。而且对于中国成人正常值年龄的分组，我们进行了简化，只取了成人所有年龄组中上限值和下限值，优点是简明扼要，便于临床常用测量指标的速查。

4. 请超声检查医师参考上述参考值的同时结合实际经验进行诊断，比如对于心脏大小是否正常的判断，心脏的比例也尤为重要。当测量心脏内径超出正常值范围，如果患者体表面积较大，各个腔室比例正常，也应考虑可能经BSA标化内径正常；再比如患者测量心脏内径在正常范围内，但各个腔室比例失去正常，也应该考虑是否存在部分心腔的扩张。对于多普勒的测量，尤其要结合患者心脏的状态、测量角度是否合适，如果测量与预期估计的相差甚远，需要多次测量，排除类似假阳性和假阴性情况。

参考文献

[1] Mitchell C , Rahko P S , Blauwet L A , et al. Guidelines for Performing a Comprehensive Transthoracic Echocardiographic Examination in Adults: Recommendations from the American Society of echocardiography[J]. Journal of the American Society of echocardiography, 2019. 32(1): 1-64.

[2] Lang R M , Badano L P , Mor-Avi V , et al. Recommendations for Cardiac Chamber Quantification by echocardiography in Adults: An Update from the American Society of echocardiography and the European Association of Cardiovascular imaging[J]. Eur Heart J Cardiovasc imaging, 2015, 16(3): 233-270.

[3] Lang R M, Bierig M, Devereux R B, et al. Recommendations for chamber quantification: a report from the American Society of echocardiography's Guidelines and Standards Committee and the Chamber Quantification Writing Group, developed in conjunction with the European Association of echocardiography, a branch of the European Society of Cardiology [J]. J Am Soc Echocardiogr, 2005, 18(12): 1440-63.

[4] 中华医学会超声医学分会超声心动图学组. 中国成年人超声心动图检查测量指南[J]. 中华超声影像学杂志, 2016, 25(8): 645.

[5] Lopez L, Colan S D, Frommelt P C, et al. Recommendations for quantification methods during the performance of a pediatric echocardiogram: a report from the Pediatric Measurements Writing Group of the American Society of echocardiography Pediatric and Congenital Heart Disease Council [J]. J Am Soc Echocardiogr, 2010, 23(5): 465-95; quiz 576-7.

[6] 北京地区超声心动图协作组. 超声心动图规范化检测心脏功能与正常值. 北京: 科学技术文献出版社, 2005.

[7] 夏焙. 小儿超声诊断学. 第2版. 北京: 人民卫生出版社, 2013, 182-195.

（林静茹　吴金涛）

第五章　超声心动图对心脏功能的规范化评估

第一节　左心室收缩功能的评估

一、概述

超声心动图是无创评估心脏腔室大小和功能的基石，也是应用最广泛的影像诊断技术。它可以对心脏功能，尤其是左心室收缩功能，作出快捷、准确的评估。2005年ASE和EAE共同发布了心腔定量评估的指南，并在2015年进行了更新。2016年中华医学会超声医学分会超声心动图学组颁布了《中国成年人超声心动图检查测量指南》，2017年韩国也发表了慢性心衰的诊断和管理指南，2018年中华医学会心血管病学分会心力衰竭学组中国医师协会心力衰竭专业委员会联合发布了《2018中国心力衰竭诊断和治疗指南》。虽然国内外各个指南之间仍然存在差别，但这些指南可以为我们更准确、规范地评估心脏功能提供参考，为进一步规范化诊断打下坚实的基础。

二、临床应用范围及适应证和禁忌证

广泛地应用于评估心力衰竭程度、各种心脏疾病的心功能状态，外科手术（包括心脏及非心脏手术）术前心脏耐受性的评估等。无明显禁忌证。

三、超声诊断常用指标及评估技术

在文中所提及的上述指南中，主要推荐的诊断左心室收缩功能的常用指标包括：左心室的内径、容积、射血分数（EF）、缩短分数（FS）以及整体纵向应变（GLS）等。关于左心室内径、左心室舒张末和收缩末容积（EDV，ESV）测量及心脏局部功能的评价方面，请参考本书超声心动图测量规范及正常参考值以及冠心病的超声诊断章节中的相关内容。指南中主要推荐的诊断左心室收缩功能的方法包括：M型超声、二维超声、超声学造影、二维应变以及三维超声心动图技术等（表1-5-1-1）。

表1-5-1-1 常见超声心动图诊断左心室收缩功能指标、公式、常用评估技术及正常值

超声指标	公式	常用评估技术	正常值
EF（射血分数）	（LVEDV-LVESV）/ LVEDV	M超法	M超>50%
		二维法	二维双平面 52%~72%（男），54%~74%（女）
		三维法	三维法>54%（男），>57%（女）
FS（短轴缩短率）	（LVIDD-LVIDS）/ LVIDD	M超法 二维法	≥25% ≥25%
GLS（整体长轴应变）	（MLs-MLd）/MLd	二维	>20%

（参考2016年中国成人超声心动图检查测量指南和2015年ASE及EACVI成人心腔的定量指南）
LVEDV. 左心室舒张末期容积；LVESV. 左心室收缩末期容积；LVIDD. 左心室舒张末期内径；LVIDS. 左心室收缩末期内径；MLs. 心肌收缩末期长度；MLd. 心肌舒张末期长度

四、诊断及分级标准

2015年ASE及EACVI成人心腔的定量指南指出，二维法测量的LVEF男性<52%、女性<54%提示左心室收缩功能异常（表1-5-1-2）。

表1-5-1-2 左心室收缩功能减低的超声分级标准

	男性			女性		
	轻度减低	中度减低	重度减低	轻度减低	中度减低	重度减低
LVEF（%）	41-51	30-40	<30	41-53	30-40	<30

（参考2015年ASE及EACVI成人心腔的定量指南）

五、规范化超声诊断流程及测量示意图

（一）对几种常见超声心动图左心室收缩功能诊断方法选择的流程（图1-5-1-1）

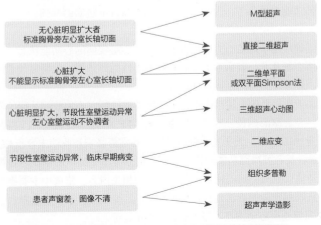

图1-5-1-1 对几种常见超声心动图左心室收缩功能诊断方法选择的流程

（二）常用超声技术评估左心室收缩功能指标（表1-5-1-3，表1-5-1-4）

表1-5-1-3 常用超声技术评估左心室收缩功能示意图及测量要点

M型超声测量LVEF，EDV，ESV，FS的示意图
测量要点：
标准胸骨旁左心室长轴切面
腱索水平
采样线垂直于室间隔和左心室后壁

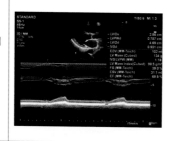

二维双平面Simpson法测量
测量要点：
心尖四腔心及两腔心切面
连接心电图，准确定义舒张末期和收缩末期
心内膜显示清楚，描记心内膜应避免心腔内腱索
及乳头肌影响

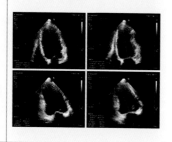

三维法测量LVEF，EDV，ESV的示意图
测量要点：
二维图像清楚
适当调整增益、深度，包含完整心腔结构
准确描记边界或标记点

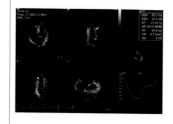

整体长轴应变（GLS）测量示意图
测量要点：
心尖四腔心切面
适当调整增益、深度，包含完整心腔结构
仔细调节采样线与心肌吻合位置及宽度

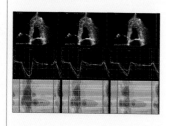

续表

左心对比增强显像检查（超声声学造影） **测量要点：** 2个或以上左心室心肌节段显示不满意 采用对比增强剂 造影剂充满整个心腔后，测量心肌与心腔分界线	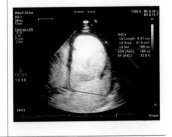

（参考2005及2015年ASE及EAE/EACVI成人心腔的定量指南）

表1-5-1-4　常用诊断左心室收缩功能的M型超声、二维超声、应变及三维超声技术优缺点

常用超声技术	优点	缺点
M型超声	时间分辨率高，对于正常心脏的左心室收缩功能评价重复性好，不用连接心电图	仅仅利用取样线上点的运动来估测整体左心室功能，在左心室形态失常或者存在节段性室壁运动异常时无法准确反映整体左心室收缩功能；对检查切面要求高，超声取样线不容易垂直于左心室壁
二维超声	单/双平面Simpson法等方法较单一取样线的M型超声测量更为准确，更能代表整体左心室收缩功能	需要连接心电图；对患者声窗有一定依赖性，需准确识别时相，需能清晰显示收缩末期、舒张末期的心内膜，心尖切面显示正确（需避免心尖短缩），测量时间较M型超声长
应变	能够发现早期和局部的心肌功能异常	需要有应变技术的仪器；每个厂家的仪器测量结果有差异
三维超声	能包括完整的左心腔，测量左心室容积和收缩功能不需要假想，是目前理论上最为准确的方法，随着三维技术的提高，是最有希望的准确测量心脏功能的技术之一	实践中经胸三维超声图像帧频较二维图像低，自动测量与真实心功能有一定误差，对患者声窗有一定依赖性

Key Points and Suggestions（要点及建议）

1. 经胸超声心动图是评估心脏结构和功能的首选方法。一份完整的左心室收缩功能报告，应该包括心室大小、容量、瓣膜、室壁厚度、心脏质量、左心室收缩功能指标及其他与心脏功能相关的信息。

2. LVEF是反映左心室收缩功能的重要指标，但它还受着心脏前负荷、后负荷、心率和瓣膜功能的影响。例如，当存在左心室容量减小和二尖瓣、主动脉瓣显著反流时，即便测得的LVEF值在正常范围，实际的每搏量也会减少。

3. 二维直接测量法是指南中推荐的左心室容积和LVEF值方法，但是其准确性有赖于准确识别左心室心内膜和心动时相。M型超声Teichholz法是另一种日常工作常用的方法，其优点是不用连接心电图，时间分辨率高，对于正常形态的左心室，该方法测量准确性较高。但存在节段性室壁运动异常或者左心室形态失常时，其准确性较差。此问题在使用M型超声测量FS时同样存在。故日常工作中建议结合这两种常用方法来评估左心室收缩功能。

4. SV（每搏量）、CO（心输出量）、CI（心指数）和Tei指数也是我们常用的评估左心室收缩功能的有效方法，但在我们目前检索的指南中没有重点提及，在工作中可以结合实际情况综合应用。

5. 在图像质量差时，如超过2个心肌节段的图像显示不清时，建议使用左心对比增强显像以清晰显示心内膜轮廓。

6. 众多研究表明，组织多普勒和应变成像能够用于评估左心室收缩功能，并且这些技术可以用于识别临床前的心肌收缩功能异常。

7. 随着三维超声心动图技术的发展，三维超声测量左心室EF有希望成为测量左心室收缩功能的准确技术。

参考文献

[1] 中国成年人超声心动图检查测量指南. 中华超声影像学杂志，2016, 25(8): 645-665.

[2] Lang RM, Badano LP, Mor-Avi V, et al. Recommendations for cardiac chamber quantification by echocardiography in adults: an update from the American Society of echocardiography and the European Association of Cardiovascular imaging. J Am Soc Echocardiogr, 2015, 28(1): 1-39.e14.

[3] Kim MS, Lee JH, Kim EJ, et al. Korean Guidelines for Diagnosis and Management of Chronic Heart Failure. Korean Circ J, 2017, 47(5): 555-643.

[4] Lang RM, Bierig M, Devereux RB, et al. Recommendations for chamber quantification: a report from the American Society of echocardiography's Guidelines and Standards Committee and the Chamber Quantification Writing Group, developed in conjunction with the European Association of echocardiography, a branch of the European Society of Cardiology. J Am Soc Echocardiogr, 2005, 18(12): 1440-1463.

（万琳媛　吴伟春）

第二节 左心室舒张功能的评估

一、概述

超声心动图是无创性评估心脏功能的最重要的方法之一。左心室的功能评价包括收缩功能和舒张功能评价两个部分。对有呼吸困难或心力衰竭的患者来说，评估左心室舒张功能是整个心脏功能评估中必不可少的环节。左心室舒张功能是指左心室作为一个具有顺应性的心腔，在舒张期低左心房压的条件下进行左心室的血液充盈的能力。左心室舒张功能减低通常是左心室松弛性的受损，伴有或不伴有回弹力（以及舒张早期抽吸力）的减低和左心室僵硬度的增加。在2018年发布的《中国心力衰竭诊断和治疗指南》中，将心力衰竭分为射血分数降低的心衰（HFrEF）、射血分数中间值的心衰（HFmrEF）和射血分数保留的心衰（HFpEF），其中后两种心衰患者的左心室EF值为轻度减低（40%~49%）或基本正常（≥50%）。对于射血分数保留的心力衰竭患者，超声心动图无创评估左心室舒张功能不全和左心室充盈压对评估疾病、评价预后、辅助治疗和监测治疗效果均起到了至关重要的作用。

2009年ASE和EAE（现改名为EACVI）提出了关于超声心动图评估左心室舒张功能的建议，并在2016年进行了更新。2009年的指南中建议应用二维超声图像、二尖瓣和肺静脉血流多普勒、二尖瓣环组织多普勒、肺动脉收缩压等多种参数综合评估左心室充盈压和进行左心室舒张功能不全的分级。该建议的评估方法测量参数众多，各个参数也存在各自的局限性，在实际应用中因评估过程过于繁琐而实用性不强。因此，在2016年的指南更新中，精简了评估参数，简化了评估流程，以期达到增强实用性的目的。

二、临床应用范围、适应证和禁忌证

应用于评估心脏相关疾病患者，特别是EF减低和EF正常的心力衰竭患者的左心室舒张功能状态，与其他伴有呼吸困难症状的疾病的鉴别诊断，以及指导治疗、评估预后等。测量左心室舒张功能适应于所有能做经胸超声心动图患者；心脏直视手术术中检测患者的左心室舒张功能可以选择经食管超声或经心表超声检查。

三、超声诊断常用指标及评估技术

2009年指南中主要推荐的用于评估左心室舒张功能的常用指标有二尖瓣E峰、E峰与A峰的比值（E/A比值）、二尖瓣E峰减速时间（DT）、E峰与彩色M型血流传播速度（Vp）的比值、二尖瓣环运动频谱e'（室间隔侧和侧壁侧）、E/e'比值、左心室等容舒张时间（IVRT）、肺静脉血流频谱S/D比值、Ar峰持续时间与A峰持续时间差（Ar-A）、Valsalva动作时E/A的变化（ΔE/A）、$IVRT/T_{E-e'}$以及肺动脉收缩压等。

2016年指南经过简化后，推荐用于评估的主要指标包括二尖瓣血流E/A比值、二尖瓣环e'、E/e'比值、三尖瓣反流峰值流速和左心房最大容积指数。补充指标还包括有肺静脉血流和二维斑点追踪测量的左心室长轴应变（LV-GLS）。

四、诊断及分级标准

2016年更新的指南对左心室舒张功能减低诊断流程和分级标准进行了描述，具体详见下面的"建议规范化超声诊断流程"部分。

五、规范化超声诊断流程及测量示意图

（一）建议规范化超声诊断流程

在2016年指南中，对左心室射血分数正常的患者，推荐的评估左心室舒张功能的指标简化为4个：①二尖瓣瓣环的 e'速度（室间隔 e'<7cm/s，侧壁 e'<10cm/s）；②平均E/e'>14；③左心房容积指数>34ml/m²；④TR峰值血流速度>2.8m/s。以上有两项以上指标阴性提示左心室舒张功能正常，两项以上阳性提示左心室舒张功能不全，如果只有两项阳性，则不能确定舒张功能状态（图1-5-2-1）。对于左心室EF减低或心肌病但EF正常者，指南推荐二尖瓣血流频谱结合平均E/e'、左心房容积指数、TR峰值血流速度这三个重要参数来评价舒张功能（图1-5-2-2）。

左心室舒张功能分级的确定：2009年的指南中，舒张功能异常分为轻度或Ⅰ级（松弛受损型）、中度或Ⅱ级（假性正常化）、重度或Ⅲ级（限制性充盈）。2016年指南分级指标有所不同，舒张功能不全分为Ⅰ级、Ⅱ级和Ⅲ级，推荐评估左心室舒张功能分级的关键指标包括二尖瓣血流速度（E峰、E/A）、二尖瓣环 e'、E/e'比值、三尖瓣反流峰值血流速度和左心房容积指数（表1-5-2-2）。

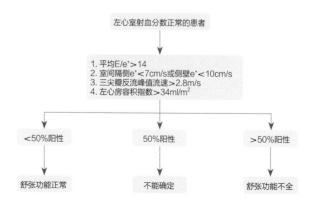

图1-5-2-1　在左心室射血分数正常的患者中，左心室舒张功能的诊断流程
（参考2016年ASE和EACVI关于左心室舒张功能诊断的指南）

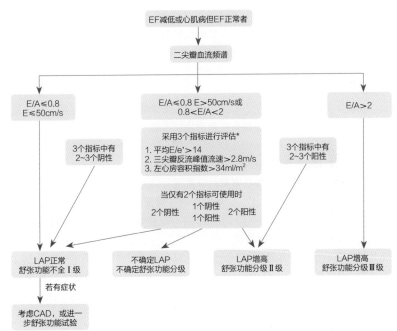

*: 当3个指标中仅1个可获取时，不确定LAP是否增高，在LVEF减低的患者中，肺静脉S/D<1提示LAP增高

图1-5-2-2 在EF减低或心肌病但EF正常者中，左心房压（LAP）及左心室舒张功能的诊断流程
（参考2016年ASE和EACVI关于左心室舒张功能的指南）

注. 该流程不适用于房颤、严重的二尖瓣病变（中度及以上的二尖瓣瓣环钙化、中度及以上的二尖瓣狭窄或关闭不全、二尖瓣成形和人工二尖瓣）、左心室辅助装置、左束支传导阻滞和心室起搏心律的患者

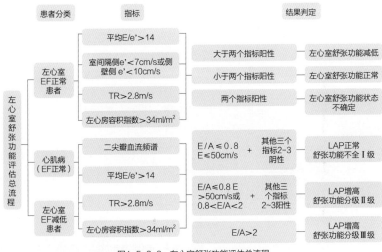

图1-5-2-3 左心室舒张功能评估总流程
（参考2016年ASE和EACVI关于左心室舒张功能诊断的指南）

在一些特殊的疾病情况下，例如心脏结构异常、瓣膜病变及心律失常时，上述舒张功能的评估流程受到局限，因此指南对一些特殊心血管疾病患者的左心室充盈压评估另作阐述（表1-5-2-1）。

表1-5-2-1　特殊心血管疾病患者左心室充盈压的评估推荐

心血管疾病	推荐指标	左心室充盈压评估
肥厚型心肌病	平均E/e'比值（>14） 左心房容积指数（>34ml/m²） Ar-A波持续时间的差值（≥30ms） TR峰值血流速度（>2.8m/s）	只有1个指标可获取，不建议评估LAP 一半阳性，不能评估LAP 一半以下阳性，提示LAP正常，左心室舒张功能Ⅰ级 一半以上阳性，提示LAP增高，左心室舒张功能不全Ⅱ级 二尖瓣血流限制性充盈模式，室间隔e'<7cm/s，侧壁e'<10cm/s，左心室舒张功能Ⅲ级
限制型心肌病	E/A比值（>2.5） DT（<140ms） IVRT（<50ms） 平均E/e'（>14）	疾病早期，左心室舒张功能Ⅰ级；疾病进展期，左心室舒张功能Ⅱ级；疾病晚期，左心室舒张功能Ⅲ级，特征表现：E/A>2.5，DT<140ms，IVRT<50ms，e'明显减低（3~4cm/s）
二尖瓣狭窄	IVRT（<60ms） IVRT/T (E-e')(<4.2) A峰（>1.5m/s）	
中重度二尖瓣反流（EF正常）	Ar-A时间差（≥30ms） IVRT/T (E-e')比值（<5.6） IVRT（<60ms）	
重度主动脉瓣反流	二尖瓣提前关闭、二尖瓣反流、左心房扩大、平均E/e'比值（>14）、TR峰值血流速度（>2.8m/s）	
房颤	TR峰值血流速度（>2.8m/s） EF减低：DT（≤160ms） 无TR者：E峰加速度（≥1900cm/s²）、IVRT（≤65ms）、肺静脉舒张期DT（≤220ms）、E/Vp比值（≥1.4）、E/e'比值（≥11）	提示LAP增高 提示左心室舒张压增高

（参考2016年ASE和EACVI关于左心室舒张功能诊断的指南）

（二）常用超声技术评估左心室舒张功能指标（表1-5-2-2）

表1-5-2-2 常用超声技术评估左心室舒张功能示意图及测量要点

二维超声Simpson法测量左心房容积
测量要点：
心尖四腔切面及两腔切面
避免包括肺静脉

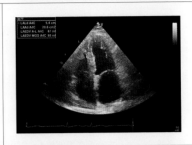

三尖瓣反流速度测量
测量要点：
获取三尖瓣反流清晰彩色图像
CW取样线尽量平行反流束方向，得到清晰的血流频谱

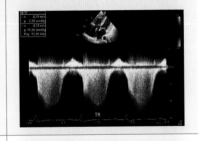

二尖瓣E峰、A峰、E/A比值测量
测量要点：
心尖四腔切面
PW取样容积（1~3mm）放置在二尖瓣瓣尖
设置合适的PW增益和壁滤波

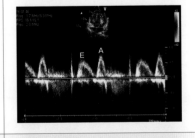

二尖瓣E峰减速时间（DT）测量
测量要点：
心尖四腔切面获取清晰的血流频谱
测量E峰峰值至血流频谱与基线交界处的时间

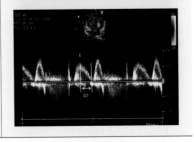

血流频谱测量左心室等容舒张时间（IVRT）
测量要点：
心尖四腔切面
连续多普勒取样束放置在左心室流出道
同时显示二尖瓣血流开始及主动脉瓣射血结束
测量二者之间的时间

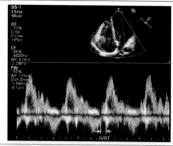

二尖瓣A峰持续时间测量
测量要点：
心尖四腔切面获取清晰的血流频谱
测量A峰开始至结束的时间

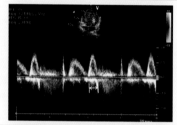

肺静脉血流频谱S/D比值测量
测量要点：
心尖四腔切面
PW取样容积（3~5mm）放在右肺静脉汇入左心房10mm处
测量S峰、D峰以计算S/D比值

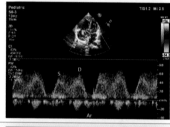

肺静脉血流频谱Ar持续时间测量
测量要点：
同上显示出清晰肺静脉血流频谱
设置低的壁滤波，测量Ar波的起始和结束间的时间

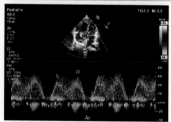

彩色M型血流传播速度（Vp）测量
测量要点：
心尖四腔切面二尖瓣彩色血流
M型取样线放置在二尖瓣口至心尖的左心室流入道血流的中心
调节彩色血流基线至低于尼奎斯特极限，使中心流速最高的血流束为蓝色
测量早期首次速度反转的斜率

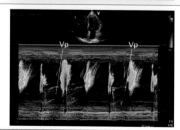

续表

二尖瓣环运动频谱室间隔侧及侧壁侧e'、
e'/a'、E/e'
测量要点:
心尖四腔切面
DTI-PW取样容积放置在室间隔或侧壁
侧的二尖瓣附着位置测量e'、a'、e'/a'、
E/e'

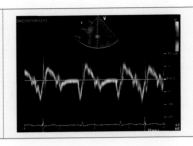

Key Points and Suggestions（要点及建议）

1. 超声心动图是评估左心室舒张功能的首选方法，然而，左心室舒张功能的评估一直是超声诊断的难点和热点。尽管超声心动图评估左心室舒张功能参数众多，曾经的指南中评估流程也颇为繁琐，得益于指南的更新和简化，我们在平时工作中也可以较简便的对左心室舒张功能状态做出评价。

2. 左心室舒张功能不全往往是左心室松弛功能的受损，伴有或不伴有舒张早期弹性恢复力和左心室僵硬度的增加。左心室充盈压增高是左心室舒张功能不全的重要证据，利用超声心动图指标可以较好的评估左心室充盈压，从而对左心室舒张功能不全做出判断。

3. 指南推荐用于评价LVEF正常者舒张功能不全的四个指标及其临界值分别是: 二尖瓣瓣环的e'速度（室间隔e'<7cm/s，侧壁e'<10cm/s），平均E/e'>14，左心房容积指数>34ml/m²，TR峰值血流速度>2.8m/s。其中两者以上均未达到临界值，提示左心室舒张功能正常；而两者以上均超过临界值，提示左心室舒张功能异常；如果恰好两者未达到临界值，则结论不可确定。有时临床应用中室间隔e'和侧壁e'仅有其一可获取或有效，此时室间隔E/e'>15或侧壁E/e'>13认为异常。

4. 在LVEF正常或异常患者中，左心室舒张功能异常均可归因于潜在的心肌疾病，因此这两类群体中可应用类似的流程，如图1-5-2-2所示。对于EF减低或心肌病但EF正常者，如果E/A比值≤0.8且E峰≤50cm/s，表明LAP正常或减低，提示左心室舒张功能不全Ⅰ级；如果E/A比值≥2，表明LAP明显增高，提示左心室舒张功能不全Ⅲ级；如果不符合上述两种情况，需要进一步结合其他参数（三尖瓣反流峰值血流速度、平均E/e'比值、左心房容积指数）进行评估。如果上述三个参数中仅能获取一个，在LVEF减低者中肺静脉S/D比值<1提示LAP增高。

5. 与左心室收缩功能可以简明的以EF、FS、GLS来评估不同，二维、彩色、多普勒等繁多的数据参数都从各自的侧面反映左心室舒张功能状态，因此左心室舒张功能评估成为一直以来的难点和争议所在。我们需要注意各个参数采集的要点和每个参数的局限性，考虑各个参数受年龄、血流动力学状态、伴发病变的影响，从而对特定情况下各个参数数值的意义进行综合及个体化的解读。

6.某些参数，例如二尖瓣血流传播速度Vp、E峰和e'的时间间隔Te-e'等，由于可操作性和可重复性较差，更新指南中并未作为常规推荐，但是我们应该认识到，每一个参数在某些情况下都是可能有意义的，对具体病例的分析不应拘泥于指南常规的推荐。

参考文献

[1] 中华医学会心血管病学分会心力衰竭学组, 中国医师协会心力衰竭专业委员会, 中华心血管病杂志编辑委员会. 中国心力衰竭诊断和治疗指南2018[J]. 中华心血管病杂志, 2018, 46(10): 760-789.

[2] Nagueh SF, Appleton CP, Gillebert TC, et al. Recommendations for the evaluation of left ventricular diastolic function by echocardiography. J Am Soc Echocardiogr, 2009 Feb, 22(2): 107-133.

[3] Nagueh SF, Smiseth OA, Appleton CP, et al. Recommendations for the Evaluation of Left ventricular Diastolic Function by echocardiography: An Update from the American Society of echocardiography and the European Association of Cardiovascular imaging. J Am Soc Echocardiogr, 2016 Apr, 29(4): 277-314.

（万琳媛）

第三节　右心功能评估

一、概述

根据2018年发布的《中国心力衰竭诊断和治疗指南》中对右心衰竭的定义，右心衰竭是指任何原因导致的以右心室收缩和/或舒张功能障碍为主，不足以提供机体所需心输出量时出现的临床综合征。心脏影像学检查显示存在右心结构和/或功能异常以及心腔内压力增高是右心衰竭诊断的要点，其中超声心动图检查作为应用广泛、无创、便捷的心功能评估手段，在右心衰竭的诊断中起到举足轻重的作用。事实上，2018年中国心衰指南提出，所有怀疑右心衰竭的患者均首选经胸超声心动图检查。

右心衰竭的病因多样，包括伴有右心室受累的原发性心肌病、右心室心肌缺血和梗死、与先天性心脏病、瓣膜病变相关的各种原因引起的右心室容量负荷增加以及由于肺动脉瓣狭窄或肺动脉高压导致的右心室压力负荷增加。超声心动图检查可以较好的识别、鉴别这些病因，同时评估右心的结构功能状态。早在2005年，在ASE和ESC联合起草的《关于心腔定量分析的建议》中就给出了右心房、右心室、肺动脉和下腔静脉径线的测量方法和参考值，并在2015年的《新版成人超声心动图心腔定量方法的建议》中进行了更新。2010年ASE发布的《成人右心超声心动图诊断指南》中对超声心动图评估右心系统的结构和功能的方法进行了推荐，部分指标的参考值在2015年心腔定量测量的指南中进行了更新。2018年EACVI/ASE发布的利用二维斑点追踪技术进行左心房、右心房、右心室应变成像的标准化指南中对右心的应变分析方法进行了规范。需要认识到的是，超声心动图定量评估右心室功能也存在一定局限性，检查的准确性受到右心室复杂的几何形状、不同负荷状态、超声检查时不同检查者间的差异性以及超声评估指标测量过程中的角度依赖性等因素的影响。目前越来越多的学者关注右心功能和右心超声成像方法的探索，对右心功能的评价也越来越标准化，我们可以利用超声心动图二维、彩色、多普勒、斑点追踪和三维等方法，揭示各类相关疾病的右心结构和功能状态，为临床更准确评估病情、做出治疗决策提供参考。

二、临床应用范围及适应证和禁忌证

在所有心脏相关疾病的患者，进行超声心动图检查时均应常规对右心结构及功能进行评价。超声评估右心结构及功能改变在右心衰竭、肺血管疾病和肺动脉高压等患者的诊断和治疗中起着最重要的作用。

测量右心功能适应于所有能做经胸超声心动图患者；心脏直视手术术中检测患者的右心功能可以选择经食管超声或经心表超声检查。

三、超声诊断常用指标及评估技术

超声心动图可以通过对右心房、右心室的径线、面积进行测量从而对其形态大小进行量化评估，常用指标包括右心室流出道近端内径、右心室流出道远端内径、右心室左右径、右心室长径、右心室游离壁厚度、右心室面积、右心房左右径、右心房长径、右心房面积等。超声用于评估右心室功能的常用指标包括右心室面积变化率（FAC）、三尖瓣环收缩期位移（TAPSE）、脉冲多普勒三尖瓣环收缩期峰值速度（s'）、右心室心肌做功指数（RIMP）、肺动脉收缩压（PASP）以及右心房压（根据下腔静脉内径和吸气塌陷率估测）。超声报告中可以额外提供的指标还包括肺动脉舒张压、肺动脉平均压和右心室舒张功能的指标（三尖瓣E/A比值、E/e'比值，三尖瓣E峰减速时间）。新的测量指标，如二维斑点追踪法测量的右心室长轴应变、三维法测量右心室容积变化率也可以用于右心室收缩功能的评价。常见超声心动图诊断右心结构及功能指标、公式、常用评估技术及异常值范围见表1-5-3-1。

表1-5-3-1　常见超声心动图诊断右心结构及功能指标、公式、
常用评估技术及异常值范围

超声指标	单位	公式	常用评估技术	异常值范围
右心室流出道近端内径（长轴切面）	mm	内径	二维	>30

续表

超声指标	单位	公式	常用评估技术	异常值范围
右心室流出道近端内径（短轴切面）	mm	内径	二维	>33
右心室流出道远端内径	mm	内径	二维	>27
右心室基底段内径	mm	内径	二维	>42
右心室面积	cm²	面积	二维	正常EDA：男10~24，女8~20 正常ESA：男3~15，女3~11
右心室游离壁厚度	mm	厚度	二维	>5
右心房左右径	mm	内径	二维	>44
右心房长径	mm	内径	二维	>53
右心房收缩末面积	cm²	面积	二维	>18
FAC	%	RV FAC（%）=100×（EDA-ESA）/EDA	二维	<35
TAPSE	mm	距离	M型	<17
三尖瓣环S'（PW测量）	cm/s	速度	DTI-PW	<9.5
三尖瓣环S'（彩色编码的DTI测量）	cm/s	速度	DTI	<6
RIMP（PW测量）	—	RIMP=（TCO-ET）/ET	PW	>0.43
RIMP（DTI-PW测量）	—	RIMP=（IVRT+IVCT）/ET=（TCO-ET）/ET	DTI-PW	>0.55
GLS	%	应变	二维斑点追踪	>-20（绝对值小于20）
3D测量右心室容积变化率	%	RV EF（%）=100×（EDV-ESV）/EDV	三维	<45
E/A比值	—		PW	<0.8或>2.1

续表

超声指标	单位	公式	常用评估技术	异常值范围
E/e'比值	—		PW、DTI-PW	>6
E峰减速时间	ms		PW	<120
肺动脉收缩压	mmHg	$PASP=4V^2+RA压$	二维、CW	>40

（参考2015年ASE及EACVI成人心腔的定量指南及2010年ASE成人右心功能诊断指南）

四、诊断及分级标准

例如右心室面积变化率、TAPSE、三尖瓣S'及RIMP等的一系列超声心动图指标是评估右心室功能简单易行且重复性较好的指标，联合应用这些指标可以较为可靠地判断右心室收缩功能是否正常。评判右心室收缩功能和舒张功能的异常值范围见表1-5-3-1，但由于右心室的结构的复杂性和临床的重视程度欠缺，目前指南中未见右心室功能的分级。

目前指南中有对右心房压力的评估分级。即通过三尖瓣反流速度和估测的右心房压计算出的肺动脉收缩压可以对右心室的后负荷状态进行评估。其中右心房压的估测基于下腔静脉近心端内径和吸气塌陷率（表1-5-3-2）。临床应用中当估测右心房压在正常范围时使用中间值3mmHg，当估测右心房压中度增高时使用8mmHg，当估测右心房压显著增高时使用15mmHg。

表1-5-3-2　右心房压的估测及分级

指标	右心房压正常范围（0-5mmHg）	右心房压中度增高（5-10mmHg）		右心房压显著增高（15mmHg）
下腔静脉内径	≤21mm	≤21mm	>21mm	>21mm
吸气塌陷率	>50%	<50%	>50%	<50%
其他提示右心房压力升高的表现				充盈受限；三尖瓣E/e'>6；舒张期肝静脉血流占优势（收缩充盈分数<55%）

（参考2010年ASE成人右心功能诊断指南）

五、规范化超声诊断流程及测量示意图

（一）建议规范化超声诊断流程（图1-5-3-1）

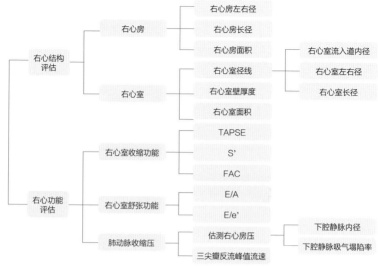

图1-5-3-1 右心室收缩和舒张功能超声诊断流程图

（二）常用超声技术评估右心功能指标（表1-5-3-3）

表1-5-3-3 常用超声技术评估右心功能示意图及测量要点

超声指标	切面	测量要点	示意图
FAC	聚焦于右心室的心尖四腔心	以右心室为主的心尖四腔心切面测定RV FAC：RV FAC（%）=100×（EDA ESA）/EDA	 EDA: 44.1cm² ESA: 32.8cm² FAC（%）=100×（EDA-ESA）/EDA =100×（44.1-32.8）/44.1=25.6（%）

续表

超声指标	切面	测量要点	示意图
TAPSE	聚焦于右心室的心尖四腔心	M型测定舒张及收缩末期三尖瓣环纵向峰值位移。调整M型取样线,使之通过心尖与右心室纵向运动方向一致	
S'波(PW测量)	聚焦于右心室的心尖四腔心	用脉冲组织多普勒测定三尖瓣环收缩峰值速率多普勒声束需要与右心室游离壁长轴运动方向平行	
S'波(彩色组织多普勒测量)	聚焦于右心室的心尖四腔心	用彩色组织多普勒测定三尖瓣环收缩期峰值速率	
RIMP(PW测量)	心尖四腔心及大动脉短轴	脉冲多普勒测定RIMP(Tei指数):RIMP=(TCO-ET)/ET	

续表

超声指标	切面	测量要点	示意图
RIMP（DTI-PW测量）	聚焦于右心室的心尖四腔心	组织多普勒测定RIMP：RIMP=（IVRT+IVCT）/ET=（TCO-ET）/ET	
GLS（长轴应变）	聚焦于右心室的心尖四腔心	利用二维斑点追踪超声显像，在右心室为主的心尖四腔心切面上，测定右心室游离壁三个节段的纵向应变峰值，取其平均值（%）	
3D测量右心室容积变化率（3D RVEF）	聚焦于右心室的心尖四腔心	RVEF（%）=（EDV-ESV）/EDV×100%	

（参考2015年ASE及EACVI成人心腔的定量指南及2010年ASE成人右心功能诊断指南）

Key Points and Suggestions（要点及建议）

1. 右心的超声心动图检查需要利用多个切面和多个定性、定量指标对右心的结构和功能进行综合评估。右心大小和右心室收缩功能是超声报告中必须包含的内容，在必要时也需要评估肺动脉压力和右心室舒张功能。

2. 右心室面积变化分数、右心室EF值和右心室心肌做功指数（RIMP）是右心室整体功能的评估指标。评估右心室收缩功能的指标包括TAPSE及三尖瓣环S'。评估右心室舒张功能的指标包括E/A、E/e'、三尖瓣DT等。

3. 与左心室收缩功能的评价类似，右心室EF也受着心脏前负荷、后负荷、心率和瓣膜功能的影响，因此在三尖瓣、肺动脉瓣大量反流时，即便测得的右心室EF值在正常范围，实际的每搏量也会减少。

4. TAPSE和S'是常用的评估右心室收缩功能的指标，测量简单、快速，可重复性好，不太依赖图像质量，但是这两种方法均有角度依赖性，作为根据局部运动来推测整体右心室的收缩活动的指标，具有一定局限性。

5. 右心室的舒张功能和肺动脉压力的评估在整个右心功能评估中也是不容忽视的一个方面。

6. 二维斑点追踪法测量右心室应变和应变率是评价右心室功能的较新的方法，作为特殊临床检查方法和科学研究的手段，可以用于右心相关疾病患者中右心功能改变的探索。

7. 随着三维超声心动图技术的发展，三维超声测量右心室EF有希望帮助我们更为准确的测量右心室收缩功能。

参考文献

[1] 中华医学会心血管病学分会心力衰竭学组, 中国医师协会心力衰竭专业委员会, 中华心血管病杂志编辑委员会. 中国心力衰竭诊断和治疗指南2018[J]. 中华心血管病杂志, 2018, 46(10): 760-789.

[2] Konstam MA, Kiernan MS, Bernstein D, et al. Evaluation and Management of Right-Sided Heart Failure: A Scientific Statement From the American Heart Association. Circulation. 2018 May 15; 137(20): e578-e622. doi: 10.1161/CIR.0000000000000560. Epub 2018 Apr 12, Review, PubMed PMID: 29650544.

[3] Lang RM, Bierig M, Devereux RB, et al. Recommendations for chamber quantification: a report from the American Society of echocardiography's Guidelines and Standards Committee and the Chamber Quantification Writing Group, developed in conjunction with the European Association of echocardiography, a branch of the European Society of Cardiology. J Am Soc Echocardiogr, 2005 Dec, 18(12): 1440-63. PubMed PMID: 16376782.

[4] Lang RM, Badano LP, Mor-Avi V, et al. Recommendations for cardiac chamber quantification by echocardiography in adults: an update from the American Society of echocardiography and the European Association of Cardiovascular imaging. Eur Heart J Cardiovasc imaging, 2015 Mar, 16(3): 233-70. doi: 10.1093/ehjci/jev014. PubMed PMID: 25712077.

[5] Rudski LG, Lai WW, Afilalo J, et al. Guidelines for the echocardiographic assessment of the right heart in adults: a report from the American Society of echocardiography endorsed by the European Association of echocardiography, a registered branch of the European Society of Cardiology, and the Canadian Society of echocardiography. J Am Soc Echocardiogr, 2010 Jul, 23(7): 685-713. quiz 786-8. doi: 10.1016/j. echo. 2010.05.010. PubMed PMID: 20620859.

[6] Badano LP, Kolias TJ, Muraru D, et al. Standardization of left atrial, right ventricular, and right atrial deformation imaging using two-dimensional speckle tracking echocardiography: a consensus document of the EACVI/ASE/Industry Task Force to standardize deformation imaging. Eur Heart J Cardiovasc imaging, 2018 Jun 1, 19(6): 591-600. doi: 10.1093/ehjci/jey042. Review. Erratum in: Eur Heart J Cardiovasc imaging. 2018 Jul 1; 19(7): 830-833. PubMed PMID: 29596561.

（万琳媛）

第六章　超声心动图对肺动脉高压规范化评估

一、概述

超声心动图能够初步判断肺动脉高压的病因，定性或定量测量肺动脉压力并同时评估右心功能，再加之其操作简便、无创等优点，成为肺动脉高压患者病情评估、危险性分层和随访的首选检查手段。

2007年中华医学会心血管病学分会、中华心血管病杂志编辑委员会联合发布了我国"肺动脉高压筛查诊断与治疗专家共识"，该共识参考了2003年在意大利威尼斯举办的第3次世界肺动脉高压会议对肺动脉高压的最新定义、临床分类、诊断流程和治疗策略，考虑到当时国际上临床实践的现状，并结合我国实际情况，对我国肺动脉高压的筛查、诊断与治疗均提出了切实可行的建议，对规范临床医生的诊疗行为、提高我国肺动脉高压临床诊治水平发挥了重要作用。2015年欧洲心脏病学会（ESC）和欧洲呼吸学会（ERS）联合发布了欧洲新版肺动脉高压诊断和治疗指南。在2015年ESC/ERS对于肺动脉高压的诊断与治疗指南中建议：超声对肺动脉高压的诊断不够准确全面，与心导管检查获得的肺动脉高压分级差异较大，故而取消了超声对肺动脉高压的轻、中、重度分级的诊断，超声结论一般建议诊断为："排除肺动脉高压、肺动脉高压中度可能、肺动脉高压高度可能"即可。

二、定义及诊断标准

肺动脉高压（PH），也曾有人称为肺高血压、肺高压、肺循环高压等，但最新指南认为称之为肺动脉高压更为规范。它是一类严重威胁人类身心健康的常见肺血管疾病，是指各种原因导致的肺小动脉阻力进行性增高，肺动脉压力升高，最终导致右心扩大、右心衰竭和死亡。

肺动脉高压的血流动力学诊断标准为：海平面状态下、静息时、右心导管测量肺动脉平均压（mPAP）≥25mmHg，正常时平均肺动脉压约为（14±3）mmHg，正常高限20mmHg。肺动脉平均压力在20~24mmHg之间临床意义尚不清楚，对于有家族性遗传史的患者，可以密切随访观察。但是需要注意的是以上采用确诊指标是采用右心导管的标准，指南中通常公认采用超声心动图诊断采用三尖瓣反流法估测肺动脉收缩压是较为准确的方法，当肺动脉收缩压＞50mmHg为高度可能。具体见表1-6-1。

小儿PH的诊断指标近似成人，但亦有其特殊情况，一般儿童在出生后随着肺循环的建立，肺动脉压力逐渐下降，一般在＞3个月后基本回复正常成人肺动脉压力，如果3个月后肺动脉平均压仍≥25mmHg，可以诊断为儿童PH。对于特殊的一类儿童肺血管疾病（PHVD），会表现为肺动脉阻力升高，但肺动脉压力可能不会超过25mmHg。

表1-6-1　超声诊断肺动脉高压诊断标准

超声心动图诊断标准	推荐级别	证据水平
超声心动图诊断：排除肺动脉高压 三尖瓣峰反流速度≤2.8m/s，无其他提示肺动脉高压的征象	Ⅱa	C
超声心动图诊断：肺动脉高压中度可能 三尖瓣峰反流速度≤2.8m/s，但是有其他提示肺动脉高压的征象 三尖瓣峰反流速度2.9~3.4m/s，无其他提示肺动脉高压的征象	Ⅱa Ⅱa	C C
超声心动图诊断：肺动脉高压高度可能 三尖瓣峰反流速度2.9~3.4m/s，有其他提示肺动脉高压的征象 三尖瓣峰反流速度≥3.4m/s，无论有无其他提示肺动脉高压的征象	Ⅰ	C
不推荐使用运动多普勒超声筛选肺动脉高压患者	Ⅲ	C

（参考2015年ESC/ERS有关肺动脉高压诊断和治疗指南）

注. Ⅰ类. 指已证实和/或一致公认有益、有用和有效的操作或治疗；Ⅱ类. 指有用和/或有效的证据尚有矛盾或存在不同观点的操作或治疗。Ⅱa类. 有关证据/观点倾向于有用和/或有效，应用这些操作或治疗是合理的；Ⅱb类. 有关证据/观点尚不能被充分证明有用和/或有效，可考虑应用；Ⅲ类. 指已证实和/或一致公认无用和/或无效，并对一些病例可能有害的操作或治疗，不推荐使用。对证据来源的水平表达如下：证据水平A. 资料来源于多项随机临床试验或荟萃分析；证据水平B. 资料来源于单项随机临床试验或多项非随机对照研究；证据水平C. 仅为专家共识意见和/或小型临床试验、回顾性研究或注册登记

三、临床应用范围及常用分类

广泛的应用于临床对各类肺动脉高压的诊断、术前及术后肺动脉压力测量、危险性分层、预后等评估。

在最新的指南中，我们将根据肺动脉高压病因、血流动力学、先天性心脏病相关的肺动脉高压临床分类等常用的分类做一一阐述。为了区别肺动脉高压（PH）与PAH，我们将后者翻译为动脉型肺动脉高压，它也特指肺动脉高压分类中的第一大类，主要包括先天性心脏病引起的肺动脉高压等毛细血管前肺动脉压力增高（表1-6-2~表1-6-4）。

表1-6-2 肺动脉高压分类

1. 动脉型肺动脉高压（PAH）	3. 呼吸系统疾病和/或缺氧所致肺动脉高压
1.1 特发性PAH 1.2 急性肺血管扩张试验阳性PAH 1.3 遗传性PAH 1.4 药物和毒物相关PAH 1.5 相关因素 　　1.5.1 结缔组织病 　　1.5.2 人类免疫缺陷病毒 　　　　（HIV）感染 　　1.5.3 门脉高压 　　1.5.4 先天性心脏病 　　1.5.5 血吸虫病 1.6 肺静脉闭塞病（PVOD）/肺毛 　　细血管瘤（PCH） 1.7 新生儿持续性肺动脉高压 　　（PPHN）	3.1 阻塞性肺疾病 3.2 限制性肺疾病 3.3 其他混合性限制/阻塞性肺疾病 3.4 非肺部疾病所致低氧 3.5 肺发育异常性疾病
	4. 肺动脉阻塞性疾病所致肺动脉高压
	4.1 慢性血栓栓塞性肺动脉高压（CTEPH） 4.2 其他肺动脉阻塞性病变 　　4.2.1 肺动脉肉瘤或血管肉瘤 　　4.2.2 其他恶性肿瘤 　　4.2.3 非恶性肿瘤 　　4.2.4 肺血管炎 　　4.2.5 先天性肺动脉狭窄 　　4.2.6 寄生虫阻塞
2. 左心疾病所致肺动脉高压	**5. 复杂因素所致肺动脉高压**
2.1 射血分数保留的心力衰竭 　　（HFpEF）所致肺动脉高压 2.2 射血分数降低的心力衰竭 　　（HFrEF）所致肺动脉高压 2.3 心脏瓣膜病 2.4 先天性毛细血管后阻塞性病变	5.1 血液系统疾病 5.2 系统性疾病 5.3 其他：慢性肾功能衰竭，纤维纵隔炎，节段 　　性肺动脉高压 5.4 复杂先天性心脏病

（参考2015年ESC/ERS有关肺动脉高压诊断和治疗指南）

表1-6-3 肺动脉高压血流动力学分类

定义	血流动力学特征	临床分型
PH	mPAP≥25mmHg	所有类型PH
毛细血管前性PH	mPAP≥25mmHg PAWP≤15mmHg PVR>3Wood单位	1. 动脉型肺动脉高压（PAH） 2. 呼吸系统疾病和/或缺氧 　　所致PH 3. 慢性肺动脉阻塞所致PH 4. 未知原因所致PH
毛细血管后性PH 单纯毛细血管后性PH	mPAP≥25mmHg PAWP>15mmHg DPG<7mmHg和/或 PVR≤3Wood单位	1. 左心疾病所致PH 2. 未知因素所致PH

定义	血流动力学特征	临床分型
混合型PH	DPG≥7mmHg和/或PVR>3Wood单位	

（参考2015年ESC/ERS有关肺动脉高压诊断和治疗指南）

注. 毛细血管前性PH定义：由于肺小动脉本身阻力增高导致的肺动脉压力增高，此时肺小动脉楔压PAWP≤15mmHg（如特发性肺动脉高压）；毛细血管后性PH定义：由于肺静脉压力增高从而传导性导致肺动脉压力增高，此时肺小动脉楔压PAWP>15mmHg（如左心疾病所致PH）。（PH，肺动脉高压；mPAP，肺动脉平均压；PAWP，肺小动脉楔压；PVR，肺血管阻力；DPG，跨肺压差）

表1-6-4 先天性心脏病相关的肺动脉高压临床分类

1. 艾森门格综合征
包括所有因心脏内外大缺损所致的体-肺分流，随时间进展至肺血管阻力（PVR）明显升高和分流方向逆转（肺-体）或双向分流，通常表现为发绀、继发性红细胞增多症和多器官受累

2. 体-肺分流相关性PAH
可纠正[a]
不可纠正
包括中到大的缺损：PVR轻到中度升高，仍然存在明显的体-肺分流，静息状态下无发绀

3. PAH合并小/并存缺损[b]
小的心脏缺损造成PVR升高（通常指超声心动图估测的室间隔缺损有效直径＜1cm，房间隔缺损有效直径＜2cm），缺损不是PVR升高的原因，临床图像与特发性PH相似。封闭缺损是禁忌

4. 心脏外科矫正手术后的PAH
先天性心脏病已完全矫正，但术后PAH依然存在或术后数月、数年或PAH复发，同时排除术后残余分流

（参考2015年ESC/ERS有关肺动脉高压诊断和治疗指南）

a. 外科或经皮穿刺的手术；b. 数值仅适用于成人患者

四、超声心动图诊断要点、原理、常用指标及临床评估技术

（一）超声直接及间接诊断要点

（1）二维超声心动图表现：右心房、右心室增大，右心室壁增厚，右心室流出道及肺动脉增宽等。

（2）CDFI：常见可见三尖瓣或肺动脉瓣反流。

（3）频谱多普勒：肺动脉频谱加速时间缩短，射血前期时间延长，射血时间缩短，减速时间延长，形态呈"匕首"状。

（二）多普勒超声心动图测量肺动脉压方法比较、公式及原理

多普勒超声心动图可定量测量肺动脉压力已经得到广泛共识。在不存在右心室流出道梗阻和肺动脉狭窄时，应用肺动脉瓣反流压差及三尖瓣反流压差来估测。已经有大量研究表明，多普勒超声心动图测量肺动脉压力与右心

导管测量结果高度相关，是测量肺动脉高压的最有效的无创检查工具。其原理是假设心脏是一个密闭脏器，心腔内各个压力一致，根据简化Bernoulli方程（$\Delta P=4V^2$，V为最大反流速度）可求得右心室与右心房之间压差（图1-6-1）。

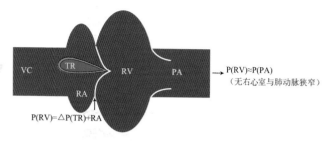

图1-6-1 采用三尖瓣反流法估测肺动脉收缩压的原理示意图
RA. 右心房；RV. 右心室；PA. 肺动脉；VC. 腔静脉；TR. 三尖瓣反流

心脏和它相连的大血管是一个密闭的空腔脏器，理想的流体力学认为当血流通畅，即不存在狭窄时，各腔室在同一时相，压力是相同。超声多普勒就是利用这个原理，首先测量出三尖瓣反流速度（收缩期），并根据简化伯努利方程，获得右心室与右心房之间收缩期的压力差，在右心室与肺动脉主干之间没有狭窄时，肺动脉主干收缩压=当时的右心室收缩压。由于一般右心房压是相对恒定的，可以估测出右心房压。估测方法见表1-6-5，一般右心房压力正常为（0~5mmHg，平均为3mmHg），故肺动脉主干收缩压约等于所测三尖瓣反流压+右心房压。即肺动脉收缩压PASP=4（三尖瓣反流速度）^{2}+右心房压（RAP）。此公式并不是适合于所有的情况，其适合条件总结如下：①存在三尖瓣反流情况；②无室间隔缺损和动脉导管未闭等在心室水平和动脉水平分流性疾病；③无右心流出道狭窄和肺动脉瓣狭窄；④右心功能严重受损，其三尖瓣反流速度极低，可能会低估肺动脉压力。目前采用多种多普勒法估测肺动脉压力，其方法和优缺点归纳见表1-6-6。

表1-6-5 超声心动图估测右心房压力

变量	正常 （0~5mmHg）	中度增高 （5~10mmHg）		重度增高 （约15mmHg）
下腔静脉内径	≤21mm	≤21mm	>21mm	>21mm
吸气末塌陷率	>50%	<50%	>50%	<50%

续表

变量	正常 （0~5mmHg）	中度增高 （5~10mmHg）	重度增高 （约15mmHg）
右心房压增高的继发征象			限制性充盈 三尖瓣E/e'>6 肝静脉舒张血流优势（收缩充盈分数<55%）

（参考2015年ESC/ERS有关肺动脉高压诊断和治疗指南）

表1-6-6　各种多普勒法估测肺动脉压力优缺点比较

多普勒方法	评估肺动脉压力	公式	优点及临床意义	缺点
三尖瓣反流法	肺动脉收缩压（PASP）	【PASP=右心房压（RAP）+三尖瓣跨瓣压差（ΔP）】。其中右心房压见表1-6-5	无右心室流出道梗阻、室及动脉水平分流的大部分患者适用，简便易行	1. 无三尖瓣反流无法估测 2. 很多存在低估和高估 3. 与右心导管分级不一致
肺动脉瓣反流法	肺动脉平均压（mPAP）肺动脉舒张压（PAEDP）	$mPAP=4×$（肺动脉舒张早期最高反流速度）^{2}+右心房压（RAP）$PAEDP=4×$（肺动脉舒张末期反流速度）^{2}+右心房压（RAP）	无三尖瓣反流时可以用此方法评估部分研究认为此方法与心导管测量肺动脉压力一致性高	1. 准确性较差 2. 没有得到指南Ⅰ级推荐 3. 存在高估和低估 4. 受到肺动脉瓣功能影响
体循环-肺循环分流法	肺动脉收缩压（PASP）	PASP=肱动脉压-室水平或动脉水平分流压差	适用于室间隔缺损和动脉导管未闭患者	1. 患者肱动脉压需要测量 2. 存在高估或低估
肺动脉频谱法	定性估测肺动脉压力	肺动脉前向血流频谱形态变化，肺动脉频谱加速时间缩短，射血前期时间延长，射血时间缩短	适用于无法定量测量的患者	无法定量诊断
TR及右心室流出道速度时间积分（VTI_{RVOT}）	肺血管阻力（PVR）	PVR（Wood）=10（TRV/VTI_{RVOT}）+0.16	无创、初步计算肺血管阻力	计算较复杂，有一定的测量和计算误差

（三）超声心动图评估肺动脉高压的常用指标和切面（表1-6-7）及其他诊断PH辅助检查（表1-6-8）。

表1-6-7　根据2018年BSE超声心动图评估肺动脉高压指南推荐的
常用指标和切面

常用指标	常用切面	诊断要点	示意图
三尖瓣反流峰值血流速度	心尖四腔心切面或右心室流入道切面（CW）	应用CW获取三尖瓣反流峰值血流速度，可以多切面扫查以获取最佳频谱。这些切面包括右心室流入道切面、大动脉短轴切面、心尖四腔心切面、剑下切面或左心室长轴切面和四腔心切面之间的非典型切面。尽量保证取样线角度和反流方向平行。当三尖瓣反流严重或无反流时，反流速度会被低估，需要在表格中指出。正常三尖瓣反流流速为<2.8m/s	
肺动脉内径	胸骨旁大动脉短轴切面（2D）	在舒张末期，于肺动脉主干瓣上1cm处测量肺动脉主干内径	
右心室流出道（RVOT）血流频谱加速时间（AT）	胸骨旁大动脉短轴切面（PW）	应用PW获取右心室流出道前向血流频谱，随着肺动脉压力的增加，右心室流出道射血的加速时间缩短。加速时间<105ms是肺动脉压力升高的标志之一	
舒张早期肺动脉瓣反流速度	胸骨旁大动脉短轴切面或胸骨旁右心室流出道切面（CW）	使CW多普勒取样线与肺动脉反流相平行，多切面观察以获取最佳频谱。测量舒张早期肺动脉瓣反流最高流速，>2.2m/s提示肺动脉平均压升高	

续表

常用指标	常用切面	诊断要点	示意图
肺动脉收缩期切迹（PW）	胸骨旁大动脉短轴切面（PW）	肺血管阻力和肺动脉血管壁僵硬度增加导致收缩期前向血流频谱波形出现切迹，提示肺血管阻力增高和肺血管顺应性减低	
偏心指数（EI）	胸骨旁左心室短轴切面（2D）	可以在胸骨旁左心室短轴切面乳头肌水平或二尖瓣水平获得。D1为垂直于室间隔中点的左心室内径，D2为平行于室间隔的左心室内径。正常情况下，EI（D2/D1）值约等于1。当右心室压力和容量超负荷的情况下，室间隔受压向左心室移位，EI增大，>1.1即认为异常	
右心房面积	心尖四腔心切面（2D）	在收缩末期描记右心房面积，>18cm²为异常	
右心室腔内径	聚焦于右心室的心尖四腔心切面（2D）	在右心室基底部测量最大横径即为基底部横径；在右心室中段（乳头肌水平）测量中段横径；三尖瓣瓣环连线中点向右心室顶部连线与横径连线垂直测量长径	

续表

常用指标	常用切面	诊断要点	示意图
下腔静脉内径	剑突下切面（2D或M型）	在下腔静脉长轴切面，呼气末，在距离下腔静脉右心房入口约1~2cm处测量。平静呼吸状态下，下腔静脉内径>21mm或吸气末塌陷率<50%，考虑异常	
右心室壁组织多普勒运动速度（S'）	心尖四腔心切面（PW，DTI）	组织多普勒取样线通过三尖瓣前叶瓣环，使取样线与右心室游离壁基底段和三尖瓣前叶瓣环在同一方向，以避免低估速度。S'<10cm/s提示右心室收缩功能障碍	
三尖瓣环收缩期位移（TAPSE）	心尖四腔心切面（M型）	使M型超声取样线通过三尖瓣环侧壁，测量所得曲线从舒张末到收缩末之间的垂直距离。TAPSE反映的是右心室在长轴方向上的收缩功能。TAPSE<17mm提示右心室收缩功能障碍	
右心室面积变化分数（FAC）	心尖四腔心切面（2D）	追踪内膜边界描记，测定右心室舒张末和收缩末面积，计算FAC=舒张末面积-收缩末面积/舒张末面积×100%，FAC<35%提示右心室收缩功能减退	

续表

常用指标	常用切面	诊断要点	示意图
TEI指数（又称心肌做功指数）	心尖四腔心切面（脉冲或组织多普勒）	Tei指数=（右心室等容收缩时间IVCT+等容舒张时间IVRT）/肺动脉射血时间ET。Tei指数还可通过组织多普勒显像测定三尖瓣环处的速度来获得。脉冲多普勒测得右心室Tei指数>0.43或者脉冲组织多普勒测得右心室Tei指数>0.55提示右心室收缩功能减退	
三维超声心动图	聚焦于右心室心尖四腔心切面（3D）	三维超声心动图无需考虑右心室的复杂几何结构，可以实时、全面地观察立体解剖结构，还可快速地进行定量分析，不需要通过几何假设即可直接测得右心室容积。三维超声测得的右心室容积及RVEF与MRI、核素心室造影测得的RVEF密切相关	

表1-6-8 用于PH的其他常用辅助检查

心电图
胸部影像学
肺功能检查和动脉血气分析
肺通气/灌注显像
高分辨CT、增强CT
心脏MRI
血液检查和免疫学检查
腹部超声
右心导管检查和急性肺血管扩张试验
肺动脉造影术

（参考2015年ESC/ERS有关肺动脉高压诊断和治疗指南）

五、超声规范化诊断肺动脉高压流程及测量示意图（图1-6-2）

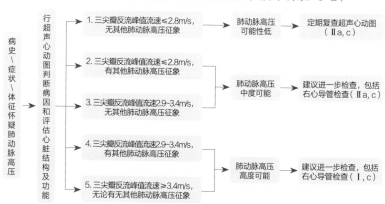

图1-6-2　肺动脉高压诊断流程图

Key Points and Suggestions（要点及建议）

1. 超声心动图不仅可以判断肺动脉高压的病因，还可以对肺动脉高压进行无创的定量估测，常用的评估方法是应用三尖瓣反流或心内分流间接估测肺动脉收缩压。

2. 肺动脉高压的血流动力学诊断标准为：海平面状态下、静息时、右心导管测量肺动脉平均压≥25mmHg。这里需要注意的是肺动脉高压的诊断指标是采用右心导管测量的肺动脉平均压，而不是超声多普勒所测得的肺动脉压力，所以这个标准不能直接应用在超声诊断标准中。

3. 三尖瓣反流法是国际上公认的测量肺动脉收缩压的较为准确方法，但是测量受很多因素影响，常见的有①三尖瓣反流受呼吸影响，故测量肺动脉压力时应该嘱患者平静呼吸，并选择相对稳定的三尖瓣反流速度测量；②三尖瓣反流量较少，频谱显示不完整；③多普勒测量线与三尖瓣反流束夹角过大，测量误差大；④多普勒测量线没有经过三尖瓣反流最快的地方；⑤三尖瓣频谱毛糙、外溢致测量位置偏高，导致假阳性结果。⑥三尖瓣反流受右心室功能影响，当右心室功能过低时存在低估可能。

4. 在2015年ESC/ERS对于肺动脉高压的诊断与治疗指南中建议：超声对肺动脉高压的诊断不够准确全面，与心导管检查分级诊断差异较大，故而取消了超声对肺动脉高压的轻、中、重的诊断，超声结论一般建议诊断为：排除肺动脉高压、肺动脉高压中度可能、肺动脉高压高度可能即可。其中认为超声心动图三尖瓣峰反流速度≥3.4m/s，无论是否合并其他肺动脉高压征象，则肺动脉高压的诊断高度可能。

5. 右心功能对肺动脉高压患者预后具有重要的意义，超声心动图可通过三尖瓣环收缩期位移（TAPSE）、Tei指数以及有无心包积液等间接评价右心功能，实时三维超声心动图可提供更可靠的右心室容量和收缩功能测定结果。

6. 右心房大小及有无心包积液对于患者预后有重要的提示意义。

参考文献

[1] 中华医学会心血管病学分会, 中华心血管病杂志编辑委员会, Association Chinese Society Of Cardiology, 等. 肺动脉高压筛查诊断与治疗专家共识[J]. 中华心血管病杂志, 2007, 35(11).

[2] Galie N, Humbert M, Vachiery J L, et al. 2015 ESC/ERS Guidelines for the diagnosis and treatment of pulmonary hypertension: The Joint Task Force for the Diagnosis and Treatment of pulmonary Hypertension of the European Society of Cardiology (ESC) and the European Respiratory Society (ERS): Endorsed by: Association for European Paediatric and Congenital Cardiology (AEPC), International Society for Heart and Lung Transplantation (ISHLT)[J]. Eur Heart J, 2016, 37(1): 67-119.

[3] Rudski L G, Lai W W, Afilalo J, et al. Guidelines for the echocardiographic assessment of the right heart in adults: a report from the American Society of echocardiography endorsed by the European Association of echocardiography, a registered branch of the European Society of Cardiology, and the Canadian Society of echocardiography[J]. J Am Soc Echocardiogr, 2010, 23(7): 685-713, 786-788.

[4] Augustine D X, Coates-Bradshaw L D, Willis J, et al. Echocardiographic assessment of pulmonary hypertension: a guideline protocol from the British Society of echocardiography[J]. Echo Res Pract, 2018, 5(3): G11-G24.

（刘倩倩　吴伟春）

第七章　三维超声心动图的操作及诊断规范

一、概述

三维超声心动图（3DE）是心血管超声领域内一项重要的技术创新。计算机和探头技术的进步，使得采集实时3DE图像从任意空间角度来显示心脏结构成为现实。3DE重要的临床应用价值在于：①无需借助几何数学模型假设评估心腔容积与心肌质量；②左心室壁局部运动功能的评价与左心室收缩同步性定量评价；③心脏瓣膜三维图像的实时显示；④3D彩色多普勒图像评估反流束与分流束的立体形态及血流定量；⑤三维超声心动图负荷试验成像。但是要将3DE在日常临床工作中应用实践，需要充分理解其技术原理、系统掌握其图像采集与分析方法。

2007年ASE发布了对于3DE现状和未来发展方向的回顾性总结，2012年EAE和ASE共同发布了关于三维超声心动图图像采集与显示的建议的指南和标准，2017年EACVI和ASE又共同发布了关于先天性心脏病3DE应用的专家共识。这些指南及共识能为我们准确、规范的使用3DE提供参考，为进一步的规范化3DE检查打下坚实基础。

二、临床应用范围

可以广泛应用于评估心脏正常解剖及空间关系、心室整体及局部功能、瓣膜病结构及三维定量、复杂心脏畸形空间结构、心脏同步性分析及术中监测引导。三维超声心动图提高和扩大了心脏超声的诊断能力及介入术中监测应用的能力。三维超声心动图适用于所有能做经胸超声心动图患者。

三、数据采集及图像显示方法介绍

（一）数据采集

目前，3DE数据采集有两类方法：实时3DE成像和心电触发的多心动周期全容积3DE成像。实时3DE成像是指在单个心动周期内每一秒采集多个金字塔形图数据集，其成像模式尽管克服了心率干扰或呼吸运动干扰，但其时间和空间分辨率仍较低。多心动周期全容积3DE图像，则具有更高的时间分辨率。这种成像模式是在多个心动周期（4~6个）内采集多个窄角容积数据，然后再将其组合成一个容积数据集。然而心电门控成像本身的局限性是易于受患者移动、呼吸运动或心律不齐的影响，而产生拼接伪像。表1-7-1列出了减小门控伪像方法和增益设置过高过低的有关事项。

表1-7-1 避免门控伪像和提高三维数据质量的方法

问题	伪影矫正的推荐方法
增益过高	• 降低能量增益至中等程度——不要大于60 • 降低压缩/动态范围，置于中等范围 • 用时间增益控制（TGC）优化增益设置（轻度过增益） • 注意背景深度
增益过低	• 用时间增益控制（TGC）提高总增益（轻度过增益） • 压缩/动态范围，置于中等范围 • 能量增益调至中等范围——50~60之间 • 注意背景深度
整合伪像	• 节律伪像——等待颇为一致的心率 • 呼吸伪像——让患者深吸一口气逐渐呼出，当获得优化图像时屏气 • 为减少伪像，参考平面仅在切割与分析图像时使用，或应用实时成像模式
分辨率不足	• 对图像时间分辨率与空间分辨率进行权衡 • 增加线密度（将降低图像帧频） • 在正交平面而非横断面上分析感兴趣区域 • 对频率、压缩、焦距及图像进行优化

（参考2012年EAE/ASE关于三维超声心动图图像采集与显示的建议）

（二）3DE图像显示

1. 图像切割

图像切割的概念是三维超声心动图固有的。要求超声工作者能够以解剖学家或外科医生方式对心脏进行标准解剖方位切割（剖切），通过这种剖切方法移除不同心腔的外壁或前方结构，从而观察到心腔内结构。三维切割可在数据采集之前（之中）或之后进行。采集前切割图像的优势是使图像具有更高的时间与空间分辨率，同时可即刻显示切割图像。然而一旦切割图像储存后，该图像以后不能恢复为"未切割"状态。相反，如果是采集宽角数据集并于采集后在线或离线切割，其优势是能够保留更多诊断信息，但不足是降低了时间与空间分辨率。

2. 数据采集后显示

一旦采集了3DE数据，即可通过一些三维成像与透视图软件系统进行互动式的观察。3DE图成显示可分为三大类：①容积成像；②表面成像；③二维断层切面成像（连续多层横切、任意X–Plane、双平面、三平面）。可按临床应用的需要，选择不同类型的显像技术。

（1）容积成像 容积成像是一种运用不同算法（如光线投影法、切变经编法及其他方法）技术来保存所有3DE信息，并经处理后，将图像映射在二维平面上进行观察。3DE数据集容积成像可被计算机进行分段和剖切处理。为获取理想剖切平面，需对3D数据集进行处理、切割与旋转。在容积成像的3D图像上能显示出结构的复杂空间关系，对评估瓣膜及其毗邻解剖结构十分有用（图1–7–1A）。

（2）表面成像 表面成像是一种将结构或器官表面以实体形态显示的可视化技术。通过手动追踪或半自动心内膜边界识别算法，追踪由3D数据集节段分隔形成的切面图像的心内膜边界，可获取所选结构的表面成像。将这些轮廓线组合起来，可建立一实体形式或网格形式的三维形态观，用来显示

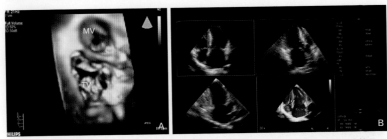

图1–7–1 A. 采集4个心动周期拼接的全容积三维图像，切割显示三尖瓣下移畸形的瓣叶对合情况；B. 采集实时三维图像自动追踪识别心内膜，形成薄壳样结构，自动显示左心室容积和EF、左心房容积。MV. 二尖瓣；TV. 三尖瓣

一个3D透视图。但表面成像常不能显示心脏结构和纹理细节。联合应用实体状和网格状表面成像技术，可以更全面评价心脏结构的运动（如心动周期内心室容积的变化）（图1-7-1B）。

（3）2D断层切面显像　容积数据集可被层切或切割，以获取同一3D结构的多幅同步2D图像。此法可使3D超声心动图克服传统2D超声心动图的局限性，允许从任何声窗获取不同的切割平面，优化了心脏切割平面，可准确测量心腔径值、瓣口或房室间隔缺损面积，同时可提高对不同结构形态与功能的评估，增强评价过程中的客观性，减少操作者之间的差异（图1-7-2）。

3．三维彩色多普勒数据采集

（1）数据采集　与常规2D超声心动图类似，彩色多普勒三维成像也是将血流信号叠加在3DE图像上。使用实时动态3D或多心动周期全容积成像采集三维彩色多普勒数据（图1-7-3A）。尽管多心动周期全容积彩色多普勒成像可以获得大的容积数据，但容易出现拼接伪像。实时3D彩色多普勒成像则不受拼接伪像影响，但其局限性则是彩色多普勒容积较小且帧频较低。

（2）切割方法　三维彩色血流信号的分析包括以下几点：①远端的射流；②瓣膜反流的近端血流区；③穿过心脏缺损如室间隔或房间隔缺损的血

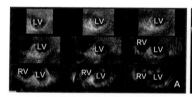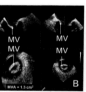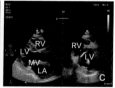

图1-7-2　A. 三维容积多平面横切断层；B. 三维容积成像，显示风湿性心脏病狭窄的二尖瓣，并精确测量瓣口面积；C. 三维的x-plane可显示任何两个相交或平行切面。LV. 左心室；RV. 右心室；LA. 左心房；MV. 二尖瓣

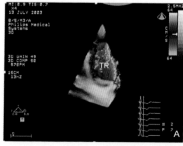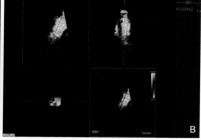

图1-7-3　A. 采集7个心动周期彩色三维图像使帧频达到13帧，显示三尖瓣下移畸形的三尖瓣反流；B. 三维超声血流显像，显示瓣膜反流束缩流横截面积。TR. 三尖瓣反流

流束。3D彩色多普勒的数据切割与灰阶数据集切割的原则相同，其切割方式主要根据分析目的而定。对反流束而言，切割3D彩色多普勒数据集的推荐方式是显示反流束的两个相交切面长轴观，离线分析可以显示反流束缩流口（最窄处）的短轴切面，测量反流束缩流横截面积（图1-7-3B）。三维彩色容积成像可以勾勒计算反流束的容积，三维彩色血流汇聚法可以计算反流的流率、反流量和反流分数。

（3）方位与显示 为了帮助确定图像的方位，建议至少在两幅已知相互垂直的切割平面上，显示三维彩色多普勒数据。同时还建议在标准切面观上，将3D彩色多普勒数据与特征性的3D解剖信息同时显示。

（4）局限性 3DE彩色多普勒成像的局限性主要是空间与时间分辨率较低。目前，实时3DE彩色多普勒成像的彩色多普勒容积较小；多心动周期全容积成像虽能采集到较大的彩色多普勒容积和获得较高的时间分辨率力，但拼接伪影可导致不同数据子集间的明显错位。

四、常用3DE检查方案

（一）经胸3DE检查方案

现阶段，3DE数据集可以从多个声窗位置采用经胸三维探头获得。现在在临床实践中有两个操作方案：①重点检查；②全面检查。

（1）重点3DE检查 常采集较少的3DE数据集，用来补充2D检查的不足。常用以下几种情况：①在心尖声窗采集门控3DE全容积数据集，定量评价左心室容积、左心室射血分数、左心室形态，并评估心衰患者的左心室收缩同步性（图1-7-4）；②在胸骨旁和心尖声窗采集三维数据集，显示二尖瓣装置，测量二尖瓣狭窄的瓣口面积；③3D局部放大成像模式，可从胸骨旁声窗获得高密度像素的三维图像，如观察疑有二叶主动脉瓣患者的主动脉瓣结构。重点检查时，先以2D图像来确定感兴趣区结构，然后启用实时3DE确定感兴趣区结构是否包含在容积中，再以全容积成像或局部放大成像模式采集三维图像。在门控多心动周期图像采集过程中，如果患者不能屏住呼吸或是存在显著的心律失常，则选用单心动周期全容积成像（如果可行）或选用窄角3D成像模式。在对感兴趣区进行容积成像时，宜选取最高分辨率。

（2）全面的3D TTE检查 需从胸骨旁、心尖部、剑突下、胸骨上窝等多个探头位置进行图像采集。表1-7-2列出了获取3DE数据集时应采集的2D TTE切面观。容积成像的3D数据集可被切割成各种不同的心脏"解剖平面"。最常用的切割平面有：①横切面，垂直于心脏长轴的水平面，将心脏分为上、下两部分；②矢状面，将心脏分为左、右两部分的垂直平面；③冠状面，将心脏分为前、后两部分的垂直平面。

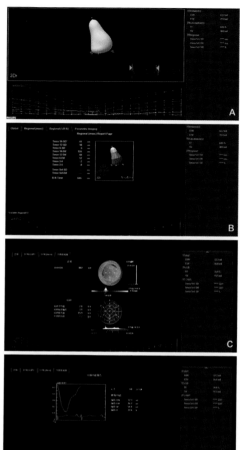

图1-7-4 A. 三维全容积成像，通过软件分析左心室容积和射血分数；B. 三维左心室容积成像，显示17节段容积曲线；C. 左心室容积分析显示17节段容积的位移和达峰时间的牛眼图；D. 左心室三维报告显示容积曲线

表1-7-2 经胸三维超声心动图检查方案

内容	主动脉瓣	左心室/右心室	肺动脉瓣
成像模式	彩色及灰阶	灰阶	彩色及灰阶
采集模式	窄角和局部放大	窄角和宽角	窄角和局部放大
参考切面	胸骨旁长轴切面	心尖四腔心切面（右心室时，倾斜使其位于图像中心）	胸骨旁右心室流出道切面
内容	二尖瓣	房间隔和室间隔	三尖瓣
成像模式	彩色及灰阶	灰阶	彩色及灰阶
采集模式	窄角和局部放大	窄角和局部放大	窄角和局部放大

续表

内容	二尖瓣	房间隔和室间隔	三尖瓣
参考切面	心尖四腔心切面	心尖四腔心切面	胸骨旁右心室流入道切面

（参考2012年EAE/ASE关于三维超声心动图图像采集与显示的建议）

（二）经食管3DE检查方案

3D TEE使用矩阵探头能采集成像平面的面积与深度两个方面信息，因而操作要比常规的2D TEE检查较为简单。虽然推荐按系统的步骤进行全面的检查，但必须认识到，不是在所有的患者中都能获得所有的理想的图像，在病变复杂的患者中，还需添加一些非常规的图像采集以获取更详细的信息。通常，首先在食管中段先获取实时3DE图像，再获门控3DE图像，以分析左、右心室的整体功能和识别瓣膜结构异常。表1-7-3描述了经食管超声心动图获取心脏结构三维图像的推荐切面。对食管中段五腔心切面观所获的门控三维超声心动图数据集进行脱机分析可定量测算左心室的整体与局部功能。

表1-7-3 三维经食管超声心动图检查方案

内容	主动脉瓣	左心室/右心室	肺动脉瓣
图像模式及角度	彩色及灰阶	灰阶	彩色及灰阶
采集模式	局部放大或全容积模式采集	全容积采集	局部放大模式采集
参考切面及度数	60°食管中段短轴切面观	0°~120°食管中段切面观（全部左心室）	食管上段获取90°的切面观
	120°食管中段长轴切面观	0°~120°食管中段切面观（适当倾斜，右心室置于图像中心）	食管中段120°三腔心切面观

内容	二尖瓣	房间隔	三尖瓣
图像模式及角度	彩色及灰阶	灰阶	彩色及灰阶
采集模式	局部放大模式采集	局部放大或全容积模式采集	局部放大模式采集
参考切面及度数	食管中段切面观	由0°起始旋转探头，显示房间隔	食管中段0°~30°四腔心切面观 探头前屈，40°经胃底切面观

（参考2012年EAE/ASE关于三维超声心动图图像采集与显示的建议）

五、3DE的临床应用

三维超声心动图可以广泛应用于评估心脏解剖、心室功能、血流、瓣膜病以及先天性心脏病，还可以应用于负荷试验及介入手术之中，具体见表1-7-4。

表1-7-4 三维超声心动图的临床应用范围、分析方法及常用指标

	分析方法	临床应用及指标	指南推荐/局限性
左心室	容积成像 表面成像 线框成像	左心室结构性异常（如血栓、室间隔缺损） 左心室整体功能测量（容积、射血分数、左心室形态以及局部或整体应变） 左心室质量 左心室同步性评价（非同步指数）	指南推荐应用3DTTE和TEE来评估左心室容积与射血分数
右心室	圆盘法 旋转法 容积半自动边界追踪法	多种心脏病变，如瓣膜病、先天性心脏病、肺动脉高压及心功能衰竭等 右心室容积与功能的数据测定（右心室容积、射血分数）	3DE评价右心室容积和射血分数很有前景，但其常规临床应用仍受限于经胸图像及分析软件
二尖瓣装置	双平面显像 实时三维成像 聚焦的宽角局部放大成像 全容积成像 彩色多普勒 全容积成像	确定病变的范围性质及位置 判定瓣膜功能异常的机制与严重程度（风湿性二尖瓣狭窄病例3D超声心动图评分，二尖瓣脱垂定位，二尖瓣反流有效反流口面积、最小反流束横断面积、反流束容积） 评估人工瓣膜成形或置换术，便于与心脏介入或心外科医生进行交流（图1-7-5）	三维经胸和经食管超声评价二尖瓣病变应纳入常规的临床实践中，推荐三维经食管超声心动图用于指导二尖瓣的介入治疗（图1-7-6）
主动脉瓣和主动脉根部	双平面成像 实时三维成像 聚焦的宽角局部放大成像 全容积成像 彩色多普勒 全容积成像	定量测量主动脉瓣口面积及左心室流出道面积 主动脉根部解剖结构定量评价 主动脉瓣反流定量评价（反流的最小射流束横截面积）	在评价主动脉瓣狭窄和阐明主动脉瓣反流机制时，建议应用三维TTE和TEE 推荐应用三维经食管超声心动图指导经导管主动脉瓣置换术
肺动脉瓣及肺动脉根部	双平面成像 实时三维成像 聚焦的宽角局部放大成像 全容积成像 彩色多普勒 全容积成像	确定病变位置、判定瓣膜功能障碍的机制及严重程度 确定肺动脉瓣瓣叶数目、厚度及活动性 对先天性右心室流出道梗阻患者的右心室流出道各个部位进行准确测量	目前尚无证据支持常规使用三维经胸超声心动图或经食管超声心动图来评价肺动脉瓣疾病
三尖瓣	双平面成像 实时三维成像 聚焦的宽角局部放大成像 全容积成像 彩色多普勒 全容积成像	深入了解三尖瓣解剖的正常和异常 探讨肺动脉高压与先天性心脏病三尖瓣反流的机制 评估三尖瓣反流严重程度	已有证据支持常规使用3D经胸或经食管超声心动图评价三尖瓣疾病
右心房 左心房	双平面成像 实时三维成像 聚焦的宽角局部放大成像 全容积成像 彩色多普勒 全容积成像	评估导管射频消融房颤患者的左心房容积	3D经胸超声心动图有望提高左心房容积评估的准确性，但迄今尚无3DE评价右心房容积的研究报道

续表

	分析方法	临床应用及指标	指南推荐/局限性
左心耳	双平面成像 实时三维成像 聚焦的宽角局部放大成像 全容积成像	指导经皮左心耳封堵术 区分左心耳梳状肌和血栓 测量左心耳开口面积 术前、术中、术后实时观察左心耳	
先天性心脏病	2D同时结合多平面模式 实时3DE模式 心电门控的多心动周期采集 3DE彩色多普勒	在正常心内连接先天性心脏病的应用：①评估房间隔缺损/室间隔缺损大小、数目、形态、位置（对于多发缺损、需放置多个装置、残余分流、螺旋形缺损、特殊位置缺损价值高）；②评估二尖瓣/三尖瓣瓣叶形态、描述反流束，反流束机制、严重程度；③明确主动脉瓣下梗阻及主动脉形态，明确左心室流出道梗阻和/或反流的机制；④进行主动脉瓣测量，评估主动脉瓣瓣叶形态、反流机制；⑤评估主动脉弓形态及大小；⑥评估肺动脉瓣形态和功能（观察肺动脉瓣形态可能优于2DE） 在合并心内连接异常先天性心脏病的应用：①评估房室间隔缺损，房间隔侧及室间隔侧缺损大小，瓣叶形态及腱索支持，描述反流，观察双心室发育不平衡时瓣膜，评估房室瓣及心室的相对大小；②房室连接不一致时评估二、三尖瓣的形态及功能、室缺的位置和大小、双侧心室流出道，有助于评估Senning/Rastelli手术的可行性，帮助室缺定位；③评估复杂大动脉转位中二、三尖瓣的形态及功能、室缺的位置及大小，双侧心室流出道，对Rastelli，Nikaidoh及大动脉调转手术的可行性评估；④评估法洛四联症中VSD大小/位置，RVOT解剖，评估术后右心室容量；⑤评估共同肺动脉干瓣膜形态/反流；⑥评估右心室双出口房室瓣关系、VSD大小和位置，大动脉的相对位置，对指导选择合适类型的手术有较高价值	建议使用3DE评价先天性心脏病心室容积和功能 推荐使用3DE观察房室瓣、乳头肌和腱索来帮助术前规划 推荐使用3DE评估反流的位置、大小、形态、反流束数目及反流口面积 推荐使用3DE评估主动脉瓣和肺动脉瓣的形态 推荐使用3DE进行瓣环、动脉根部及有效瓣口面积的测量

续表

	分析方法	临床应用及指标	指南推荐/局限性
三维负荷超声心动图	负荷试验方法包括运动负荷、多巴酚丁胺和潘生丁负荷等 数据采集包括双平面模式、三平面模式、门控模式	评价左心室容积和射血分数 检测负荷诱发心肌缺血导致的左心室同步性失调	三维负荷经胸超声心动图能在单个心动周期获取全左心室容积，有望在未来使用于临床实践
导管介入治疗	实时三维成像	ASD器械封堵 VSD器械封堵 基于导管的Fontan手术开窗关闭 主动脉窦瘤破裂封堵 冠状动脉瘘封堵 人工瓣瓣周漏封堵 心房调转板障漏或梗阻治疗 房间隔跨隔穿刺 双心室起搏器同步性评价和导线放置	建议使用3DE引导导管介入封堵：选择ASD及VSD，特别是多发及形状不规则缺损，或残留分流 在介入术中，建议实时三维成像观察导管、输送系统和设备 建议3DE协助导管介入治疗先天性心脏病，使用3DE测量缺损（MPR或3D渲染成像法）

（参考2017年先天性心脏病的三维超声心动图：欧洲心血管影像学会/美国超声心动图协会专家共识

参考2012年EAE/ASE关于三维超声心动图图像采集与显示的建议）

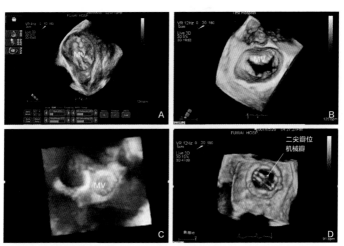

图1-7-5　A. 三维TEE显示正常二尖瓣的左心房观；B. 三维TEE显示二尖瓣断裂腱索；C. 三维TEE显示二尖瓣成形术后左心室观；D. 三维TEE显示二尖瓣机械瓣置换术后左心房观。MV. 二尖瓣

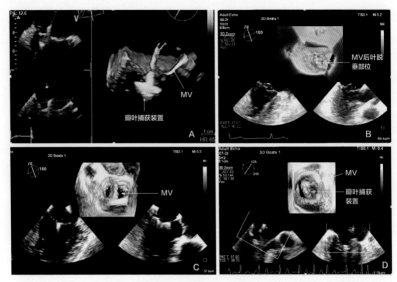

图1-7-6 A. 三维TEE引导二尖瓣Mitral Clip手术；B. 三维TEE显示二尖瓣后叶脱垂，Valve Clamp术前；C. 三维TEE引导Valve Clamp手术，术后二尖瓣呈双孔样；D. 三维TEE引导二尖瓣脱垂行Mitral Stitch手术修复。MV. 二尖瓣

六、规范化超声诊断流程及测量示意图（图1-7-7）

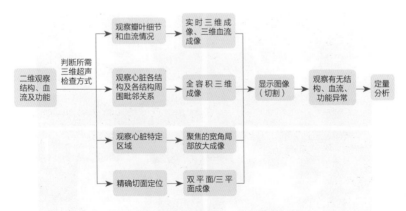

图1-7-7 建议三维超声心动图超声诊断操作流程图

Key Points and Suggestions（要点及建议）

1. 三维超声心动图是一项重大的技术革新，可以更好的评估心脏解剖、心室功能、血流速度和瓣膜病，增加了心脏超声的应用范围。

2. 采集3D立体图时，应当调整适当的增益，确保采集整个感兴趣区域清晰显示，在采集期间注意避免超声伪影干扰，防止因深呼吸或患者运动产生拼接错位，采集多个心动周期的动态图像时需连接心电图。

3. 3DE检查方案包括经胸检查和经食管检查，不同结构的显示均有相对应的切面要求，3DE-TEE对于采集到清晰的三维图像有重要的价值，特别是对心脏瓣膜的诊断和介入治疗价值明确。

4. 对于不同的观察重点，所使用的3DE检查方法不同，比如观察心脏各结构及各结构周围毗邻关系建议使用全容积三维显像，观察心脏特定的结构使用聚焦的宽角局部放大成像。

5. 使用3DE进行测量时，测量平面与显示屏呈平行关系；测量部位应尽可能靠近显示屏（即切片尽可能的薄）。

6. 指南已指出部分结构、功能评估及疾病诊断推荐使用三维超声心动图，比如左心室容积、射血分数、二尖瓣病变、主动脉瓣狭窄及反流等，但仍有部分疾病使用3DE的益处不明确。

参考文献

[1] Hung J, Lang R, Flachskampf F, et al. 3D echocardiography: a review of the current status and future directions[J]. J Am Soc Echocardiogr, 2007, 20(3): 213-233.

[2] Lang R M, Badano L P, Tsang W, et al. EAE/ASE recommendations for image acquisition and display using three-dimensional echocardiography[J]. Eur Heart J Cardiovasc imaging, 2012,13 (1): 1-46.

[3] Simpson J, Lopez L, Acar P, et al. Three-dimensional echocardiography in Congenital Heart Disease: An Expert Consensus Document from the European Association of Cardiovascular imaging and the American Society of echocardiography[J]. J Am Soc Echocardiogr, 2017, 30(1): 1-27.

（张冰　江勇）

第八章　组织多普勒和斑点追踪技术操作及诊断规范

超声心动图能够动态观察心脏的结构和功能，因此是评估心脏的机械功能的理想手段。研究者和超声心动图仪器厂家都在不断寻找新的自动化的方法，用于分析复杂的心脏机械力学的特点。其中组织多普勒（DTI）技术和斑点追踪（STE）技术是在超声心动图研究领域运用成熟的主要技术，并且部分应用于临床工作。这两种测量方法包括很多反映心脏机械力学的参数。2011年ASE发布了《超声心动图定量评估心脏机械功能现行和发展中的技术：ASE/EAE对方法学及适应证的共识》，2015年EACVI和ASE共同发布了《二维斑点追踪超声心动图常用标准的定义：EACVI/ASE/行业特别工作组用于标准化形变成像的共识》，2018年EACVI/ASE共同发布了《标准化使用二维斑点追踪超声心动图左心房、右心室和右心房形变成像：EACVI/ASE/行业特别工作组用于标准化形变成像的共识》。这些指南为我们能够更准确、规范的评估心脏机械力学特征提供了参考。

第一节　组织多普勒技术的操作及诊断规范

一、概述

1961年日本的Tsuneo Yoshida等开始尝试采用多普勒技术追踪组织运动，之后DTI不断发展，已经有很多研究者应用这一技术研究不同心脏疾病的病理生理，虽然其中很多技术仍局限于研究领域，也有一些技术获得了广泛的认可，并成为临床超声心动图检查的有效工具之一。其中DTI的脉冲多普勒（PW）模式可以直接测量组织运动的速度等，也可以采集DTI彩色多普勒图像后脱机分析组织的机械力学特征。

二、临床应用范围及适应证、禁忌证

DTI脉冲多普勒可以用来评价心脏的整体和局部收缩、舒张功能。DTI彩色多普勒可用于评价左心室（LV）的收缩和舒张功能，还可以评价LV不同步、右心功能等。不仅可用于冠心病、心肌病、肺动脉高压、瓣膜病、心律失常等的研究，还可以用于其他系统疾病心脏受损、抗肿瘤药物心脏受损等的研究。DTI的使用无明显禁忌证。

三、常见诊断指标及评估技术

组织多普勒评估心肌功能的成像方法主要分为可以在机实时测量的DTI-PW模式和需要脱机后离线分析的动态的DTI彩色多普勒成像模式。

（一）DTI-PW技术

DTI估算组织运动速度的原理与脉冲多普勒和彩色多普勒超声测量血流的原理类似。心肌的运动速度低于血流速度，利用低通滤波将高速的血流

滤去。在DTI模式下应用PW获取DTI-PW频谱，可直接测量组织运动速度峰值、斜率（加速度）、时间间期。

在二尖瓣环上利用DTI-PW可以测量收缩期、舒张早期、舒张晚期的峰值速度，也可以测量斜率和时间间期。其中S'代表收缩期峰值速度，可以用来评估收缩功能；E'、A'分别代表舒张早期和舒张晚期峰值速度，联合二尖瓣口血流舒张早期峰值速度E峰衍生出来的指标E/E'可以用来评估舒张功能；运用Tei指数［Tei指数=（等容收缩时间+等容舒张时间）/射血时间］可以评估心脏的整体功能。等容收缩期加速度（IVA=最大等容心肌速度/速度达峰时间）可以评估收缩功能。

用DTI-PW测量的心肌速度评估舒张功能的临床价值已经得到广泛的认可，推荐在DTI模式下常规用PW测量二尖瓣环速度评估LV舒张功能，详见左心室舒张功能章节。

在右心室（RV）游离壁三尖瓣环水平，用DTI-PW测量S'可以用来评估RV收缩功能，正常值为>12cm/s。收缩期峰值速度<10cm/s就应该怀疑RV功能异常。RV收缩功能还可以用IVA评估。DTI除评估速度外还可以测量时间间期，RV等容舒张时间延长提示RV舒张功能受损。RV的Tei指数包含收缩期和舒张期的信息，故代表收缩和舒张的整体功能。DTI测量室间隔至RV游离壁的延迟时间也可能发现RV的不同步。

（二）DTI彩色多普勒成像技术

DTI彩色多普勒成像技术需要图像的后处理，包括追踪取样容积和计算衍生的一些参数。根据每个空间方向上（即纵向，径向和圆周）的彩色多普勒数据可以获得下述四个心功能参数的时间曲线，见表1-8-1-1。

表1-8-1-1 DTI彩色多普勒测量参数

名称	定义	缩写	单位
速度	一个物体在每单位时间内的移动距离	V	cm/s
位移	一个斑点或心脏结构，在两个相邻的帧频间移动距离	D	cm
应变	某一心肌节段长度变化的分数	S	%
应变率	应变的速率	SR	1/s或者s^{-1}

DTI-PW速度曲线与彩色多普勒得到的曲线类似。但是两者测量的速度、时间间期的绝对值不同，因为频谱多普勒测量的通常是频谱的峰值，而彩色多普勒估算的是某区域的平均速度，因此脉冲多普勒测量的峰值速度通常比彩色多普勒测得的速度高20%到30%。

四、规范化超声诊断流程及测量常用参数示意图

（一）获取DTI-PW的流程及测量示意图

1. 获取DTI-PW流程图（图1-8-1-1）

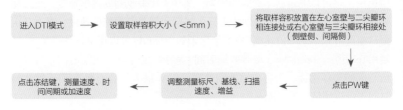

图1-8-1-1　建议获取组织多普勒（DTI-PW）的流程图

2. 获取DTI-PW图像注意事项

（1）注意取样容积的大小和位置，以保证整个心动周期中取样容积都在感兴趣的心肌内。

（2）应恰当调整测量标尺和基线，使信号充满显示屏的大部分。

（3）根据测量目的是要测量速度、时间间期还是斜率来调整扫描速度：低的扫描速度用于测量多个心动周期的峰值；高的扫描速度用于在少数的几个心动周期中测量时间间期和斜率。

（4）恰当的增益设置应该调整至图像背景几乎为黑色，仅有少量干扰信号。另一方面，要避免增益过强，因为增益过强会导致频谱增宽，并可能高估速度的峰值。

（5）心脏的运动是复杂的三维运动，但多普勒仅能测量沿着扫描线方向上的局部速度向量。因此测量时需要注意使超声束的方向与被研究的心肌的运动方向一致。两者之间的角度应该小于15°才能保证速度的低估<4%。

（6）心肌速度在基底段最高，越往心尖段越低，在心尖段最低。因此，常常用基底段的速度来反映相应室壁的功能。较少放于室壁的心尖段。

3. DTI-PW测量运动速度和时间间期的示意图

纵向速度频谱通常由一个正向的收缩波（S'）和两个逆向的舒张波（E'、A'）组成，舒张波一个在舒张早期（E'），第二个在心房收缩期（A'），如图1-8-1-2所示。

（二）DTI彩色多普勒图像的获取流程及测量示意图

1. 获取DTI彩色多普勒图像流程图（图1-8-1-3）

2. 获取DTI彩色多普勒图像注意事项

（1）彩色多普勒需要高的帧频，最好>100帧/秒，理想的帧频≥140帧/秒。可以通过减少深度和扇面宽度（理想的灰阶和多普勒扇面），并选择时

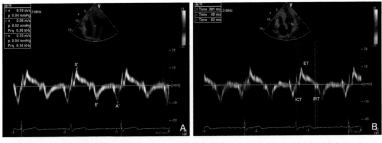

图1-8-1-2 A. 二尖瓣环间隔侧DTI-PW频谱显示S'、E'、A';B. 利用二尖瓣环侧壁DTI-PW频谱测量ICT、IRT、ET,从而获得Tei指数=(ICT+IRT)/ET。ICT. 等容收缩时间(A'峰终点到S'峰起点时间);IRT. 等容舒张时间(S'峰终点到E'峰起点时间);ET. 射血时间(S'峰持续时间)

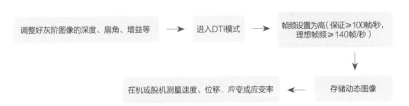

图1-8-1-3 建议获取组织多普勒(彩色)的流程图

间分辨率优于空间分辨率的设置。

(2)通常是在转换为彩色模式获得彩色图像前调整好灰阶。

(3)检查时注意调节探查的角度和探头的位置以避免反射伪影,否则伪影可能显著影响应变率的估测值。

(4)速度标尺应该调整在一定范围以避免任何部位的心肌出现混叠。在储存图像前缓慢滑动轨迹球回放图像有助于发现可能存在的混叠。

(5)多普勒频谱检查时,超声束的方向应该与检查部位的运动方向一致。如果需要,可以稍微调整探头位置分别测量单个心室壁。

(6)应该储存至少3个心动周期的数据。

(7)记录心室流入道和流出道血流的多普勒频谱,可以了解瓣膜开放和关闭的时间,根据血流多普勒频谱可测量不同时相血流动力学的间期。

(8)为了保证测量中的时间间期足够匹配,测量所有参数时的心率应该相似,并且是在同一个心电图导联获得。

3. DTI彩色多普勒测量速度、应变率等的示意图（图1-8-1-4）

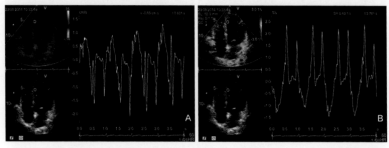

图1-8-1-4 A.DTI彩色多普勒动态图基础上测量感兴趣区的速度（V）；B.DTI彩色多普勒动态图基础上测量感兴趣区的应变率（SR）

五、组织多普勒技术的优点和缺点

DTI-PW的主要优势在于可以直接、实时测量所在心肌部位的速度和时间间期，临床上方便易得。DTI-PW曲线的时间分辨率很高，组织速度峰值的可重复性也很高，可以对局部和整体的心肌运动功能进行定量评估。DTI彩色多普勒显像主要用于脱机后分析可以评估心脏整体和局部功能。DTI彩色多普勒后处理优于DTI-PW的一点在于，后处理时可以调整取样容积的位置移动，使其跟踪心肌的运动，因此在整个心动周期中取样容积都保持在同一部位。另一个优势是可以同时观察心肌多点部位的运动。

DTI技术的主要缺点是重复性欠佳和存在角度依赖性，只能准确测量沿着超声束方向的速度，而无法测量垂直于超声方向的速度。速度和应变峰值的大小受超声束与心室壁之间的角度的影响，依赖图像的质量，心尖节段常常很难分析。此外，彩色多普勒测量的应变和应变率噪声较多，因此合理解读及识别伪像需要培训和经验积累。

Key Points and Suggestions（要点及建议）

1. 组织多普勒目前主要分为DTI脉冲多普勒（DTI-PW）和DTI彩色多普勒两种，DTI脉冲多普勒可以用来评价心脏的收缩、舒张功能。DTI彩色多普勒可用于评价左心室的收缩和舒张功能，还可以评价左心室不同步、右心功能等。不仅可用于冠心病、心肌病、肺动脉高压、瓣膜病、心律失常等的研究，还可以用于其他系统疾病心脏受损、抗肿瘤药物心脏受损等的研究。

2. DTI-PW频谱是要尽量使取样线方向与运动方向平行，夹角要保证≤15°。

3. 获取DTI彩色多普勒图像时至少要保证帧频≥100帧/秒。

---

4. 获取DTI彩色多普勒图像时超声束的方向应该与检查部位的运动方向一致，如果需要，可以稍微调整探头位置分别聚焦于单个心室壁。

5. DTI-PW速度曲线与彩色多普勒得到的速度曲线类似。但是两者测量的速度、时间间期的绝对值不同，不能互换。

6. 组织多普勒在定量测量心脏功能，尤其是局部心肌功能方面表现出色，但是由于其重复性欠佳和角度依赖性限制了其应用。

第二节 斑点追踪技术的操作及诊断规范

一、概述

斑点追踪技术（STE）是一个相对较新的用于评估心肌机械力学的技术，无角度依赖性。B型灰阶图像所显示的斑点是超声波遇到小于波长的结构后背向散射形成的。用区域匹配法逐帧追踪斑点的区域或核心的运动（一帧图像内同时显示多个部位），可以得到局部位移（D）的信息，据此可以获得心肌功能参数，比如速度（V）、应变（S）和应变率（SR）等。除此之外，还可以计算出即刻速度向量，并将其显示于叠加的动态图像上。与DTI相比，分析这些速度向量可以定量测量图像上任何方向上的S和SR。根据空间分辨率的不同也可以选择性地分析心外膜、心肌中层和心内膜的功能。斑点追踪技术测量心肌形变的有效性已经由声纳微测量法及临床的DTI得到证实。

二、临床应用范围及适应证、禁忌证

一方面，斑点追踪获得的S及SR等指标敏感性高于传统功能指标，适用于评估传统功能指标正常的亚临床情况。另一方面，它在传统功能指标有明显异常的病理情况下能够评估药物及手术治疗的疗效，提供更多细节及预后信息。最初，斑点追踪技术只用于评估LV功能，没有分析RV、左心房（LA）和右心房（RA）专用的斑点追踪模式，临床医生要研究它们的功能，只能将LV的模式套用在RV、LA上，手动调节感兴趣区（ROI）的宽度等，随着临床研究不断拓宽和加深，以及研究人员和供应厂商的不断改进，一部分后处理工作站已经可以提供分析RV、LA、RA专用的模式，已经可以评估LV、RV、LA、RA功能。

RV的局部心肌功能障碍不仅发生在缺血性心脏病或致心律失常性心肌病患者中，也发生在急性或慢性RV超负荷患者中。因此，局部纵向应变的评估可具有诊断和预后价值。

目前，二维斑点追踪技术2D-STE评估LA还不具备用于临床的条件。应用2D-STE评估LA的研究包括：对LV舒张功能不全的患者评估LA局部功

能，房颤时评估LA功能预测窦性心律是否能够维持，及经皮房间隔封堵术后对LA的评估等。此外，LA应变提高LV舒张期功能障碍和EF保留型心衰的诊断准确性和预后价值，在常规实践中应予以考虑应用。

三、常用诊断指标及测量要点

从技术的层面上来讲，基于位移的斑点追踪技术能够测量出每一时刻整体和局部心肌在各个方向的位移（D）、V、S、SR。研究者通常选用这些参数的峰值、达峰时间以及达峰时间标准差。不同的心腔生理、病理情况下的结构和运动各其特点，因此测量参数存在差异。临床工作和科研工作中还需结合诊断和研究目标进行选择：研究收缩功能还是舒张功能，研究整体功能还是局部功能，研究机械运动的大小还是同步性。

斑点追踪软件自动追踪斑点，得出位移信息。其他几个参数都是基于位移信息计算出来的。速度是反映一个物体在每单位时间内的移动距离的参数，也就是心肌的某一点位置改变的速度，单位是cm/s。应变是描述某一物体相对于初始形状和大小发生的形变，斑点追踪应用的是Lagrangian应变。其计算公式是$S_{L(t)} = \dfrac{L(t)-L_0}{L_0}$，其中，L（t）是给定某一时间点的长度，$L_0$参考时间点的参考长度，通常是舒张末期。应变率描述形变发生的快慢。其计算公式是$SR_{L(t)} = \dfrac{dS_L}{dt} = \dfrac{1dL}{dt}$。

应变和应变率的优点是它们反映的心肌功能而不受心脏位置移动的影响，应用较广泛。LV围绕其长轴的旋转形变由扭转、旋转两个参数描述。心尖和基底短轴平面中心肌的收缩旋转的差异通常被称为扭转并以度数报告。如果用两个图像平面之间的距离标准化，则将其称为旋转并以（°/cm）报告。

（一）左心室斑点追踪参数

2015年EACVI和ASE共同发布了《二维斑点追踪超声心动图常用标准的定义：EACVI/ASE/行业特别工作组用于标准化形变成像的共识》对左心室2D-STE参数名称、缩写、单位进行了推荐，如表1-8-2-1。

表1-8-2-1　左心室2D-STE参数名称、缩写、单位

参数	定义	获取切面	缩写	单位
纵向速度	从基底向心尖的平行于参考轮廓的移动和形变	推荐三个心尖切面	V_l	cm/s
纵向位移			D_l	mm
纵向应变率			SR_l	1/s
纵向应变			S_l	%

续表

参数	定义	获取切面	缩写	单位
径向速度	从轮廓向左心室腔内的垂直于参考轮廓的移动和形变	推荐三个短轴切面	V_r	cm/s
径向位移			D_r	mm
径向应变率			SR_r	1/s
径向应变			S_r	%
圆周速度	从心尖方向看逆时针的，与参考轮廓相切的，垂直于左心室长轴方向的移动和形变	仅在短轴切面	V_c	cm/s
圆周位移			D_c	mm
圆周应变率			SR_c	1/s
圆周应变			S_c	%
扭转			Rot	°
扭转率			RotR	°/s

（参考2015年EACVI/ASE用于标准化形变成像的共识推荐）

　　斑点追踪分析软件可测量收缩期、舒张早期、舒张晚期的纵向、径向、圆周方向的V、D、S、SR峰值及达峰时间、达峰时间标准差。按照16节段分法将左心室分为基底段的六个节段、中间段的六个节段和心尖段的四个节段，如图1-8-2-1，可以分析左心室局部心肌功能。"整体纵向应变"、"整体径向应变"或"整体圆周应变"常常是指整体心肌长轴、径向或圆周方向上S的大小，用所有心肌节段在这个方向上S的平均值表示。现在的软件还可测量分层应变。

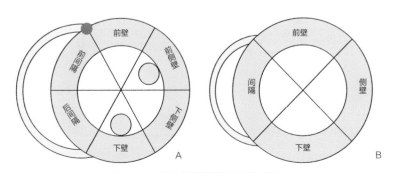

图1-8-2-1　左心室短轴切面的感兴趣区分段

A. 16节段模型中基底和中间段各分为6个节段；B. 16节段模型中心尖水平分为4节段。红点标记右心室游离壁插入左心室前壁的位置，作为前壁和前间隔的分界线

（二）右心室斑点追踪参数

RV纵向应变定义为在心尖切面上与RV心内膜边界相切的方向上的应变。默认情况下，RV纵向应变可以理解为RV游离壁纵向应变，也可以选择包括四腔心RV的纵向应变（即计算时将室间隔包括在内）。为获得局部纵向应变，可将RV游离壁在舒张末期分出长度相等的三个节段（即基底、中间和心尖段），如图1-8-2-2。一般情况下，右心室壁较薄，并且运动以纵向运动为主，因此横向应变（径向应变）在薄壁RV中不准确，不建议使用此参数来评估此时的RV形变。但在RV超负荷情况下，RV机械运动也是非生理的，工作站提供了RV的径向和纵向位移参数。推荐的RV 2D-STE参数见表1-8-2-2。RV壁虽薄，但心内膜与中层心肌、全壁应变之间测量值仍有差异。报告中应注明使用的是心内膜还是中层心肌或全壁的方法测量应变。

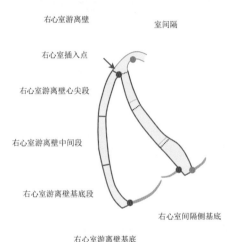

右心室游离壁

室间隔

右心室插入点

右心室游离壁心尖段

右心室游离壁中间段

右心室游离壁基底段

右心室间隔侧基底

右心室游离壁基底

图1-8-2-2 右心室心肌的分段

右心室游离壁基底部和游离壁插入左心室处之间的室壁在舒张末期分成三等分，分别是基底段、中间段和心尖段。室间隔也可以同样分段（黑虚线所示）。但这和标准的左心室分段不一致（灰点和灰色虚线），结果不能互换

表1-8-2-2 右心室2D-STE参数命名方法

参数名称	定义	缩写	单位
右心室游离壁纵向应变	从基底向心尖的平行于参考轮廓的形变	RVFWSL	%
右心室游离壁纵向应变率		RVFWSRL	1/s
右心室四腔心应变（包括室间隔）		RV4CSL	%
右心室四腔心应变率（包括室间隔）		RV4CSRL	1/s
右心室游离壁基底段纵向应变		Basal RVFWSL	%
右心室游离壁中间段纵向应变		Mid RVFWSL	%
右心室游离壁心尖段纵向应变		Apical RVFWSL	%

续表

参数名称	定义	缩写	单位
右心室游离壁基底段纵向位移	从基底向心尖的平行于参考轮廓的移动	Basal RVFWDL	mm
右心室游离壁中间段纵向位移		Mid RVFWDL	mm
右心室游离壁心尖段纵向位移		Apical RVFWDL	mm
右心室游离壁基底段径向位移	从轮廓向左心室腔内的垂直于参考轮廓的移动	Basal RVFWDR	mm
右心室游离壁中间段径向位移		Mid RVFWDR	mm
右心室游离壁心尖段径向位移		Apical RVFWDR	mm

（参考2015年EACVI/ASE用于标准化形变成像的共识推荐）

（三）心室应变测量时间点参数简介

沿应变曲线上的临床相关应变值如图1-8-2-3所示。

（1）收缩末期应变：收缩末期值（应指出定义收缩末期的特定方法）；

（2）收缩期峰值应变：在收缩期内的峰值；

（3）收缩期正向峰值应变：局部心肌拉长，有时发生在收缩早期的小范围，或者揭示局部功能不全的相关形变；

（4）峰值应变：整个心动周期的峰值应变。峰值应变可能和收缩期或收缩末期峰值一致，或者在主动脉瓣、肺动脉瓣关闭后出现。后一种情况下，可能描述为"收缩后应变"。当与特定的临床病理生理情况相关时，可以引入其他值。

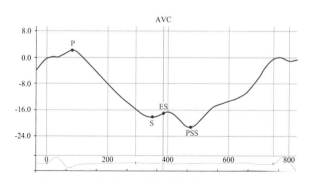

图1-8-2-3 左心室纵向应变曲线，在临床相关的时间选择应变值

P. 收缩期正向峰值应变；S. 收缩峰值应变；ES. 收缩末期应变；PSS. 收缩后应变。黄色线表示QRS开始；绿色线表示主动脉瓣关闭（AVC）

注意事项：对于左心室应变测量，2015年共识建议LV收缩末期应变（ES）应作为心肌变形描述的默认参数值。收缩末期应与主动脉瓣关闭重合，通过描记主动脉瓣脉冲多普勒频谱检测关闭点。对于右心室应变测量，2018年共识建议RV收缩期峰值应变作为常规参数，应使用三尖瓣和肺动脉瓣的多普勒描记来确定舒张末期和收缩末期的时间

（四）心房参数

总体纵向应变，定义为在心尖切面与心内膜心房边界相切的方向上的应变。2018年共识建议将LA应变解释为源自图像平面中整个LA轮廓的长度变化的总体应变。LA总体纵向应变应该是从非短缩的心尖四腔心（AP4C）切面获得的纵向应变。双平面测得的LA纵向应变可作为一种选择。因为LA心肌很薄，超声心动图图像通常无法解析足够的细节以进行可靠的局部跟踪。此外，变化的肺静脉入口和左心耳使得节段的确定变得困难。因此，不推荐将LA壁细分成片段，也不建议评估径向或横向应变。右心房形变分析也不推荐分层和分节段。右心房时序定义和命名RA的形变参数时使用了与LA形变参数相同的命名法，如表1-8-2-3所示。

表1-8-2-3　LA、RA形变参数命名法

左心房形变参数	缩写	右心房形变参数	缩写
左心房储存期峰值应变	pLASr	右心房储存期峰值应变	pRASr
左心房管道期峰值应变	pLAScd	右心房管道期峰值应变	pRAScd
左心房收缩期峰值应变	pLASct	右心房收缩期峰值应变	pRASct
左心房储存期峰值应变率	pLASRr	右心房储存期峰值应变率	pRASRr
左心房管道期峰值应变率	pLASRcd	右心房管道期峰值应变率	pRASRcd
左心房收缩期峰值应变率	pLASRct	右心房收缩期峰值应变率	pRASRct

（参考2015年EACVI/ASE用于标准化形变成像的共识推荐）

三、规范化超声诊断流程及测量示意图

（一）2D-STE图像采集流程及注意事项

（1）斑点追踪技术一般采用存取动态图后离线后处理分析方法，故斑点追踪技术分为采集和分析图像两部分。

（2）对于图像的采集帧频40~80帧/秒，建议在不降低图像质量的情况下应用较高的帧频以避免心动过速时造成取样不足。如果图像帧频较低，可能会导致斑点丢失，在连续的每帧图像间可能会出现斑点移出检查层面的情况。另一方面，减少每帧图像内超声束的数量可能获得较高的帧频，但是也会因此降低图像的空间分辨率和图像质量。

（3）要改善2D-STE图像的质量，应该调节聚焦将其置于图像中间，同时调整扇面的深度和宽度以尽量减少感兴趣心肌以外的组织出现在视野内。

（4）任何类似斑点的伪影都会影响斑点追踪的质量，因此要尽量避免伪影。

（5）心尖切面的图像短缩会严重影响2D-STE的结果，因此应该尽量避免。

（6）评估解剖形态正常的环向和径向应变时要保证LV短轴切面为圆形。

（二）分析不同心脏腔室2D-STE采集流程及注意事项

（1）分析LV的纵向功能需采集标准的AP4C、心尖三腔心（AP3C）、心尖两腔心（AP2C）切面，避免LV短缩。调整扇面的深度和宽度，减少LV以外的组织出现在视野内。若要分析LV环形和径向的指标，需采集胸骨旁短轴基底段、中间段、心尖段切面。评估解剖形态正常的环向和径向应变时要保证LV短轴切面为圆形。

（2）分析LA功能需采集标准AP4C和AP2C切面，也可以只获得AP4C切面，在方向、深度和增益方面进行优化，以避免LA短缩并在整个心动周期中显示整个LA。

（3）分析RV功能需采集聚焦RV的AP4C切面，在方向、深度和增益方面进行优化，使RV最大化并在整个心动周期可视化RV心尖。

（4）分析RA功能需采集聚焦RV的AP4C切面，在方向、深度和增益方面进行优化，使RA面积最大化，避免RA短缩并在整个心动周期中可视化整个RA。

（三）2D-STE图像分析流程（图1-8-2-4）

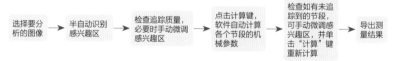

图1-8-2-4　二维应变图像分析流程图

分析用STE评估2D应变是一种半自动的交互的方法，一旦描绘了ROI（感兴趣区），软件始终向用户提供动态显示，操作者可通过比较基础图像与叠加追踪结果以及追踪得到的曲线检查追踪质量。如果自动追踪的运动轨迹与肉眼观察的印象不一致，可手动调整ROI直至获得最佳追踪效果。

如果追踪效果不好，丢弃太多节段，会导致整体应变不准确。对ROI进行取样时需要进行适当的调整，保证分析的是大部分的房壁/室壁厚度，同时避免将心包纳入分析导致测量应变的低估。

软件包应明确说明用于测量应变的方法是心内膜还是全壁，心内膜应变测量值报告的是心脏收缩期间心内膜长度的变化，全层心肌应变是指在整个心肌厚度上获得的平均测量值。每个解剖心腔的结构各有特点，可能会影响ROI的跟踪方式。

（1）左心室斑点追踪图像的分析方法：LV的ROI定义为心内膜边界到心

外膜边界（如果在室间隔侧，就是到室间隔的RV面）。分析纵向形变时，在AP4C切面，选择软件供应商推荐的心动周期中的一帧（通常是舒张末期），用鼠标点击内侧二尖瓣环水平的心内膜边界，再依次点击游离壁侧二尖瓣环水平和左心室心尖的心内膜边界，然后点击计算。在AP3C切面，用鼠标点击二尖瓣与主动脉瓣纤维连接处，再一次点击左心室后壁的二尖瓣环水平和左心室心尖的心内膜边界，然后点击计算。在AP2C切面，用鼠标点击二尖瓣环水平的左心室前壁，再依次点击左心室下壁的二尖瓣环水平和左心室心尖的心内膜边界，然后点击计算。如图1-8-2-5A。分析径向和圆周形变时，进入左心室短轴切面图像，选择对应的短轴水平分析模式，用鼠标点击左心室腔的中心点，分析软件提供能自动匹配并可手动微调的ROI，然后点击计算。软件自动按点击顺序追踪心内膜边界。

（2）右心室斑点追踪图像的分析方法：RV的ROI定义为心内膜边界到心外膜边界（如果在室间隔侧，就是到室间隔的LV面）。选择软件供应商推荐的心动周期中的一帧，并在外侧三尖瓣环水平的心内膜边界处开始追踪，并将RV心内膜边界追踪到间隔侧三尖瓣环水平。也可以考虑仅描记RV游离壁，也就是描记终止于RV游离壁插入LV处，但如果追踪包括室间隔通常会更加稳健。由于RV室壁很薄，分析软件应提供默认宽度为5mm的可调节的ROI或心内膜轮廓的测量工具。如果可用，应使用专用的RV分析模式。RV应变的可靠测量要求RV游离壁的所有三个节段都被充分追踪，如图1-8-2-5B所示。

（3）心房的斑点追踪图像的分析方法：LA：在标准AP4C切面，在内侧二尖瓣环的心内膜边界开始，沿LA间隔侧心内膜边界到左心房顶，再到左心房外侧壁，在二尖瓣环外侧结束。还可以用AP2C切面分析，获得LA应变的双平面计算。RA：在聚焦RV的AP4C切面，从侧壁三尖瓣环处开始，沿着右心房侧壁的心内膜面到右心房顶，再到右心房间隔侧，在间隔的三尖瓣环

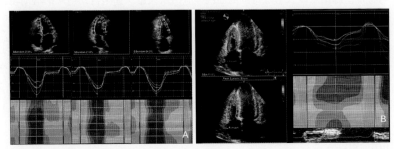

图1-8-2-5　A. 心尖切面测量左心室内膜面纵向应变示意图；B. AP4C切面测量RV纵向应变，白色虚线为总纵向应变，彩色实线为对应个节段纵向应变

处结束。心房分析建议使用默认宽度为3mm的可调节ROI或只描绘心内膜轮廓测量工具。如果可行，应使用专用的心房分析模式。心房分析不建议评估径向或横向应变，也不推荐将心房壁分段和分层（图1-8-2-6）。

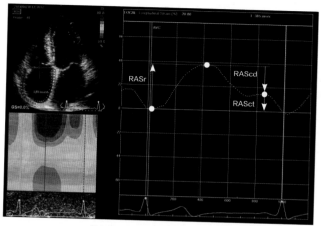

图1-8-2-6 右心房应变成分的测量

推荐以舒张末期作为零应变参考。需要三个测量点（白点）来计算RA的三个阶段的形变：r. 储存期；cd. 管道期；ct. 收缩期。应变分别是RASr（右心房储存期峰值应变）计算为充盈开始和舒张末期之间的应变差值（向上的白色箭头）；RAScd（右心房管道期峰值应变），计算为心房收缩开始与充盈开始之间的应变差值；RASct（右心房收缩期峰值应变），计算为舒张末期和心房充盈开始之间的应变差值

四、斑点追踪技术诊断方法的优、缺点

斑点追踪技术的首要优点是它的敏感性较传统的心肌功能指标高，且不受前后负荷的影响。可以分析心肌各个方向上整体和局部功能。

应变成像存在许多固有的局限性。首先，2D-STE的基本假设是组织的平面内位移对应于2D超声心动图图像中斑点的位移，但实际情况并非如此。斑点离开追踪平面会造成信息的丢失，这个问题在短轴上比在心尖切面中更为突出。三维斑点追踪虽然能够克服这一缺点，但它的帧频、时间和空间分辨率都较2D低。不同质量和不同空间和时间分辨率的图像在形变成像的结果中会产生潜在的变异。另一重要的局限性是不同厂家仪器间的差异，STE分析的是以专有的扫描格式储存的数据，这种数据只能用各厂家自己的软件分析。

Key Points and Suggestions（要点及建议）

1. 斑点追踪技术（STE）是一个相对较新的用于评估心肌机械力学的技术，理论上认为它无角度依赖性。它通过追踪二维图像斑点的位移而获得曲线，常用的如速度（V）、应变（S）和应变率（SR）等指标。

2. 本章节还详细介绍了左心室、右心室、左心房、右心房斑点追踪技术的采集及分析要点。

3. 斑点追踪获得的应变及应变率等指标敏感性高于传统评价心肌功能指标，适用于评估传统功能指标正常的亚临床情况。

4. STE对图像质量有较高要求，良好的图像质量可提高其检测的准确性和稳定性，始终将STE追踪结果与图像进行视觉检查并排除任何疑点是至关重要的。标准化图像采集对于减少分析数据的观察者间和观察者内的差异性至关重要。

5. STE对图像的帧频有一定要求。一般情况下，帧频40~80帧/秒已被广泛用于测量正常心率下的运动和形变。随着心率增加，帧频应相应成比例的增加。

6. STE并不是完全不受角度的影响，通常情况下，在沿着超声束方向上超声图像的分辨率要比垂直于超声束方向上的分辨率好。因此，斑点追踪测量沿着超声束方向的运动和变形要优于其他方向。

参考文献

[1] Mor-Avi V, Lang RM, Badano LP, Belohlavek M, Cardim NM, Derumeaux G, et al. Current and evolving echocardiographic techniques for the quantitative evaluation of cardiac mechanics: ASE/EAE consensus statement on methodology and indications endorsed by the Japanese Society of echocardiography. Eur J Echocardiogr, 2011, 12: 167-205.

[2] Voigt JU, Pedrizzetti G, Lysyansky P, Marwick TH, Houle H, Baumann R et al. Definitions for a common standard for 2D speckle tracking echocardiography: consensus document of the EACVI/ASE/Industry Task Force to standardize deformation imaging. Eur Heart J Cardiovasc imaging, 2015, 16: 1-11.

[3] Badano LP, Kolias TJ, Muraru1 D, et al. Standardization of left atrial, right ventricular, and right atrial deformation imaging using twodimensional speckle tracking echocardiography: a consensus document of the EACVI/ASE/Industry Task Force to standardize deformation imaging European Heart. Cardiovascular imaging, 2018, 19: 591-600.

[4] Yoshida T , Mori M , Nimura Y , et al. Analysis of heart motion with ultrasonic Doppler method and its clinical application[J]. American Heart Journal, 1961, 61: 61-75.

[5] Nagueh SF, Appleton CP, Gillebert TC, Marino PN, Oh JK, Smiseth OA, et al. Recommendations for the evaluation of left ventricular diastolic function by echocardiography. J Am Soc Echocardiogr, 2009, 22: 107-133.

[6] Rudski LG, Lai WW, Afilalo J, et al. Guidelines for the echocardiographic assessment of the right heart in adults: a report from the American Society of echocardiography. J Am Soc Echocardiogr, 2010, 23: 685-713.

[7] Sutherland GR, Hatle L, Claus P, et al. Doppler Myocardial imaging. Hasselt, Belgium: BSWK; 2006.

[8] Helle-Valle T, Crosby J, Edvardsen T, et al. New noninvasive method for assessment of left ventricular rotation: speckle tracking echocardiography. Circulation, 2005, 112: 3149-3156.

[9] Alharthi MS, Jiamsripong P, Calleja A, et al. Selective echocardiographic analysis of epicardial and endocardial left ventricular rotational mechanics in an animal model of pericardial adhesions. Eur J Echocardiogr, 2009, 10: 357-362.

[10] Jiamsripong P, Alharthi MS, Calleja AM, et al. Quantification of left ventricular twisting mechanics by velocity vector imaging in an animal model of pericardial adhesions. Ultrasound Med Biol, 2009, 35: 1963-1972.

[11] Kim DH, Kim HK, Kim MK, et al. Velocity vector imaging in the measurement of left ventricular twist mechanics: head-to-head one way comparison between speckle tracking echocardiography and velocity vector imaging. J Am Soc Echocardiogr, 2009, 22: 1344-1352.

[12] A novel feature-tracking echocardiographic method for the quantitation of regional myocardial function: validation in an animal model of ischemia-reperfusion. J Am Coll Cardiol, 2008, 51: 651-659.

[13] Chen J, Cao T, Duan Y, et al. Velocity vector imaging in assessing the regional systolic function of patients with post myocardial infarction. echocardiography, 2007, 24: 940-945.

[14] D'hooge J, Heimdal A, Jamal F, et al. Regional strain and strain rate measurements by cardiac ultrasound: principles, implementation, and limitations. Eur J Echocardiogr, 2000, 1: 154-170.

[15] Saito K, Okura H, Watanabe N, et al. Comprehensive evaluation of left ventricular strain using speckle tracking echocardiography in normal adults: comparison of three-dimensional and two-dimensional approaches. J Am Soc Echocardiogr, 2009, 22: 1025-1030.

[16] Yodwut C, Weinert L, Klas B, et al. Effects of frame rate on three-dimensional speckle-tracking-based measurements of myocardial deformation. J Am Soc Echocardiogr, 2012, 25: 978-985.

（梁玉）

第九章　心脏超声造影（对比剂增强超声心动图）技术操作及诊断规范

　　对超声声学造影最早的认识始于1968年，Gramiak医生在心导管检查过程中注射吲哚青蓝及生理盐水，通过M型超声记录到心腔内气泡显影现象。由于受到技术条件限制，早期的声学造影技术均为体积较大的气泡，通常直径大于10μm，无法通过肺循环到达左心系统，因此仅局限于右心声学造影。

　　超声造影技术是非常有用的超声新技术之一，使超声能够像CT、MRI等技术一样，可以借助造影增强组织的某种特征，从而达到更准确、特异、精细的诊断目的。目前造影技术进展分为两个部分，即造影剂以及造影成像、分析技术的进展。现今造影剂研究进展迅速，已经出现了纳米级靶向造影剂，而造影成像分析技术发展较慢，但也结合了多种有效超声技术，如能量多普勒谐波技术，以期达到既能敏感的检测到造影微泡，又能明显减少微泡破坏的目的。

　　超声造影技术在心脏应用方面，我们根据造影剂的大小和临床用途，把它分为右心声学造影和左心声学造影，其中左心声学造影还包括心肌声学造影技术。现在左心室超声造影剂在心血管批准的唯一指征是左心室腔声学造影（LVO），但可以采用极低机械指数成像（VLMI）（机械指数小于0.2）同时观察心肌灌注情况。2018年更新的ASE指南《超声增强剂在超声心动图中的临床应用》认为，为减少误解（超声造影剂与碘、钆等造影剂区别），在指南中将超声造影剂更名为超声增强剂（UEA）。在进行超声心动图造影和心肌声学造影（MCE）检查时，两者均可使用，但强调UEA的安全性较好。本章节为了方便大家知识衔接，仍将更新的"超声增强技术"按以往的"超声声学造影"进行描述。

第一节　右心声学造影

　　一、定义、临床应用范围、适应证及禁忌证

　　目前常采用振荡的无菌生理盐水或糖盐水注射，由于所产生的气泡较大（大于10μm），不能通过肺循环，只能在右心显影，故称为右心声学造影剂。广泛地应用于诊断或排除心内或肺内右向左分流相关疾病。2016年，中国医师协会超声分会发布了右心声学造影指南。

　　1. 主要临床应用范围

　　（1）可疑存在左向右或右向左分流的心脏疾病，通过右心声学造影，可以明确有无分流，并确定分流量的多少，临床中最常见的就是卵圆孔未闭的筛查（图1-9-1-1）。

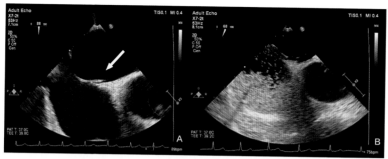

图1-9-1-1　A. 经食管超声心动图，双房切面可见房间隔卵圆孔处回声分离；B. 进行右心声学造影，注射含空气微泡的生理盐水后，左心房内可见气泡回声；箭头. 分离的卵圆孔

（2）诊断先天性血管畸形：临床中比较常见的血管畸形包括永存左上腔静脉、肺动静脉瘘等。

（3）评价右心腔内径、心内膜边界轮廓、室壁厚度、是否存在占位、评估瓣膜反流情况等。

（4）低氧的情况下，通过右心声学造影寻找病因。

2. 禁忌证及副作用

右心声学造影，由于所使用的气泡为大分子颗粒，因此有相对严格的临床禁忌证，以避免严重的不良反应或并发症。

主要禁忌证：①严重紫绀且心内分流量较大；②重度肺动脉高压；③有栓塞、卒中、偏头痛病史；④重度肺气肿、呼吸功能不全、重度贫血患者；⑤酸中毒、严重心肾功能不全者；⑥急性冠状动脉综合征。

右心声学造影极少有副作用，极个别患者出现头晕、咳嗽等不适，一般都在短时间内自行缓解。

二、常见诊断指标及评估技术

右心声学造影剂主要包括二氧化碳类造影剂或含空气类造影剂。右心声学造影微泡的特点为：体积较大，无法通过肺循环，容易破裂，稳定性较差，从而限制了检查持续时间。

（一）右心造影结果判定

（1）房间隔缺损患者，右心显影后，右心房在相应缺损位置，出现负性造影区，即提示存在房水平左向右分流；而当右心显影后，左心房左心室迅速显影，则提示存在房水平的右向左分流。

（2）卵圆孔未闭的患者，在注射激活盐水后，观察左心是否有微泡以及微泡的数量、显影的持续时间。由于卵圆孔未闭分流量往往较少，而后可以嘱患者进行Valsalva动作，即深吸气后，屏住呼吸并用力憋气，以提高左右心之间的压力差，从而增加分流、提高检出率，此时仍旧观察左心内有无微泡、微泡数量及显影时间。经食管超声心动图是诊断卵圆孔未闭的"金标准",能够明确房间隔的解剖结构,因此,建议在经胸超声心动图诊断结果不满意的情况下,进一步行经食管超声心动图明确诊断。

（3）肺动静脉瘘患者的声学造影表现为,在造影气泡在右心房、右心室顺序显影4~5个心动周期后,在左心内显影,并且在左心内显影持续时间明显长于右心。气泡的多少与分流量大小呈正比。

（4）永存左位上腔静脉患者的引流路径主要有两种:引流入冠状静脉窦（占80%~90%）和引流入左心房。前者经左肘静脉注射声学造影剂后,可见造影剂先出现于扩张的冠状静脉窦,而后进入右心房、右心室。后者经左肘静脉注射声学造影剂后,右心房、左心房几乎同时显影;而经右肘静脉注入声学造影剂时,右心房、右心室显影,左心房不显影。

（5）右心占位,同于左心占位,可以使用造影剂判断心内膜边界,是否有负性显影区,占位区是否有异常造影剂充盈等（详见左心声学造影部分）。

综合以上,右心声学造影主要用于帮助判断心内、心外有无异常分流、明确分流的部位、方向、分流量的多少;心内占位者明确占位有无,如有占位,则评估占位的大小、与邻近组织的关系。

（二）右心声学造影半定量分析

根据2016年卵圆孔未闭处理策略的中国专家建议,将分流分为三级:Ⅰ级（少量）:1~10个微泡/帧;Ⅱ级（中量）:10~30个微泡/帧;Ⅲ级（大量）:>30个微泡/帧。

PFO的造影分级尚存争议,国外的文献经验如下。少量分流:左心房内气泡<20个/切面/帧;中量分流:左心房内气泡>20个/切面/帧,但未充满整个左心房腔;大量分流:左心房内气泡数量无法计数,或气泡充满整个左心房腔。

三、规范化超声诊断流程

右心声学造影是一种临床上简单易行的成像方法。具体检查操作如下:一般选取左侧肘静脉建立静脉通路（图1-9-1-2）,注射振荡的无菌生理盐水,造影剂在右心房室内顺序显影。在检查过程中,要观察造影剂出现的顺序、出现及消失的时间。正常人经外周静脉注射声学造影剂后,造影剂先出现在右心房,而后到达右心室、肺动脉,相应操作流程见图1-9-1-3。

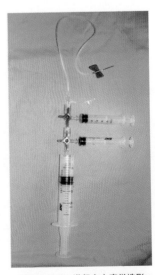

图1-9-1-2 进行右心声学造影的三通管装置,分别与患者的前臂静脉建立连接,另外两端与生理盐水及空气的注射器相连通

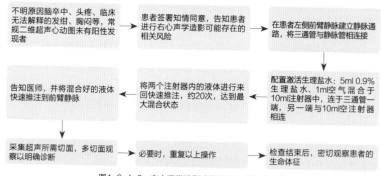

图1-9-1-3 右心声学造影成像规范化操作流程图

Key Points and Suggestions（要点及建议）

1. 右心声学造影次数不宜过多，一般在5次以内。

2. 两次造影时间间隔应在5分钟以上，以免蓄积。

3. 一般取左侧肘静脉进行穿刺注射造影剂，对永存左上腔静脉等畸形显示较好。

4. 造影剂不必全部注入，当造影目的已达到以及所需观察的切面均显示后，即可停止注射。

5. 明显发绀患者或彩色多普勒已探及明确房和/或室水平分流者，原则上不做声学造影检查，以免过多气泡未通过肺循环滤而直接进入体循环造成气体栓塞。仅当常规检查结果不能解释临床表现时，或为排除原发性肺动脉高压、肺静脉瘘等情况下，考虑声学造影检查。

6. 注射造影剂过程中，病人若感不适，应立即停止。

7. 检查时探头应固定于某一或少数几个最佳观察切面，避免探头频繁移动造成伪像，同时也丧失了最佳观察时机。

8. 必要时可嘱病人用力咳嗽或推挤注射造影剂的同侧上臂，以增强造影显示效果。原理为咳嗽可震落黏附于静脉血管壁的小气泡，促进其进入右心；推挤同侧上臂可促使含造影剂的血液回流。此外，还可采用Valsalva动作、深吸气等方式增强造影效果。

9. 注射完毕后应观察10分钟以上，患者无不适方可离开。

10. 若不慎将造影剂注入皮下，局部可出现皮下气肿。应立即拔出针头，由周围向针眼处挤压，将气泡挤出。残留的微小气泡可让其自行吸收。一般不会引起皮肤坏死或色素沉着等不良反应。

第二节 左心声学造影

一、概述

由于右心声学造影剂气泡体积较大，无法通过肺毛细血管微循环进入左心，致使左心声学造影成像曾一度停滞，直至20世纪90年代，第一代左心声学造影剂的问世使左心声学造影得以实现。但是第一代左心声学造影剂的气泡体积较大，其包裹的气体主要是空气，检查持续时间较短。与之相比，第二代声学造影剂，微泡包膜溶解度低，内含气体主要是惰性气体，微泡体积较小，小于10μm，稳定性提高，检查持续时间相对延长，并且代谢速度快。目前的左心声学造影剂的气泡外壳成分稳定，包含大分子气体，微泡大小为1.1~4.5μm，能够有效通过体肺毛细血管床。微泡在血液循环中持续的时间主要取决微泡的大小、包含气体的可溶性和扩散率、药代动力学特性、以及外壳的属性等。主要的商用声学造影剂包括声诺维（SonoVue）、Definity、Optison等，国内使用的造影剂主要是声诺维，属于第二代声学造影剂。自2001年起，美国超声心动图协会（ASE）发表了多个超声声学造影的相关指南，并在2018年对2008年发表的超声声学造影的临床应用进一步更新。

二、成像原理及临床应用

左心声学造影的成像原理不同于传统的右心声学造影。右心声学造影可以采用非商用造影剂，在常规二维灰阶超声检查模式就可以完成检查。而左心声学造影是通过特殊的信号处理技术，增强微泡的非线性谐波信号，抑制组织的线性和非线性回波信号，从而达到对左心室腔或左心室心肌显影的目的。

目前，左心系统声学造影根据用途可分为左心室腔声学造影（LVO，MI<0.3）、心肌声学造影（MCE，MI<0.2）以及血管造影成像。按照造影模式，可以简化为低机械指数成像和极低机械指数成像，与较早的左心室腔声学造影和心肌声学造影相对应。2018年之前，临床多采用低机械指数模式（MI<0.3）进行左心室腔声学造影。与之相比，极低机械指数模式成像（即MI<0.2）具有较高的空间分别率和合理的时间分辨率，因此能够同时评价心肌灌注、室壁运动。2018年美国超声心动图协会的最新指南建议有较大的调整，建议采用极低机械指数模式进行左心室腔声学造影，能够更清晰的显示心内膜边界，从而对心腔内的正常或异常结构、心腔容积、局部运动收缩功能及彩色血流信号进行更为准确的判断。评价心肌灌注方面，在高MI闪击"flash"（短暂提高机械指数>0.8可完全破坏心肌内的微泡）后，心肌的微循环出现一个造影微泡重新灌注的过程，观察心肌增强剂恢复的速率、强度评价病变性质。在左心声学造影开展早期，各大超声诊断仪的生产商均推出了定量化软件以评价心肌灌注的过程，即心肌灌注曲线，但是由于各厂家间的参数设置不尽一致，数据变异较大。目前，临床中更多通过肉眼判断的方法做出室壁心肌灌注异常的定性评价，从而可准确判断冠状动脉微循环异常，急、慢性心肌缺血的病变范围及程度，以及再灌注治疗的效果、预后。

除左心声学造影成像外，国内外也大规模开展了血管造影成像，对大、中血管进行造影检查，包括颈动脉、外周动脉、主动脉、移植血管或人工血管等的造影成像。与心脏造影成像相似，动脉声学造影可以评价血管内结构及血流动力学信息。颈动脉声学造影检查能够更清晰的了解斑块的性质、是否为稳定斑块、是否合并溃疡，甚至可以观察斑块内是否有新生血管，这都是二维超声检查无法获得的信息。股动脉声学造影除了可以了解斑块情况，还可以准确判断假性动脉瘤、指导介入治疗。外周动脉的造影成像可以评价肌肉的血流灌注以及血流储备情况。声学造影检查能够明确区分主动脉夹层真腔和假腔，从而明确诊断外科人工血管置换术后是否存在人工血管漏或假性动脉瘤等。

声学造影技术，不仅仅是一种诊断模式，还能够成为一种治疗手段。超声造影的靶向治疗以及基因转染技术，能够增加活性细胞的摄取，降低空化效应的阈值，从而显著提高基因转染效率。

三、适应证及禁忌证

左心声学造影已经在临床广泛应用，其安全性及可靠性也得到多项临床研究证实。造影剂微泡通过肺循环进入左心系统，从而进入体循环，对于心肺功能、冠脉循环及体循环、心肌酶学指标等无任何影响。

（一）左心室声学造影的适应证

（1）超过2个以上邻近节段的心肌组织、心内膜边界显示不清，尤其在肥胖、肺部疾病以及重症患者，可以通过注射声学造影剂，评价室壁运动及局部、整体的收缩功能，提高诊断的准确性和可靠性（可以测量左心室EF值和容积）；

（2）评价心脏的解剖结构，如心尖肥厚型心肌病、心肌致密化不全、心尖部异常病变如室壁瘤、附壁血栓，左心室腔造影能够优化心尖部图像，达到明确诊断（经食管超声成像时增强左心耳血栓的显示）；

（3）评价心内肿物，判断肿物内是否有造影剂显影，用以区分肿瘤与血栓等；

（4）心外解剖异常，可以对颈动脉、股动脉、主动脉及其移植物进行评价；

（5）增强多普勒信号，如微量三尖瓣反流的肺动脉高压患者，通过注射声学造影剂，能够增强多普勒信号，从而更为准确评价实时肺动脉压力；

（6）与负荷超声心动图结合，增加冠心病诊断的可靠性。

（二）禁忌证

（1）2018年新的指南中更新关于特殊人群的声学造影使用建议：妊娠及5岁以下儿童，无使用声学造影剂的安全性相关数据资料，因此不推荐在该类人群中使用声学造影剂。

（2）自2008年，有关超声对比剂安全性评估的研究数据陆续发表，2016年，有关部门将右向左分流、双向分流以及一过性右向左分流从禁忌证中剔除。

（3）不同生产商的造影剂成分不同，临床禁忌证也有所不同。Optison的禁忌证是对全氟丙烷、血液及血液制品、白蛋白明确或可疑过敏。Definity的禁忌证是对全氟丙烷明确或可疑过敏。声诺维的禁忌证是对六氟化硫或其内非活性成分明确或可疑过敏。

四、常见诊断指标及评估技术

左心室心内膜边界的判断，一般采用低机械指数模式或极低机械指数模式，同时采用高能量爆破"flash"（持续时间5~10帧，MI 0.8~1.2）破坏造影微泡，重新灌注充盈，进行实时评价。

（一）评价左心室容积

注射声学造影剂后，可以清晰显示心室腔与致密化心肌分界，鉴别较丰富的肌小梁及伪像，造影模式下测得的舒张末期、收缩末期左心室容积往往比二维图像更大，更接近心脏磁共振成像结果，因此，声学造影模式下测得的左心室腔容积才是更真实的左心室径线。女性舒张末期容积指数上限建议为83ml/m³，男性上限建议为98ml/m³。

（二）左心室射血分数评价

左心室射血分数作为左心室整体收缩功能评估的重点，在超声报告中不可或缺。不论是心肌病、冠心病，还是心脏瓣膜病变，基线状态下以及干预后的左心室射血分数评价均至关重要。以磁共振成像作为金标准，超声造影增强后的左心室射血分数准确性显著提高。

（三）局部室壁运动异常评价

左心室壁运动异常的评价本身主观性较强，而且明显受到图像质量的限制，因此在超过两个以上邻近节段心肌显示不清时，推荐使用声学造影进行补充性评估。三维超声心动图对提高图像质量、改善室壁运动的评估方面无明显帮助。但超声造影与负荷试验相结合，能够显著提高室壁运动异常判断的可靠性、敏感性以及特异性。

（四）心内血栓及肿物的造影评估

心内血栓有导致体循环栓塞的风险，准确评价心内血栓，对于临床决策以及预后非常关键。心内血栓，无论是左心室还是左心房内，其特点都是无造影剂信号充盈，即负性造影区（图1-9-2-1）。超声心动图是评价心内肿物的一线成像模式，但是由于受到技术条件的限制，常规二维超声心动图对多数肿瘤的性质难以进行判断，从而导致误诊、甚至错误的临床决策。因此，二维超声发现心内肿物后，均应补充进行超声声学造影，以判断肿瘤的性质、与心肌组织的关系等。建议采用极低机械指数模式对肿物进行造影成像，并采取Flash实时观察肿瘤内造影剂信号的实时灌注情况，良性肿物一般血供较少，仅有少量造影剂显影（图1-9-2-2），而恶性肿瘤内新生血管丰富，可见较高密度造影剂信号。

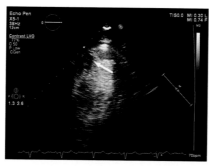

图1-9-2-1　陈旧心肌梗死患者，左心室心尖部可见无造影剂充盈的负性显影区（箭头），提示血栓形成

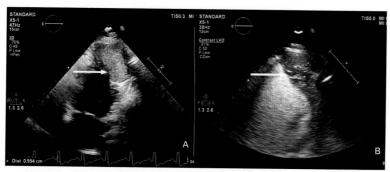

图1-9-2-2　A.常规二维经胸超声心动图，左心室侧壁中段及心尖段异常占位回声；B.超声声学造影成像，占位内可见少量造影剂信号充盈，考虑纤维瘤可能。外科手术病理结果确认为纤维瘤

（五）心尖肥厚型心肌病

左心室心尖部在超声扫描的近场区域，易受到噪声干扰，影响心尖部成像，导致少部分心尖肥厚型心肌病漏诊。声学造影可以明确心尖部心肌是否存在肥厚，造影一般呈典型的"黑桃征"，超声增强显像，甚至可以评价肥厚型心肌病的相关并发症，包括心尖部室壁瘤形成、附壁血栓等。最新指南推荐，极低机械指数成像模式能够更好的评估肥厚型心肌病。

（六）心肌致密化不全

由于致密心肌变薄、非致密化心肌增多，导致局部心肌收缩力下降，引起心力衰竭、血栓栓塞甚至猝死，预后往往较差。造影微泡能够充盈非致密心肌的小梁间隙当中，有助于识别非致密化心肌的厚度。建议采用低机械指数模式，MI在0.3~0.4之间，并用Flash破坏心腔内造影微泡，实时观察造影微泡充盈小梁间隙的过程（图1-9-2-3）。

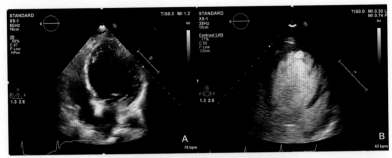

图1-9-2-3 A. 常规二维经胸超声心动图，左心扩大，左心室心尖部肌小梁增多；B. 超声声学造影，可见左心室非致密化心肌明显增多，致密化心肌变薄，非致密化的小梁间隙内有大量造影微泡充盈，心肌致密化不全诊断明确

（七）右心室评价

尽管右心声学造影能够对右心的结构、功能进行评价，但是由于检查时间受限，亦可以使用左心声学造影剂对右心的结构、功能进行评估，包括右心室的形态、局部室壁运动、右心室血栓及肿物等（图1-9-2-4）。

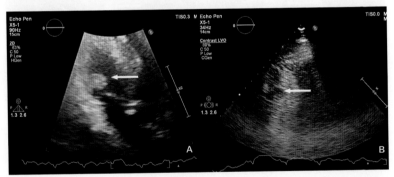

图1-9-2-4 A. 常规二维超声心动图，在右心室内三尖瓣腱索下方探及中等偏强异常回声，呈类圆形，随心动周期抖动；B. 右心声学造影检查，肿物内探及散在造影剂充盈，考虑右心室黏液瘤

（八）左心房及左心耳附壁血栓

使用超声对比增强显像，能够明确区分左心耳浓密自发回声显影、伪影或血栓。房颤射频消融或复律之前，均需要评价是否存在左心耳附壁血栓，建议该类人群采用经食管超声心动图结合声学造影检查（建议启用谐波模式，MI<0.5），从而减低术后发生血栓栓塞的风险。

（九）评价心肌灌注

对于局部心肌灌注是否存在异常，建议采用极低机械指数模式，采取5~15帧的高能量Flash（MI 0.8~1.0）破坏心肌内的微泡，并实时观察心肌再灌注充盈情况。而当可疑病变血管供血范围内的心肌灌注在静息状态下未见异常时，建议进一步采用负荷试验进行评估。负荷模式下，可以采取持续静脉注射稀释造影剂（3%~5% Definity，10% Optison），建议剂量3~5ml/min；或采取静脉推注，建议Definity 0.1~0.2ml，Optison或声诺维0.3~0.5ml，而后5~10ml 0.9%生理盐水冲洗时间大于10s。

五、规范化超声评估以及操作流程

与右心声学造影相似，左心声学造影一般选择左、右侧前臂静脉或肘正中静脉建立静脉通路，同时连接心电图监测。由于目前国内使用的主要声学增强剂是声诺维，因此本文主要以声诺维为例阐述操作过程。

（一）左心声学增强剂（声诺维）注射及仪器设置

声诺维为白色的冻干粉，置于安瓿内，按照产品说明书配置好声学造影剂后，静脉推注或者泵入，主要注射方式有两种，一种是弹丸式注射，即一次将一定量的造影剂快速注射到静脉，所用造影剂剂量较小，检查时间较短，这种方法在临床当中应用较多；另一种是持续静脉推注，即将造影剂匀速推注到静脉内，可以保证一定长度的检查时间。

左心室腔造影时，通常采用低机械指数模式（MI<0.3）或极低机械指数模式（MI<0.2），推注1~2ml造影剂，随后用5ml的0.9%生理盐水冲洗。如果未达到满意成像，可以继续追加1~2ml，建议总量不超过5ml。留取至少10个心动周期以上动态图像，观察心腔及心肌变化，启动Flash（间断短暂高机械指数破坏，MI>0.8）破坏掉心肌及心腔内的造影微泡，此时再观察增强剂逐渐进入心肌或异常团块的情况。

（二）左心声学造影操作流程图（图1-9-2-5）

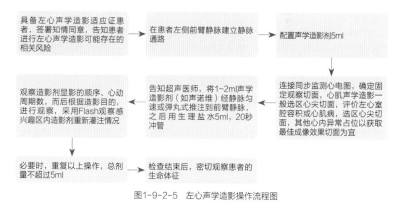

图1-9-2-5　左心声学造影操作流程图

（三）左心腔声学造影对结果的判断

（1）左心声学造影能够清晰的显示心内膜边界，从而可以采用单平面或双平面甚至多平面Simpson方法评价左心室的容积及射血分数；

（2）在心内膜边界显示清晰的基础上，可以对二维图像欠佳的肥厚型心肌病或心肌致密化不全的病例进一步观察，明确心内膜边界，可以评估肥厚心肌的厚度，从而确定肥厚型心肌病的类型以及程度，心肌致密化不全的患者，在非致密化心肌内，可以扫查到造影剂的涡流信号；

（3）心内占位的判读。定性的方法包括肉眼判断高MI闪击后包块内增强剂恢复的速率，结果可分为：无增强、部分或不完全增强、完全增强。血栓一般表现为充盈缺损区，即无任何造影信号显影。左心房黏液瘤、心脏纤维瘤等良性肿瘤会有部分造影剂显影。血管瘤的组织构成特殊，因此，血管瘤的声学造影回声比其他良性肿瘤丰富，但是均匀。而心脏原发恶性肿瘤或转移瘤，瘤体内会看到异常丰富的造影剂信号充盈；

（4）外周血管的声学造影，可以判断管腔内的异常回声，如血栓，其判断方法同左心室腔声学造影；

（5）稳态的判断：当造影剂达到稳定状态时，心腔内的造影剂回声均匀，当造影剂浓度降低时，可见近场区见到类似"涡流"信号。

左心室心肌声学造影，在心肌及心室腔内声学造影剂达到稳态后，通过高能量破坏微循环内的气泡，观察微气泡再次充盈心肌微循环的过程。缺血的心肌组织，其达到灌注充盈的心动周期数要明显延迟于正常心肌。对存活心肌的评价，还可以与多巴酚丁胺负荷试验结合，梗死节段不仅室壁形态结构上发生改变，若存活心肌数量较少，则无或仅有微量造影剂充盈显影。

Key Points and Suggestions（要点及建议）

1. 指南指出超声左心声学造影（超声增强技术）是安全、有效的，并且操作简便、快捷，可以推荐在临床上针对某些特定情况下使用。

2. 超声左心声学造影模式，一般分为低机械指数（MI<0.3）及极低机械指数（MI<0.2）成像两种模式。

3. 左心室腔声学造影在清晰显示心内膜边界，评价心腔的容积、左心室整体收缩功能、室壁运动异常、心肌病以及心内占位等方面有独特的临床应用价值。

4. 心肌声学造影采用极低机械指数成像模式，能够对心肌灌注进行评价。尽管美国FDA尚未批准将心肌声学造影纳入常规临床指南，但是研究证明，心肌灌注评价仍旧能够给临床的诊断以及预后提供较多信息。

5. 负荷试验（包括运动负荷、多巴酚丁胺负荷试验、血管扩张性药物负荷试验）结合心肌声学造影检查中出现局部心肌灌注异常的患者，其心源性事件的风险相对灌注正常患者增加5倍。

6. 动脉血管的超声声学造影，不仅可以了解血管的解剖以及血流动力学情况，还可以进行动脉滋养血管评价、手术前后结果对比。

7. 早期的指南，未批准儿童作为声学造影的适用人群（目前适用于大于18岁的成人），但是在2018年美国超声心动图协会的更新中强调指出，5岁以上儿童以及青少年可进行超声声学造影检查。

8. 目前尚欠缺有效、简便定量的超声声学造影结果的分析方法，一般采用定性分析方法对结果进行判定，如对于心内占位，采用肉眼判断高机械指数爆破后，包块内增强剂恢复的速率和充填强度，可分为：无增强、部分或不完全增强、完全增强。定量指标研究的较多的为高机械指数爆破后微泡的再充填速率和平台期强度等，需要专门的软件进行分析。

参考文献

[1] Porter TR, Mulvagh SL, Abdelmoneim SS, et al. Clinical Applications of Ultrasonic Enhancing Agents in echocardiography: 2018 American Society of echocardiography Guidelines Update. J Am Soc Echocardiogr, 2018, 31(3): 241-274.

[2] 中国医师协会超声医师分会, 超声心动图检查指南. 北京: 人民军医出版社, 2016: 79-83.

[3] 中国医师协会心血管内科医师分会. 卵圆孔未闭处理策略中国专家建议. 心脏杂志, 2015, 27(4): 373-379.

[4] Chambers J, Seed PT, Ridsdale L. Association of migraine aura with patent foramen ovale and atrial septal aneurysms. Int J Cardiol, 2013, 168(4): 3949-3953.

[5] Waggoner AD, Ehler D, Adams D, et al. Guidelines for the cardiac sonographer in the performance of contrast echocardiography: recommendations of the American Society of echocardiography Council on Cardiac Sonography. J Am Soc Echocardiogr, 2001, 14(5): 417-420.

[6] Mulvagh SL, Rakowski H, Vannan MA, et al. American Society of echocardiography Consensus Statement on the Clinical Applications of Ultrasonic Contrast Agents in echocardiography. J Am Soc Echocardiogr, 2008, 21(11): 1179-1201.

[7] Porter TR, Abdelmoneim S, Belcik JT, et al. Guidelines for the cardiac sonographer in the performance of contrast echocardiography: a focused update from the American Society of echocardiography. J Am Soc Echocardiogr, 2014, 27(8): 797-810.

（权欣）

第十章　负荷超声心动图操作及诊断规范

一、概述

负荷超声心动图（SE）是指利用负荷试验，使心肌耗氧量增大到冠状动脉血流储备不足以满足其需要，诱发心肌缺血，心肌收缩力出现异常，此时采用超声心动图即可检出室壁节段性或整体运动异常，对比观察负荷状态与静息状态超声表现，评估受检者心血管系统对负荷的反应状况。1998年

ASE首先发布了负荷超声操作及诊断指南，2007年ASE及2008年EAE均再次发布相关指南，完善了负荷超声操作及诊断规范，2017年中华医学会超声医学分会超声心动图学组颁布了《负荷超声心动图规范化操作指南》，2018年法国FSC单独发表了负荷超声心动图运动试验规范化操作指南。这些指南为我们能够更准确、规范的进行负荷超声操作及诊断提供参考，为其规范化应用提供指导。

负荷超声通常分为运动、起搏、药物、冷加压等负荷，临床应用较为广泛的是运动与药物负荷。

二、负荷超声心动图的临床应用

负荷超声心动图广泛地应用于缺血性心肌病、非缺血性心肌病，本章节根据国内外指南进行了总结，并对常用的负荷方法的临床应用进行了总结（表1-10-1，表1-10-2）。并比较了三种常见负荷超声在各种临床状况中的应用（表1-10-3）。

表1-10-1 负荷超声在缺血性心脏病的临床应用

指南推荐	COR	LOE	参考文献
如果验前概率在66%~85%之间，或没有典型心绞痛而LVEF<50%的患者，建议负荷超声检查作为SCAD诊断的初始检查	I	B	ESC 2014
对于静息心电图异常的患者，会影响负荷状态下准确解读心电图的变化，建议进行负荷超声检查	I	B	ESC 2014
检查尽可能应用运动负荷，而非药物负荷	I	C	ESC 2014
对于冠脉造影检查的中度病变，建议应用负荷超声检查评价功能损害程度	IIa	B	ESC 2014
在心力衰竭和冠心病人中，应用无创性成像检查检测心肌缺血和活性是合理的	IIa	B	ESC 2014
对于患有冠心病的心力衰竭患者，在血运重建之前的心肌活性评估是合理的	IIa IIa	C B	ACC/AHA

（参考欧洲ESC及美国ACC/AHA关于缺血性心肌病和心衰的指南）

Ⅰ类. 指已证实和/或一致公认有益、有用和有效的操作或治疗；Ⅱ类. 指有用和/或有效的证据尚有矛盾或存在不同观点的操作或治疗；Ⅱa类. 有关证据/观点倾向于有用和有效，应用这些操作或治疗是合理的；Ⅱb类. 有关证据/观点尚不能被充分证明有用和/或有效，可考虑应用；Ⅲ类. 指已证实和/或一致公认无用和/或无效，并对一些病例可能有害的操作或治疗，不推荐使用。对证据来源的水平表达如下：证据水平A. 资料来源于多项随机临床试验或荟萃分析；证据水平B. 资料来源于单项随机临床试验或多项非随机对照研究；证据水平C. 仅为专家共识意见和/或小型临床试验、回顾性研究或注册登记；SCAD：稳定性冠心病

表1-10-2 运动负荷超声心动图在缺血性心脏病以外的应用

	A	U	I	来源	阳性参考值	证据级别
扩张型心肌病						
收缩储备	√			ESC 2012, EAE 2009	WMSI>0.25	EC
症状性肥厚型心肌病						
静息峰值梯度<50mmHg	√			ACCF/AHA 2011	>50mmHg	II a, B
无症状瓣膜性心脏病						
严重	√			ACCF/AHA 2011	肺动脉收缩压>60mmHg	II, C
重度MS	√			ACCF/AHA 2011	MG>15mmHg, 肺动脉收缩压>60mmHg	I, C
重度AR	√			ACCF/AHA 2011	左心室储备 肺动脉收缩压升高	EC
严重AS, EF正常		√		ACCF/AHA 2011	MG升高>20mmHg	II b, C
中度AS, AR, MR, MS		√		ACCF/AHA 2011	瓣膜狭窄程度或反流程度增加 肺动脉收缩压升高	EC
轻度MS, MR, AS, AR			√	ACCF/AHA 2011	瓣膜狭窄程度或反流程度增加 肺动脉收缩压升高	EC
症状性瓣膜性心脏病						
中度MS	√			ACCF/AHA 2011	MG>15mmHg, 肺动脉收缩压>60mmHg	I, C
低流量低压差AS	√			ACCF/AHA 2011	真性狭窄: SV>20%, MG>40mmHg, AVA<1.0cm² 并增加量≤0.3cm²	II a, C
中度MR	√			ACCF/AHA 2011	二尖瓣关闭不全危险性增加, 肺动脉收缩压升高	EC

续表

	A	U	I	来源	阳性参考值	证据级别
轻度MS，MR		√		ACCF/AHA 2011	增量不足/梯度递增肺动脉收缩压升高	EC
重度AS，MS，MR			√	ACCF/AHA 2011	肺动脉收缩压升高	EC
肺动脉高压						
正常静息状态经胸超声可疑的肺动脉高压		√		ACCF/AHA 2011	无广泛认可的临界值	EC
运动诱发肺动脉高压治疗中的再评价		√		ACCF/AHA 2011		EC
已证实的静息肺动脉高压			√	ACCF/AHA 2011		EC
可疑的舒张性心力衰竭						
有症状，EF正常，非决定性静息经胸超声		√		ESC 2012	E/e'＞15	EC
儿科患者						
特发主动脉瓣下狭窄/主动脉缩窄	√			ACC/AHA 2008	LVOT MG增加＞30mmHg 主动脉缩窄MG＞20mmHg并舒张期径流	Ⅱa，C
心脏移植受者						
心脏移植血管病变的检测	√			ISHLT 2010	WMA	Ⅱa，B

（参考Picano E等负荷超声在冠心病以外的应用）

A. 合适的；U. 不确定的；I. 不合适的；EC. 专家共识；AS. 主动脉瓣狭窄；MG. 平均压差；MS. 二尖瓣狭窄；MR. 二尖瓣关闭不全；PG. 峰值压差；PH. 肺动脉高压；VHD. 心脏瓣膜病；WMSI. 室壁运动计分指数；AVA. 主动脉瓣口面积；LVOT. 左心室流出道；WMA. 节段性室壁运动异常

表1-10-3 三种负荷超声在各种临床状况中的应用情况

临床状况	平板试验	踏车试验	多巴酚丁胺试验
评价胸痛	＋＋	＋＋	＋

续表

临床状况	平板试验	踏车试验	多巴酚丁胺试验
心肌梗死后危险分层	＋＋	＋＋	＋＋
心肌存活性	－	－	＋＋
评价呼吸困难/疲劳	＋＋	＋＋	－
术前危险度的评估	＋	＋	＋＋
瓣膜疾病的严重程度	－	＋＋	
肺动脉高压		＋＋	

（参考2017年中华医学会超声医学分会超声心动图学组《负荷超声心动图规范化操作指南》）

三、适应证及禁忌证

安全有效的实施负荷超声心动图，需要充分了解其适应证、禁忌证及临床应用范围。

（一）适应证

（1）缺血性心脏病：冠状动脉疾病的诊断、已确诊患者的预后评估及危险分层（如心肌梗死后）、术前危险性评估、劳力性呼吸困难的病因学评估、再血管化治疗后的评估、缺血部位的评估、冠状动脉储备功能评估；

（2）瓣膜性心脏病：瓣膜狭窄程度的评估；

（3）收缩或舒张性心力衰竭非缺血心肌：肥厚型心肌病，扩张型心肌病；

（4）肺动脉高压；

（5）运动员心脏；

（6）先天性心脏病；

（7）心脏移植。

（二）禁忌证

（1）绝对禁忌证：近期显著的静息心电图变化提示有明显的心肌缺血或其他急性心脏事件、急性全身感染伴发烧、身体疼痛或淋巴结病、急性心肌梗死（小于2天）、高风险的不稳定心绞痛、不能控制的有症状伴血流动力学异常的心律失常、有症状的主动脉瓣重度狭窄、失代偿性心力衰竭、急性肺动脉栓塞、肺梗死、深静脉血栓、急性心肌炎或心包炎、急性主动脉夹层、身体残疾而不能安全和充分参与测试。

（2）相对禁忌证：已知的左侧冠状动脉主干狭窄、室壁瘤、不确定与症状相关的中重度主动脉瓣狭窄、重度高血压（收缩压＞200mmHg或舒张压＞110mmHg）、重度房室传导阻滞、肥厚型心肌病或其他致左心室流出道狭窄疾病、近期的脑卒中或短暂性脑缺血发作、不能控制的心动过速或心动过缓、精神创伤而导致的不能充分配合运动、已知运动会加重的神经肌肉、肌肉骨骼或类风湿疾病、未经治疗纠正的状态（如糖尿病、甲状腺疾病、贫血、电解质紊乱）、慢性感染性疾病（单核细胞增多症、肝炎、艾滋病）。

四、常见诊断指标

（一）评估缺血性心脏病诊断指标及技术

1. 目测法评估节段性室壁运动异常

负荷超声心动图的原理是通过对基础状态及负荷试验中节段性室壁运动、室壁增厚以及心内膜位移变化情况的主观评价进行分析。

2. 半定量方法

具体分析方法建议使用美国超声心动图协会推荐的左心室16节段划分法（图1-10-1）：即每一节段按照运动正常、运动减弱、运动消失和矛盾运动分别计分为1、2、3和4分。室壁运动计分指数=各节段计分之和/参与计分的节段数；无论是基础状态还是负荷状态，检查结果正常时室壁运动计分指数为1，>1提示存在室壁运动异常，计分指数越大提示室壁运动异常的范围和/或程度越重。根据上述方法获得的诊断指标可归纳为：正常、心肌缺血、心肌梗死、存活心肌（表1-10-4）。

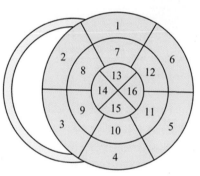

图1-10-1　美国超声心动图协会推荐的左心室16节段划分法判断左心室壁运动

表1-10-4　采用负荷超声心动图法判定正常、心肌缺血、心肌梗死、存活心肌的方法

静息状态下	负荷状态下	结果判读
正常	正常	正常
正常	运动减弱/消失	心肌缺血
运动减弱/消失	运动减弱/消失	心肌梗死
运动减弱/消失	正常	存活心肌

（参考2017年中华医学会超声医学分会超声心动图学组《负荷超声心动图规范化操作指南》）

注.由正常冠状动脉供血的正常心肌组织，在静息状态下，室壁运动正常，在负荷状态下，室壁运动增强。由严重狭窄的冠状动脉供血的正常心肌组织，静息状态下，室壁运动正常，负荷状态下，室壁运动减低、无运动或出现矛盾运动。存活心肌在静息状态下，室壁运动减低，而负荷状态下，室壁运动正常。梗死节段在静息和负荷状态下，室壁运动均存在运动异常。

值得注意的是，由于心内膜清晰程度对于评估的准确性至关重要，推荐在负荷超声心动图中使用组织谐波成像，降低近场伪像，提高分辨率，增加心肌信号，优化心内膜边界。

3. 定量诊断方法结合新技术

在负荷超声心动图检查中，可根据情况结合采用定量超声方法，常见的有组织多普勒、应变、心肌声学造影、三维超声等增加对室壁运动的准确性分析（图1-10-2）。

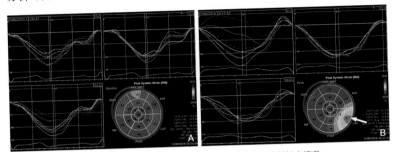

图1-10-2　采用应变技术评估运动负荷前后患者的心肌缺血情况

A. 静息状态下，患者心肌功能尚可，应变均为红色；B. 负荷状态下，侧壁出现心肌缺血，颜色变为蓝色（箭头），此处应变下降

（二）评估非缺血心脏病的诊断指标

1. 肥厚型心肌病（IICM）

负荷试验在HCM患者中是相对安全的，常采用运动负荷试验。2014年ESC指南建议"如果床旁操作未能诱发LVOT压差≥50mmHg，则建议有症状患者进行运动负荷超声心动图检查"［Ⅰ类，B级证据水平］。诊断标准：左心室流出道梗阻定义为在静息或在生理诱发期间（即Valsalva动作、站立和等张运动）的瞬时峰值多普勒左心室流出道压差≥30mmHg。运动负荷试验中左心室流出道压差≥50mmHg提示显著的血流动力学改变，同时可以观察到二尖瓣反流加重（图1-10-3，图1-10-4）。

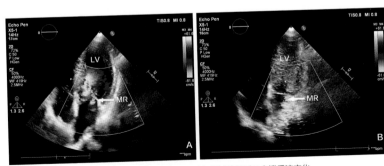

图1-10-3　肥厚型心肌病运动负荷试验前后二尖瓣反流变化

A. 负荷前，二尖瓣少量反流；B. 负荷后，二尖瓣大量反流。MR. 二尖瓣反流

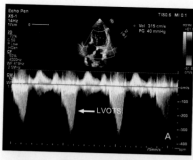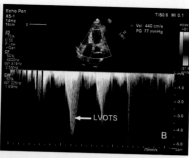

图1-10-4　肥厚型心肌病运动负荷试验前后左心室流出道血流速度变化

A. 负荷前，左心室流出道峰值血流速度为3.1m/s，峰值压差40mmHg；B. 负荷后，左心室流出道峰值血流速度为4.4m/s，峰值压差77mmHg。LVOTS. 左心室流出道狭窄

2．原发性瓣膜病

最近的指南已经认可在特定的患者中使用负荷超声心动图来进行危险分层并指导瓣膜介入治疗的决策（ESC 2012）。最常见的适应证是评估二尖瓣反流（52%）、主动脉瓣狭窄（34%）、二尖瓣狭窄（8%）和主动脉瓣反流（6%）。表1-10-5总结了阳性诊断指标。常使用运动或多巴酚丁胺负荷试验（表1-10-5）。

表1-10-5　负荷超声心动图瓣膜疾病评估内容及阳性诊断标准

瓣膜评估内容	阳性结果标准
静息状态下有症状的轻到中度二尖瓣反流	瓣膜反流增加到重度，有效反流口面积≥0.4cm^2（器质性）或者≥0.2cm^2（功能性）
无症状的重度二尖瓣反流	肺动脉收缩压增加>60mmHg，无LVEF增加或者左心室长轴应变增加≥2%
静息状态下有症状的轻到中度二尖瓣狭窄	二尖瓣平均跨瓣压差增加≥15mmHg或肺动脉收缩压≥60mmHg
无症状的重度二尖瓣狭窄	同上且出现症状
无症状的重度主动脉瓣狭窄（瓣口面积<1cm^2）	平均跨瓣压差增加≥20mmHg
无症状的重度主动脉瓣反流	无LVEF增加≥5%或运动导致LVEF减低

（参考2013 JACC心血管影像杂志对于负荷超声心动图对瓣膜病的评估）

五、常用评估技术及诊断流程（图 1-10-5）

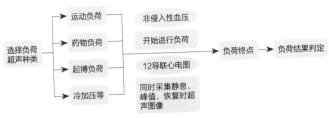

图1-10-5　常用负荷超声方法总流程图

标准化的诊断流程对于负荷超声心动图诊断准确至关重要。检查过程中需正确连接12导联心电图，负荷试验过程中持续监测以便及时发现ST段改变及心律失常，并于静息超声阶段及负荷超声开始后每分钟记录心电图数据。上肢血压于静息状态及负荷试验每阶段完成后进行。超声心动图常用的切面是胸骨旁长轴、短轴及心尖四腔心、三腔心及两腔心切面。基线超声心动图主要评估心室功能、心腔大小、室壁运动厚度、主动脉根部情况以及瓣膜，以除外缺血引起的心脏疾病，包括心包积液、肥厚型心肌病、主动脉夹层及瓣膜心脏病等。此外，我们还要清楚负荷超声心动图试验的终点及次级量非诊断终点（表1-10-6）。

表1-10-6　负荷超声心动图试验的终点及次级量非诊断终点

负荷超声心动图试验的诊断终点	负荷超声心动图试验次极量非诊断终点
目标剂量/负荷量	无法耐受症状
目标心率	极限无症状副作用
明显的超声心动图阳性（2个节段以上的室壁运动异常）	高血压：收缩压>220mmHg；舒张压>120mmHg
剧烈胸痛	低血压（相对性或绝对性）：血压降低>40mmHg
明显的心电图变化（ST段位移大于2mm）	室上性心律失常：室上性心动过速，房颤
	室性心律失常：室性心动过速，频发多形性室性期前收缩

（参考French Society关于负荷试验的心脏病指南）

（一）运动负荷试验具体诊断流程

运动负荷试验包括平板运动试验、踏车运动负荷、二级梯运动试验、等长握力试验，对于可以运动的患者，推荐采用运动负荷而非药物负荷。运动负荷试验的标准化诊断流程见（图1-10-6），目标心率基本可以概括为100%达标：（220-年龄）次/分；90%达标：（200-年龄）次/分；85%达标（190-年龄）次/分，见表1-10-7。

表1-10-7 运动负荷试验目标心率参考图（次/分）

年龄（岁）	100%	90%	85%	年龄（岁）	100%	90%	85%
15	205	185	174	46	174	157	148
16	204	184	173	47	173	156	147
17	203	183	173	48	172	155	146
18	202	182	172	49	171	154	145
19	201	181	171	50	170	153	145
20	200	180	170	51	169	152	144
21	199	179	169	52	168	151	143
22	198	178	168	53	167	150	142
23	197	177	167	54	166	149	141
24	196	176	167	55	165	149	140
25	195	176	166	56	164	148	139
26	194	175	165	57	163	147	139
27	193	174	164	58	162	146	138
28	192	173	163	59	161	145	137
29	191	172	162	60	160	144	136
30	190	171	162	61	159	143	135
31	189	170	161	62	158	142	134
32	188	169	160	63	157	141	133
33	187	168	159	64	156	140	133
34	186	167	158	65	155	140	132
35	185	167	157	66	154	139	131
36	184	166	156	67	153	138	130
37	183	165	156	68	152	137	129
38	182	164	155	69	151	136	128
39	181	163	155	70	150	135	128
40	180	162	153	71	149	134	127
41	179	161	152	72	148	133	126
42	178	160	151	73	147	132	125
43	177	159	150	74	146	131	124
44	176	158	150	75	145	131	123
45	175	158	149	76	144	130	122

续表

年龄（岁）	100%	90%	85%	年龄（岁）	100%	90%	85%
77	143	129	122	84	136	122	116
78	142	128	121	85	135	122	115
79	141	127	120	86	134	121	114
80	140	126	119	87	133	120	113
81	139	125	118	88	132	119	112
82	138	124	117	89	131	118	111
83	137	123	116	90	130	117	111

（参考2017年中华医学会超声医学分会超声心动图学组《负荷超声心动图规范化操作指南》）

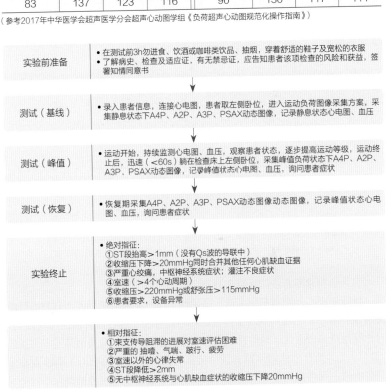

图1-10-6　运动负荷试验流程图

（参考2017年中华医学会超声医学分会超声心动图学组《负荷超声心动图规范化操作指南》）

A4P. 心尖四腔心；A2P. 心尖两腔心；A3P. 心尖三腔心；PSAX. 乳头肌短轴切面

（二）药物负荷试验诊断流程

对于无法运动的患者，可采用药物负荷试验，常用多巴酚丁胺、双嘧达莫、腺苷、异丙肾上腺素等药物，其中基于评估局部室壁运动时多选用多巴酚丁胺，图1-10-7举例了多巴酚丁胺负荷试验方法的流程。

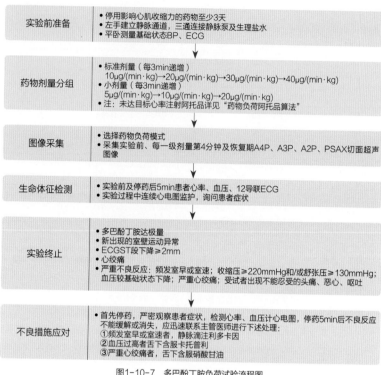

实验前准备	• 停用影响心肌收缩力的药物至少3天 • 左手建立静脉通道，三通连接静脉泵及生理盐水 • 平卧测量基础状态BP、ECG

药物剂量分组	• 标准剂量（每3min递增）
	  10μg/(min·kg)→20μg/(min·kg)→30μg/(min·kg)→40μg/(min·kg)
	• 小剂量（每3min递增）
	  5μg/(min·kg)→10μg/(min·kg)→20μg/(min·kg)
	• 注：未达目标心率注射阿托品详见"药物负荷阿托品算法"

图像采集	• 选择药物负荷模式 • 采集实验前、每一级剂量第4分钟及恢复期A4P、A3P、A2P、PSAX切面超声图像
生命体征检测	• 实验前及停药后5min患者心率、血压、12导联ECG • 实验过程中连续心电图监护，询问患者症状
实验终止	• 多巴酚丁胺达极量 • 新出现的室壁运动异常 • ECGST段下降≥2mm • 心绞痛 • 严重不良反应：频发室早或室速；收缩压≥220mmHg和/或舒张压≥130mmHg；血压较基础状态下降；严重心绞痛；受试者出现不能忍受的头痛、恶心、呕吐

不良措施应对	• 首先停药，严密观察患者症状，检测心率、血压计心电图，停药5min后不良反应不能缓解或消失，应迅速联系主管医师进行下述处理：
	  ①频发室早或室速者，静脉滴注利多卡因
	  ②血压过高者舌下含服卡托普利
	  ③严重心绞痛者，舌下含服硝酸甘油

图1-10-7 多巴酚丁胺负荷试验流程图

（参考2017年中华医学会超声医学分会超声心动图学组《负荷超声心动图规范化操作指南》）

A4P. 心尖四腔心；A2P. 心尖两腔心；A3P. 心尖三腔心；PSAX. 乳头肌短轴切面

六、负荷诊断方法的优点和缺点

负荷超声心动图具有成本低、适用性广泛、无辐射的特性，其与心肌灌注显像具有非常相似的病理生理基础和研究方法（通过评价灌注及功能），对比其他更具侵入性、风险性和成本高昂的检查操作，它类似等同于可靠的"看门人"，具有公认的诊断和预后价值。负荷超声心动图的主要缺点在于其技术的主观性以及接受其他药物治疗的患者会出现假阴性结果。

运动负荷和药物负荷有各自的优、缺点。运动负荷接近生理负荷，副作用最小，缺点是由于运动后呼吸起伏的胸廓，造成超声图像显示困难；药物负荷适合不能运动，运动不能达到一定负荷量的患者，医生按照一定的负荷流程进行，容易掌控整个试验流程，超声图像采集相对清晰，缺点为有一定药物副作用，有的患者有不适的感觉。

Key Points and Suggestions（要点及建议）

1. 负荷超声心动图（SE）是指利用负荷试验，即使心肌耗氧量增大到冠状动脉血流储备不足以满足其需要，诱发心肌缺血，心肌收缩力出现异常，此时采用超声心动图即可检出室壁节段性或整体运动异常。

2. 负荷超声心动图在缺血性心脏病及非缺血心脏病检查中具有广泛的应用价值。具有成本低、适用性广泛、无辐射的特性，其与心肌灌注显像具有非常相似的病理生理基础和研究方法，具有公认的诊断和预后价值。

3. 负荷超声心动图还广泛地应用在诊断梗阻性肥厚型心肌病、瓣膜病、左心室舒张功能和心脏功能储备、心脏同步性等方面。

4. 负荷超声心动图通常分为运动、起搏、药物、冷加压等负荷试验，临床应用较为广泛的是运动与药物负荷。运动负荷的副作用较小。药物负荷最常用的是多巴酚丁胺和腺苷等。

5. 负荷超声心动图能结合定性和定量的超声方法评估出冠心病患者正常、心肌缺血、心肌梗死、存活心肌。

6. 负荷超声心动图存在假阴性和假阳性结果，故需要仔细判读和分辨，最终得出正确结论。假阴性表现多见于心率未达极量，负荷试验和抗心绞痛药物的使用等。假阳性诊断可见负荷试验诱发冠状动脉痉挛等。

7. 负荷超声心动图主要缺点是在负荷过程中患者可能存在一定发生意外风险，对于冠心病结果判定存在主观性，需要较长的学习曲线，但如果在充分的了解此技术的适应证、禁忌证之后，该方法还是相对安全、有效的，特别是对于患者具有较好的预后价值。

参考文献

[1] Rosa Sicari1, Petros Nihoyannopoulos, Arturo Evangelista, et al. stress echocardiography expert consensus statement European Association of echocardiography (EAE) (a registered branch of the ESC). European Journal of echocardiography , 2008, 9: 415-437.

[2] Armstrong W, Pellikka P, Ryan T, et al. Stress echocardiography Task Force of the Nomenclature and Standards Committee of the American Society of echocardiography. stress echocardiography: recommendations for performance and interpretation of stress echocardiography. J Am Soc Echocardiogr, 1998, 11: 97-104.

[3] Patricia A. Pellikka, MD, Sherif F ,et al. American Society of echocardiography Recommendations for Performance, Interpretation, and Application of stress echocardiography. Journal of the American Society of echocardiography, 2007, 20(9): 1021-1041.

[4] 负荷超声心动图规范化操作指南. 中国医学影像技术, 2017, 33(4): 362-368.

[5] Dany-Michel Marcadeta, Bruno Pavyb, Gilles Bosserc, et al. French Society of Cardiology guidelines onexercise tests (part 1): Methods and interpretation. Archives of Cardiovascular Disease. Arch Cardiovasc Dis, 2018, Dec, 111(12).

[6] Dany-Michel Marcadeta, Bruno Pavyb, Gilles Bosserc, et al. French Society of Cardiology guidelines onexercise tests (part 2): Indications forexercise tests in cardiac diseases. Arch Cardiovasc Dis, 2019, Jan, 112(1).

[7] Task Force Members, Montalescot G, Sechtem U, et al. 2013 ESC guidelines on the management of stable coronary artery disease: the Task Force on the management of stable coronary artery disease of the European Society of Cardiology. Eur Heart J, 34: 2949-3003.

[8] Wolk MJ, Bailey SR, Doherty JU et al. American College of Cardiology Foundation appropriate Use Criteria Task Force (2014) ACCF/AHA/ASE/ASNC/HFSA/HRS/SCAI/SCCT/SCMR/STS 2013 multimodality appropriate use criteria for the detection and risk assessment of stable ischemic heart disease: a report of the American College of Cardiology Foundation appropriate Use Criteria Task Force, American Heart Association, American Society of echocardiography, American Society of Nuclear Cardiology, Heart Failure Society of America, Heart Rhythm Society, Society for Cardiovascular Angiography and interventions, Society of Cardiovascular Computed Tomography, Society for Cardiovascular Magnetic Resonance, and Society of thoracic Surgeons. J Am Coll Cardiol, 63: 380-406.

[9] Yancy CW, Jessup M, Bozkurt B et al. American College of Cardiology Foundation; American Heart Association Task Force on Practice Guidelines (2013) ACCF/AHA guideline for the management of heart failure: a report of the American College of Cardiology Foundation/American Heart Association Task Force on Practice Guidelines. J Am Coll Cardiol, 62: e147-e239.

[10] Picano E, Pellikka PA. (2014) stress echo applications beyond coronary arterydisease. Eur Heart J, 35: 1033-1040.

[11] Heijenbrok-Kal MH, Fleischmann KE, Hunink MG. (2007) stress echocardiography, stress single-photon-emission computed tomography and electron beam computed tomography for the assessment of coronary artery disease: a meta-analysis of diagnostic performance. Am Heart J, 154: 415-423.

[12] Allman KC, Shaw LJ, Hachamovitch R, et al. (2002) Myocardial viability testing and impact of revascularization on prognosis in patients with coronary artery disease and left ventricular dysfunction: a meta-analysis. J Am Coll Cardiol, 39: 1151-1158.

[13] Metz LD, Beattie M, Hom R, et al. (2007) The prognostic value of normal exercise myocardial perfusion imaging and exercise echocardiography: a meta-analysis. J Am Coll Cardiol, 49: 227-237.

[14] Shaw LJ, Marwick TH, Berman DS, et al. (2006) Incremental cost-effectiveness of exercise echocardiography vs. SPECT imaging for the evaluation of stable chest pain. Eur Heart J, 27: 2448-2458.

[15] Shaw LJ, Berman DS, Picard MH, et al. National Institutes of Health/National Heart, Lung, and Blood Institute-Sponsored ISCHEMIA Trial Investigators (2014) Comparative defi nitions for moderate-severe ischemia in stress nuclear, echocardiography, and magnetic resonance imaging. JACC Cardiovasc imaging, 7: 593-604.

[16] Bhattacharyya S1, Kamperidis V, Shah BN, Roussin I, et al. Clinical utility and prognostic value of appropriateness criteria in stress echocardiography for the evaluation of valvular heart disease. JACC Cardiovasc imaging, 2013 Sep, 6(9): 987-992.

（李慧 吴伟春）

第十一章 经食管超声心动图操作及诊断规范

一、概述

经食管超声心动图（TEE）是将特制的探头插入到食管内，从心脏后方观察心脏结构功能，避免胸壁及肺对图像的干扰，从而大大提高了图像的质量。目前TEE在临床领域得到广泛应用，对心血管疾病的诊断、治疗、疗效评价产生了巨大影响，逐渐成为部分心血管疾病的主要诊疗方法和金标准。美国超声心动图协会（ASE）和心血管麻醉医师学会（SCA）于1996~2019年期间先后7次发表了TEE使用指南。我国在2014年由中华医学会麻醉学分会提出了《围手术期经食管超声心动图监测操作的专家共识》，2018年经食管超声心动图临床应用中国专家共识专家组发布了《经食管超声心动图临床应用中国专家共识》。这些指南和共识为我们能够更准确、规范的进行经食管超声的操作提供参考，为进一步的规范化诊断打下坚实基础。

二、临床应用范围

常见心脏疾病的超声检查工作主要依靠经胸超声心动图（TTE），但是部分患者因TTE的局限性，需要做TEE检查，它可作为TTE有益的补充。该技术主要应用于心脏瓣膜病、心内血栓、先天性心脏病、感染性心内膜炎、心脏肿瘤等方面，尤其对心脏外科围术期的评估提供了有力的依据。详见表1-11-1。

表1-11-1　TEE临床应用范围

疾病名称	临床目的	操作方法
常规门诊疾病诊断中的应用		
心律失常	射频消融术前排除心耳血栓	于食管上段切面显示左心耳，角度由0°-180°观察整个左心耳，判断是否存在左心耳血栓
卵圆孔未闭	TEE彩色多普勒结合右心声学造影可准确诊断PFO	采用食管中段双心房切面，观察卵圆窝处是否存在回声分离，并用彩色多普勒观察是否有分流。如无明确分流存在，可嘱患者做Valsalva或咳嗽动作。以上方法如仍不能确诊，可行右心声学造影检查
瓣膜病	清晰显示瓣叶的数目及形态	由0°~180°观察大动脉短轴、四腔心、左心室短轴、左心室两腔心、左心室长轴切面观察各个瓣膜

续表

疾病名称	临床目的	操作方法
感染性心内膜炎	对感染性心内膜炎所形成的赘生物和受累部位心血管结构的破坏作出判断	各切面角度由0°~180°观察大动脉短轴、四腔心、右心室流入道、左心室两腔心、左心室长轴切面观察各个瓣膜
肺动脉高压查因	直接观察右心腔、肺动脉主干或左、右肺动脉及分支内有无血栓或栓子；有无其他合并畸形	于食管上段60°~90°切面显示右心室流出道及肺动脉，观察其内结构
围手术期应用		
ASD封堵术前、术中评估	准确判断ASD的位置、大小、数量、缺损边缘质地以及缺损周围邻近结构	在食管中段的大动脉短轴、四腔心及双心房切面分别显示主动脉侧、房后壁侧、二尖瓣侧、上下腔静脉侧及冠状静脉窦侧房间隔残端的长度，以及房间隔的总长度
VSD封堵术前、术中评估	术前评价复杂类型的VSD；术中评价封堵效果	多切面清晰显示缺损的全貌，包括缺损左右侧最大径、缺损走行路径、左右分流口之间的距离，右心室侧分流口的数目，与主动脉瓣、三尖瓣的关系
TAVI术中应用	评估主动脉根部解剖、大小和主动脉窦的数量	应用大动脉短轴切面及左心室三腔心切面观察主动脉瓣及主动脉根部
瓣膜成形术	术前评估：对瓣膜疾患的病因及瓣叶、瓣环、腱索乳头肌的形态进行准确的定性、定量评估。术后评估：重点评估是否狭窄、残余反流及程度、收缩期前向运动	各切面角度由0°~180°观察大动脉短轴、四腔心、左心室短轴、左心室两腔心、左心室长轴切面观察各个瓣膜
瓣膜置换术	术前：当患者TTE声窗较差时可以通过TEE进行瓣叶形态、反流部位、反流程度的准确评估。术后评估：人工心脏瓣膜功能的评估	于食管中段 0°~180°的连续扫查以显示瓣叶运动状态，生物瓣启闭运动较为灵活，开放运动的幅度较大，瓣叶可以完全贴近人工瓣架，运动过程中不应出现受到遮挡或形态出现折曲。声束垂直于碟片轴向时会出现对称的双叶机械碟片启闭状态，实时三维TEE可以直观显示。当生物瓣叶运动受到遮挡或形态出现折曲、机械碟片运动行程明显减小甚至固定于开放或关闭位置时提示瓣叶功能异常
小儿外科手术中的应用	术中评估是先天性心脏病患儿需要进行TEE检查的最常见指征。具体指征见表1-11-2	

VSD. 室间隔缺损；ASD. 房间隔缺损；TAVI. 经导管主动脉瓣植入术；PFO：卵圆孔未闭

鉴于TEE成像的局限性，对于一些重要的解剖结构（例如：主动脉弓、主动脉峡部、左肺动脉远端以及肺血管侧支等）术中TEE显示欠佳。表1-11-2对CHD患儿TEE的部分指征作出了总结。

表1-11-2　先天性心脏病患儿TEE检查的部分指征

诊断指征
患儿疑似先天性心脏病，需要TEE确诊
存在PFO，其分流的方向可能是脑卒中的病因
经静脉起搏器植入之前，用震荡生理盐水造影评估PFO是否发生右向左分流
在Fontan, Senning及Mustard术后评估心内或心外补片
主动脉夹层（Marfan综合征）
评估心内的赘生物或者可疑脓肿
心包积液或心功能的评价，对术后处于开胸状态的或者是声窗不好患者的监测
对房扑、房颤进行心脏复律之前评价是否存在有心内的血栓
评价置换的瓣膜

围手术期指征
手术前即刻评价心脏解剖结构以及心功能
术后评价手术效果以及心功能

TEE引导的介入治疗
引导房间隔或者室间隔缺损封堵器的放置
引导房间隔扩开或球囊房间隔造口术
导管室行瓣膜打孔及瓣膜扩张时导管头端的定位
射频消融术中引导
辅助外科介入操作切口最小化或视频辅助心脏手术

（参考2005年ASE对于儿童心脏病患者TEE指南）
TEE：经食管超声心动图；TTE：经胸超声心动图；PFO：卵圆孔未闭

三、TEE 的适应证和禁忌证

（一）TEE 适应证

（1）TTE 检查显像困难者，如肥胖、肺气肿、胸廓畸形或在近期胸部手术后，以及正在使用机械辅助呼吸的患者。

（2）TTE 检查难以显示的部位，如左心耳、上腔静脉、左右肺静脉以及胸降主动脉，对左右冠状动脉主干的显示等。

（3）围术期TEE适应证

①术前明确诊断：急诊手术麻醉，需要排除心脏和大血管的并发症，或需要鉴别诊断，如夹层动脉瘤、肺栓塞、心肌梗死等。但患者TTE检查显像困难者。手术前给外科医生提供明确完善的诊断，以便决定最终的手术方案。

②术中监测：术中出现难以解释的低血压、低氧血症，且难以纠正者。血流动力学监测，观察前负荷、后负荷、心肌收缩及舒张功能等。

③术后指导排气及评价即刻手术效果。

④在非心脏手术中的TEE监测，如神经外科手术中，监测卵圆孔未闭（PFO）右向左分流情况，以预防矛盾栓塞等。

（二）TEE 禁忌证

（1）绝对禁忌证：患者拒绝检查。先天性或获得性的上消化道疾病，如活动性上消化道出血、食管梗阻或狭窄、食管占位性病变、食管撕裂和穿孔、食管憩室、食管裂孔疝、先天性食管畸形、近期食管手术史、食管静脉曲张、咽部脓肿。

（2）相对禁忌证：凝血障碍、纵隔放疗史、颈椎疾病、咽部占位性病变。严重心血管系统疾病，如重度心力衰竭、严重心律失常、急性心肌梗死、不稳定性心绞痛、重度高血压、低血压或休克状态等（表1-11-3）。

表1-11-3　TEE 安全性中，Hilberath JN 等提出的经食管超声的绝对禁忌证和相对禁忌证

绝对禁忌证	相对禁忌证
内脏穿孔	颈部及纵隔的辐射史
食管狭窄	消化道手术史
食管肿瘤	近期上消化道出血
食管穿孔，撕裂	巴瑞特食管症
食管憩室	吞咽困难史
活动性上消化道出血	颈部制动（严重颈椎关节炎，寰椎关节疾病）
	症状性食管裂孔疝
	食管静脉曲张

续表

绝对禁忌证	相对禁忌证
	凝血病，血小板缺少症
	活动性食管炎
	活动性消化道溃疡

（参考2010年Hilberath JN等食管超声的安全性）

四、食管超声的规范化操作

（一）TEE操作者的培训

TEE检查必须由经过规范化培训、具有一定资格的执业医师完成；TEE检查需要医师具备心脏超声、心脏内科的知识，围术期TEE因其会影响患者术中管理，操作者还应有必要的围术期管理能力。

（二）TEE规范的操作流程（包括非麻醉状态及麻醉状态下）

1. TEE检查前准备：评估适应证及禁忌证

（1）病史：心血管、呼吸系统、上消化道等疾病史，麻醉药物过敏史、牙科病史。

（2）体格检查：心脏专科查体，纽约心脏协会（NYHA）心功能分级、呼吸系统查体，口腔、牙齿、咽部专科体征。

（3）实验室检测：血常规、凝血功能、感染筛查（乙型肝炎、丙型肝炎、艾滋病、梅毒）。

（4）告知患者，并签署知情同意书。

（5）建议乙型肝炎、丙型肝炎、艾滋病、梅毒阳性患者使用一次TEE保护套。

（6）必要时行食管钡餐检查排除食管憩室。

2. TEE探头的调节及使用

TEE检查仪器的调节及探头的安全使用是获得最佳检查图像，保证诊断质量的重要环节。

（1）探头选择：选择与超声主机匹配的探头种类，根据检查需要选择探头功能（如三维成像）；成人TEE探头建议最低安全体重为30kg，儿童TEE探头要求最低安全体重为5kg，新生儿TEE探头可用于体重低于5kg的患儿。

（2）探头使用：首先，检查探头结构连接是否正常，选择正确的检查模式。然后消毒探头，探头的前端涂上超声耦合剂，对血液传播性疾病的患者必须用透声性能良好的探头套隔离TEE探头。每次放置探头都应配备大小合适的牙垫或咬口以保护探头。接着，检查过程根据需要选择合适的探头深度、位置、图像深度、增益、频率及聚焦点。尽量缩短检查时间，以免引起患者不适或探头温度过高；手术中TEE检查，避免探头温度过高，检查间期保持图像处于冻结状态。检查后选择仪器专用的消毒制品进行消毒及保养，探头保持清洁、干燥，不使用时请置入专用存放箱中放置。

3. 探头的成像平面方位和操作

理解成像平面的方位对能否清晰显示图像至关重要。尽管TEE受限于食管与胃的位置，但通过改变超声声束的位置和方向，我们依然可以对心脏结构进行较好的观察。通过不同的操作可以改变TEE探头的位置和方向（图1-11-1）。探头进入的深度可在手柄上进行调整：深入或后撤。管体上的标识提示进入的深度。超声声束的方向通过旋转管体完成，而调整探头手柄上的大盘旋钮还可前屈或后倾探头。手柄上的小旋钮则可将探头左、右侧弯。这些操作都可以帮助清晰显示感兴趣区。

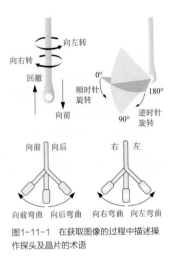

图1-11-1 在获取图像的过程中描述操作探头及晶片的术语

4. 门诊TEE的具体检查流程

（1）患者面向检查医师侧卧位，给予口咽部局部麻醉药物，全麻状态下可选择仰卧位或侧卧位。

（2）检查并清除患者口腔内和食管内活动性异物，给予心电图及血压监测，检查探头头端的设置，保持弯曲，非锁定状态方能开始检查。

（3）非麻醉状态下首先放置牙垫，手持探头管体前1/3处，从患者牙垫处轻轻将探头送至咽后壁，嘱患者做吞咽动作；全麻状态下另一手中指、食指和大拇指轻提下颌，打开咽腔，同样轻柔地将探头送至咽后壁，如遇到阻力，稍前屈探头。探头植入困难时禁用暴力，必要时使用喉镜、可视喉镜辅助，或者寻求他人帮助。尝试3次以上未能成功植入探头，或者在放置过程中发现活动性出血，应考虑放弃TEE检查。

（4）检查时间不应过长，非操作时间应冻结图像，避免探头温度过高，检查操作全程轻柔，非麻醉状态患者应嘱配合呼吸、避免吞咽口水，检查过程中监测心率、血压、心电图波形，以便及时发现和处理异常状况。

（5）非麻醉状态患者检查结束后应观察心率、血压正常后方能让患者离开，嘱患者2h后再进水、进食，进食温水、温软食物，短期内痰中少量血丝不要紧张，如短期内出现量多鲜血应及时到医院就诊。

（6）及时发布TEE检查报告，规范的超声报告应包括以下内容：①检查的日期和时间；②患者的基本信息：姓名、年龄、性别、病历号；③检查的指征；④检查发现及结论（应包含必要的数据测量及图像）；⑤执行检查及报告医师的姓名、报告签发的日期。

5. 门诊TEE操作流程示意简图（图1-11-2）

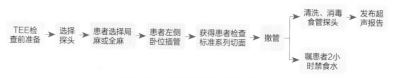

图1-11-2 门诊TEE操作流程示意简图

五、TEE 常用的规范化切面简介

ASE和SCA既往制定的指南已经描述了在全面的术中多平面TEE检查中需获取20个切面。随着技术的发展和TEE适应证的扩展，认为需要进行更全面的检查。仍然可以使用食管及胃内的三个主要位置进行全面检查：食管中段（ME），胃底（TG）和食管上段（UE）水平。由于TEE的工作特点，特别是非麻醉状态下考虑到患者耐受性的问题，检查的切面规范化十分重要。2013年美国心血管麻醉医师协会和美国心脏超声协会共同发表联合声明，将20个TEE标准切面简化到11个，在这份专家共识中我们将介绍推荐的20个规范化切面的采集，其中11个基本切面（编号3、4、5、6、7、9、10、11、12、14、16）为行TEE检查最基础的常规切面，见表1-11-4，图1-11-3。

表1-11-4 20 个基础 TEE 的标准切面、位于食管的位置和解剖结构

切面名称 （声束角度）	示意图	超声图像	临床应用
食管上段切面（距门齿20~25cm）			
主动脉弓长轴 （0°）	主动脉弓	主动脉弓	主动脉弓发育情况、硬化斑块、主动脉夹层、主动脉瘤

续表

切面名称 （声束角度）	示意图	超声图像	临床应用
主动脉弓短轴 （90°）			主动脉夹层、主动脉瘤、硬化斑块、动脉导管未闭、肺动脉病变、Swan-Ganz导管位置
食管中段切面（距门齿30~40cm）			
升主动长轴 （100°~150°）			主动脉狭窄、主动脉夹层、主动脉瘤、硬化斑块、Swan-Ganz导管位置
升主动脉短轴 （0°~60°）			主动脉狭窄、主动脉夹层、主动脉瘤、硬化斑块、肺栓塞、Swan-Ganz导管位置
降主动长轴 （90°~110°）			主动脉夹层、主动脉瘤、硬化斑块，IABP位置
降主动脉短轴 （0°）			主动脉夹层、主动脉瘤、硬化斑块，IABP位置、左侧胸腔积液及肺不张

续表

切面名称 （声束角度）	示意图	超声图像	临床应用
四腔心 （0°~20°）	 LA RA TV RV MV P LV		心腔大小、心功能、二尖瓣及三尖瓣病变、房间隔缺损、室间隔缺损
二尖瓣联合部 （60°~70°）	 LA P3 PM P1 A2 LV		左心室收缩功能、二尖瓣病变、左心房及左心室肿物、血栓、冠状静脉窦血流
左心两腔心 （80°~100°）	 LA PMVL PM LAA AMVL LV 后 前		左心室收缩功能、二尖瓣病变、左心房及左心室肿物、血栓、冠状静脉窦血流、左心耳情况、左心室心尖部病变
左心室长轴 （120°~160°）	 LA AMVL PMVL LV RV		左心室收缩功能、二尖瓣病变、室间隔缺损、主动脉瓣病变、主动脉根部病变
右心室流入流出道 （60°~90°）	 LA RA P TV A AV PV RVOT		三尖瓣及肺动脉瓣病变、右心室流出道病变、房间隔缺损、室间隔缺损

续表

切面名称 （声束角度）	示意图	超声图像	临床应用
双腔静脉 （80°~110°）			房间隔缺损、上腔静脉、下腔静脉血流、起搏器电极、静脉插管位置、静脉置管
主动脉瓣长轴 （120°~160°）			主动脉瓣病变、左心室流出道病变、主动脉根部病变、二尖瓣、室间隔缺损
主动脉瓣短轴 （30°~60°）			主动脉瓣病变、房室间隔缺损
经胃切面（距门齿40~45cm）			
基底短轴 （0°~20°）			二尖瓣病变、左心室收缩功能、室间隔缺损
中段短轴 （0°~20°）			左心室收缩功能、左心室壁厚度、室间隔运动、室间隔缺损

切面名称 （声束角度）	示意图	超声图像	临床应用
两腔心 （80°~100°）			左心室收缩功能、二尖瓣病变
右心室流入道 （100°~120°）			三尖瓣病变、右心室功能、右心腔占位
长轴 （90°~120°）			二尖瓣病变、左心室收缩功能、评估左心室流出道及主动脉瓣血流速度
经胃深部切面（距门齿45~50cm）			
深部长轴 （前屈0°~20°）			主动脉瓣病变、评估左心室流出道及主动脉瓣血流速度、室间隔缺损

（参考1999年ASE/SCA关于经食管超声操作指南）

AMVL. 二尖瓣前叶；PMVL. 二尖瓣后叶；ATVL. 三尖瓣前叶；PTVL. 三尖瓣后叶；PV. 肺动脉瓣；AV. 主动脉瓣；AO. 主动脉；LVOT. 左心室流出道；RVOT. 右心室流出道；IAS. 房间隔；PM. 后内侧乳头肌；AL. 前外侧乳头肌；IVC. 下腔静脉；SVC. 上腔静脉；N.（主动脉瓣）无冠瓣；R.（主动脉瓣）右冠瓣；L.（主动脉瓣）左冠瓣

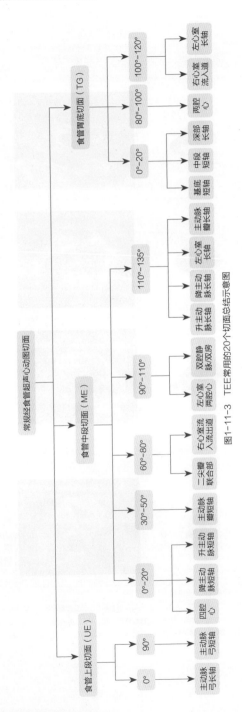

图1-11-3　TEE常用的20个切面总结示意图

Key Points and Suggestions（要点及建议）

1. 常见心脏疾病的超声检查工作主要依靠经胸超声心动图（TTE），但是部分患者因TTE的局限性，需要做TEE检查，它可作为TTE有益的补充。该技术主要应用于心脏瓣膜病、心内血栓、先天性心脏病、感染性心内膜炎、心脏肿瘤等方面。

2. 应该严格掌握TEE的适应证和禁忌证，并进行规范操作是防止TEE并发症的最重要的办法。在行TEE前，要对患者各种情况进行综合评价，发现可能存在影响TEE检查的情况时，应该对实施TEE检查相对风险进行评估，必须时应权衡利弊。TEE探头需做好充分准备，在放入TEE探头之前先检查是否有食管疾病。插入和移动TEE探头时切忌用力过度。对血液传播性疾病的患者建议使用透声性能良好的探头套隔离TEE探头。检查的同时准备好一系列的完备的抢救措施。

3. 应该重点掌握指南推荐的20个规范化切面，其中11个为基本切面，是日常TEE常规切面，清晰规范的图像会成为超声操作者及临床医生另一双眼睛。

4. TEE结合三维超声能够提高三维超声的分辨率，提供更清晰的三维成像基础，TEE三维超声是超声技术的重要研究进展。

5. 随着心血管外科和介入技术的日新月异的发展，如各种换瓣手术、TAVI、简单先天性心脏病的封堵术等在临床的广泛应用，TEE由于不影响手术视野，出色的图像质量和结合三维立体成像的优势，起到了非常有价值的引导和监护作用。

参考文献

[1] 王浩，江勇，施怡声，等. 经食管超声心动图临床应用中国专家共识[J]. 中国循环杂志,2018, 33(1): 11-23.

[2] Zamorano JL, Badano LP, Bruce C, et al. EAE/ASE recommendations for the use of echocardiography in new transcatheter interventions for valvular heart disease[J]. Eur Heart J, 2011, 32(17): 2189-2214. DOI: 10. 1093/eurheartj/ehr259.

[3] Hahn RT, Abraham T, Adams MS, et al. Guidelines for performing a comprehensive transesophageal echocardiographic examination: recommendations from the American Society of echocardiography and the Society of Cardiovascular Anesthesiologists[J]. J Am Soc Echocardiogr, 2013, 26(9): 921-964. DOI: 10. 1016/j. echo. 2013. 07. 009.

[4] Shanewise JS, Cheung AT, Aronson S, et al. ASE/SCA guidelines for performing a comprehensive intraoperative multiplane transesophageal echocardiography examination: recommendations of the American Society of echocardiography council for intraoperative echocardiography and the society of cardiovascular anesthesiologists task force for certification in perioperative transesophageal. echocardiography[J]. J Am Soc Echocardiogr, 1999, 12(10): 884-900.

[5] Nancy A, Ayres, MD, Wanda Miller-Hance, et al. Indications and Guidelines for Performance of Transesophageal echocardiography in the Patient with Pediatric

Acquired or Congenital Heart Disease.J Am Soc Echocardiogr, 2005,18(1): 92-98.

[6] Hilberath JN, Oakes DA, Shernan SK, et al. Safety of transesophageal echocardiography. J Am Soc Echocardiogr, 2010, 23(11): 1115-1127.

（曲冉）

第十二章 超声评价心脏运动同步性的建议

一、概述

超声心动图是临床无创评估心脏运动同步性的最常用影像学诊断技术，其优越性在于便捷、廉价和无辐射损害。常应用于评估存在心脏电-机械失偶联的慢性充血性心力衰竭患者以及心脏再同步化起搏治疗（CRT）的患者，也可应用于各类心脏疾患。心脏再同步化起搏治疗是指通过心房或左右心室多部位组合同步起搏，改善心脏运动同步性并提高心脏做功效率和射血功能的一种治疗方法。2008年，美国超声心动图协会（ASE）发布了超声心动图在心脏再同步化治疗中应用与报告的建议。但是，由于超声指标的数值可重复性问题，也有研究对超声预测CRT疗效方面的价值提出质疑。在2016年的欧洲心脏病学会（ESC）心力衰竭治疗指南中指出：心脏运动失同步的超声心动图检查对于筛选CRT适应证患者价值有限。尽管如此，超声心动图及其新技术以即刻、无创、快速的特点，仍然是临床评价心脏运动同步性的首选方法。本文主要以2008年ASE发布的建议进行阐释。

二、临床应用范围

应用于评估心力衰竭及各类心脏疾病的心脏运动同步性状态，常用于心脏再同步化起搏治疗前后对左、右心室间同步性及左心室内同步性的评估。

三、适应证和禁忌证

超声评价心脏运动的同步性适应于心脏电-机械失偶联的心衰患者，也适应于所有能做经胸超声心动图的心脏病患者。

四、超声诊断常用指标及评估技术

建议中常用于诊断心脏运动同步性的指标有（表1-12-1）：收缩同步指数、左心室径向失同步、室间隔和左心室后壁之间的运动延迟（SPWMD）、心室间机械延迟时间（IVMD）。主要用于评价心脏运动同步性的超声方法有：组织多普勒超声、二维应变技术、M型超声、脉冲多普勒超声，三维超声，三维应变技术。

表1-12-1 常见超声心动图评价心脏运动同步性指标、常用评估技术及正常值

超声指标	具体说明	常用评估技术	正常值
收缩同步指数（Yu 指数）	左心室基底及中段共12节段收缩达峰时间（从QRS波起点到各节段的收缩达峰点的差值）的标准差，评估左心室内纵向同步性	组织多普勒	<30ms
左心室径向失同步	左心室短轴切面获得的室间隔与左心室后壁收缩期径向应变的峰值时间差，评估左心室内径向同步性	二维应变	<40ms
室间隔与后壁的收缩达峰时间差（SPWMD）	M型超声经胸骨旁左心室短轴或长轴切面获得的前间隔与后壁的运动延迟时间，评估左心室内径向同步性	M型超声	<50ms
心室间机械延迟时间(IVMD)	肺动脉与主动脉射血前间期的差值得出心室间机械延迟时间，评估左右心室间同步性	脉冲多普勒	<20ms

五、诊断及分级标准

2008年ASE发布了超声心动图在心脏再同步化治疗中应用与报告的建议。建议中列举多种判断左心室内不同步的方法，其中在临床及科研中较为常用的有：组织多普勒法测量的Yu指数≥33ms提示左心室内纵向运动不同步，二维应变法测量的左心室径向失同步时间差≥130ms或M型超声测量的SPWMD≥130ms提示左心室内径向运动不同步。建议中使用脉冲多普勒法测量的IVMD≥40ms提示左、右心室间不同步。

六、规范化超声诊断流程及测量示意图

（一）同步性规范化超声诊断流程（图1-12-1）

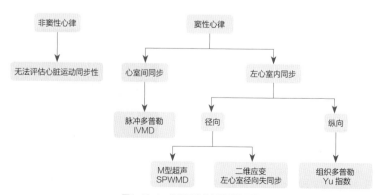

图1-12-1 心脏同步性评估的流程图

（二）同步性规范化超声诊断测量示意图（表1-12-2）

表1-12-2　常用超声技术评估心脏同步运动示意图及测量要点

组织多普勒采集示意图	
采集要点 1. 调整心电图至没有干扰，并出现清晰的QRS波。 2. 选择激活彩色组织多普勒并调整扫查扇区范围，使之包含整个左心室并能达到高帧频（通常需要＞90帧/秒）。必要时可以减低深度和扇区角度，聚焦左心室提高帧频。 3. 调整总增益清楚显示心肌。 4. 建议患者在采集图像的时候短暂屏气，采集3~5个心动周期的图像。 5. 记录3个标准切面的动态图像：心尖四腔观、心尖两腔观和心尖三腔观	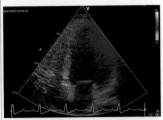 组织多普勒心尖四腔观 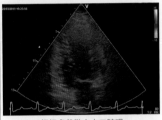 组织多普勒心尖二腔观 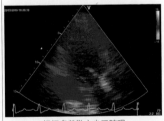 组织多普勒心尖三腔观

组织多普勒测量示意图	
测量要点 1. 采集左心室流出道的脉冲多普勒血流频谱以确定左心室射血期的起、止时间。 2. 设定取样容积的大小并放置于感兴趣区。 3. 获得组织速度曲线：等容收缩波（通常在QRS波起点后＜60ms的范围内），朝向探头方向运动的收缩波，或称S波，和背离探头方向运动的早期舒张波，或称E波，晚期舒张波，或称A波。 4. 手动调节感兴趣区，确保取样容积确实在纵向和侧边都位于心肌内。 5. 当调整感兴趣区不能在收缩期产生一个重复性高的收缩峰时，如果有两个或多个相同高度的峰，则应选择较早的峰	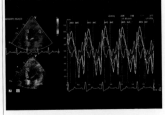 心尖四腔观组织多普勒测量四个取样容积分别放置于室间隔、左心室侧壁的基底段及中段，得到四个节段的组织速度曲线

组织多普勒测量示意图

6. 从心电图QRS波的起点至收缩峰的时间间期为达峰时间。可以简单地测量相对室壁节段的收缩达峰时间差以判断左心室内收缩同步性。

7. 每一心动周期的数据存在变异性，建议至少测量3~5个心动周期的达峰时间取其平均值以增强数据的可重复性。不测量房性早搏或室性早搏的心动周期

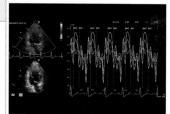

心尖二腔观组织多普勒测量 四个取样容积分别放置于左心室前壁、下壁的基底段及中段，得到四个节段的组织速度曲线

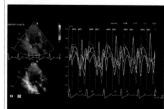

心尖三腔观组织多普勒测量 四个取样容积分别放置于前间隔、左心室后壁的基底段及中段，得到四个节段的组织速度曲线

二维应变测量示意图

测量要点

1. 连接并调整心电图，呈现清晰的QRS波。
2. 调整增益使二维图像清晰。
3. 建议患者在采集图像的时候短暂屏气，采集3~5个心动周期的左心室短轴或图像。
4. 离线分析，准确描记心内膜边界，并使感兴趣区宽度和实际心肌厚度一致。测量心肌每个节段应变峰值与QRS波起点的时间差

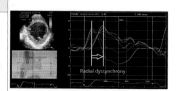

二维应变测量左心室径向失同步

M 型超声测量示意图

测量要点

1. 选择胸骨旁长轴或短轴观
2. 将M型超声的取样线放置在左心室中段水平（乳头肌水平）
3. 调整走纸速度到50~100mm/s。
4. 测量室间隔收缩达峰时间与后壁收缩达峰时间的差值

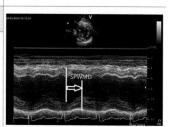

M型超声测量SPWMD

续表

脉冲多普勒超声测量检查	
测量要点 1. 射血前间期的测量方法：从心电图QRS波起点测量至脉冲频谱的起始位置。 2. 分别测量肺动脉射血前间期与主动脉射血前间期。 3. 计算两者差值得出IVMD	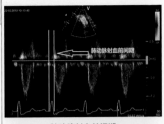 肺动脉射血前间期 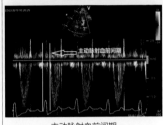 主动脉射血前间期

（参考2008年美国超声心动图协会（ASE）发布的超声心动图在心脏再同步化治疗中应用与报告的建议）

Key Points and Suggestions（要点及建议）

1. 超声心动图及其新技术是目前临床评估心脏运动同步性的重要技术手段之一，其特点为快速、简捷和廉价。

2. 在评价心肌运动的机械同步性方面，传统超声，包括M型超声和频谱多普勒仍发挥不可忽视的作用，另外，组织多普勒、斑点追踪技术以及三维超声等新技术也显示出其独特的优越性。

3. 虽然组织多普勒可以达到100帧/秒以上的高处理速度，保证至少每10ms一帧图像，可以对室壁运动的每一个时相进行细致分析，非侵入性测量不同节段局部心肌收缩峰值速度、达峰时间等参数。这些参数又可与心电活动（心电图上的QRS波）相关联，评价心肌的电机械耦联情况。但组织多普勒有角度依赖的技术局限，仅能分析与声束平行的运动，难以全面分析心肌功能变化。

4. 心脏在胸腔内的运动亦很复杂，除收缩和舒张活动外，还伴随上下、前后的移动和旋转，所以因而使收缩期和舒张期的测量难以保持在同一切面上进行。二维应变技术可以在径向、纵向和周向分析心脏复杂的扭转运动，在一定程度上可以弥补组织多普勒指标的不足。虽然这两种技术都存在测值可重复性的问题，但却是目前临床评价心脏运动同步性无可替代的方法。

5. 心脏运动失同步的超声心动图检查对于筛选CRT适应证患者并无决定性价值。CRT术后也没有必要把超声优化房室间期和室间间期作为常规。如果患者对CRT反应差，可以通过超声评价心脏运动同步性来优化房室间期或室间间期。

参考文献

[1] Gorcsan J, Abraham T, Agler DA, et al. echocardiography for cardiac resynchronization therapy: recommendations for performance and reporting--a report from the American Society of echocardiography Dyssynchrony Writing Group endorsed by the Heart Rhythm Society. J Am Soc Echocardiogr, 2008, 21(3): 191-213.

[2] Ponikowski P, Voors AA, Anker SD, et al. 2016 ESC Guidelines for the diagnosis and treatment of acute and chronic heart failure: The Task Force for the diagnosis and treatment of acute and chronic heart failure of the European Society of Cardiology (ESC)Developed with the special contribution of the Heart Failure Association (HFA) of the ESC. Eur Heart J, 2016, 14; 37(27): 2129-2200.

[3] Yucm, Chau E, Sanderson JE, et al. tissue Doppler echocardiographic evidence of reverse remodeling and improved synchronicity by simultaneously delaying regional contraction after biventricular pacing therapy in heart failure. Circulation, 2002, 105: 438-445.

[4] Suffoletto MS, Dohi K, Cannesson M, et al. Novel speckle-tracking radial strain from routine black-and-white echocardiographic images to quantify dyssynchrony and predict response to cardiac resynchronization therapy. Circulation, 2006, 113: 960-968.

[5] Pitzalis MV, Iacoviello M, Romito R, et al. Ventricular asynchrony predicts a better outcome in patients with chronic heart failure receiving cardiac resynchronization therapy. J Am Coll Cardiol, 2005, 45: 65-69.

[6] Ghio S, Constantin C, Klersy C, et al. Interventricular and intraventricular dyssynchrony are common in heart failure patients, regardless of QRS duration. Eur Heart J, 2004, 25: 571-578.

（孙欣）

第十三章　超声心动图在介入治疗中的操作及诊断规范

第一节　经导管主动脉瓣植入术（TAVI/R）

一、概述

常规体外循环下开胸直视进行瓣膜置换是治疗主动脉瓣（AV）疾患的主要手段，但传统主动脉瓣外科手术创伤大、需体外循环及其他高风险等挑战，2005年《欧洲心脏杂志》的一项调查显示有近三分之一的AV病变患者因年龄大、体质弱、多种合并症等因素不能接受外科手术治疗，既往的统计数字显示出现症状的主动脉瓣狭窄患者两年的死亡率达到50%。自2002年法国医生Cribier成功完成全球首例经导管主动脉瓣植入术以来，经介入手段主动脉瓣位人工瓣瓣膜植入（TAVI/R）在全球范围内获得广泛的开展，随着器械的改进及术者经验的积累使得大批无法或拒绝外科开胸治疗的患者获益，国内该技术开展相对较晚，2010年在国内两家医院开始初步探索临床应用，但受到瓣膜来源的限制进展较为缓慢，自2017年国产Venus A主动脉瓣膜上市及多个国内外的介入主动脉瓣膜的临床试验的开展，使得国内的TAVI/R获得较大的推进，目前国内接受TAVI/R治疗的患者已经接近三千例。

二、适应证及禁忌证

（一）绝对适应证

（1）重度主动脉瓣狭窄（AS），超声心动图显示主动脉瓣峰值血流速度≥4m/s，或平均跨瓣压差≥40mmHg，或主动脉瓣有效瓣口面积小于$1.0cm^2$，或有效瓣口面积指数小于$0.6cm^2/m^2$；对于低流速-低压差的AS患者应根据左心室射血分数是否正常选择是否进一步负荷评估（如多巴酚丁胺负荷试验）狭窄程度及是否具有收缩功能储备。

（2）具有AS导致的临床症状（分期D期）或心功能减低，包括左心室射血分数<50%或纽约心脏协会（NYHA）心功能分级Ⅱ级以上。

（3）外科手术禁忌或高危，外科手术禁忌是指预期术后30天内发生死亡或不可逆合并症的风险>50%，或存在手术禁忌的合并症如胸部放射治疗后、肝功能衰竭、主动脉弥漫性严重钙化、极度虚弱等。

（4）主动脉根部及入路解剖结构符合TAVI/R要求。

（5）三叶式主动脉瓣。

（6）术后预期寿命>1年。

（二）相对适应证

（1）二叶式AV重度狭窄患者在我国基数大、占比高，根据国外采用新一代瓣膜进行二叶式主动脉瓣TAVI/R数据及我国现有经验，其效果不劣于三叶式主动脉瓣，但需要更为精确的术前影像评估及策略制定，建议可考虑在有经验的中心开展。

（2）对于外科高危的无钙化风湿性主动脉瓣狭窄及单纯主动脉瓣反流患者，目前可考虑通过经心尖途径植入特殊瓣膜进行TAVR治疗，同时股动脉路径国内外中心均有尝试，但尚缺乏大规模临床研究支持。

（3）外科手术风险中危患者。

（4）外科主动脉生物瓣膜毁损且再次外科手术高危或禁忌的患者。

（三）禁忌证

①左心室内血栓；②左心室流出道梗阻；③30天内发生过心肌梗死；④左心室射血分数<20%；⑤严重右心室功能不全；⑥主动脉根部解剖形态不适合TAVR治疗；⑦存在其他严重合并症，即使纠正了瓣膜狭窄仍预期寿命不足1年。

三、超声评估指标及诊断要点

超声心动图是AS及主动脉瓣反流（AR）的首选影像方法，能够提供主动脉瓣形态、病因、病变程度等多种信息。

（一）AS患者TAVI/R术前评估首要方面是主动脉瓣形态及狭窄的病因

造成主动脉瓣狭窄的常见病因是风湿性、先天性及退行性，高龄患者中AS主要以退行性病变为主，但国人中主动脉瓣二瓣化（亦称二叶式）畸形亦占有一定的比例。二瓣化畸形的主动脉瓣形态可以分为几个亚型，国外有学者根据瓣叶融合嵴的有无及数量将二瓣化畸形的主动脉瓣分为0、1、2型，相对应的具有0、1、2个融合嵴。对于无融合嵴的二瓣化主动脉瓣，超声心动图可以在短轴切面予以清晰的显示。由于高龄患者二瓣化畸形的主动脉瓣多合并严重的钙化导致1型、2型二瓣化主动脉瓣与退行性三叶式主动脉瓣狭窄鉴别较为困难（图1-13-1-1）。

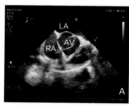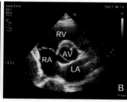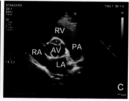

图1-13-1-1　主动脉瓣二瓣化畸形亚型示意图

A. 0型主动脉瓣二瓣化畸形，TEE主动脉瓣短轴显示主动脉瓣呈现无融合嵴的"经典"二叶式畸形；B. 1型主动脉瓣二瓣化畸形，TTE主动脉瓣短轴显示主动脉瓣左右冠瓣存在融合嵴，导致三叶主动脉瓣形成两个对合缘的"功能"二叶式畸形；C. 2型主动脉瓣二瓣化畸形，TTE主动脉瓣短轴显示左、右冠瓣存在较大的融合嵴，右、无冠瓣交界存在短小融合嵴致主动脉瓣呈二叶式

（二）术前评估主动脉瓣瓣环直径及冠状动脉的开口高度

1. 主动脉瓣瓣环直径的评估

瓣环直径一般在收缩期胸骨旁长轴切面将左心室流出道局部放大后测量。该项测量是在主动脉瓣叶附着点进行，从组织-血液界面至血液-组织界面，从后缘至前缘，不考虑瓣叶钙化的程度。当经胸二维超声心动图对瓣环的测量不可靠时，特别是当测量值接近瓣膜选择的临界点或者钙化从主动脉瓣延伸至二尖瓣前叶或室间隔时，经食管超声心动图（TEE）结合三维超声心动图测量也是可选的方案。目前三维经胸超声心动图（TTE）的分辨率还不足以帮助测量大部分受检者的瓣环径线。目前为止，还没有对瓣环测量金标准技术的共识，但是，从实践的层面来讲，TTE在大部分的患者中都足以完成此任务。

2. 冠状动脉开口高度的评估

TTE可以在胸骨旁左心室长轴切面及主动脉根部短轴显示右冠状动脉开

口的位置，而左冠状动脉的开口位置通常在TTE/TEE的主动脉根部短轴切面显示。右冠状动脉开口的高度可以在TTE左心室长轴切面显示后直接测量主动脉瓣环至冠状动脉开口下缘的距离获得。由于左冠状动脉开口特殊的位置及与TTE、TEE的切面的位置关系无法在二维切面上显示主动脉瓣环与其开口的位置关系而测量其开口高度，因此超声评估左冠状动脉开口的高度通常的方法是，TEE主动脉根部短轴三维成像后，进行适当的切割以显示左冠状动脉开口与主动脉瓣环的关系从而进行测量，由于TAVI/R患者不常规进行术前、术中TEE评估，且患者术前多层螺旋CT可以三维重建显示左冠状动脉并测量其开口高度，因此TTE/TEE通常不常规测量左冠状动脉开口高度。右冠状动脉的瓣环–开口距离可能用二维TEE就可以测量，左冠状动脉的瓣环–开口距离必须用三维TEE或者多排螺旋CT测量。冠状动脉开口高度≤10mm通常提示TAVI/R术中冠状动脉开口堵塞的风险较高，应予以高度重视。

（三）评估AS的主要超声心动图指标

主要有主动脉瓣峰值血流速度、平均跨瓣压差、有效瓣口面积、有效瓣口面积指数及左心室流出道与主动脉瓣口峰值血流速度比值等，表1-13-1-1为美国心脏病协会及欧洲心脏病协会推荐常用诊断指标及具体分级标准。

表1-13-1-1 主动脉瓣狭窄程度的主要超声心动图指标

超声指标	轻度	中度	重度
峰值血流速度（m/s）	2.6~2.9	3.0~4.0	≥4.0
平均跨瓣压差（mmHg）	<20	20~40	≥40
有效瓣口面积（cm²）	>1.5	1.0~1.5	<1.0
有效瓣口面积指数（cm²/m²）	>0.85	0.60~0.85	<0.6
流速比（LVOT/AV）	>0.50	0.25~0.50	<0.25

（参考2017年欧洲心脏影像协会及美国超声心动图协会更新指南）
LVOT. 左心室流出道；AV. 主动脉瓣

评估AS严重程度的各项指标的获取应注意如下方面：

（1）主动脉瓣口峰值血流速度及平均跨瓣压差的获取通常在心尖五腔心切面，应用连续波多普勒（CW）、取样线置于主动脉瓣口开放的方向获得清晰的血流频谱进行测量，由于狭窄的主动脉瓣口可呈偏心性开放，导致CW取样线与血流方向成角明显而导致低估狭窄程度，必要时可采取胸骨上窝主动脉根部长轴及剑突下五腔心切面进行测量，多切面获取最高的峰值血流速度及平均跨瓣压差以避免低估主动脉瓣狭窄程度。

（2）狭窄的主动脉瓣有效瓣口面积（AVA）推荐使用连续方程法进行计算获取，当多普勒测量不可靠时，二维及三维几何描记可能是可以接受的替代方法，其原因是狭窄的主动脉瓣通常严重钙化影响主动脉瓣孔径边缘的识别（图1-13-1-2）。连续方程的公式为$A_{AV}=A_{LVOT} \times VTI_{LVOT}/VTI_{AV}$。AV：主动脉瓣；LVOT：左心室流出道；A：面积；VTI：血流速度积分。

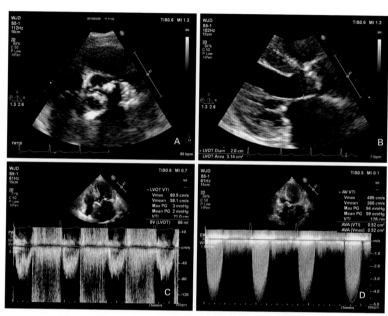

图1-13-1-2　连续方程法计算主动脉瓣口面积示意图

A. 主动脉瓣短轴显示钙化的主动脉瓣叶；B. 显示胸骨旁长轴左心室流出道内径测量；C. 心尖五腔心主动脉瓣下左心室流出道的血流频谱（脉冲多普勒测量）；D. 显示狭窄AV明显加快的血流频谱及连续方程计算的主动脉瓣有效瓣口面积（0.52cm²）

2014年AHA/ACC关于瓣膜病的指南中提到低流量、低压差、低射血分数（有效瓣口面积＜1.0cm²、LVEF＜50%、瓣口峰值血流速度＜4m/s，平均跨瓣压差＜40mmHg）患者的管理，该类患者的临床处理，尤其是在作为TAVI/R的筛选患者时，应首先注意区分其是否为真正的主动脉瓣狭窄及其左心室收缩功能储备情况。其评估方法为应用小剂量多巴酚丁胺负荷试验。应用多巴酚丁胺负荷超声心动图被认为推荐等级为ⅡA级，证据水平为B，需要提醒的是，AS患者进行多巴酚丁胺负荷试验仅能在药物负荷试验经验丰富的中心进行，且应当有心内科医师在场。多巴酚丁胺负荷超声心动图的主要目的是在不引起心肌缺血的情况下增加跨瓣流速，因此对于这些患者应使用低剂量方案（最大剂量20ug/kg·min），峰值负荷时平均压差小于

40mmHg，峰值负荷时有效瓣口面积大于1cm²，有效瓣口面积增加的绝对值大于0.3cm²定义为假性重度主动脉瓣狭窄。多巴酚丁胺负荷阳性指标是每搏量较基线增加20%，或平均跨瓣压差≥30~40mmHg，或主动脉瓣峰值血流速度≥4.0m/s，阳性结果预示患者外科手术或TAVI/R解除主动脉瓣狭窄后左心室收缩功能具有改善的潜力，支持患者采取上述积极的干预手段，阴性结果预示患者左心室收缩功能无明显储备，外科手术后心功能改善可能较小，建议药物保守治疗。

四、围术期评估要点

TTE及TEE均可应用于TAVI/R的围术期评估，但其各有优缺点。TTE监测不受患者的麻醉状态影响，可以多个角度显示观察，但由于其受患者声窗及术中患者平卧位、消毒铺巾的影响通常难以获得清晰的细节信息，另外由于明显干扰手术进程，因此应用具有较大的局限性，通常多在TAVI/R经验丰富的中心采用TTE评估。围术期TEE可被应用到多个环节，在球囊扩张成形时它可以帮助确定球囊的位置，发现球囊扩张后的主动脉瓣反流，在植入过程中帮助确定人工瓣膜的位置，在植入后即刻检查瓣膜的功能，快速发现各种并发症。但围术期应用TEE要求全身麻醉，探头也可能会影响X线透视的视野（部分后撤探头即可解决）。TAVI/R术中采用何种超声监测方案应根据本中心的TAVI/R经验、麻醉方式等进行选择。

由于目前TAVI/R的操作多数时间应用X线透视进行引导，但超声尤其是TEE在不干扰手术操作的前提下可以实时监测引导钢丝、鞘管在主动脉根部及左心室内的位置，当人工瓣膜释放前后有助于确定人工瓣膜的位置及形态。TAVI/R人工瓣膜的位置对于不同类型的人工瓣有不同的要求，对于爱德华SAPIEN球囊瓣膜，由于其呈短圆柱形，释放后在AV瓣环下方的理想长度为2~4mm，自膨胀瓣膜如CoreValve、Venus-A等其在自体主动脉瓣瓣环下方的理想长度为5~10mm。

人工瓣膜的位置过低时会导致瓣膜脱落入左心室，脱落入左心室的球囊扩张瓣膜及经心尖途径的J-valve能够在左心室发生反转造成左心室流出道、升主动脉梗阻甚至造成患者死亡（图1-13-1-3）。自膨胀瓣膜尽管不会脱落入左心室但其位置过低时会紧贴二尖瓣前叶导致二尖瓣前叶开放受限，尽管尚未有TAVI/R术后二尖瓣严重梗阻的报道，术中二尖瓣启闭功能应予以密切关注，自膨胀瓣膜位置过低的另一个重要不良表现为工作区低于瓣环造成支架网眼连通主动脉与左心室而产生大量瓣周反流，需要采取"瓣中瓣"的策略予以矫正。

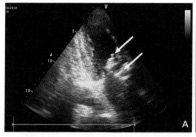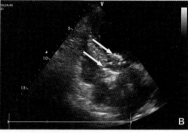

图1-13-1-3　脱入左心室并嵌顿于左心室流出道的TAVI/R瓣膜

A. 心尖长轴显示；B. 心尖五腔心切面显示脱落的人工瓣膜。箭头显示的是平行的人工瓣架

人工瓣架位置过高将导致人工瓣膜锚定不牢而向升主动脉移位，移位的瓣膜通常采用将其拉入降主动脉固定的方式，由于其瓣口仍为顺向血流信号而不会造成梗阻，但应避免其工作区对重要脏器的供血动脉造成梗阻。球囊扩张的SAPIEN及J-valve由于其长度较短，在向降主动脉移位的过程中有受血流冲击翻转的风险，因此将其拉入降主动脉的过程亦需要重点监测，TEE可以在降主动脉长轴切面部分显示移位的瓣膜并评估其是否造成远端血管梗阻。

人工瓣架除了位置的高度需要予以关注之外还应该密切关注其短轴形态。由于人工瓣架需要对抗病变的自体瓣膜并展开塑形，当其径向支撑力不足以对抗自体瓣膜的压迫或二瓣化畸形的主动脉瓣的不对称性应力时，其短轴形态可以出现椭圆形、蚕豆形甚至弯月形，进而导致金属支架内的生物瓣叶关闭不良而产生严重的瓣环内反流。通常严重的短轴塑形不良可以通过球囊后扩张予以改善。

TAVI/R术中人工瓣位置、形态之外的另外一个重点是对人工瓣周反流（PVL）的评估。相对于外科主动脉瓣膜置换，TAVI/R瓣周反流的发生率较高，其发生率约50%~85%。尽管TAVI/R的PVL发生率较高，但绝大多数的PVL为轻度，荟萃分析显示中度以上的PVL发生率约为7.4%。其发生率较高的原因如下：该项技术没有完全剔除原有的病变瓣叶，仅仅将病变瓣叶挤向外侧可导致人工瓣贴合不良；人工瓣架位置过高或过低导致无裙边的支架容许舒张期血液通过网眼进入左心室；二瓣化畸形的主动脉瓣导致人工瓣椭圆形形态导致的贴合不良。超声心动图对判别PVL的成因具有较高的价值，对于贴合或塑形不良的人工瓣，可以通过球囊后扩张的策略以改善瓣叶的贴合，对于位置过高或过低的瓣膜可以选用瓣中瓣的策略予以补救（图1-13-1-4）。通常中度及以上的PVL需要进一步干预，同自体瓣膜反流、外科人工瓣周反流的评估相类似，其反流的评估参数及分级标准见表1-13-1-2，由于PVL可以发生在瓣环的任何部位，应注意人工瓣架声影对PVL评估的影响。

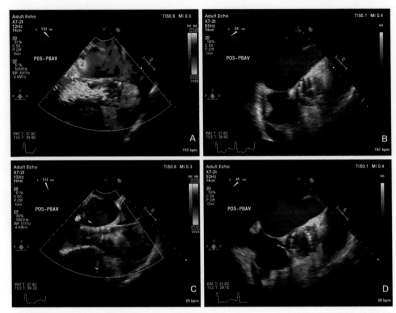

图1-13-1-4　TAVI/R瓣膜短轴塑形不良导致大量瓣环内反流 TEE主动脉根部长轴显示舒张期主动脉瓣环内大量反流

A. TEE主动脉根部长轴显示舒张期主动脉瓣环内大量反流；B. 主动脉瓣根部短轴显示人工瓣架呈"蚕豆"形提示人工瓣膜短轴塑形不良（径向支撑力不足以对抗狭窄的瓣口）；C. 再次球囊扩张后，瓣环内反流消失，仅在瓣架前缘探及少量瓣周反流；D. 主动脉短轴，显示人工瓣架塑形满意

表1-13-1-2　常用 TAVI/R 瓣周反流定性及定量评估参数

参数	轻度	中度	重度
缩流颈面积	≤9mm²	10~29mm²	≥30mm²
反流束长度	不超过二尖瓣前叶中部	介于二者之间	超过二尖瓣前叶瓣尖
反流束/LVOT宽度比	≤25%	25%~64%	≥65%
反流频谱PHT	≥500ms	200~500ms	≤200ms
反流束圆周百分比	≤10%	10%~29%	≥30%
降主动脉舒张期反流频谱	无或仅舒张早期	介于二者之间	全舒张期均可见

（参考2019介入瓣膜治疗后瓣周反流评估指南）

围术期并发症的评估：TAVI/R尽管已经发展为相对成熟的治疗手段，但其风险仍偏高，术中容易出现多种并发症。除外上述人工瓣膜位置、塑形不良及瓣周反流等并发症之外，应用超声心动图能够发现的并发症包括心脏破裂及主动脉瓣环撕裂出血造成的心包压塞、主动脉根部血肿、二尖瓣下结构损伤造成的新发严重二尖瓣反流、主动脉夹层、冠状动脉开口堵塞造成的新发节段性室壁运动异常等。由于上述并发症需要外科开胸予以补救，因此超声心动图及时予以确认可以为挽救患者生命赢得宝贵的时间。

五、术后随访评估

术后随访的评估内容与术前及术中评估内容存在交叉，其近期及远期随访近似，重点内容在于植入的人工瓣膜的位置、形态及功能状态。与围术期相似，人工瓣的位置、形态是重点，植入的主动脉瓣可以在近期移位出现PVL加重甚至脱落造成急性心力衰竭。人工瓣膜功能状态评估内容同术前的常规评估，包括峰值血流速度、平均压差、有效瓣口面积等指标进行序列分析，少量以下的瓣周漏通常有减少的趋势。

生物瓣远期的衰败及血栓也需要予以重点关注，国内由于TAVI/R时间较短尚无相关数据。TAVI/R术后血栓形成与人工瓣膜的工艺及术后抗凝方案密切相关，由于其通常形成与人工瓣叶的主动脉侧的窦底，受人工瓣架声影的影响，TTE及TEE均较难以直接显示血栓的位置及形态，当血栓明显影响瓣叶开放时可以导致瓣口峰值血流速度增快，与基线相比瓣口峰值血流速度短期内明显加速时应注意进行多排螺旋CT检查予以评估。

Key Points and Suggestions（要点及建议）

1. 超声心动图评估TAVI可采用TTE，亦可以选用TEE，术前及术后随访评估以TTE为主，围术期评估建议TEE，具体采用方案应结合本中心实际情况。

2. TAVI/R术前评估重点在于瓣膜病变的病因、血流动力学参数及心功能状态。首先确定主动脉瓣狭窄病因是风湿性、退行性以或是先天性瓣膜畸形，先天性二瓣化畸形因根据具体二瓣化形态进行详细的分型，血流动力学参数是评估狭窄程度的主要分级标准。

3. 低流量、低压差、低射血分数的主动脉瓣狭窄患者应进行多巴酚丁胺负荷试验以区分真性、假性重度主动脉瓣狭窄，同时评估其心功能储备。

4. 围术期应重点评估人工瓣的位置、形态，瓣周反流定性及定量评估对于选择干预方式尤为重要。

5. 多数危及生命的围术期并发症可以通过超声心动图予以及时确认，可为抢救患者赢得时间。

6. 尽管超声心动图难以显示人工瓣架内的血栓，但通过主动脉瓣峰值血流速度、平均跨瓣压差及有效瓣口面积等指标的评估能提供重要的提示性信息。

参考文献

[1] Iung B, Cachier A, Baron G, et al. Decision-making in elderly patients with severe aortic stenosis: why are so many denied surgery. Eur Heart J, 2005, 26(24): 272720.

[2] 中国经导管主动脉瓣置换术临床路径专家共识. 中国循环杂志, 2018, 33(12): 1162-1169.

[3] Hans-H, Claudia schmidtke. A classification system for the bicuspid aortic valve from 304 surgical specimens. The journal of thoracic and Cardiovascular Srugery, 2007, 133(5): 1226-1133.

[4] Baumgartner, et al. Recommendations on the echocardiographic assessment of aortic valve stenosis: a focused update from the European Association of Cardiovascular imaging and the American Society of echocardiography. Journal of the American Society of echocardiography, 2017, 30(4): 372-392.

[5] 2014 AHA/ACC Guideline for the Management of patients with valvular heart disease: Executive Summary. Circulation, 2014, 129: 2440-2492.

[6] Zoghbi, et al. Guidelines for the Evaluation of Valvular Regurgitation After percutaneous Valve Repair or Replacement: A Report from the American Society of echocardiography Developed in Collaboration with the Society for Cardiovascular Angiography and interventions, Japanese Society of echocardiography, and Society for Cardiovascular Magnetic Resonance. J Am Soc Echocardiogr, 2019, 32(4): 431-475.

第二节　经皮介入左心耳封堵术（LAAO）

一、概述

心房颤动（AF）是常见的心律失常且随年龄增长发病率增加，左心耳（LAA）是AF患者血栓的重要来源，非瓣膜性AF患者中90%的血栓来源于LAA。Framinghan研究显示非瓣膜AF患者栓塞事件的风险为5%，是无AF患者的5.6倍。既往非瓣膜AF的栓塞预防主要采用口服抗凝药物（如华法令），由于口服抗凝药需长期监测凝血指标亦或是花费高昂（新型口服抗凝药）导致患者依从性较差，另外口服抗凝药还有导致出血的风险，导致约有一半的非瓣膜性AF患者未进行抗凝治疗。近年来多种用于左心耳封堵的专用器械的出现为无法应用抗凝药物预防栓塞事件的患者提供了一个新的选择。

二、适应证及禁忌证

（一）适应证

非瓣膜性AF患者CHA2DS2-VASC（非瓣膜病性心房颤动脑卒中危险评分）评分≥2，同时具有以下情况之一：①不适合长期口服抗凝；②服用华法林，INR（国际标准化比值）达标的基础上仍发生卒中或栓塞事件；③HAS-BLED（心房颤动抗凝治疗出血风险）评分≥3。

（二）禁忌证

①左心耳内径＞35mm、TEE证实心内血栓或左心耳内自发显影、严重二尖瓣病变、心包积液＞3mm；②预计生存期限＜1年、低卒中风险或低出血风险；③因其他原因服用华法林；④卵圆孔未闭合并房间隔瘤和右向左分流，升主动脉/主动脉弓处存在复杂粥样硬化斑块；⑤择期心外科手术者；⑥心功能不满意者。

三、超声评估指标及诊断要点

左心耳封堵器的适应证是血栓栓塞风险较高的患者。由于左心耳封堵的操作在左心耳腔内且左心耳内由于房颤导致血流淤滞易形成血栓，因此术前评估左心耳腔内是否存在血栓是降低手术风险的一项重要工作。由于TTE评估左心耳具有诸多的缺点，如切面有限、低频探头及声束远场的低分辨率等，导致TTE难以胜任详细评估左心耳形态及测量的任务。TEE相较于TTE具有距离左心耳近、探头频率高、多切面及三维超声成像可以详尽的显示左心耳内的形态、开口形态及腔内梳状肌分布导致的分叶状态的优势，而可以胜任LAA评估任务。因此后述的关于左心耳的超声工作除特殊提示外均采用TEE技术。

（一）术前评估

1. 左心耳血栓的评估

由于AF导致左心房及左心耳血流流场改变，心房内及左心耳内血流缓慢导致血栓形成。超声心动图可以显示左心耳内血流缓慢、自发显影，进而形成胶胨样状态的血栓及致密的实体血栓状态，即血栓形成的"三部曲"：自发显影、胶胨/泥浆样形态及血栓阶段。

由于左心耳血流自发显影并不是真正的血栓，仅仅提示血流淤滞，此时在LAA内的操作并不会导致体循环栓塞，因此并不是LAAO的禁忌证；而胶胨/泥浆样是事实上的血栓，但通常形成时间较短，对于口服抗凝药物及肝素敏感，易于短期内消失，基于患者安全的考虑胶胨/泥浆样形态及实体血栓状态的患者应予以抗凝及加强抗凝后复查，待其血栓消失后才能进行LAAO。

2. 左心耳形态学评估

左心耳由于存在不同数量、长度及粗细的梳状肌导致心耳形态各异，不同影像学方法有各自不同的分类方法将其分为不同的类型。超声心动图基于梳状肌的长度、位置、粗细及LAA的尖端朝向可以将左心耳区分为风袋形、菜花形及鸡翅形（图1-13-2-1）。通常风袋形及鸡翅形心耳易于封堵，而菜花形LAA由于梳状肌及变异导致其封堵易出现波折。

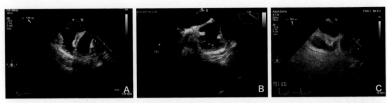

图1-13-2-1　不同形态的左心耳：TEE食管中段110~140范围评估（A、B、C）左心耳的形态评估
A. 风袋形左心耳；B. 菜花形左心耳；C. 鸡翅形左心耳

3. 左心耳形态学测量

目前左心耳封堵器主要有两个类型，其一为以Watchman为主的"内塞式"封堵器，另一类型为以ACP、LAmbre为代表的"塞-盖式"封堵器。由于两种类型的封堵器的技术路线略有不同，因此其术前测量要求亦不同。对于"内塞式"LAA封堵器，其开口内径及LAA深度测量如图1-13-2-2，要求在食管中段0°、45°、90°及135°四个切面进行测量，其解剖标记为左心耳开口内侧缘以回旋支为标记，外侧缘以左上肺静脉与左心房转折嵴的上方约2cm处为标记，深度测量为开口连线的中点至可见的左心耳上叶最远处的距离。

对于"塞-盖式"封堵器，其测量与"内塞式"封堵器略有不同，"内塞式"封堵器要求的开口内径区恰为"塞-盖式"内塞盘的锚定区，而后者的外伞盘的内径通常与距离二尖瓣环约3~5mm处与左上肺静脉与左心房转折嵴的连接长度进行匹配（图1-13-2-3）。

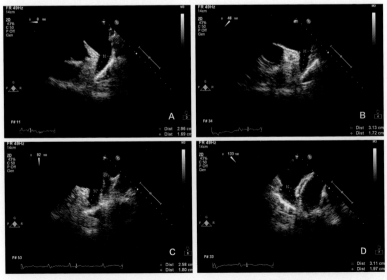

图1-13-2-2　"内塞式"封堵器的LAA开口及深度测量示意图
A. 食管中段0°切面；B. 食管中段45°左右切面；C. 食管中段90°左右切面；D. 食管中段135°左右切面

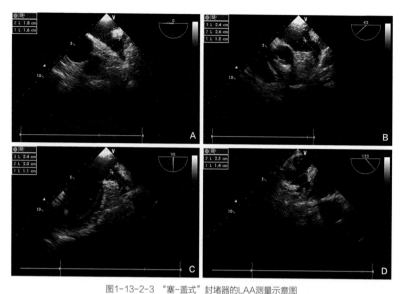

图1-13-2-3　"塞-盖式"封堵器的LAA测量示意图

A、B、C、D四幅图中的线1测量的是内塞锚定区内径，线2测量的是外盖的区最小径线；B、C图中线3为LAA最大深度

（二）术中监测

1. 房间隔穿刺

左心耳封堵需要确保封堵器的位置形态满意，由于LAA位于左心房的左前外侧而股静脉输送系统需要穿过房间隔进入左心房，穿刺点的位置确定了输送鞘管进入LAA之后与左心耳同轴性的程度，通常将穿刺点置于后下侧（图1-13-2-4）以最大程度保证输送系统与左心耳的同轴，当穿刺点偏高偏前时将导致同轴性较差、介入医师操作难度加大、封堵器位置不良（如露肩、翘边及封堵器周边漏）等，必要时需TEE再次引导穿刺进行LAAO。

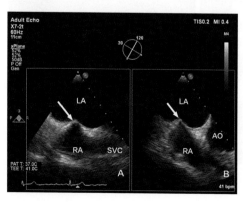

图1-13-2-4　房间隔穿刺示意图

箭头所示为房间隔穿刺针头的位置，A. 上下腔静脉双房切面评估穿刺点的上下位置，B. 主动脉短轴切面评估穿刺点位置的前后。LA. 左心房；RA. 右心房；SVC. 上腔静脉；AO. 主动脉

2. 输送系统引导监测

目前多数国内术者习惯于X线透视下监测引导钢丝、导管及输送鞘管的行程及位置，部分术者已习惯于单纯超声引导整个的LAA封堵过程。TEE可以实时监测引导钢丝、鞘管的位置，完全可以替代X线以减少患者的电离辐射的暴露时间。

3. 左心耳封堵器评估

左心耳封堵器展开后应重点关注的内容有封堵器位置、形态、稳固性、周边漏等。封堵器展开后位置应与术前设想的锚定位置相吻合，尤其是确保所有的LAA分叶均封闭于封堵器远侧以确保左心耳完全与左心房隔离。对于"内塞式"封堵器，位置过深将导致封堵器过度压缩，加大心耳破裂的风险，并且容易出现周边漏，位置过浅将导致露肩过多不能封闭左心耳，且加大脱落的风险。对于"塞-盖式"封堵器，通常内伞盘（锚定盘）偏深更容易保证外伞盘对左心耳的覆盖，内侧锚定盘过浅将导致外伞盘翘边而不能覆盖左心耳的口部导致明显周边漏。对于"内塞式"封堵器，需要确保封堵器具有一定的压缩比例，通常厂家建议压缩比为8%~20%（图1-13-2-5）。目前临床实践发现Watchman封堵器的压缩比也可达到30%，尚未见到明显增加左心耳损伤破裂的风险。LAA封堵器的稳固性对患者至关重要，由于LAAO为一级预防，一旦封堵器脱落，将导致患者介入操作风险急剧加大，尽管部分患者可以通过介入抓捕将封堵器回收，但封堵器可能造成二尖瓣

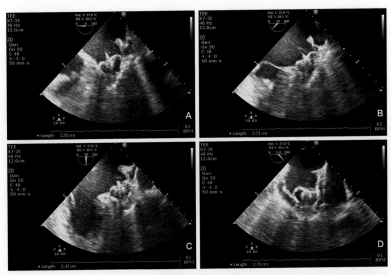

图1-13-2-5 "内塞式"压缩比评价

33mm的Watchman封堵器释放后肩部宽度介于25~27mm，压缩比例为18%~24%

器、主动脉瓣叶损伤、左心室流出道及主动脉梗阻而需要外科干预。TEE可以实时显示封堵器在牵拉试验时是否出现移位而评估其是否稳定，一旦介入医师牵拉时发生移位，提示封堵伞不稳固而需要回收再次更改位置展开，或更换更大的封堵伞进行封堵。由于左心耳开口通常为椭圆形而非标准的圆形，封堵器展开后可能出现部分位置贴合不良或者由于梳状肌影响而不能完全展开贴合LAA口部，导致封堵伞周边出现空隙（图1-13-2-6），尤以食管中上段TEE 135°显示的封堵器后下缘易出现，通常小于5mm的封堵伞周边漏并不增加患者远期栓塞风险，是可以接受的。

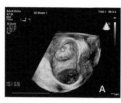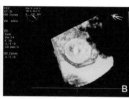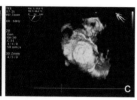

图1-13-2-6 三维TEE显示封堵器与比邻结构的位置关系

A."内塞式"封堵器部分露肩于左心房内；B."塞-盖式"封堵器位置过浅而翘边；C."塞-盖式"封堵器外盖与左心房壁贴合紧密

4. 左心耳封堵术并发症

左心耳封堵术中及术后比较常见的并发症是心包压塞。导致心包压塞的原因包括房间隔穿刺过程意外损伤心房壁、钢丝及鞘管损伤左心耳、封堵器锚定用的倒刺损伤左心耳。心包压塞以急性表现为主，较少表现为延迟出血导致的慢性心包压塞。TEE及TTE均能及时显示心包腔各部位的液性无回声，以及是否较基线明显增加，如损伤明显导致出血速度较快时应紧急开胸探查修补。

四、术后随访

左心耳封堵器有远期脱落的风险，但极为少见，远期随访的一个重要内容就是封堵器周边漏的有无及宽度。尽管小于5mm的封堵伞周边漏不增加栓塞风险，但会影响患者术后抗凝的药物治疗方案。另外，2018年法国的一项研究显示LAAO术后封堵器相关的血栓发生率达到了约7%，这样的器械相关血栓的发生率是颇为惊人的，多数报道中LAAO术后器械相关血栓发生率约3%~5%，由于左心耳封堵术为一级预防治疗，因此术后TEE及时的评估封堵器周边是否有器械相关血栓形成，对患者抗凝方案的制定至关重要。

Key Points and Suggestions（要点及建议）

1. 左心耳封堵术前应常规进行TEE评估以除外左心耳血栓，同期进行形态学分类及解剖形态参数测量为封堵器类型及尺寸的选择提供参考。

2. 左心耳封堵术中应进行TEE监测及引导，尤其是房间隔穿刺、封堵器释放前的位置、形态及稳固性及伞周漏的评估。

3. 术后应密切监测除外心包压塞及封堵器脱落的意外情况。

4. 随访中应采用TEE检查明确有无器械相关血栓形成。

参考文献

[1] Fred M, Anthony A, Steven R, et al. SCAI/ACC/HRS Institutional and Operator Requirements for Left Atrial Appendage Occlusion. Catheterization and Cardiovascular intervention, 2016, 87: 351-362.

[2] Didier Klug, Philippe Commeau, Pascal Defaye, et al. percutaneous occlusion of the left atrial appendage: An expert consensus statement. Archives of Cardiovascular Disease, 2015, 108: 460-467.

[3] Laurent Fauchier, Alexandre Cinaud, Francois Brgadeau, et al. Device-Related Thrombosis After percutaneous Left Atrial Appendage Occlusion for Atrial Fibrillation. JACC, 2018, 71(14): 1528-1536.

[4] 左心耳干预预防房颤患者血栓栓塞事件: 目前的认识和建议. 中华心律失常学杂志, 2014,18(6): 401-415.

（王建德）

第二篇

常见病症超声心动图诊断规范

第一章 心脏瓣膜狭窄

心脏瓣膜狭窄是常见的心脏瓣膜疾病之一，也是心血管病发病和致死的一个重要的原因。近年来瓣膜狭窄的诊断与治疗取得了重大进步。2009年欧洲超声心动图协会（EAE）和美国超声心动图协会（ASE）联合发表了《关于临床实践中应用超声心动图评估瓣膜狭窄的建议》，详细介绍了超声心动图评估瓣膜狭窄的推荐方法，对如何评判瓣膜狭窄程度、数据采集和测量的细节以及严重程度分级具体措施给出了建议。建议将评价方法进行了分类，Ⅰ级推荐的方法适合所有瓣膜狭窄的评估，此篇着重介绍Ⅰ级推荐的方法，Ⅱ、Ⅲ级推荐方法有所涉及。2017年8月在欧洲心脏病学会（ESC）年会上，ESC和欧洲心胸外科学会（EACTS）联合发布了《2017年ESC/EACTS心脏瓣膜病管理指南》，2017年美国心脏协会（AHA）和美国心脏病学会（ACC）联合更新发布了2017指南《心脏瓣膜病患者的管理（更新版）》。美国和欧洲2017年的指南在之前基础上更全面给出了瓣膜狭窄的评估方法以及瓣膜狭窄病人的管理意见。中华医学会超声医学分会超声心动图学组2018年发布了"经导管主动脉瓣植入术围术期超声心动图检查专家共识"，更好地指导并规范了经导管主动脉瓣植入术后的超声心动图评估。

第一节 主动脉瓣狭窄

一、概述

主动脉瓣狭窄（AS）是常见的心脏瓣膜病之一，也是临床上最常见的心脏瓣膜病。近两年随着介入治疗的迅速发展，临床对主动脉瓣狭窄程度的精确评估提出了更高的要求。

二、定义及诊断标准

主动脉瓣狭窄可分先天性和后天性两类，先天性原因主要是二叶式主动脉瓣，而后天性主动脉瓣狭窄可由多种病因所致。在国内，风湿性心脏病仍是主动脉瓣狭窄最常见的病因，而发达国家老年退行性主动脉瓣狭窄则为最常见病因（图2-1-1-1）。在欧美国家，二叶主动脉瓣占所有需要换瓣手术的主动脉瓣狭窄病人中的一半，三叶瓣瓣叶钙化占其余的大多数，风湿性心脏病占很少一部分。在世界范围内，风湿性心脏病更为普遍。正常主动脉瓣口面积为2.5~3.0cm^2，当瓣口面积明显减小时，会影响血流动力学状态。

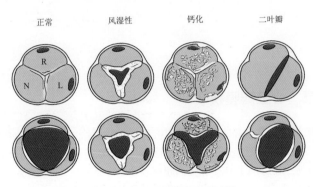

图2-1-1-1 主动脉瓣狭窄的病因示意图

三、超声常用诊断指标及诊断要点

超声心动图为非侵入性成像方法，是诊断和评价主动脉瓣病变、评估瓣膜狭窄程度的重要手段。主动脉瓣解剖构造的评估是通过胸骨旁左心室长轴、胸骨旁左心室短轴图像的结合来实现的，明确瓣叶的数量并观察其活动度、厚度和钙化情况。此外，结合二维和多普勒超声能定位观察瓣上、瓣叶及瓣下水平血流的受阻情况。通常经胸二维成像足已明确其结构，如果图像质量欠佳，经食管超声心动图可能有所帮助。2009年EAE/ASE《关于临床实践中应用超声心动图评估瓣膜狭窄的建议》推荐超声心动图评价要点见表2-1-1-1。超声评估主动脉瓣狭窄严重程度的常用指标及重度狭窄的截点见表2-1-1-2，超声评价方法及各自的优势、局限性见表2-1-1-3。

表 2-1-1-1 主动脉瓣狭窄的超声评价要点

主要指标	超声评估要点
瓣膜解剖	评估瓣膜活动度、是否有交界部位融合，是否有钙化，在收缩期分辨瓣膜数量，如有融合缝峰注意区别
主动脉瓣狭窄的射流速度	测量主动脉瓣的速度峰值，避免噪声和干扰信号，通过描记曲线边缘得到速度时间积分，通过描记速度曲线得到平均压差
左心室流出道直径	此直径可用于计算有效横截面积

（参照2009年EAE/ASE《关于临床实践中应用超声心动图评估瓣膜狭窄的建议》）

表2-1-1-2　超声评估主动脉瓣狭窄严重程度的指标及重度狭窄的诊断截点

（Ⅰ级及Ⅱ级推荐）

常用检查指标	方法/公式	诊断截点	单位	示意图
主动脉瓣血流峰值速度（Ⅰ级推荐）	直接测量	4.0	m/s	图2-1-1-2A
平均跨瓣压差（Ⅰ级推荐）	$\triangle P=\sum 4V^2/N$	40或50	mmHg	图2-1-1-2A
瓣膜面积连续方程（Ⅰ级推荐）	$AVA=CSA_{LVOT} \times VTI_{LVOT}/VTI_{AV}$	1.0	cm^2	图2-1-1-2B 图2-1-1-3
速度比（Ⅱ级推荐）	$VR=V_{LVOT}/V_{AV}$	0.25	无	
瓣膜平面直接测量面积（Ⅱ级推荐）	TTE和TEE	1.0	cm^2	

（参考2009年EAE/ASE《关于临床实践中应用超声心动图评估瓣膜狭窄的建议》）

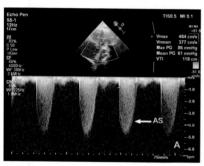

图2-1-1-2A　主动脉瓣狭窄峰值血流速度及平均压差测量示意图

该患者测量V_{max}等于4.6m/s，平均跨瓣压差61mmHg

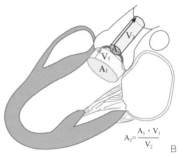

图2-1-1-2B　连续方程原理示意图

经过左心室流出道血流量约等于经过主动脉瓣血流量。A_1. 左心室流出道横截面积；A_2. 主动脉瓣面积；V_1. 左心室流出道峰值血流速度；V_2. 主动脉瓣口峰值血流速度；由此得主动脉瓣口面积=左心室流出道横截面积×左心室流出道速度时间积分/主动脉瓣口峰值速度时间积分（$AVA=CSA_{LVOT} \times VTI_{LVOT}/VTI_{AV}$）

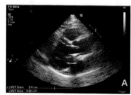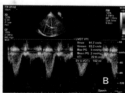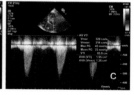

图2-1-1-3　连续方程测量主动脉瓣口面积

A. 左心室流出道直径测量时相为收缩中期，测量位置为胸骨旁长轴切面主动脉瓣口平面下方3~10mm处，测量距离为室间隔内膜面到二尖瓣前叶间距离；B. 左心室流出道血流速度应该在心尖五腔心切面测量，置于左心室侧接近血流加速区；C. 主动脉瓣血流速度在同一切面测量主动脉瓣血流峰值速度。通过公式$AVA=CSA_{LVOT} \times VTI_{LVOT}/VTI_{AV}$获得主动脉瓣口面积（图中用两种方法，VTI法和$V_{max}$法），采用VTI法估测此患者主动脉瓣口面积为1.55cm²，V_{max}法估测主动脉瓣口面积为1.26cm²（即公式中采用V_{max}计算主动脉瓣口面积）

表2-1-1-3 超声评估主动脉瓣狭窄严重程度的方法及各自的优势与局限性

检查指标	概念	优势	局限性
主动脉瓣血流峰值速度（Ⅰ级推荐）	速度随着狭窄程度加重而增加	直观，临床预后的强烈预测因子	声束需与血流相平行，有角度依赖性、受血流量影响
平均跨瓣压差（Ⅰ级推荐）	运用伯努利方程计算平均跨瓣压差	速度曲线的均值，与侵入性方法相比有良好实用性	其准确性依赖于血流速度，具有血流依赖性
瓣膜面积连续方程（Ⅰ级推荐）	通过瓣环和近端的血流量相同原理	对多数病人可行性较好，相对血流依赖	需要左心室流出道直径和速度资料，可能存在误差
速度比（Ⅱ级推荐）	左心室流出道血流速度与主动脉瓣血流速度比值	无需测量左心室流出道宽度，仅用多普勒方法即可，比连续方程变异度小	忽视了左心室流出道大小的变异性
瓣膜平面直接测量面积（Ⅱ级推荐）	采用经胸、经食管超声心动图及三维直接测量瓣口面积	在多普勒法无法测量时应用	瓣口面积测量变异性大，瓣口钙化变形时不适用

（参考2009年EAE/ASE《关于临床实践中应用超声心动图评估瓣膜狭窄的建议》）
以上方法适用于所有AS患者

四、主动脉瓣狭窄分级评估

目前对主动脉瓣狭窄严重性最好的描述是峰值血流速度、平均跨瓣压差和瓣膜面积的具体数值。ACC/AHA和ESC所提出的指南中，将主动脉瓣狭窄的严重程度分为轻度、中度和重度以指导临床决策，主动脉瓣狭窄程度分级评估见表2-1-1-4。指南中提到主动脉瓣硬化与轻度瓣膜狭窄的区别。对大多数病人，根据指南所推荐的三个等级，结合临床资料以及主动脉瓣反流和左心室功能，已基本可满足临床决策的要求。然而，对于某些特定的患者，如伴有严重的左心室功能障碍，还需要一些额外的方法和测量。在评估瓣膜性心脏病的患者时，所采取的截点诊断应相当谨慎；不能仅仅依靠某一单项的计算数字做为最终诊断标准，应该综合考虑瓣膜有效面积、血流速度、压差、左心室射血分数、流量状态及临床资料，而后进行最终决策。主动脉瓣狭窄严重程度评估存有差异时，解决办法见图2-1-1-4。

表 2-1-1-4　主动脉瓣瓣膜狭窄程度分级评估

评价指标	主动脉瓣硬化	轻度	中度	重度
主动脉瓣射流速度（m/s）	≤2.5	2.6~2.9	3.0~4.0	>4.0
平均跨瓣压差（mmHg）		<20（30[a]）	20~40[b]（30~50[a]）	>40[b]（>50[a]）
有效瓣口面积（cm²）		>1.5	1.0~1.5	<1.0
有效瓣口面积指数（cm²/m²）		>0.85	0.60~0.85	<0.60
左心室流出道/主动脉瓣血流峰值速度比		>0.5	0.25~0.5	<0.25

（参考2009年EAE/ASE《关于临床实践中应用超声心动图评估瓣膜狭窄的建议》）
a. ESC指南；b. AHA/ACC指南

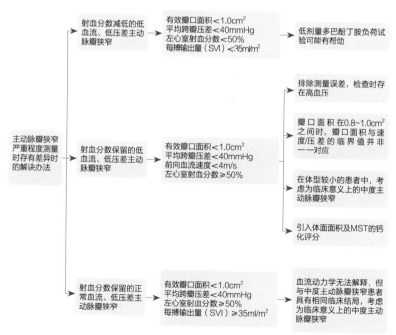

图2-1-1-4　主动脉瓣狭窄严重程度评估有差异时的解决办法
（参考2009年EAE/ASE《关于临床实践中应用超声心动图评估瓣膜狭窄的建议》）

五、规范化超声评估、临床诊疗流程及鉴别诊断要点

（一）规范化超声评估主动脉瓣狭窄及其临床诊疗流程（图2-1-1-5）

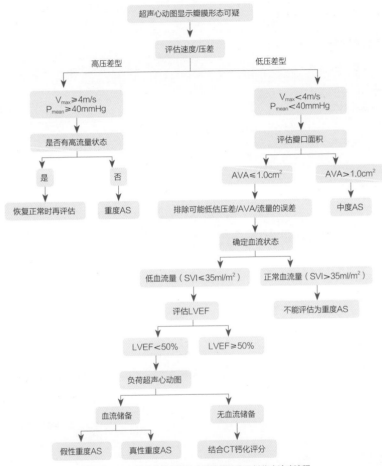

图2-1-1-5 规范化超声评估主动脉瓣狭窄及其临床诊疗流程
（参考2017年《ESC/EACTS心脏瓣膜病管理指南》）

（二）鉴别诊断要点（表2-1-1-5）

表2-1-1-5 AS的超声心动图鉴别诊断要点

疾病名称	超声及临床表现
纤维膜性主动脉瓣下狭窄（图2-1-1-6）	左心室长轴切面上可见主动脉瓣下有一纤维隔膜或瓣环下增厚的纤维环从室间隔延伸向左心室流出道； 短轴切面上，可见与室间隔相连的天幕状纤维隔膜或流出道的环形隔膜主动脉瓣正常或轻度增厚； 彩色多普勒高速血流信号起自主动脉瓣下，主动脉瓣口血流速度也加快
梗阻性肥厚型心肌病（图2-1-1-7）	室间隔基底部局限性增厚和收缩期二尖瓣前叶的前向运动（SAM现象）为特征； 主动脉瓣正常或近轻度增厚，收缩期开放面积正常；彩色多普勒高速血流信号起自主动脉瓣下，主动脉瓣口血流速度也加快，但频谱形态与AS不同
主动脉瓣上狭窄	升主动脉的先天发育异常；主动脉瓣开放正常，经食管超声检查可显示升主动脉的局限性狭窄； 彩色多普勒高速血流信号起自主动脉瓣上，而主动脉瓣口血流正常
主动脉血流量增多的疾病	主动脉瓣开放正常；脉冲多普勒显示流速增高并不局限于主动脉瓣口，而是贯穿整个左心室流出道； 彩色多普勒显示主动脉血流为一宽阔明亮的血流带而非窄细的射流束
感染性心内膜炎	主动脉瓣可见蓬草样回声的赘生物，随心脏舒缩活动，幅度甚大，主动脉瓣开放面积无缩小； 彩色多普勒示瓣膜毁损造成的主动脉瓣反流

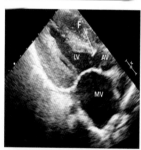

图2-1-1-6 主动脉瓣下隔膜，可见主动瓣下短纤维状回声，可以造成左心室流出道狭窄

LV. 左心室；MV. 二尖瓣；AV. 主动脉瓣；F. 隔膜

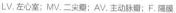
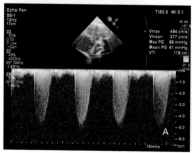
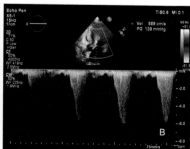

图2-1-1-7 主动脉瓣狭窄频谱和梗阻性肥厚型心肌病的鉴别诊断

A. 主动脉瓣狭窄，一般为对称抛物线性；B. 梗阻性肥厚型心肌病峰值后移，有时像"小龙虾钳"型

Key Points and Suggestions（要点及建议）

1. 超声心动图目前已成为临床无创性评估主动脉瓣狭窄的首选方法，特别是近几年来多平面经食管超声心动图技术的临床应用，对主动脉瓣狭窄的评估更为准确可靠，经食管超声心动图观察瓣膜形态和测量瓣口面积较经胸超声心动图更为准确。

2. 主动脉瓣狭窄超声诊断的 I 级推荐指标是主动脉瓣血流峰值速度、平均跨瓣压差、瓣膜面积连续方程法。

3. 主动脉瓣狭窄程度可能存在低估的情况：当左心室收缩功能减低（左心室射血分数<50%），平均跨瓣压差较低（<40mmHg）；中度或重度二尖瓣反流多普勒超声束与血流角度较大（>20°）时；心室率较快的房颤。主动脉瓣狭窄程度可能存在高估的情况：心室活动度增强；中度或重度主动脉瓣反流；尤其是主动脉较细的病人；伴左心室流出道梗阻的病人。

4. 多巴酚丁胺负荷超声心动图对左心室收缩功能减低的主动脉瓣狭窄程度的评估具有重要价值，先判断患者左心是否有血流储备，进一步判断是真正的重度狭窄，还是由于左心室收缩功能减低导致瓣口开放不完全导致的假性重度狭窄，左心无血流储备时还要结合CT主动脉瓣钙化评分情况。

5. 主动脉瓣钙化而无症状的主动脉瓣狭窄病人随诊时，如主动脉瓣口射流速度每年快速增加≥0.3m/s时，发生心血管事件的危险性很高。

6. 超声心动图对主动脉瓣狭窄手术时机选择的指导性意义：当主动脉瓣狭窄患者出现心绞痛、晕厥与心衰症状时，需要立即手术，这是目前公认的指征，其他指征包括：①对无明显症状的轻度、中度主动脉瓣狭窄患者，根据Ross等意见，可用超声心动图追踪观察，一旦收缩期左心室-主动脉瓣口峰值压差>50mmHg或主动脉瓣口面积<0.75cm^{2}时，应考虑手术治疗，以免发生意外。②重度主动脉瓣狭窄的预后很差，故明确诊断重度主动脉瓣狭窄的患者需要尽快手术。

7. 主动脉瓣狭窄手术方式目前主要分为外科主动脉瓣置换手术和经导管主动脉瓣置换术（TAVI）手术，随着老年退行性主动脉瓣狭窄的增多，TAVI手术逐年增加，成为有前景的手术方法之一。

第二节 二尖瓣狭窄

一、概述

二尖瓣狭窄（MS）是常见的心脏瓣膜病之一，二维灰阶超声心动图结合彩色多普勒技术，能无创性了解二尖瓣形态、活动及跨瓣血流等，早已成为临床诊断二尖瓣疾病的重要手段。经食管超声心动图能更好的评价二尖瓣疾病，尤其是多平面、实时三维经食管超声心动能从多方面、多角度全面评价二尖瓣疾病的严重程度及并发症，目前已在临床广泛开展。近两年随着介入治疗的发展，临床对二尖瓣狭窄程度的精确评估提出了更高的要求。

二、定义及诊断标准

二尖瓣狭窄主要见于风湿性心脏病，由先天性畸形引起的狭窄较少见。即使在发达国家，风湿热仍然是二尖瓣狭窄最常见的病因。典型的风湿性二尖瓣狭窄前、后叶多同时受累，病变由瓣膜边缘逐渐向体部及基底部扩展，瓣叶发生形变，甚至瓣下乳头肌亦发生形变、增粗或挛缩，最终导致瓣口狭窄，开放幅度减小和/或关闭不全。根据病变程度的不同，大致可分为三类，隔膜型、漏斗型和隔膜漏斗型。随着生活水平提高，风湿性心脏病患病率减低，二尖瓣狭窄较前减少。先天性二尖瓣狭窄主要由瓣下装置的异常所致。偶可见其他原因导致的二尖瓣狭窄，如炎症性疾病，浸润性病变，类癌样心脏病以及药物导致的瓣膜病。

正常二尖瓣口面积为4.0~6.0cm²。二尖瓣狭窄较轻时，患者症状不明显，当二尖瓣口面积>1.5cm²时通常无症状；狭窄程度进一步加重，在静息状态下心排量低于正常且不能随活动而增加时，患者出现症状，此时通常二尖瓣口面积<1.5cm²。

三、超声诊断常用指标及诊断要点

超声心动图在二尖瓣狭窄的诊断中起着重要作用，包括明确有无二尖瓣狭窄、定量评估狭窄的程度、分析瓣膜的解剖形态、评估其预后。二尖瓣结构形态关系到干预治疗的恰当选择，是超声心动图评价二尖瓣狭窄的重要内容。经食管超声心动图诊断左心房血栓的敏感性较经胸超声明显提高，特别是对左心耳内血栓更为敏感。指南推荐超声心动图评价二尖瓣狭窄要点见表2-1-2-1。超声心动图评价二尖瓣狭窄严重程度的常用指标及诊断要点见表2-1-2-2，各评价方法的优缺点见表2-1-2-3。

表 2-1-2-1　超声心动图评价二尖瓣狭窄要点

主要指标	超声诊断要点
二尖瓣结构形态	瓣膜厚度，交界区粘连融合，回声增强的部位和延伸范围，瓣膜柔韧度，瓣下装置
二尖瓣瓣口面积的测量	沿瓣口内侧边缘描记瓣口面积，包括交界区开放部分，用电影回放选取舒张中期进行测量，如存在房颤取其平均测值
二尖瓣血流频谱	由舒张期二尖瓣频谱获取平均跨瓣压差，由E峰下降支斜率得到压力降半时间（如下降支斜率线性不佳，可取舒张期中间段测量，如有房颤，可取其平均值）
收缩期肺动脉压力	根据三尖瓣反流最大速度估测，并根据下腔静脉宽度和吸气塌陷率来估计右心房压力

（参考2009年EAE/ASE《关于临床实践中应用超声心动图评估瓣膜狭窄的建议》）

表 2-1-2-2　超声心动图评价二尖瓣狭窄严重程度的常用指标及诊断要点
（Ⅰ级推荐指标）

概念	公式和方法	单位	示意图
直接测量二尖瓣口面积（MVA）	用二维超声勾描二尖瓣口内缘	cm²	图2-1-2-1A

续表

概念	公式和方法	单位	示意图
压力梯度由伯努利方程计算流速获得	$\Delta P = \Sigma 4V^2/N$	mmHg	图2-1-2-1B
压力降半时间（PHT）	MVA=220/PHT	ms	图2-1-2-2B
收缩期肺动脉压力	$sPAP=4V^2_{Tricuspid}+ RA$ 压力	mmHg	图2-1-2-2C

（参考2009年EAE/ASE《关于临床实践中应用超声心动图评估瓣膜狭窄的建议》）

PHT（$T_{1/2}$）的定义是二尖瓣舒张早期最大压差自峰值开始下降到达该压力阶差一半所用的时间

表2-1-2-3　超声评估二尖瓣狭窄严重程度的常用指标的优点和缺点

常用检查指标	优点	缺点
二维测瓣口面积	准确，受其他因素影响少	需要经验，声窗差、有严重瓣膜钙化者不宜采用此方法
平均跨瓣压差	容易检测	受心率和血流状况的影响
压力降半时间	容易检测	易受其他因素如主动脉瓣反流、左心房顺应性、左心室舒张功能的影响
收缩期肺动脉压	见于大多数MS患者	右心房压估测欠精确，也未考虑肺血管的阻力

（参考2009年EAE/ASE《关于临床实践中应用超声心动图评估瓣膜狭窄的建议》）

适用于所有二尖瓣狭窄病人

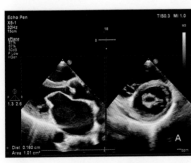

图2-1-2-1A　直接测定二尖瓣口面积：二维法测量二尖瓣口是比较方便直观的方法，实践证明，此方法与手术测量结果相关性最好。本图采用两个正交平面将采样线放置在二尖瓣尖水平，用描记法在舒张中期描记二尖瓣瓣口内缘。此患者瓣口面积约1cm²

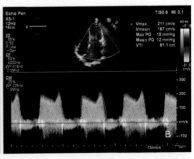

图2-1-2-1B　采用连续多普勒法测量二尖瓣峰值压力阶差，并用描记法测量二尖瓣平均跨瓣压差，此患者二尖瓣瞬间峰值压力阶差为18mmHg，平均跨瓣压差为12mmHg

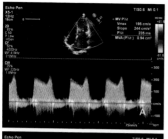

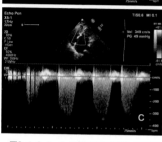

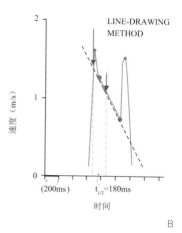

图2-1-2-2 A. 采用PHT法估测二尖瓣口面积，此患者估测二尖瓣口面积约0.94cm²；B. PHT法测量的示意图，测量时应选择转折点以下的斜率测量；C. 采用三尖瓣反流法估测收缩期动脉压力，此患者三尖瓣反流峰值压差为49mmHg，右心房压估测为8mmHg，故收缩期肺动脉压力约为57mmHg

四、二尖瓣狭窄程度分级

评估二尖瓣狭窄程度应综合应用二维测量瓣口面积、平均跨瓣压差、以及压力降半时间等方法。二维测量二尖瓣瓣口面积减小是二尖瓣狭窄的特征性表现，当上述几种方法评估结果之间不一致时，一般以二维超声测量的瓣口面积作参考；其他评估方法易受到多种因素影响，通常作为辅助性指标。二尖瓣狭窄程度分级见表2-1-2-4。

表 2-1-2-4 二尖瓣狭窄程度分级

参数	轻度	中度	重度
瓣口面积（cm²）	>1.5	1.0~1.5	<1.0
平均压差（mmHg）	<5	5~10	>10
收缩期肺动脉压力（mmHg）	<30	30~50	>50

（参考2009年EAE/ASE《关于临床实践中应用超声心动图评估瓣膜狭窄的建议》）

适用于窦性心律，且心率60~80次/分的患者

五、规范化超声心动图诊断二尖瓣狭窄、临床诊疗流程及鉴别诊断要点

（一）二尖瓣狭窄的诊断及其临床诊疗流程

常规筛查用经胸超声心动图，如果患者声窗差或者是介入治疗前超声评估，可行经食管超声心动图检查，进一步明确瓣膜情况及左心耳是否合并血栓等。风湿性二尖瓣狭窄除内科姑息性治疗外，主要治疗手段为二尖瓣置换术、闭式

二尖瓣交界分离术及经皮腔内球囊二尖瓣成形术（PMC）。

二尖瓣瓣口面积 ≤1.5cm² 患者应根据患者症状及其他继发改变，决定行经皮二尖瓣成形术（PMC）或二尖瓣置换术。其适应证如下：①症状性的MS、患者特点适合PMC的患者；②症状性的MS、外科手术禁忌或高危；③症状性的MS、解剖特点不适合PMC应考虑二尖瓣置换术；有症状、瓣膜解剖状态不佳、但是无临床不良特征的患者，应当考虑PMC作为起始治疗；④无症状且无不良临床特征，如有血栓栓塞风险和血流动力学失代偿高风险情况的患者，应当考虑行PMC。

（二）鉴别诊断要点（表2-1-2-5）

表2-1-2-5　MS的超声心动图诊断与鉴别诊断要点

常见情况	超声及临床表现
风湿性二尖瓣狭窄	瓣膜本身增厚、钙化、交界粘连，瓣膜回声增强
先天性原因引起的二尖瓣狭窄	以二尖瓣装置广泛、不同程度的畸形为特征，多数患者年龄幼小，瓣膜本身纤细，通常无瓣膜钙化和交界粘连
退行性改变引起的二尖瓣狭窄	以钙化为主的瓣膜病变，与年龄密切相关，钙化通常位于瓣根和瓣环，瓣下腱索与瓣尖无明显融合
左心室容量负荷增加的疾病	血流束较二尖瓣狭窄者明显增宽，且血流频谱呈现层流、中空、方向朝上的窄带曲线，结合二维图像的观察可以鉴别
左心功能不全的疾病	因左心功能减退导致二尖瓣开口幅度减小，血流速度明显减慢，但离散度小，仍具层流的特点，彩色血流暗淡，配合二维图像的观察可以鉴别
相对性二尖瓣狭窄	主动脉瓣关闭不全引起二尖瓣相对性狭窄的超声特征：二尖瓣前叶舒张中晚期开放幅度降低；二尖瓣横断面变形，前叶由向前凸变为平坦；M型曲线上出现前叶舒张期扑动
二尖瓣机械性狭窄	由于左心房内异常占位致二尖瓣口相对性狭窄，手术切除占位后即可解除，瓣叶一般本身不需要矫治

Key Points and Suggestions（要点及建议）

1. 二尖瓣狭窄主要见于风湿性心脏病，以瓣缘受累为著，超声对二尖瓣狭窄的诊断具有较高的特异性。
2. 超声诊断二尖瓣狭窄 Ⅰ级推荐指标为：直接测定二尖瓣口面积，二尖瓣平均跨瓣压差，压力降半时间及收缩期肺动脉压力。其他 Ⅱ级推荐指标包括连续方程法、近端等流速面积、运动负荷超声检测二尖瓣跨瓣压和肺动脉压力变化等指标。

当检查结果之间不一致时，一般用二维超声测定的瓣口面积作参考，是特征性表现，因为其他检测参考受多种因素的影响，作为辅助性指标。

3. 二尖瓣瓣口面积是评估二尖瓣狭窄的最重要的指标，但是当二尖瓣叶和瓣下装置严重钙化时，用面积测量法评估二尖瓣瓣口面积较为困难。如果超声成像平面高于瓣尖，可能会高估真正的瓣口面积，用长轴切面定位真正的瓣口位置将会避免这种情况，采用两个正交平面参考法测量较为准确。

4. 二尖瓣平均跨瓣压力阶差还取决于血流量的变化，因此，容量负荷过重或不足将会高估或低估压差。

5. 对于那些伴有轻度以上主动脉瓣反流或二尖瓣反流患者，采用连续方程法计算二尖瓣面积是不准确的。

6. 二尖瓣实时三维成像能更直观的显示二尖瓣的立体结构，通过三维血流成像可观察舒张期二尖瓣口的彩色血流束，三维超声能更准确定位二尖瓣尖的水平，更为准确的评估二尖瓣瓣口面积。

7. 风湿性二尖瓣狭窄除内科姑息性治疗外，主要治疗手段为二尖瓣置换术、闭式二尖瓣交界分离术及经皮腔内球囊二尖瓣成形术。

8. 对于二尖瓣狭窄瓣口面积>1.5cm^{2}的患者通常不考虑干预治疗，除非患者体表面积较大且伴随临床症状。当瓣口面积<1.5cm^2，干预治疗的决策取决于瓣口狭窄的继发性改变（症状/房颤/肺动脉高压）和是否适合PMC或二尖瓣置换术。对于瓣口面积<1.5cm^{2}且主诉无症状或存在可疑症状的患者，推荐进行运动负荷试验确定狭窄程度。

第三节 三尖瓣狭窄

一、概述

三尖瓣狭窄（TS）在风湿性心脏病中发病率极低。TS的其他病因还可能是类癌综合征，先天性畸形及及搏器心内膜炎等。临床上仅靠症状和体征的诊断率很低。应用二维灰阶超声心动图结合彩色多普勒技术诊断三尖瓣狭窄具有极高的敏感性和特异性，可正确判断病因和病变程度，为治疗提供重要依据。

二、定义及诊断标准

正常三尖瓣口面积6~8cm^2，轻度减小不易引起血流梗阻，通常认为当减小至2cm^{2}时，才出现明显的血流动力学异常，产生舒张期三尖瓣跨瓣压差，右心房压和体循环静脉压增高、淤血，右心室排血量减少。因本病很少单独存在，应注意仔细检查其他瓣口和心腔的血流情况，如伴有二尖瓣狭窄时的肺部表现可因伴有明显的三尖瓣狭窄而减轻。

三、超声诊断常用指标及诊断要点

三尖瓣狭窄评估主要采用连续多普勒提供的血流信号。超声心动图评价要点见表2-1-3-1。超声心动图诊断三尖瓣狭窄的血流动力学特征见表2-1-3-2。

表2-1-3-1 超声心动图对三尖瓣狭窄的评估要点

超声技术	超声表现
二维超声发现	三尖瓣增厚粘连，运动受限，开口间距减小，右心房扩大（图2-1-3-1B）
彩色多普勒	显示三尖瓣口舒张期射流束
频谱多普勒	峰值血流速度增高，平均跨瓣压差增高，压力降半时间延长，E波下降斜率减低，无明显反流时可用连续方程法测量瓣口面积（图2-1-3-1A）

（参考2009年EAE/ASE《关于临床实践中应用超声心动图评估瓣膜狭窄的建议》）

表2-1-3-2 超声心动图诊断具有临床意义的三尖瓣狭窄的血流动力学特征

超声所见	具体测值
平均压差	≥5mmHg
舒张期速度时间积分	>60cm
压力降半时间（$T_{1/2}$）	≥190ms
由连续方程法计算的瓣口面积	≤1cm^2
辅助依据	
右心房中度以上扩大	
下腔静脉扩张	

（参考2009年EAE/ASE《关于临床实践中应用超声心动图评估瓣膜狭窄的建议》）

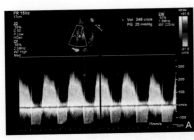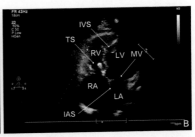

图2-1-3-1 三尖瓣狭窄图像

A. 三尖瓣跨瓣压差明显增高；B. 三尖瓣叶增厚，开放受限，右心房扩大

四、三尖瓣狭窄程度评估

2009年欧洲超声心动图学会和美国超声心动图协会联合推出《超声心动图评估瓣膜狭窄临床实践指南》，建议多指标综合评估三尖瓣狭窄。三尖瓣狭窄程度分级主要参考指标见表2-1-3-3。其他参考指标包括右心房中度扩大和下腔静脉扩张。

表2-1-3-3 三尖瓣狭窄程度分级

常用评价指标	轻度	中度	重度
瓣口面积（cm²）	>3.0	1.8~3.0	<1.8
峰值血流速度（m/s）	1~1.3	1.3~1.7	>1.7
平均速度（m/s）	<1	1~1.2	>1.2
瞬间峰值压力阶差（mmHg）	4~6	7~12	>12
平均跨瓣压差（mmHg）	2~3	3~5	>5

（参考《超声掌中宝心血管系统（第二版）》）

五、规范化超声评估、临床诊疗流程及鉴别诊断要点

（一）规范化超声评估、临床诊疗流程

2009年欧洲超声心动图学会和美国超声心动图协会联合推出《超声心动图评估瓣膜狭窄临床实践指南》，建议多指标综合评估三尖瓣狭窄。当三尖瓣平均跨瓣压差≥5mmHg，血流速度时间积分>60cm，压力降半时间≥190ms，连续方程计算瓣口面积≤1.0cm²，即确定三尖瓣存在明显狭窄。其他参考指标包括右心房中度以上扩大和下腔静脉扩张。

因三尖瓣狭窄多为器质性病变，且症状明显，内科治疗往往难以奏效，因此需积极的介入及外科手术治疗。手术原则上应首先考虑进行狭窄分离和腱索乳头肌劈开，然后行瓣环环缩等修复手术，难以修复时才行瓣膜置换。由于三尖瓣狭窄往往与二尖瓣、主动脉瓣病变同时存在，在治疗联合瓣膜病时，必须重视三尖瓣狭窄的治疗，否则将影响二尖瓣、主动脉瓣的手术疗效。

（二）鉴别诊断要点（表2-1-3-4）

表2-1-3-4 三尖瓣狭窄的超声心动图鉴别诊断要点

常见情况	超声及临床表现
右心房占位	当占位病变阻塞瓣孔时，亦可引起三尖瓣狭窄的临床表现，但病史短，病程进展迅速，超声心动图有独特的团块状图像
右心功能不良	三尖瓣活动幅度可减小，但无瓣叶的粘连增厚，三尖瓣口不会探及高速射流信号，右心室运动幅度减低
三尖瓣血流量增多的疾病	舒张期瓣口血流速度可增快，但通过瓣口的彩色血流束是增宽而非狭窄性的射流束，脉冲多普勒显示血流的增快并不局限于三尖瓣口，而是贯穿整个右心室流入道。E波的下降斜率正常或仅轻度延长

Key Points and Suggestions（要点及建议）

1. 三尖瓣狭窄发病率极低，其超声所见较为特异，如有瓣叶增厚、回声增强，以瓣尖明显，开放受限，开口减小，与同一切面的三尖瓣环内径相比较，瓣口直径缩小，右心房增大。三尖瓣前叶活动曲线斜率减慢，类似城墙样改变，形态与二尖瓣狭窄相似。

2. 彩色多普勒显示舒张期三尖瓣口见红色为主的五彩的射流信号进入右心室；脉冲和连续多普勒在瓣口可记录到高速湍流频谱。

3. 三尖瓣狭窄的临床表现易被同时合并的二尖瓣或联合瓣膜病变所掩盖而致漏诊，超声心动图是发现本病的最佳检查方法，经食管超声心动图对三尖瓣病变的观察有重要价值，尤其是在经胸超声心动图声窗条件差时和手术监测过程中显得尤为重要。术前正确诊断同时存在的三尖瓣狭窄日益受到重视，可为手术方式的选择及术后随访提供重要依据。

4. 二维超声难以完整显示三尖瓣口的横截面积，不能用直接测量瓣口面积的方法对狭窄程度进行定量，目前主要依靠瓣口平均压差、舒张期速度时间积分，压差降半时间和连续方程法判断狭窄程度。

5. 当存在轻度以上三尖瓣反流时，连续方程法将低估三尖瓣口面积。然而无论怎样，当测值≤1cm²时，提示由三尖瓣联合病变所造成的血流动力学异常已经具有临床意义。

6. 右心声学造影时，右心房内造影剂排空延迟，可在右心房内盘旋。

第四节　肺动脉瓣狭窄

一、概述

肺动脉瓣狭窄（PS）占先天性心脏病的5%~8%，可以单独存在，也可以合并其他心脏畸形。2006年ACC/AHA心脏瓣膜病指南中，已对肺动脉瓣膜狭窄严重程度进行分级。在2009年欧洲超声心动图学会和美国超声心动图协会联合推出的《超声心动图评估瓣膜狭窄临床实践指南》对肺动脉瓣狭窄的评估方法和如何避免漏诊做了更详细的阐述。

二、定义及诊断标准

肺动脉瓣狭窄是一种由于肺动脉瓣病变导致的右心室到肺动脉血流受阻的情况，几乎均源于先天性畸形。正常的肺动脉瓣为三叶瓣。先天性肺动脉瓣狭窄可见于三叶瓣、两叶瓣、一叶瓣或瓣叶发育不良者。肺动脉瓣狭窄可以单独存在，也可以是复杂先天性心脏病的一个组成部分，如完全性心内膜垫缺损、法洛四联症、单心室等。后天获得性肺动脉瓣狭窄极其罕见。在后天获得性肺动脉瓣病变中，类癌综合征是最常见病因，其主要表现为肺动脉瓣狭窄合并关闭不全，而且以肺动脉瓣关闭不全为主。不同类型肿瘤压迫右心室流出道也可能导致功能性肺动脉瓣狭窄。怀孕期间，胎儿可因各种原因导致肺动脉瓣狭窄，最重要的原因有两个：一是环境因素，即风疹综合征，另一是家族遗传因素。大多数患者的病因尚未证实。

由于难以直接测量肺动脉瓣口面积，与左侧心脏瓣膜狭窄评估不同，肺动脉瓣狭窄主要采用肺动脉瓣峰值血流速度和瞬间峰值压力阶差评估其严重程度。肺动脉瓣峰值血流速度大于3m/s，峰值压差大于36mmHg诊断为肺动脉瓣狭窄。

三、超声诊断常用指标及诊断要点

超声心动图在肺动脉瓣狭窄的评估和治疗方面有重要作用，对明确狭窄部位、评估狭窄程度、了解狭窄原因，以及选择恰当的治疗方案颇有价值。超声心动图还可对肺动脉瓣狭窄的伴发改变如有无右心室肥厚及其程度作出评估。超声心动图评价要点见表2-1-4-1。超声心动图检查常用指标及诊断要点见表2-1-4-2。

表2-1-4-1 超声心动图评价肺动脉瓣狭窄要点

超声方法	超声表现
二维超声	肺动脉瓣增厚，回声增强，收缩期开放呈圆顶样。肺动脉主干及左右肺动脉可出现狭窄后扩张。右心室壁肥厚
多普勒超声	彩色多普勒显示肺动脉瓣口收缩期探及高速射流束，连续多普勒瓣口探及收缩期高速的湍流频谱

表2-1-4-2 超声心动图评价肺动脉瓣狭窄常用指标及诊断要点

常用指标	诊断要点	示意图
瓣膜结构改变	肺动脉瓣增厚，回声增强，开口减小	图2-1-4-1A
多普勒超声异常	肺动脉瓣前向血流增快，呈五彩镶嵌的湍流，肺动脉瓣峰值血流速度增高，大于3m/s，瞬间峰值压力阶差增高，大于36mmHg	图2-1-4-1B、C

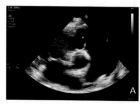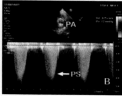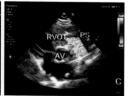

图2-1-4-1 肺动脉瓣狭窄的超声图像改变

A. 肺动脉瓣狭窄二维图像，肺动脉瓣开放受限，瓣叶增厚，开口减小，收缩期呈圆顶状；B. 采用CW测量肺动脉瓣前向血流速度明显增快，峰值血流速度达4.25m/s；C. 彩色多普勒显示过肺动脉瓣口血流速度明显增快，呈五彩镶嵌状。PA. 肺动脉；PS. 肺动脉瓣狭窄；RVOT. 右心室流出道；AV. 主动脉瓣

四、肺动脉瓣狭窄程度的评估

由于通常状态下难以获得所需要的肺动脉瓣口横切面，二维超声不能直接测定肺动脉瓣口面积。原则上连续方程和近端等速表面积法可用于测定肺动脉瓣口面积，但其可靠性尚未得到证实，因而很少采用。因此，与左侧心脏瓣膜狭窄评估不同，肺动脉瓣狭窄主要采用肺动脉瓣峰值血流速度和瞬间峰值压力阶差作为其严重程度的评估指标。肺动脉瓣狭窄程度分级见表2-1-4-3。

表2-1-4-3 肺动脉瓣狭窄程度分级

常用评价指标	轻度	中度	重度
峰值血流流速（m/s）	<3	3~4	>4
瞬间峰值压力阶差（mmHg）	<36	36~64	>64

（参考2009年EAE/ASE《关于临床实践中应用超声心动图评估瓣膜狭窄的建议》）

五、规范化超声评估、临床诊疗流程及鉴别诊断要点

（一）规范化超声评估、临床诊疗流程

肺动脉瓣轻度狭窄的儿童通常无临床症状，可正常生长发育，有正常生活能力，一般不需要治疗。中度肺动脉瓣狭窄患者，随着年龄的增长会出现右心衰竭症状，从而丧失生活、工作和劳动能力。中到重度肺动脉瓣狭窄需要治疗者，一般没有严格的手术时间限制。严重肺动脉瓣狭窄患者，常在幼儿期出现明显症状，如不及时治疗常可在幼儿期死亡，需要紧急处理。治疗的方式依瓣膜异常的具体类型而定，可以供选择的有介入治疗或外科治疗。新生儿、小婴儿重度肺动脉瓣狭窄可行球囊扩张成形术。

（二）鉴别诊断要点（表2-1-4-4）

表2-1-4-4 PS的超声心动图鉴别诊断要点

常见疾病	超声及临床表现
肺动脉瓣上狭窄	肺动脉内见膜性的或局限性的狭窄，彩色多普勒显示湍流束始自瓣上，而瓣叶厚度及活动都正常
肺动脉瓣闭锁	肺动脉瓣呈带状强回声，无瓣膜活动，瓣环发育差；无血流信号通过肺动脉瓣

Key Points and Suggestions（要点及建议）

1. 肺动脉瓣狭窄几乎均源于先天性畸形，后天获得性肺动脉瓣狭窄极其罕见。

2. 超声表现为肺动脉瓣增厚，回声增强，收缩期开放呈圆顶样。肺动脉主干及左右肺动脉可出现狭窄后扩张，右心室壁肥厚。超声心动图检查对明确狭窄部位、评估狭窄程度、了解狭窄原因，以及选择恰当的治疗方案都颇有价值。

3. 由于常规超声检查难以获得所需要的肺动脉瓣口横切面，所以肺动脉瓣狭窄程度的定量评估主要依赖于肺动脉瓣跨压力阶差和峰值血流速度。

4. 治疗的方式依瓣膜异常的具体类型而定可以供选择介入治疗或外科治疗。新生儿、小婴儿重度肺动脉瓣狭窄可行球囊扩张成形术。严重肺动脉瓣狭窄患者，常在幼儿期出现明显症状，需紧急处理，如不及时治疗常可在幼儿期死亡。

参考文献

[1] Helmut Baumgartner, Judy Hung, Javier Bermejo, et al. Echocardiographic Assessment of Valve stenosis: EAE/ASE Recommendations for Clinical Practice. Journal of the American Society of echocardiography, 2009, 22: 1-23.

[2] Helmut Baumgartner, Volkmar Falk, Jeroen J. Bax, et al. 2017 ESC/EACTS guidelines for the management of valvular heart disease: the task force for the management of valvular heart disease of the European Society of Cardiology (ESC) and the European Association for Cardio-thoracic Surgery (EACTS). European Heart Journal, 2017, 38: 2739-2786.

[3] Rick A. Nishimura, Catherine M. Otto, Robert O. Bonow, et al. 2017 AHA/ACC Focused Update of the 2014 AHA/ACC Guideline for the Management of Patients With Valvular Heart Disease. Journal of the American College of Cardiology, 2017, 70 (2): 252-289.

[4] 中华医学会超声医学分会超声心动图学组. 经导管主动脉瓣植入术围术期超声心动图检查专家共识. 中华超声影像学杂志, 2018, 27: 93-107.

[5] Bonow, R.O., Carabello, BA., Chatterjee, K., et al. ACC/AHA 2006 guidelines for the management of patients with valvular heart disease: a report of the American College of Cardiology/American Heart Association Task Force on Practice Guidelines developed in collaboration with the Society of Cardiovascular Anesthesiologists endorsed by the Society for Cardiovascular Angiography and interventions and the Society of thoracic Surgeons. J Am Coll Cardiol, 2006, 48: e1-148.

[6] 杨娅, 房芳, 李嵘娟等. 超声掌中宝心血管系统. 第2版. 北京: 科学技术文献出版社, 2017.

（荆立华　吴伟春）

第二章　心脏瓣膜反流

第一节　二尖瓣反流

一、概述

二尖瓣反流（MR）也称二尖瓣关闭不全，主要血流动力学改变为左心房室容量负荷增加及相应代偿性改变。2003年，美国超声心动图协会首次提出应用二维及多普勒超声心动图技术来评估二尖瓣反流程度的建议。2010年欧洲超声心动图学会发布了超声心动图评估二尖瓣反流程度的建议。2017年美国超声心动图协会联合心血管磁共振学会共同发布了无创性评估二尖瓣反流严重程度的最新建议，在之前的基础上，加入了三维超声心动图及心脏磁共振技术来评估瓣膜反流程度。在我国，中国医师协会联合中华医学会2019年共同发布了《二尖瓣反流介入治疗的超声心动图评价中国专家共识》，更好地指导并规范了二尖瓣反流程度的影像学评估。

二、定义及病因

MR是指二尖瓣解剖结构和/或功能上的异常，造成左心室收缩时左心室内血流反流至左心房的病理状况，是最常见的心脏瓣膜疾病。超声心动图是目前诊断及评估MR程度的最重要影像学方法。

二尖瓣功能的正常主要取决于整个二尖瓣装置结构及功能的正常。二尖瓣装置主要包括以下几个部分：瓣环、瓣叶、腱索、乳头肌及邻近的左心房室壁。二尖瓣装置中任一或多个部分受损时均会产生二尖瓣反流。二尖瓣叶分为前叶（AMVL）、后叶（PMVL），这两组瓣叶通过前外侧联合与后内侧联合相连续。PMVL通过天然的切迹将后叶分为三个小扇叶：前交界侧的前外侧扇叶（P1）、中间扇叶（P2）及后交界侧的后内侧扇叶（P3）。AMVL与之对应的瓣叶区域依次为前外侧扇叶（A1）、中间扇叶（A2）及后内侧扇叶（A3）（图2-2-1-1）。

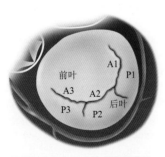

图2-2-1-1　二尖瓣瓣叶解剖和分区

MR病因分为原发性瓣膜病变（瓣膜本身病变所致）与继发性瓣膜病变（心脏本身或瓣膜支撑结构病变所致），见表2-2-1-1。确定MR病因尤其重要，有助于后续治疗方法的选择，进而改善患者预后。目前原发性MR中最常见的病因是退行性病变，而继发性MR中，缺血性MR及心衰后MR是主要病因。

表2-2-1-1 二尖瓣反流病因分类

分类	病因
原发性瓣膜病	二尖瓣黏液样改变、脱垂、连枷样、腱索断裂或冗长
	退行性疾病（钙化性、增厚）
	感染性疾病（心内膜炎赘生物、穿孔、瓣叶瘤）
	炎症性疾病（风湿性、胶原性血管病、放疗、药物）
	先天性疾病（瓣叶裂、降落伞型二尖瓣）
继发性瓣膜病	缺血性心脏病
	非缺血性心肌病（扩张型心肌病、肥厚型心肌病）
	瓣环扩张（心房颤动、限制型心肌病）

（参考2017年美国超声心动图协会联合心血管磁共振学会MR病因指南）

三、超声诊断 MR 程度常用指标及诊断要点

（一）MR超声定量评估指标

目前关于MR的定量评估，各个指南、专家共识及文献标准并不完全一致，一般分为轻度、中度、重度。MR的临床诊断意义不但取决于病变性质及病因，更取决于反流量的大小，因此准确评估MR的严重程度至关重要。本文主要参考国内外最新的超声心动图评估MR的专家共识及建议，总结归纳出定量评估MR的实用性超声指标（表2-2-1-2）。

1. 血流汇聚区相关指标

这是利用彩色多普勒成像对MR进行定量评估较新的方法。目前主要用多普勒连续方程法（SV法）与近端等速表面积法（PISA法）这两种方法来计算二尖瓣反流容积（RVol）、有效反流口面积（EROA）及反流分数（RF）。多普勒连续方程法（SV法）计算MR血流汇聚区相关指标公式如下：$RVol=SV_{MV} - SV_{LVOT}$，$SV=CSA \times VTI=(\pi d^2/4) \times VTI=0.785 \times d^2 \times VTI$，式中CSA为血流的横截面面积，VTI为血流的速度时间积分。此外$EROA= RVol/VTI$，$RF=RVol/SV_{MV}$。

在无主动脉瓣反流时，建议用多普勒连续方程法，条件不符合时考虑PISA法。PISA法测量时采用ZOOM模式，去掉方差模式，并适当调节Nyquist界限，通常为30~40cm/s，使近端等流速表面尽量为半球形，进而可以依据半球形表面积的计算公式计算出血流每秒反流量（Reg Flow，ml/s），即$Reg Flow=2\pi R^2 \times V$。其中R为第一个等流速混叠界面向反流口中心测定

的血流汇聚区半径（cm），V为彩色多普勒Nyquist界限速度（cm/s）。EROA的单位为mm²，公式为：EROA=Reg Flow/PKV$_{Reg}$，其中PKV$_{Reg}$是反流束的峰值血流速度（m/s）。RVol的单位为ml，公式为RVol=EROA × VTI$_{Reg}$，VTI$_{Reg}$为反流束的速度时间积分（图2-2-1-2）。因本方法假设近端等流速面为一半球形，然而由于瓣膜病变的具体形态结构及病因不同，实际有的血流汇聚区并非理想的半球形，故应恰当调节Nyquist界限，使近端等流速表面尽量为半球形，否则一律采用半球形计算表面积就会存在一定的误差。

2. 缩流颈宽度（VCW）

VCW是彩色多普勒成像中二尖瓣反流束最窄部位的宽度，位于血流汇聚区远端反流束刚离开反流口径之处，多选取胸骨旁左心室长轴切面，测量线应与反流束方向垂直。尽量采用ZOOM模式，缩小取样框，减小取样深度，Nyquist界限通常为50~70cm/s，连续测量3个心动周期取平均值，如图2-2-1-3中箭头所指。

3. 反流区域

这是临床上应用较早、最普及，目前仍被采用的半定量评估MR指标。具体方法是通过观察左心房内反流束的长度、宽度、面积及反流束面积与左心房面积之比等参数对MR进行轻度、中度、重度的评估（图2-2-1-4）。它受血流动力学、左心室容量负荷、反流口形态不规则等影响因素较少，其中比较实用的指标为反流束面积与左心房面积之比，即反流面积分数。测量多在心尖切面，且二尖瓣反流量最显著的切面，Nyquist界限通常设定为50~70cm/s。

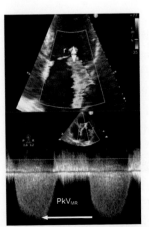
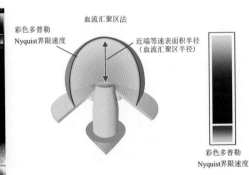

血流汇聚区法

彩色多普勒
Nyquist界限速度

近端等速表面积半径
（血流汇聚区半径）

彩色多普勒
Nyquist界限速度

每秒反流量=2π血流汇聚区半径²×彩色多普勒Nyquist界限速度
有效反流口面积=每秒反流量/反流束峰值流速
反流容积=有效反流口面积×反流束的时间速度积分

图2-2-1-2　血流汇聚区近端等速表面积法指标（PISA法）测量方法及公式
r. 血流汇聚区半径；PkV$_{MR}$. MR峰值血流速度

表2-2-1-2　二尖瓣反流常用超声评估指标

常用诊断指标	采集要点	示意图
缩流颈宽度（VCW）	胸骨旁长轴切面 ZOOM模式 VCW成像最佳显示平面 选取血流汇聚区、VCW及二尖瓣反流束在同一切面测量（绿色箭头）	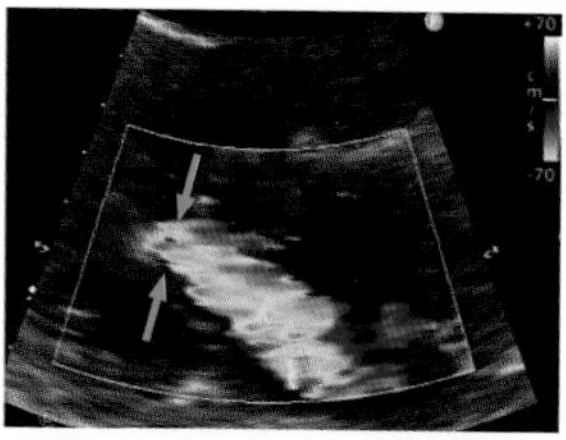 图2-2-1-3　缩流颈宽度示意图
反流束面积/左心房面积比值	心尖切面 ZOOM模式 测量MR反流量最大的切面 反流束面积与左心房面积测量在同一切面	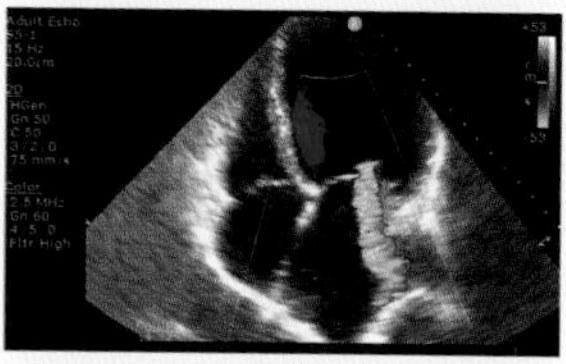 图2-2-1-4　反流束面积/左心房面积
二尖瓣口舒张期流速	心尖四腔心切面，取样线与二尖瓣口前向血流方向一致	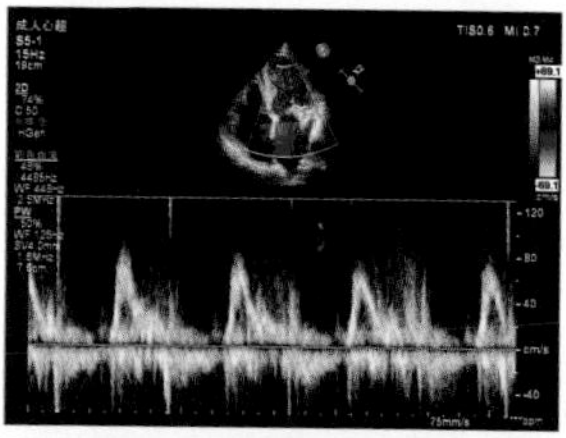 图2-2-1-5　二尖瓣口舒张期流速频谱
肺静脉血流频谱	小取样容积框（3~5mm）置于肺静脉入左心房10mm内	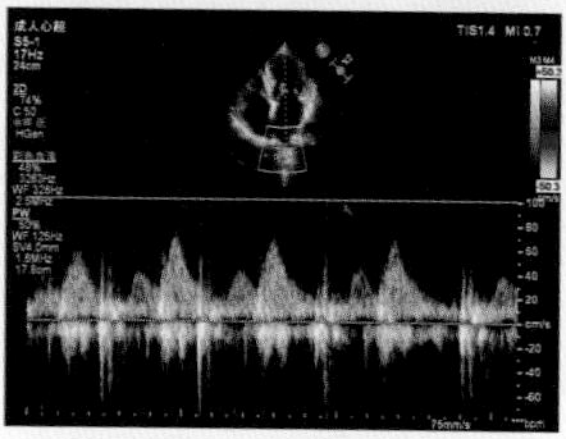 图2-2-1-6　肺静脉血流频谱
二尖瓣反流束密度与形态	取样线与反流束方向尽量一致	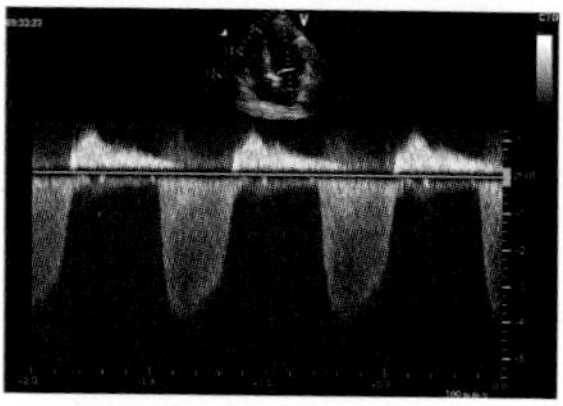 图2-2-1-7　MR频谱形态

续表

常用诊断指标	采集要点	示意图
定量多普勒指标（反流容积，反流分数及有效反流口面积）		
PISA法（近端等速表面积法）	取样线与反流束方向尽量一致，ZOOM模式，常选心尖切面 据反流束方向调节Nyquist界限的基线 调节Nyquist界限，近端等流速表面尽量为半球形 测量PISA法半径 获得反流容积，并用公式计算出有效反流口面积	见图2-2-1-2
SV法：反流容积 RVol=SV$_{MV}$－SV$_{LVOT}$	收缩期测量LVOT直径，PW测量VTI$_{LVOT}$ 舒张中期测量二尖瓣环直径，PW测量VTI$_{MV}$。3D测量LV容积更具优势	见图2-2-1-8

（参考2017年美国超声心动图协会联合心血管磁共振学会MR指南）
VCW. 缩流颈宽度；RVol. 反流容积；EROA. 有效反流口面积

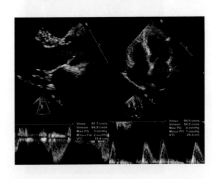

图2-2-1-8 多普勒连续方程法计算反流容积与反流分数
SV$_{MV}$=149ml(d=2.74cm，VTI=25.3cm)，
SV$_{LVOT}$=72ml(d=2.18cm，VTI=19.4cm)，
RVol=SV$_{MV}$-SV$_{LVOT}$=77ml，RF=RVol/SV$_{MV}$=52%

（二）MR超声评估指标的诊断要点

目前最新指南及专家共识中均有多个指标评估MR程度，且每个指标都各有利弊，诊断过程较繁琐，至今没有一个特异的指标能够直接准确评估MR严重程度，需由多个指标联合诊断。本节总结归纳出超声指标评估MR程度的诊断要点，见表2-2-1-3。

表 2-2-1-3　慢性二尖瓣反流程度诊断要点

超声参数	轻度	中度		重度
结构参数				
二尖瓣叶	正常/轻微异常	中度异常		严重异常
左心房室腔	正常	正常/轻度扩大		扩大
定性参数				
彩色血流反流束（Nyquist: 50~70cm/s）	细小，中心性	两者之间		中心性反流束面积（超过左心房面积50%）或环绕左心房壁偏心性反流束
血流汇聚区（Nyquist: 30~40cm/s）	无/非常小	两者之间		宽，整个收缩期
反流束形态	浅，部分，抛物线	密集，部分，抛物线		密集，整个收缩期，三角形
半定量参数				
缩流颈宽度（VCW，cm）	<0.3	两者之间		≥0.7（>0.8双平面）
肺静脉血流	收缩期为主	正常/收缩期钝化		收缩期几无血流/收缩期翻转
二尖瓣舒张期血流	A波为主	有变化		E波为主（>1.2m/s）
定量参数				
有效反流口面积 EROA（2D PISA，cm^2）	<0.20	0.20~0.29	0.30~0.39	≥0.40
反流容积（ml）RVol	<30	30~44	45~59	≥60
反流分数（%）RF	<30	30~39	40~49	≥50

（参考2017年美国超声心动图协会联合心血管磁共振学会MR指南）
表中一些指标中度分类内又分为中度和中重度

四、规范化超声评估流程图

（一）简化的评估慢性MR程度流程图

该评估方法来自最新的中国专家共识，以VCW为主要评价指标，以RF为第二参考指标，必要时结合RVol和EROA，具体见图2-2-1-9，将反流程度分为无（0+），轻度（1+），中度（2+），中重度（3+），重度（4+），极重度（5+）。

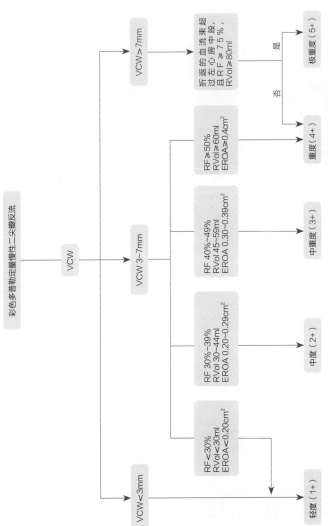

图2-2-1-9 简化评估慢性MR程度流程图（参考二尖瓣反流介入治疗的超声心动图评价中国专家共识）

VCW. 缩流颈宽度；RF. 反流分数；RVol. 反流容积；EROA. 有效反流口面积

（二）标准的评估慢性MR程度流程图

该方法亦来自最新的中国专家共识，与国外最新指南基本一致，具体见图2-2-1-10。

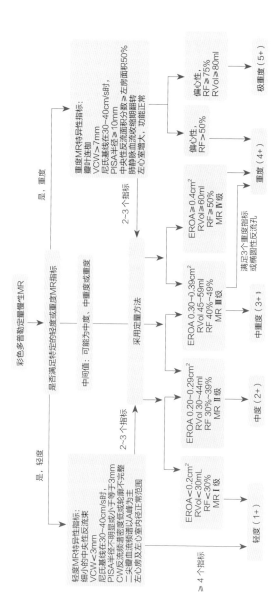
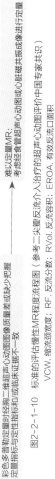

图2-2-1-10 标准的评估慢性MR程度流程图（参考二尖瓣反流介入治疗的超声心动图评价中国专家共识）

VCW. 缩流颈宽度；RF. 反流分数；RVol. 反流容积；EROA. 有效反流口面积

Key Points and Suggestions（要点及建议）

1. 超声心动图在评估MR严重程度时，首先要诊断病因，归类于原发性或继发性MR；

2. 至今没有一个特异指标能直接准确评估MR严重程度，建议以VCW为主要评价指标，以RF为第二参考指标，必要时结合RVol和EROA来联合诊断，其中偏心性反流时建议用VCW法联合SV法测量RVol（$RVol=SV_{MV}-SV_{LVOT}$），多束反流建议多切面观察VCW并将各个反流束VCW叠加，再联合SV法测量RVol（$RVol=SV_{MV}-SV_{LVOT}$）；

3. 评估MR导致的左心房室腔容积的变化，应用体表面积标化，计算左心房室腔容积指数更为准确；

4. 利用彩色多普勒成像技术定量评估慢性MR时，常用的三个指标为血流汇聚区、缩流颈宽度及反流区域，且要观察反流束的方向。注意两点：a，在严重偏心性MR（如贴向左心房壁走行），反流区的相关指标会低估MR严重程度；b，MR的持续时间短（如二尖瓣脱垂主要在收缩晚期、心室间不同步主要在收缩早期），血流汇聚区、缩流颈宽度会高估MR严重程度；

5. MR的严重程度受收缩压及二尖瓣反流峰值血流速度影响（如高血压、重度主动脉瓣狭窄及严重左心室流出道梗阻等），要综合病情评估；

6. 诊断急性重度MR比慢性重度MR更具挑战性，仅依据多普勒指标（偏心性反流束、持续时间短、心动过速、反流速度低）可能会漏诊。常规超声指标怀疑重度MR时，建议行TEE检查；

7. 随着经食管三维超声心动图及心脏核磁技术的不断发展，在经胸超声心动图显示不清MR时，有望成为评估MR严重程度的新技术。

第二节　主动脉瓣反流

一、概述

主动脉瓣反流（AR）也称为主动脉瓣关闭不全，主要血流动力学改变为左心室容量负荷增加及相应代偿性改变。2003年，美国超声心动图协会首次提出应用二维及多普勒超声心动图技术来评估主动脉瓣反流程度的建议。2010年欧洲超声心动图学会首次发布超声心动图评估主动脉瓣反流程度的建议。2017年美国超声心动图协会联合心血管磁共振学会共同发布了无创性评估主动脉瓣反流严重程度的最新建议，在之前的基础上，加入了三维超声心动图及心脏磁共振技术来评估瓣膜反流的程度，更好地指导并规范了主动脉瓣反流程度的影像学评估。

二、定义与病因

主动脉瓣反流（AR）可分为先天性与后天性两大类，定义是指在舒张期时主动脉内血流因主动脉瓣叶结构或主动脉根部异常反流至左心室内，常见病因见表2-2-2-1。正常主动脉瓣分为一前两后的三瓣叶：左冠瓣、右冠瓣与无冠瓣。主动脉瓣叶后方扩大的部分称为瓦式窦（Valsalva窦），左、右冠状动脉开口分为位于左冠窦、右冠窦。

表2-2-2-1　主动脉瓣反流病因

病因	疾病表现
先天性/瓣叶疾病	二叶瓣，单叶瓣或四叶主动脉瓣
	室间隔缺损
后天性瓣叶疾病	老年性主动脉瓣钙化
	感染性心内膜炎
	风湿性心脏病
	放疗导致的瓣膜病
	药物毒性导致的瓣膜病：厌食症药物，5-羟色胺（类癌）
先天性/遗传主动脉根部疾病	瓣环扩张
	结缔组织病：Loeys Deitz，Ehlers-Danlos，马方综合征，成骨不全症（OI）
后天性主动脉根部疾病	特发性主动脉根部扩张
	高血压
	自身免疫性疾病：系统性红斑狼疮，强直性脊柱炎，Reiter's综合征
	主动脉炎症：梅毒，大动脉炎（高安氏动脉炎）
	主动脉夹层
	创伤

（参考2017年美国超声心动图协会联合心血管磁共振学会AR病因指南）

三、超声诊断AR程度常用指标及诊断要点

2017年美国超声心动图协会联合心血管磁共振学会共同发布了无创性评估主动脉瓣反流严重程度的最新建议，其中包括多个超声指标来评估AR程度，且每个指标都各有利弊，至今没有一个特异的指标能够直接准确评估AR严重程度，需由多个指标联合诊断。现将各个常用的超声诊断AR指标及诊断要点归纳如表2-2-2-2，表2-2-2-3。

表2-2-2-2　主动脉瓣反流常用超声评估指标

常用诊断指标	采集要点	示意图
彩色多普勒指标		
反流束宽度/左心室流出道内径	长轴切面 ZOOM模式 VCW成像最佳显示平面 反流束宽度测量距VCW 1cm内（箭头）	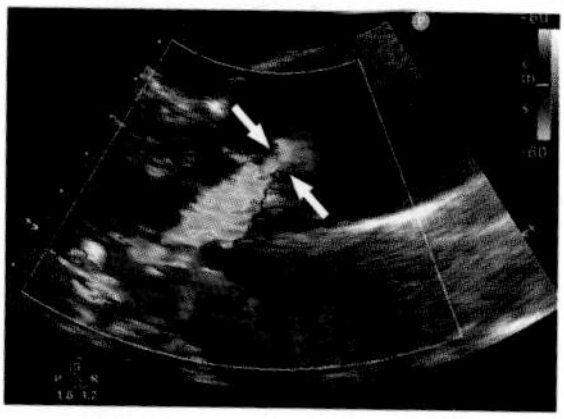 图2-2-2-1　反流束宽度

续表

常用诊断指标	采集要点	示意图
反流束面积/左心室流出道面积	短轴切面 ZOOM模式 反流束面积测量距VCW 1cm内	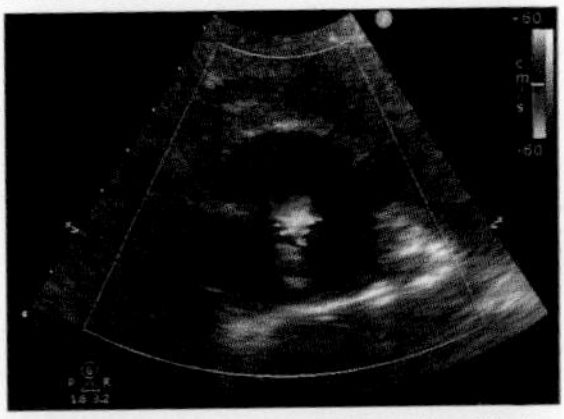 图2-2-2-2 大动脉短轴观察反流束面积切面
VCW（缩流颈宽度）	胸骨旁长轴切面 ZOOM模式 最佳显示平面可能不同于PISA法 反流束缩流颈宽度，紧邻瓣尖（箭头）	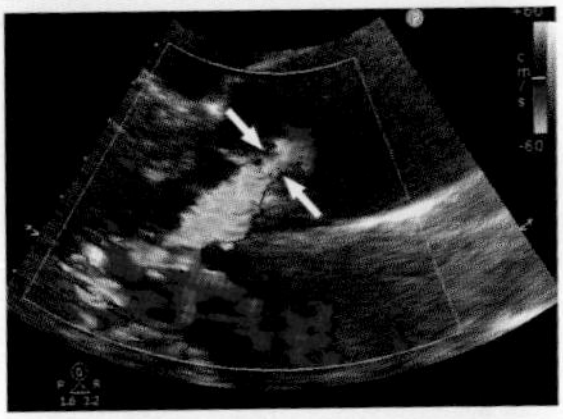 图2-2-2-3 VCW测量
血流汇聚区	调整角度，显示最佳反流束 ZOOM模式 据反流束方向调节Nyquist界限的基线 调节Nyquist界限，近端等流速表面尽量为半球形	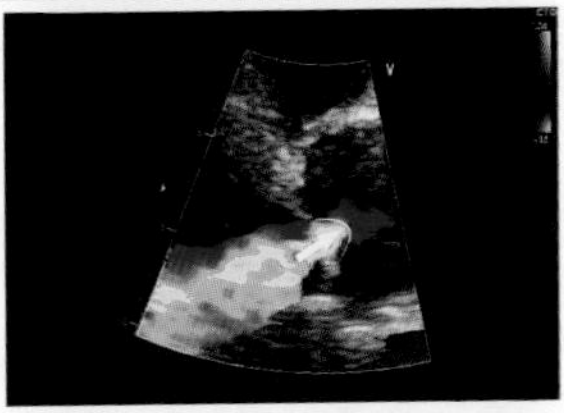 图2-2-2-4 血流汇聚区半径测量（白色箭头）
脉冲多普勒指标		
舒张期反流（降主动脉近端）	取样线与降主动脉/腹主动脉近端血流方向一致（箭头）	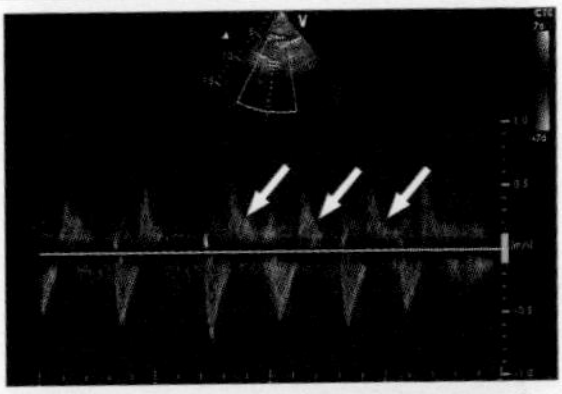 图2-2-2-5 降主动脉舒张期反流
连续多普勒指标		
反流束密度	取样线与反流束方向尽量一致 调节整体增益	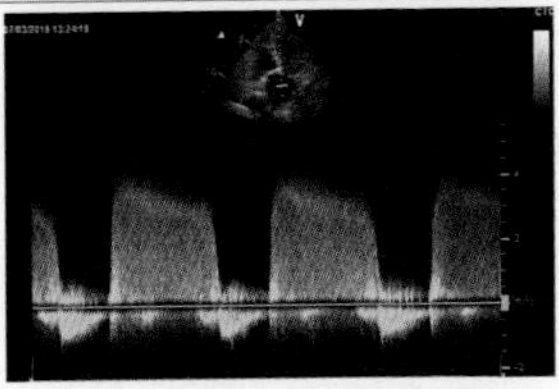 图2-2-2-6 AR频谱密度

续表

常用诊断指标	采集要点	示意图
反流束压力降半时间	取样线与反流束方向尽量一致 通常选心尖切面 偏心性反流束通常选取胸骨旁切面	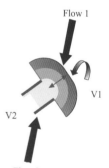 图2-2-2-7 AR压力降半时间（红线）
定量多普勒指标（有效反流口面积，反流容积及反流分数）		
PISA法（近端等速表面积法）	取样线与反流束方向尽量一致 据反流束方向调节Nyquist界限的基线 调节Nyquist界限，近端等流速表面尽量为半球形 连续多普勒测量反流束峰值血流速度及其VTI	图2-2-2-8
反流容积 （RVol=SV$_{LVOT}$ - SV$_{MV}$）	收缩期测量LVOT直径，PW测量VTI$_{LVOT}$ 舒张中期测量二尖瓣环直径，PW测量VTI$_{MV}$ 3D测量LV容积更具优势	图2-2-1-7 （具体计算见本章第一节）

（参考2017年美国超声心动图协会联合心血管磁共振学会AR指南）

LVOT. 左心室流出道；RVol. 反流容积；EROA. 有效反流口面积

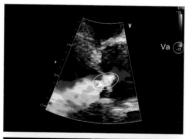

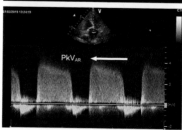

$$Q_{prox}=Q_{distal}$$
$$A_1V_1=A_2V_2$$
$$(2\pi r^2)\times Va=EROA\times PkV_{AR}$$

图2-2-2-8 近端等速表面积法指标
Va. 彩色多普勒Nyquist界限速度；r. 血流汇聚区半径；EROA. 有效反流口面积；PkV$_{AR}$. AR的峰值血流速度

表2-2-2-3 慢性主动脉瓣反流程度诊断要点

超声参数	轻度	中度		重度
		中度	中重度	
结构参数				
主动脉瓣叶	正常/异常	正常/异常		异常/连枷样
左心室腔	正常	正常/扩大		扩大
定性参数				
反流束宽	小	两者之间		大
血流汇聚区	无/非常小	两者之间		大
反流束密度	不完全/浅	密集		密集
反流束压力降半时间（ms）	>500	200~500		<200
舒张期反流（降主动脉）	舒张早期	两者之间		整个舒张期
半定量参数				
缩流颈宽度（VCW，cm）	<0.3	0.3~0.6		>0.6
反流束宽度/左心室流出道宽度（%）	<25	25~45	46~64	≥65
反流束面积/左心室流出道面积（%）	<5	5~20	21~59	≥60
定量参数				
反流容积（ml/beat）RVol	<30	30~44	45~59	≥60
反流分数（%）RF	<30	30~39	40~49	≥50
有效反流口面积（cm^2）EROA	<0.10	0.10~0.19	0.20~0.29	≥0.30

（参考2017年美国超声心动图协会联合心血管磁共振学会AR指南）

　　彩色多普勒超声指标的Nyquist界限设置为50~70cm/s。定量参数：反流容积、反流分数、有效反流口面积。其中，中度又分为中度和中重度。

四、规范化超声评估流程图（图 2-2-2-9）

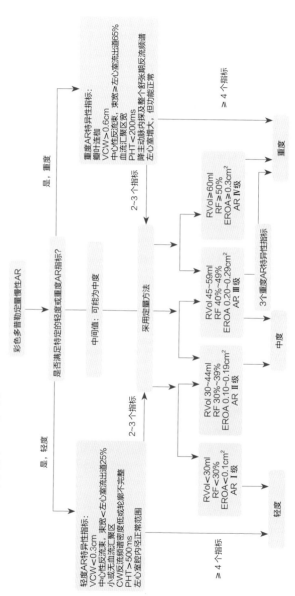

彩色多普勒定量时经胸二维超声心动图图像质量差或缺少把握
定量指标与定性指标和临床证据不一致

图2-2-2-9　标准的评估慢性AR程度流程图（参考2017年美国超声心动图协会联合心脏磁共振成像学会AR指南）
VCW. 缩流颈宽度；PHT. 压力降半时间；RVol. 反流容积；RF. 反流分数；EROA. 有效反流口面积

Key Points and Suggestions（要点及建议）

1. 超声心动图在评估AR的严重程度时，首先要诊断病因，观察主动脉瓣及主动脉根部解剖结构的改变，并要评估左心室大小及功能；

2. 至今没有一个特异的指标能够直接准确评估AR严重程度，建议以VCW和PHT为主要评价指标，以RF为第二参考指标，必要时结合RVol和EROA来联合诊断，其中偏心性反流时建议用VCW法联合SV法测量RVol（RVol=SV_{LVOT} - SV_{MV}），多束反流建议SV法测量RVol（RVol=SV_{LVOT} - SV_{MV}）；

3. AR需要重点评估左心腔大小，并用体表面积标化。慢性重度AR与左心室扩大两者相辅相成；

4. 利用彩色多普勒成像技术定量评估AR时，常用的三个指标为血流汇聚区、缩流颈宽度及反流区大小，且要观察反流束的方向。但在严重偏心性AR，不建议选取反流区域指标；

5. 诊断急性重度AR比慢性重度AR更具挑战性，仅依据多普勒指标（持续时间短、心动过速、反流速度低、偏心性反流束）可能会漏诊。常规超声指标怀疑重度AR时，建议行TEE检查；此外在经胸超声心动图显示不清AR时，三维超声心动图及心脏核磁技术有望成为评估AR严重程度的新技术。

第三节 三尖瓣反流

一、概述

三尖瓣反流（TR）也称为三尖瓣关闭不全，主要血流动力学改变为右心房室容量负荷增加及相应代偿性改变。2003年，美国超声心动图协会首次提出应用二维及多普勒超声心动图技术来评估三尖瓣反流程度的建议。2010年欧洲超声心动图学会首次发布超声心动图评估三尖瓣反流程度的建议。2017年美国超声心动图协会联合心血管磁共振学会共同发布了无创性评估三尖瓣反流严重程度的最新建议，在之前的基础上，加入了三维超声心动图及心脏磁共振技术来评估瓣膜反流的程度，更好地指导并规范了三尖瓣反流程度的影像学评估。

二、定义与病因

三尖瓣反流（TR）定义是三尖瓣解剖结构和/或功能异常，造成右心室收缩时部分血流反流至右心房，常见病因见表2-2-3-1。三尖瓣装置解剖结构与二尖瓣相似，但较二尖瓣更复杂，包括瓣环、瓣叶、腱索、乳头肌及邻近的右心房室壁。三尖瓣叶大小不一，分为前叶、后叶及隔叶。前叶通常最大，是完成三尖瓣正常闭合的主要部分，隔叶最小，根部附着于室间隔膜部。三尖瓣的正常启闭取决于瓣环、瓣叶、腱索、乳头肌及邻近的右心房室壁之间的协同工作。器质性或功能性病变均会导致TR，其中右心房（室）扩大，导致三尖瓣环扩张引起的功能性反流为最常见病因。

表 2-2-3-1　三尖瓣反流常见的病因

形态学分类	疾病分型	具体病变
原发性瓣叶异常	获得性疾病	退行性，黏液样改变 风湿性心脏病 心内膜炎，心内膜纤维化 类癌 毒素 创伤 医源性（起搏导线，右心室活检） 其他（如乳头肌缺血断裂）
	先天性疾病	Ebstein's畸形 三尖瓣发育不良 膜周部室间隔缺损，室间隔膜部瘤 法洛四联症术后 矫正型大动脉转位 其他（巨大右心房）
继发性异常（功能性）	左心疾病 右心室功能障碍	左心室功能障碍或瓣膜病 右心室心肌缺血性病变 右心室容量负荷重 右心室心肌病
	肺动脉高压	慢性肺病 肺栓塞 左向右分流
	右心房功能异常	房颤

（参考2017年美国超声心动图协会联合心血管磁共振学会TR指南）

三、超声诊断 TR 程度常用指标及诊断要点

2017年美国超声心动图协会联合心血管磁共振学会共同发布了无创性评估三尖瓣反流严重程度的最新建议，其中包括多个超声指标来评估TR的程度，且每个指标都各有利弊，至今没有一个特异的指标能够直接准确评估TR严重程度，需由多个指标联合诊断。现将各个常用的超声诊断TR程度指标及诊断要点归纳如表2-2-3-2，表2-2-3-3。

表 2-2-3-2　三尖瓣反流常用超声评估指标

常用诊断指标	采集要点	示意图
彩色多普勒指标		
血流汇聚区	调整角度，显示最佳反流束 ZOOM模式 据反流束方向调节Nyquist界限的基线 调节Nyquist界限，近端等流速表面尽量为半球形	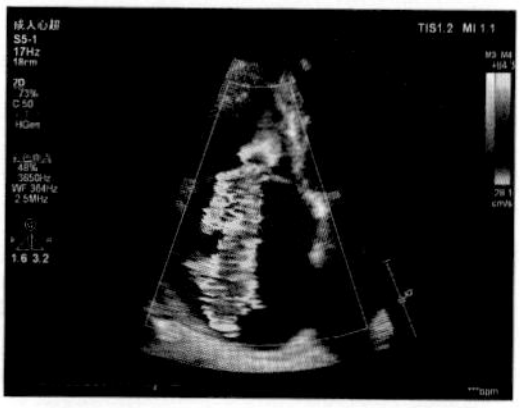 图2-2-3-1　TR血流汇聚区

续表

常用诊断指标	采集要点	示意图
VCW（缩流颈宽度）	ZOOM模式（箭头） 心尖四腔心切面 右心室流入道切面	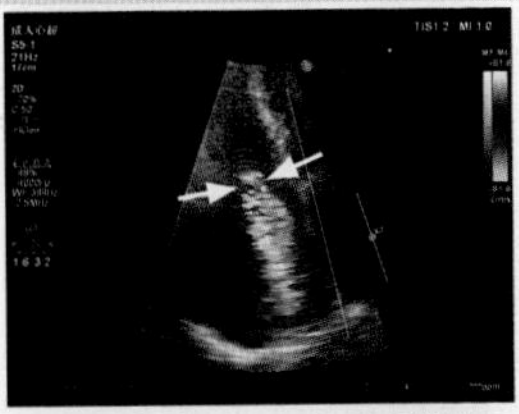 图2-2-3-2　VCW示意图
反流区域	四腔心切面 右心室流入道切面 剑突下切面	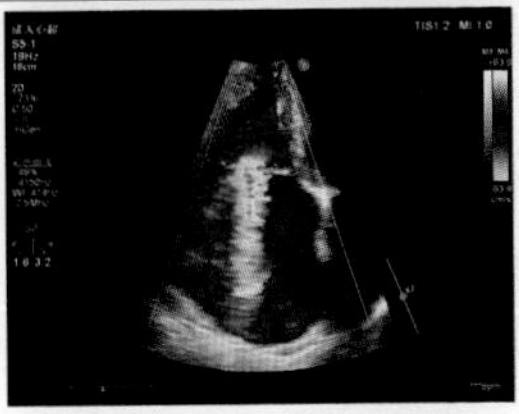 图2-2-3-3　TR反流区域
脉冲多普勒指标		
肝静脉反流	取样线与肝静脉血流方向尽量一致（箭头）	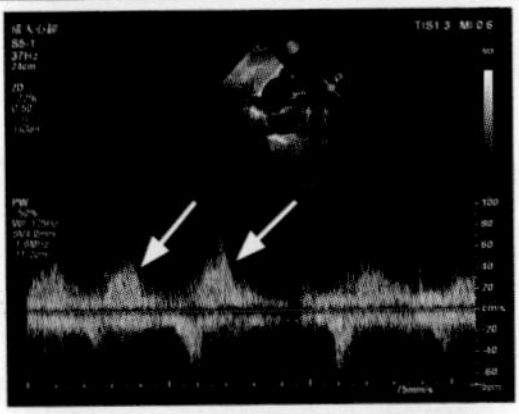 图2-2-3-4　肝静脉反流频谱
连续多普勒指标		
反流束密度 反流束轮廓	取样线与反流束方向尽量一致	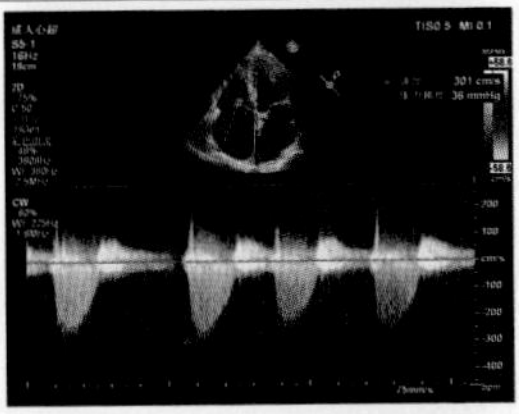 图2-2-3-5　TR反流频谱
定量多普勒指标（EROA，反流容积）		
PISA法（近端等速表面积法）	取样线与反流束方向尽量一致 据反流束方向调节Nyquist界限的基线 调节Nyquist界限，近端等流速表面尽量为半球形 连续多普勒测量反流束峰值血流速度及其VTI	图2-2-3-6

（参考2017年美国超声心动图协会联合心血管磁共振学会TR指南）

VCW. 缩流颈宽度；EROA. 有效反流口面积；VTI: 血流速度积分

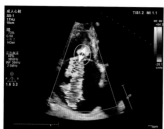
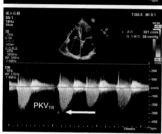
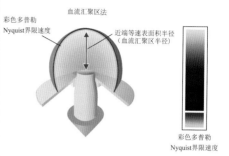

血流汇聚区法

彩色多普勒
Nyquist界限速度

近端等速表面积半径
（血流汇聚区半径）

彩色多普勒
Nyquist界限速度

每秒反流量=2π血流汇聚区半径²×彩色多普勒Nyquist界限速度
有效反流口面积=每秒反流量/反流束峰值流速
反流容积=有效反流口面积×反流束的时间速度积分

图2-2-3-6　近端等速表面积法
PKV$_{TR}$. 三尖瓣反流束峰值血流速度

表2-2-3-3　慢性三尖瓣反流程度诊断要点

参数	轻度	中度	重度
结构参数			
三尖瓣叶	正常/轻度异常	中度异常	严重异常（如连枷样，大穿孔等）
右心房室腔	正常	正常/轻度扩大	扩大
下腔静脉直径	正常<2cm	正常或轻度增宽：2.1~2.5cm	增宽>2.5cm
定性参数			
反流束（Nyquist>50~70cm/s）	细、窄、中心性	两者之间	宽的中心性反流、偏心性反流量多
血流汇聚区	无/非常小	两者之间	整个收缩期，宽
反流束密度与形态	模糊/部分/抛物线	密集，抛物线/三角形	密集，通常三角形
半定量参数			
反流束面积（cm², Nyquist>50~70cm/s）	未确定	未确定	>10
缩流颈宽度（VCW, cm, Nyquist>50~70cm/s）	<0.3	0.3~0.69	≥0.7
PISA半径（cm, Nyquist基线通常为28cm/s）	≤0.5	0.6~0.9	>0.9
肝静脉血流频谱 三尖瓣血流频谱	收缩期为主 A波为主	收缩期减弱 变化	收缩期反转 E波流速>1.0m/s

续表

参数	轻度	中度	重度
定量参数			
有效反流口面积（cm²）	<0.20	0.20~0.39	≥0.40
反流容积 （2D PISA，ml）	<30	30~44	≥45

（参考2017年美国超声心动图协会联合心血管磁共振学会TR指南）

四、规范化超声评估流程图

据最新指南，建议规范化超声诊断慢性TR程度的流程图见图2-2-3-7。

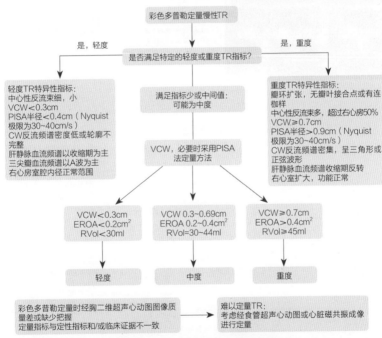

图2-2-3-7 标准的评估慢性TR程度流程图

（参考2017年美国超声心动图协会联合心血管磁共振学会TR指南）

VCW. 缩流颈宽度；EROA. 有效反流口面积；RVol. 反流容积

Key Points and Suggestions（要点及建议）

1. 轻度生理性TR是正常现象；

2. 轻度以上TR要明确反流机制，TR病因通常分为原发性或继发性（功能性）；

3. 至今没有一个特异的指标能够直接准确评估TR严重程度，建议以VCW为主要评价指标，以PISA半径为第二参考指标，必要时结合RVol和EROA来联合诊断，其中偏心性反流时建议用VCW法联合右心房室腔大小，多束反流建议多切面观察VCW并将各个反流束VCW叠加，再联合各个反流束面积及右心房室腔大小来综合评估；

4. 重度TR可能流速偏低，缺乏混叠或湍流显像，此时应用CDFI诊断需谨慎；

5. 重点评估右心房室腔大小，慢性重度TR与右心房室扩大两者相辅相成；

6. 随着三维超声心动图及心脏核磁技术的不断发展，在经胸超声心动图显示不清TR的反流量时，有望成为评估TR严重程度的新技术。

第四节 肺动脉瓣反流

一、概述

肺动脉瓣反流（PR）也称为肺动脉瓣关闭不全，常见病因为功能性的，即各种原因所致的肺动脉高压和肺动脉瓣环扩张者。器质性PR多与其他心脏瓣膜病共存，可见于感染性心内膜炎、心脏手术后、马方综合征等，单纯累及肺动脉瓣较罕见。2003年，美国超声心动图协会首次提出应用二维及多普勒超声心动图技术来评估肺动脉瓣反流程度的建议。2010年欧洲超声心动图学会首次发布超声心动图评估肺动脉瓣反流程度的建议。2017年美国超声心动图协会联合心血管磁共振学会共同发布了无创性评估肺动脉瓣反流严重程度的最新建议，在之前的基础上，加入了心脏磁共振技术来评估瓣膜反流的程度，更好地指导并规范了肺动脉瓣反流程度的影像学评估。

二、定义与病因

肺动脉瓣反流（PR）定义是因肺动脉瓣解剖结构和/或功能异常，造成舒张期肺动脉主干内血流反流至右心室内，常见病因见表2-2-4-1。肺动脉瓣位于主动脉瓣的左前方，由前瓣、左瓣及右瓣三个半月瓣组成。瓣叶解剖上类似于主动脉瓣，但较主动脉瓣菲薄，瓣叶附着于瓣环，瓣环与右心室流出道肌性相连，故与三尖瓣之间无直接的纤维连接。

表2-2-4-1 肺动脉瓣反流常见的病因

形态学分类	疾病分型	具体病变
原发性瓣叶异常	获得性疾病	风湿性心脏病 心内膜炎 类癌 药物 创伤（瓣叶脱垂/损伤）
	先天性疾病	法洛四联症术后 肺动脉狭窄球囊扩张术后 马方综合征
继发性异常（功能性）	肺动脉高压 肺动脉瓣环扩张	结缔组织病等

（参考2017年美国超声心动图协会联合心血管磁共振学会PR指南）

三、超声诊断 PR 程度常用指标及诊断要点

2017年美国超声心动图协会联合心血管磁共振学会共同发布了无创性评估肺动脉瓣反流严重程度的最新建议，其中包括多个超声指标来评估PR的程度，且每个指标都各有利弊，至今没有一个特异的指标能够直接准确评估PR严重程度。现将各个常用的超声诊断PR程度指标及诊断要点归纳如表2-2-4-2，表2-2-4-3。

表2-2-4-2　肺动脉瓣反流常用超声评估指标

常用诊断指标	采集要点	示意图
彩色多普勒指标		
缩流颈宽度（VCW）	胸骨旁短轴或剑突下切面 ZOOM模式 同一切面清晰显示血流汇聚区，VCW及反流束 舒张期肺动脉瓣反流束宽度（箭头）	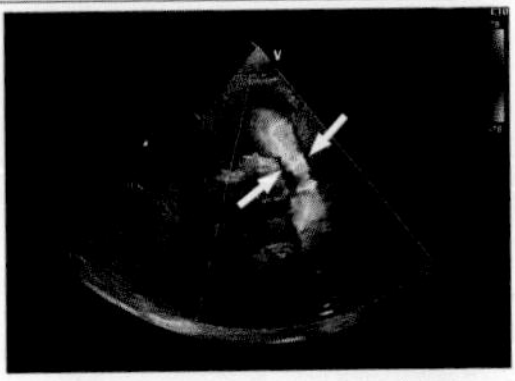 图2-2-4-1　VCW示意图
VCW/肺动脉瓣环直径比值	胸骨旁短轴切面 ZOOM模式 清晰显示肺动脉近端	
脉冲多普勒指标		
肺动脉干及左/右肺动脉血流舒张期反转	取样线与左/右肺动脉血流方向尽量一致 左、右肺动脉近端血流舒张期均探及反转（箭头）	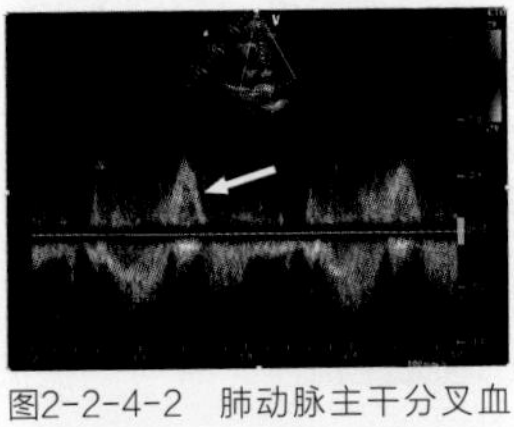 图2-2-4-2　肺动脉主干分叉血流舒张期反转显示切面
连续多普勒指标		
反流束密度	取样线与反流束方向尽量一致 胸骨旁短轴或剑突下切面	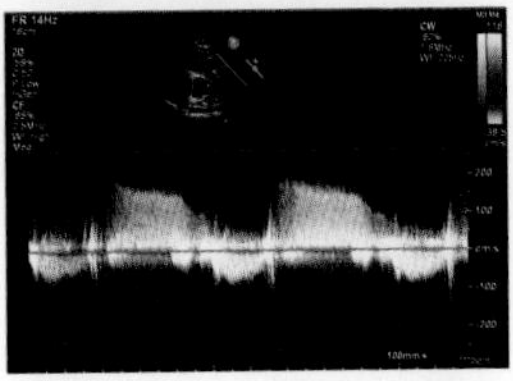 图2-2-4-3　PR的CW频谱
反流束压力降半时间	取样线与反流束方向尽量一致 胸骨旁短轴或剑突下切面	

续表

常用诊断指标	采集要点	示意图
PR系数（A/B）	PR频谱持续时间与整个舒张期的比值 取样线与反流束方向尽量一致 胸骨旁短轴或剑突下切面 清晰显示PR频谱	图2-2-4-4　PR系数（A/B）频谱测量图
定量多普勒指标		
$RVol=SV_{RVOT}-SV_{LVOT}$， $RF=RVol/SV_{RVOT}$	胸骨旁短轴切面紧邻肺动脉瓣下于收缩早期测量RVOT直径 胸骨旁短轴切面PW测量VTI_{RVOT} 胸骨旁长轴切面于收缩早期测量LVOT直径 心尖切面PW测量VTI_{LVOT}	图2-2-4-5

（参考2017年美国超声心动图协会联合心血管磁共振学会PR指南）

RVo. 反流容积；RVOT. 右心室流出道；LVOT. 左心室流出道；RF. 反流分数

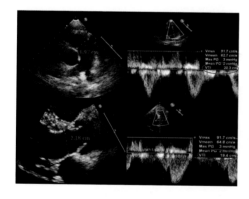

图2-2-4-5　多普勒连续方程法计算反流容积与反流分数
$SV_{RVOT}=97ml（d=2.47cm，VTI=20.3cm）$，$SV_{LVOT}=72ml（d=2.18cm，VTI=19.4cm）$，$RVol=SV_{RVOT}-SV_{LVOT}=25ml$，$RF=RVol/SV_{RVOT}=26\%$

表2-2-4-3　肺动脉瓣反流诊断要点

参数	轻度	中度	重度
肺动脉瓣叶	正常	正常/异常	异常/显示不清
右心室腔	正常	正常/扩大	扩大
缩流颈宽度 （Nyquist: 50~70cm/s）	细（通常<10mm），窄口径	两者之间	宽口径，深度多变

续表

参数	轻度	中度	重度
缩流颈宽度/肺动脉瓣环内径比值			>0.7
反流束密度与形态	淡	密集	密集，止于舒张早期
PR频谱减速时间			短，<260ms
PR频谱压力降半时间			<100ms
PR系数		<0.77	<0.77
肺动脉主干及分支血流频谱舒张期反转			显著反转
收缩期肺动脉瓣血流VTI相较于VTI$_{LVOT}$（PW）	轻微增大	两者之间	明显增大
反流分数RF	<20%	20%~40%	>40%

（参考2017年美国超声心动图协会联合心血管磁共振学会PR指南）

四、规范化超声评估流程图

据最新指南，建议规范化超声诊断慢性PR程度的流程图如图2-2-4-6。

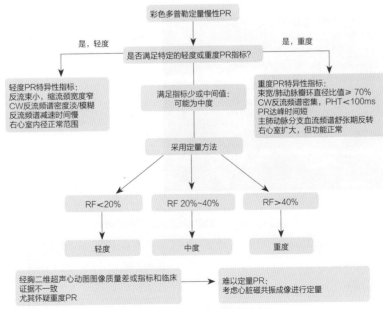

图2-2-4-6　标准的评估慢性PR程度流程图
（参考2017年美国超声心动图协会联合心血管磁共振学会PR指南）
VCW. 缩流颈宽度；RF. 反流分数；PHT. 压力降半时间

Key Points and Suggestions（要点及建议）

1. 轻度生理性PR是正常现象；

2. 轻度以上PR要明确反流机制，PR病因通常分为原发性或继发性（功能性），原发性PR主要常见于先天性心脏病；

3. 重度原发性PR且肺动脉压力正常时，反流频谱持续时间短、流速可能偏低，缺乏混叠或湍流显像，此时应用CDFI诊断需谨慎，可能会低估，需结合瓣膜自身结构、功能及右心房室腔大小综合评估；

4. PR需要重点评估右心室腔大小，慢性重度PR与右心室扩大两者相辅相成；

5. 目前诊断PR程度的常规超声指标较少，应尽量采集多个指标，必要时结合心脏核磁技术来综合评估PR程度。

参考文献

[1] Zoghbi WA, Enriquez-Sarano M, Foster E, et al. Recommendations for evaluation of the severity of nativevalvularregurgitation with two-dimensional and Dopplerechocardiography. J Am Soc Echocardiogr, 2003, 16(7): 777-802.

[2] Lancellotti P, Moura L, Pierard LA, et al. European Association of echocardiography recommendations for the assessment of valvular regurgitation. Part 2: mitral and tricuspid regurgitation (native valve disease). Eur J Echocardiogr, 2010, 11(4): 307-332.

[3] Zoghbi WA, Adams D, Bonow RO, et al. Recommendations for Noninvasive Evaluation of Native Valvular Regurgitation: A Report from the American Society of echocardiography Developed in Collaboration with the Society for Cardiovascular Magnetic Resonance. J Am Soc Echocardiogr, 2017, 30(4): 303-371.

[4] 潘翠珍, 潘文志, 周达新等. 二尖瓣反流介入治疗的超声心动图评价中国专家共识. 中国介入心脏病学杂志, 2019, 27(1): 43-49.

[5] Lancellotti P, Tribouilloy C, Hagendorff A, et al. European Association of echocardiography recommendations for the assessment of valvular regurgitation. Part 1: aortic and pulmonary regurgitation (native valve disease). Eur J Echocardiogr, 2010, 11(4): 223-244.

（马红）

第三章 人工心脏瓣膜

第一节 总论

一、概述

超声心动图是一种常用的评估人工心脏瓣膜（人工瓣膜，人工瓣）无创诊断方法。在过去的几十年中，人们致力于改善人工心脏瓣膜的血流动力学功能，增加其耐用性，减少并发症。然而，没有一款瓣膜能够做到尽善尽美。2009年，美国超声心动图协会发表了《关于超声心动图及多普勒超声评价人工瓣膜的建议》。近年来，随着经导管瓣膜植入术的广泛开展，超声心动图在确定患者筛选及术后监测，术后随访中起到至关重要的作用。2011年，欧洲超声心动图学会和美国超声心动图协会，共同发表《超声心动图在心脏瓣膜病经导管介入治疗新技术的专家共识》（2016年欧洲心血管影像协会发表了《人工瓣膜影像学评估》），2018年中华医学会发布了经导管主动脉瓣植入术围术期超声心动图检查专家共识，更好的规范和指导我国的临床诊疗工作。

二、人工心脏瓣膜的类型

人工心脏瓣膜大致分为生物瓣和机械瓣（表2-3-1-1）。最常用的生物瓣是带支架的异种生物瓣，它由织物覆盖的线圈支架和聚合物组成。各种动物的心包都可以制作生物瓣。最常用的机械瓣为双叶瓣，不同型号的双叶瓣在结构组成、热解碳纯度、瓣叶的形状及尺寸等方面存在差异。目前植入的瓣膜包括双叶瓣、倾斜式碟瓣、带支架猪心包生物瓣、无支架猪心包生物瓣、同种异体移植瓣以及自体移植瓣（Ross手术）。近些年新开展的经导管主动脉瓣植入（TAVI）术，超声心动图在术前患者评估及术中监测都起到至关重要的作用。

表 2-3-1-1　人工心脏瓣膜的类型

生物瓣		
有支架 异种猪瓣膜 异种心包瓣膜	无支架瓣膜 异种猪瓣膜 　异种心包瓣膜 　同种异体瓣膜 　自体瓣膜	经皮植入的瓣膜
机械瓣		
双叶瓣	单叶侧倾碟瓣	球笼瓣

（参考2009美国超声心动图关于超声心动图及多普勒超声评价人工瓣膜的建议）

超声心动图探测人工心脏瓣膜时，由于人工瓣的声影及伪像的限制，探查反流束相当困难，需多角度地旋转探头并采用非标准切面进行观察，在可疑瓣膜梗阻时，需延长多普勒检查时间以明确诊断。经食管超声心动图（TEE），对于人工瓣膜的活动及结构都能进行评价，对于人工瓣的启闭活动极具优势，因此该检查在评估瓣膜功能及相关并发症时被广泛应用。

与自体瓣膜相比较，超声心动图对于评估人工心脏瓣膜的要求更多、更高。几乎所有的人工瓣膜相对于自体瓣膜，均有因设计而造成的梗阻。在血流动力学上存在梗阻时，很难鉴别是由于人工瓣膜设计造成的梗阻、还是人工瓣膜病变造成的轻微梗阻或是人工瓣膜-患者不匹配（PPM）造成的梗阻。大多数人工瓣膜都存在轻度反流，这种"生理性"反流与人工瓣膜的设计有关，这些反流被认为是"清洗射流"，可防止瓣架处血栓形成。

三、超声心动图评价人工心脏瓣膜的功能常用指标及诊断要点

（一）人工心脏瓣膜功能的评价

人工瓣膜功能的评价不仅需要超声心动图及多普勒评估，还应当包括相关临床资料（表2-3-1-2）。

表 2-3-1-2　超声心动图评估人工心脏瓣膜综合基本参数

临床资料	超声参数
临床信息	瓣膜置换日期 人工心脏瓣膜类型及尺寸 身高、体重、体表面积，临床相关症状及表现 心率、血压
瓣膜图像	瓣叶或阀体的活动 瓣叶的钙化或瓣膜各部位的异常回声 瓣环的完整性和活动度
多普勒超声心动图特征	血流频谱的外形 峰值血流速度和瞬间峰值压力阶差 平均跨瓣压差 血流速度时间积分、DVI 压力降半时间（二尖瓣和三尖瓣） 有效瓣口面积 是否有反流，反流的部位和程度
其他超声数据	左心室和右心室的大小，功能及肥厚程度 左心房和右心房的大小 肺动脉高压的估测
既往手术资料	以上参数的随访对照对于诊断怀疑人工心脏瓣膜功能障碍的病例非常有用

（参考2009美国超声心动图关于超声心动图及多普勒超声评价人工瓣膜的建议）

DVI. 多普勒速度指数

（二）造成人工心脏瓣膜异常的常见原因和超声表现

1. 人工心脏瓣膜狭窄

血栓的形成是引起人工心脏瓣狭窄的最常见原因。血栓影响阀体或碟片开放导致人工瓣压差显著升高，伴或不伴人工瓣反流。经胸超声心动图诊断人工瓣血栓的形成敏感性较低，需多切面综合评价，重点观察阀体的运动。通常，这些患者需要进行再次瓣膜置换。近年来，溶栓治疗已成为手术治疗的替代方案。如考虑溶栓时，需将血栓和血管翳（图2-3-1-1A）进行鉴别。

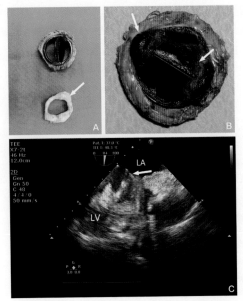

图2-3-1-1　A. 血管翳（箭头）；B. 血栓合并血管翳（箭头）；C. 机械瓣双叶瓣—叶卡瓣（箭头）

血管翳是人工瓣周围组织经过长时间的刺激，导致结缔组织增生的病理状态。一般血栓较大且回声柔和，而血管翳表现为较小的偏强异常回声。血管翳和血栓常常同时存在（图2-3-1-1B）。血栓比血管翳的梗阻出现得早，并多有抗凝治疗不充分的情况。

生物瓣的退行性改变也可引起梗阻，但进展较缓慢，几乎均伴有反流。二维超声心动图表现为瓣叶增厚、钙化，活动度差。多普勒超声可见跨瓣压差异常增高。

人工瓣梗阻也可由瓣膜置换时技术问题造成。图2-3-1-1C为术中经食管超声心动图显示双叶瓣一个碟片运动消失，卡在关闭位置不能活动，引起人工瓣狭窄。

2. 人工心脏瓣膜反流

生物瓣多见于中心性反流。瓣周反流可见于任何类型的瓣膜，多见于机械瓣。超声探查时应多个非标准切面扫查，从而避开人工瓣膜的声影和混响。多普勒超声多种参数可间接提示反流的存在。通过瓣周反流所占瓣膜缝环的圆周比例可以判断反流程度。经胸超声心动图对人工瓣的反流评估十分困难，需要多个非常规切面探查，经常需要多平面经食管超声心动图来评估，特别是二尖瓣。术后即刻出现瓣周的微小反流发生率约5%~20%，但这些反流多数无临床及血流动力学意义，且预后良好。

四、生物瓣与机械瓣的性能比较

表 2-3-1-3　生物瓣与机械瓣的比较

	机械瓣	生物瓣
耐用性	好	较差
是否抗凝	终身抗凝	短期抗凝
血流动力学	尚可	良好
常见并发症	血栓、卡瓣	瓣膜钙化、撕裂

1. 生物瓣功能障碍

生物瓣置换术后瓣膜出现钙化、撕裂等是生物瓣功能障碍的主要原因。钙化可导致生物瓣狭窄及关闭不全，在二维超声心动图显示为房室大小的改变，瓣叶增厚，活动僵硬，启闭受限，有效瓣口面积减小关闭不良。瓣叶撕裂主要表现为瓣膜失去了正常的纤维回声，二维超声心动图表现为瓣叶的脱垂，回声中断，形态不完整或伴有赘生物的形成，彩色多普勒超声可显示为瓣膜关闭不全，中量以上反流。

2. 机械瓣功能障碍

机械瓣置换术后出现瓣叶活动度异常，二维超声显示为一个瓣叶或两个瓣叶无活动或开放幅度减低，有效瓣口面积减小，多由血栓或血管翳形成引起。

Key Points and Suggestions（要点及建议）

1. 本节概述了人工瓣膜的大致分类及常用瓣膜的材质。
2. 本节介绍了指南中超声心动图评价人工瓣膜功能的常用指标及人工瓣的基本参数，对于超声观察要点、切面获取方法做了简单介绍。
3. 介绍了造成人工瓣膜异常的常见原因和超声表现。
4. 对于生物瓣及机械瓣的优势及缺点进行了总结。

第二节　人工主动脉瓣狭窄

经胸超声心动图偶可发现人工瓣血流速度增高，但仅凭高流速不能诊断人工瓣膜狭窄，高动力状态及PPM均可引起血流速度的增高。反之，低心输出量患者，可能不会出现血流速度增高。如对人工瓣膜狭窄的诊断有疑问，可行TEE检查，该检查能较好的评价血栓、血管翳的形成、机械瓣卡瓣、生物瓣退行性改变等。表2-3-2-1中列出了心输出量正常情况下，人工主动脉瓣瓣膜正常值、可能合并狭窄的中间值以及明显狭窄的参考值。

表2-3-2-1　评估人工主动脉瓣功能的多普勒参数

参数	正常	可能狭窄	明显狭窄
峰值速度（m/s）	<3	3~3.9	>4
平均跨瓣压差（mmHg）	<20	20~34	≥35
DVI	≥0.35	0.25~0.34	<0.25
EOA（cm²）	>1.1	0.8~1.1	<0.8
瓣口血流频谱形态	三角形，早期达峰	三角形至中间对称形	圆钝、对称
AT（ms）	<80	80~100	>100

（参考2016欧洲心血管影像协会人工瓣膜影像学评估）

一、超声诊断常用指标及诊断要点

1. 速度和压差

正常人工瓣膜多普勒跨瓣峰值血流速度一般小于3m/s，血流频谱为三角形，最大峰值血流速度出现在收缩早期。如果瓣膜狭窄逐渐加重，则血流速度增高，射血时间延长，收缩期峰值血流速度延迟。瓣叶启闭活动正常的小尺寸人工瓣膜、搏出量增加、人工瓣膜与患者不匹配及瓣膜梗阻可出现高跨瓣压差。而左心室收缩功能减低者的跨瓣压差轻度升高就可能提示严重的人工瓣膜狭窄。为了较全面完整的评价人工瓣膜，需要其他不完全依赖流速的定量或定性的参数综合评估（表2-3-2-2）。人工瓣膜出现梗阻时，血流频谱圆钝且峰值血流速度出现在收缩中期，自血流开始至峰值血流速度最高的时间（AT）加速度时间延长，射血时间（ET）和AT/ET均延长，这些参数在评估瓣膜功能很有价值。近期文献报道，AT>100ms是区别正常人工瓣与人工瓣狭窄的界限值。另外，EOA和DVI也是评价瓣膜功能非流量依赖性参数。

表2-3-2-2　人工主动脉瓣多普勒超声评估综合参数

超声	参数
人工瓣膜多普勒超声	瞬时峰值压力阶差、峰值血流速度、平均跨瓣压差流速频谱形态、加速时间、有效瓣口面积、DVI是否存在反流、反流程度及部位
心腔相关参数	左心室大小、左心室收缩功能和室壁厚度

（参考2009美国超声心动图关于超声心动图及多普勒超声评价人工瓣膜的建议）
DVI. 左心室流出道近端流速与跨人工瓣膜流速的比值

2. 主动脉瓣有效瓣口面积（EOA）

EOA取决于置换瓣膜的尺寸，对于任何类型的人工主动脉瓣膜，有效瓣口面积<0.8cm²，均认为可能存在明显瓣膜狭窄（图2-3-2-1）。

$$EOA_{prAV}=（CSA_{LVO}×VTI_{LVO}）/VTI_{prAV}$$

假设左心室流出道横截面积（CSA_{LVO}）为圆形，该处可通过胸骨旁左心室长轴切面人工主动脉瓣下左心室流出道直径算出。VTI_{LVO}为邻近瓣叶处（置于缝合环下0.5~1cm）用PW多普勒测量VTI，避开瓣下加速区。VTI_{prAV}为跨人工主动脉瓣的VTI，用CW多普勒测量。左心室流出道（LVO）的测量值是变异的主要来源。

3. 多普勒速度指数（DVI）

DVI为左心室流出道近端流速与跨人工瓣膜流速的比值。其结合了跨瓣血流速度的效应，受瓣膜尺寸的影响较小。因此DVI评估主动脉瓣狭窄更有助于筛查人工瓣膜功能障碍，特别是在左心室流出道直径或人工瓣膜尺寸不知的情况下，而且不受主动脉瓣反流等引起跨瓣流速高的情况影响。DVI<0.25提示人工瓣膜梗阻。（V_{LVO}为左心室流出道血流速度，用PW测量，V_{prAV}为跨人工主动脉瓣的血流速度，用CW测量）。

$$DVI=V_{LVO}/V_{prAV}$$

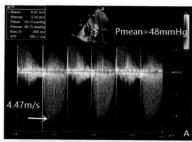
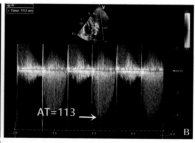
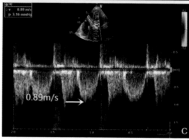

图2-3-2-1 患者女性，60岁，主动脉机械瓣置换术后

A. 心尖五腔心切面，主动脉瓣频谱，该患者峰值血流速度4.47m/s，平均跨瓣压差48mmHg；B. 自血流开始至峰值血流速度最高的时间（AT）时间延长，AT=113ms；C. 左心室流出道流速0.89m/s，DVI=0.19，提示存在主动脉瓣机械瓣狭窄

二、建议诊断人工主动脉瓣狭窄的规范化流程图（图 2-3-2-2）

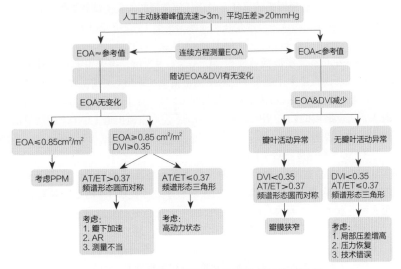

图2-3-2-2　主动脉瓣人工瓣规范化超声评估功能和狭窄流程图
（参考2016欧洲心血管影像协会人工瓣膜影像学评估）

Key Points and Suggestions（要点及建议）

1. 本节详细介绍了主动脉瓣人工瓣狭窄评估的要点，通过二维超声心动图及频谱多普勒超声心动图综合参数，分析主动脉瓣人工瓣功能是否正常、可疑狭窄及明显狭窄。

2. 临床上，可以采用连续多普勒通过人工瓣狭窄处，能够立即获取该处最大值，采用简化后伯努利方程，把速度转化为压力梯度，从而快速评估狭窄程度。

3. 采用主动脉瓣人工瓣速度和压差是常用的超声心动图评估指标，但仅凭高流速不能诊断人工瓣膜狭窄，高动力状态及PPM均可引起血流速度的增高。本节还介绍了平均跨瓣压差、DVI、EOA、AT等指标，并根据患者血流动力学状态、临床表现，更准确的评估是否存在真正的人工瓣狭窄。

4. 本节根据指南并没有将主动脉瓣机械瓣和生物瓣的诊断指标区分出来，但实际上是有差别的，生物瓣的性能更接近自然瓣。

第三节　人工主动脉瓣反流

目前主要采用多普勒超声评估人工主动脉瓣的反流程度，但研究人工主动脉瓣反流程度的报道较少。有学者将人工主动脉瓣反流束宽度与左心室流出道内径比值小于25%的反流束定义为轻度反流，较宽的反流束可根据压力降半时间及降主动脉舒张期逆向血流等指标进一步划分中度及重度反流。

一、超声诊断常用指标及诊断要点

（一）彩色多普勒

可显示反流的起源、反流的方向以及血流汇聚、血流在左心室流出道和左心室腔内的分布范围。人工瓣膜不同于自体瓣膜，在长轴切面很难用缩流颈的宽度精确评估主动脉瓣的反流程度。人工瓣环的短轴切面可以观察反流颈，在瓣周漏的患者中可作为评估瓣周漏程度的一种半定量方法。瓣周漏反流程度的评估：瓣周漏<10%瓣环周长为少量反流，10%~29%为中量反流，>30%为大量反流。

（二）频谱多普勒

胸降主动脉内全舒张期逆流，提示中量以上反流，腹主动脉内全舒张期逆流，提示大量反流。当反流的VTI与前向的VTI相近时则提示重度反流。压力降半时间>500ms提示少量反流，<200ms提示重度反流，200~500ms之间受其他血流动力学变量影响，特异性较差。

二、评价人工主动脉瓣反流严重程度参数（表2-3-3-1）

表2-3-3-1　评价人工主动脉瓣反流严重程度参数

参数	轻度	中度	重度
瓣膜结构和活动			
机械瓣或生物瓣	正常	异常†	异常†
结构参数			
左心室内径	正常‡	正常或轻度增大‡	增大‡
多普勒参数（定性或半定量）			
主要反流束宽度（%LVOT内径）：彩色*	窄小（≤25%）	介于二者之间（26-64%）	宽大（≥65%）
反流束回声密度：CW	不完整或弱	密	密
反流束压力降半时间（PHT, ms）：CW§	>500	200-500	<200
LVO血流与肺动脉血流比：PW	稍有增加	介于二者之间	明显增加
降主动脉舒张期反向血流：PW	无或出现在舒张早期	介于二者之间	明显，全舒张期
缩流颈宽度（mm）	<3	3-6	>6
多普勒参数（定量）			
反流容积（ml/beat）	<30	30-59	>60
反流分数（%）	<30	30-50	>50
有效反流口面积（mm²）	<10	10-29	≥30
瓣周反流宽度（%）	<10	10-29	≥30

（参考2009美国超声心动图关于超声心动图及多普勒超声评价人工瓣膜的建议及2016年欧洲心血管影像协会人工瓣膜影像学评估[1]）

*参数适用于中央型反流，偏心型反流准确性较差；Nyquist极限为50-60cm/s。†异常机械瓣，例如，瓣阀不活动（瓣口反流），瓣环撕裂或摇摆（瓣周反流）；异常的生物瓣，例如，瓣叶增厚或脱垂（瓣膜），裂开或摇摆（瓣周反流）。‡适用于无其他病因的慢性、晚期术后AR §受左心室顺应性影响

三、建议评估人工主动脉瓣反流的规范化流程图（图 2-3-3-1）

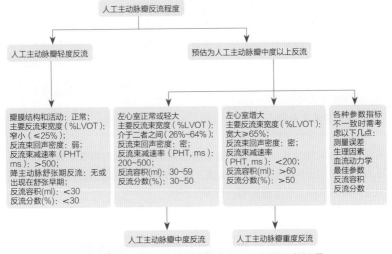

图2-3-3-1　建议主动脉瓣人工瓣膜规范化超声评估反流程度流程图
（参考2009美国超声心动图关于超声心动图及多普勒超声评价人工瓣膜的建议）

Key Points and Suggestions（要点及建议）

1. 采用多普勒超声能够观察人工瓣膜反流，当人工瓣膜发生严重关闭不全时（常常为机械瓣卡瓣或生物瓣损毁），会导致严重的心室重塑及心功能不全，不做任何处理的结果往往是致命的。

2. 人工瓣膜的反流多发生于瓣周且多为偏心性，所以较自体瓣膜更难以评估反流程度，应结合本节中多个定量及半定量指标进行全面、综合评估。

3. 经胸超声心动图在定性及定量方面对于大部分人工瓣膜反流的严重程度的评估已经足够，但在人工瓣膜受累程度、病因及相关并发症等方面，TEE可进行有益补充。

第四节　人工二尖瓣狭窄

评价人工二尖瓣狭窄主要依靠多普勒参数包括：E峰速度、平均跨瓣压差、压力降半时间以及有效瓣口面积。

一、超声诊断常用指标及诊断要点

（一）二尖瓣E峰速度

二尖瓣E峰速度加快常见于高动力状态、瓣膜尺寸较小、心动过速、瓣膜狭窄或瓣膜反流。正常人工生物二尖瓣的峰值血流速度范围是1.0~2.7m/s，正常人工机械双叶瓣峰值速度常＜1.9m/s，最高达2.4m/s。二尖瓣反流也可引起二尖瓣血流速度升高，因此，E峰升高的患者需做TEE检查排除二尖瓣反流。

（二）平均跨瓣压差

平均跨瓣压差是评价人工二尖瓣功能的一个重要指标，正常值＜5~6mmHg。平均跨瓣压差的升高可见于人工瓣膜的狭窄，还可发生在高动力状态、心动过速、PPM及瓣膜反流时。

（三）压力降半时间（PHT）

轻度二尖瓣狭窄或者瓣膜功能正常时，二尖瓣口的血流速度受心房心室顺应性、心室松弛性及舒张起始时的压力阶差等影响。如果二尖瓣狭窄在中度及重度时，血流速度主要受二尖瓣口面积影响。因此，压力降半时间明显延长或单次测量明显延长（＞200ms）则提示二尖瓣狭窄。非人工瓣膜的因素也可导致二尖瓣压力降半时间的变化，如容量负荷、药物及主动脉瓣关闭不全等。

（四）有效瓣口面积（EOA）

人工二尖瓣受LA、LV顺应性及左心房压力的影响，因此压力降半时间估算EOA不适用于人工二尖瓣。而连续方程测得的EOA优于压力降半时间法。

$$EOA_{PrMV}=每搏量/VTI_{prMV}$$

人工二尖瓣的EOA不常应用，通常在压差及压力降半时间测量结果不一致时才测量。人工二尖瓣的EOA受心率影响较小，在心动过速及心动过缓的患者中强烈建议应用。

（五）多普勒速度指数（DVI）

Fernandes等人建议用人工二尖瓣口的VTI和LVOT的VTI之比评价人工二尖瓣的功能。在高输出量状态，LVOT和跨人工瓣处的流速同时增快，因此比率保持不变。但是瓣膜出现狭窄、跨瓣流速增快或反流时，跨瓣流速增快，LVOT流速减低，该比率会升高。对于机械瓣的患者，VTI_{PrMV}/VTI_{LVOT}＜2.2是常用的正常参考值。

二、建议评估人工二尖瓣狭窄严重程度参数

严重的瓣膜狭窄容易诊断，超声心动图可显示瓣膜的增厚或运动幅度减低。怀疑瓣膜狭窄则需要综合考虑，压力降半时间延长，E峰速度和平均跨瓣压差增大，VTI_{PrMV}/VTI_{Lvo}比增加等均支持狭窄存在，表2-3-4-1列出了专家共识的多普勒参数。

表2-3-4-1　人工二尖瓣狭窄超声诊断参数

超声指标	正常	可疑	显著狭窄
峰值血流速度（m/s）	＜1.9	1.9~2.5	≥2.5
平均跨瓣压差（mmHg）	≤5	6~10	≥10
VTI_{PrMV}/VTI_{LVOT}	＜2.2	2.2~2.5	＞2.5

续表

超声指标	正常	可疑	显著狭窄
EOA（cm²）	≥2.0	1~2	<1
PHT（ms）	<130	130~200	>200

（参考2016年欧洲心血管影像协会人工瓣膜影像学评估）

VTI: 血流速度积分；EOA: 有效瓣口面积；PHT: 压力降半时间

三、建议评估人工二尖瓣狭窄规范化流程图（图2-3-4-1）

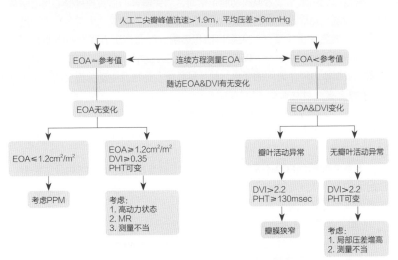

图2-3-4-1　二尖瓣人工瓣规范化超声评估功能和狭窄流程图
（参考2016欧洲心血管影像协会人工瓣膜影像学评估）

Key Points and Suggestions（要点及建议）

1. 本节详细介绍了二尖瓣人工瓣狭窄评估的要点，通过二维超声心动图及超声多普勒综合参数，分析二尖瓣人工瓣功能是否正常、可疑狭窄及明显狭窄。

2. 经胸超声心动图可以通过多个切面探查人工二尖瓣，但主要受限于人工瓣声影的影响，且机械瓣比生物瓣更严重，经食管超声心动图可以弥补该限制。因此，当临床怀疑人工二尖瓣功能不全时，须结合经胸及经食管超声心动图全面评估。

3. 二尖瓣人工瓣狭窄时，不仅参考二尖瓣E峰速度，还要观察二尖瓣频谱形态，包括压力降半时间延长等，还要明确患者的血流动力学状态。

第五节　人工二尖瓣反流

临床上，最常用TTE评估人工二尖瓣功能，经胸超声心动图可以通过不同切面和声窗显示人工二尖瓣，并根据人工二尖瓣口的射流速度、反流位置和范围评估瓣膜功能。人工瓣反流分为瓣环内和瓣周反流。然而，经胸超声心动图受声影的影响对人工二尖瓣的反流的评价受到限制，且机械瓣比生物瓣所受影

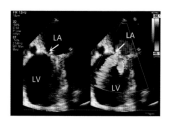

图2-3-5-1　二尖瓣机械瓣术后，瓣周大量反流（箭头）

响更大。经食管超声心动图可以清楚显示人工二尖瓣反流（图2-3-5-1）。因此当临床怀疑人工二尖瓣反流时，需结合经胸及经食管超声综合全面评价，需要依靠间接征象，综合考虑各项因素（表2-3-5-1，表2-3-5-2），大部分指标可以参考自然二尖瓣反流标准（图2-3-5-2）。

表 2-3-5-1　经胸超声心动图评估二尖瓣反流的间接征象

表现	敏感性	特异性	备注
二尖瓣峰值血流速度≥1.9m/s	90%	89%	需同时考虑高速血流，人工瓣不匹配
$VTI_{PrMV}/VTI_{LVO}≥2.5$	89%	91%	房颤时测量误差增加；同时需要考虑人工瓣不匹配
平均跨瓣压差≥5mmHg	90%	70%	心率需在正常范围内；同时考虑人工瓣不匹配
最大TR速度>3m/s	80%	71%	考虑术后肺动脉高压或其他原因
收缩期左心室内可见朝向人工瓣膜方向的血流汇聚	轻度敏感	特异	缺少证据；检测技术较高

（参考2009美国超声心动图关于超声心动图及多普勒超声评价人工瓣膜的建议）

表 2-3-5-2　TEE 和 TTE 检查评价人工二尖瓣反流程度的标准

参数	轻度	中度	重度
结构参数			
LV大小	正常	正常或增大	增大
人工瓣膜	通常正常	异常	异常
多普勒参数			
彩色血流面积	少量，向心性	中量，可变的	大的中心性反流束或LA内大小不定的触壁涡流
血流汇聚	无或轻度	中量	大量
反流束强度：CW多普勒	信号显示不全或模糊	高密度信号	高密度信号

续表

参数	轻度	中度	重度
反流束形状：CW多普勒	抛物线形	多为抛物线形	早期达峰，三角形
肺静脉血流	收缩期明显	收缩期波峰变钝	收缩期逆向血流
定量参数			
VC宽度（cm）	<0.3	0.3~0.59	≥0.6
反流容积（ml）	<30	30~59	≥60
反流分数（%）	<30	30~49	≥50
EROA（cm²）	<0.2	0.2~0.49	≥0.5

（参考2009美国超声心动图关于超声心动图及多普勒超声评价人工瓣膜的建议）

LV：左心室；CW：连续多普勒；VC：缩流颈；EROA：有效反流口面积

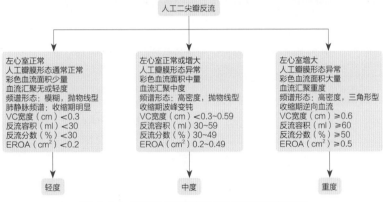

图2-3-5-2　二尖瓣人工瓣膜规范化超声评估反流程度流程图

Key Points and Suggestions（要点及建议）

1. 人工二尖瓣声影是对评估反流的一个重要影响因素，经食管超声心动图可以更清楚地显示左心房和人工二尖瓣反流情况。

2. 经胸超声心动图很难直接观察到人工瓣膜反流，当出现人工瓣膜反流时，可依据本节中的直接和间接征象综合评估。文中所列参数中，提示反流最准确的指标是反映跨瓣血流量增加的定量指标，尤其是当血流速度的增快与左心室流出道内血流速度不成比例时。

第六节　人工三尖瓣功能异常

一、人工三尖瓣狭窄的诊断

二维超声心动图发现人工三尖瓣瓣叶增厚，瓣叶开放受限首先提示人工三尖瓣可能存在明显的梗阻。彩色多普勒显示右心室流入道血流变窄是可以确诊人工瓣梗阻的征象。CW测量多普勒E峰＞1.7m/s，平均跨瓣压差＞6mmHg或压力降半时间＞230ms可提示梗阻。右心房扩大及下腔静脉增宽也是狭窄的间接征象，可供参考，但不是特异性诊断标准（表2-3-6-1）。

表2-3-6-1　人工三尖瓣评估指标

超声指标	存在瓣膜狭窄
峰值速度	＞1.7ms
平均跨瓣压差	＞6mmHg
压力降半时间	＞230ms

（参考2009美国超声心动图关于超声心动图及多普勒超声评价人工瓣膜的建议）

　　评价人工三尖瓣功能的多普勒指标：目前对于三尖瓣研究的相关数据较少，测量的参数主要包括：E峰速度、A峰速度、压力降半时间、平均跨瓣压差、VTI及EOA。

二、评估人工三尖瓣反流的多普勒指标

　　经胸超声心动图筛查三尖瓣反流易受到回声衰减的限制，特别是对机械瓣患者尤为显著。观察人工三尖瓣反流的最佳切面在右心室流入道及剑突下切面，测量时使用CW优于PW技术。人工三尖瓣重度反流的CW频谱回声增强，频谱形态呈三角形，峰值血流速度提前。一般来说，重度的三尖瓣反流肝静脉出现全收缩期逆流。人工瓣膜自身会对血流产生限制，因此人工瓣膜功能正常时，肝静脉的血流也会出现不同程度的收缩期频谱波峰变钝。显著的收缩期频谱形态波峰变钝对三尖瓣反流的诊断更加敏感，但不特异，该种情况也可出现在中心静脉压增高及房颤的患者。

三、建议评估人工三尖瓣的狭窄规范化流程图（图2-3-6-1）

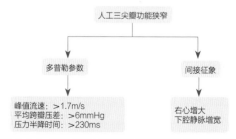

图2-3-6-1　建议三尖瓣人工瓣膜规范化超声评估狭窄程度流程图

四、建议评估人工三尖瓣的反流规范化流程图（图2-3-6-2）

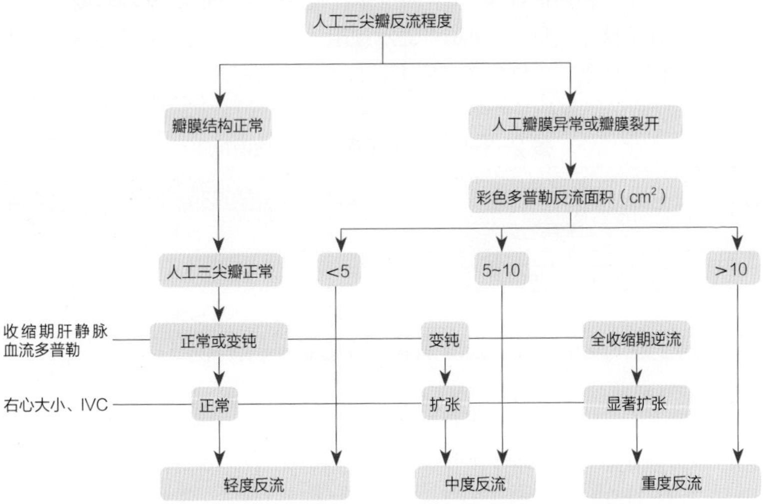

图2-3-6-2　建议人工三尖瓣瓣膜规范化超声评估反流程度流程图

Key Points and Suggestions（要点及建议）

1. 完整的评估人工三尖瓣功能需要综合应用胸骨旁、心尖及剑突下等多切面评估。由于人工瓣膜声影的限制，最佳切面可能在右心室流入道或剑突下切面。

2. 人工三尖瓣应重点观察瓣叶或瓣阀的启闭运动，并识别人工瓣上是否有团块状回声附着。

3. 人工瓣膜本身会对血流产生限制，因此正常人工三尖瓣也会出现不同程度的肝静脉收缩期频谱变钝，然而，显著的收缩期频谱变钝对瓣膜的反流更敏感。

第七节　人工肺动脉瓣功能异常

由于肺动脉位于心脏的前上方，超声心动图难以完全显示。目前对于人工肺动脉瓣的研究较少。少数患者的观察资料主要来自先天性心脏病的患儿。

一、人工肺动脉瓣狭窄的诊断

右心室流出道呈"漏斗"形，在靠近肺动脉瓣时直径变化较大，故不适合用连续方程测量流出道每搏量。肺动脉瓣的狭窄常常伴有左、右肺动脉的狭窄，这可能会影响人工瓣的评估，此时，PW评估肺动脉瓣人工瓣优于CW。目前认为正常的同种移植瓣膜峰值血流速度一般<2.5m/s，平均跨瓣压差一般<15mmHg，正常的同种异体移植瓣膜峰值血流速度一般<3.2m/s，平均跨瓣压差一般<20mmHg。对于肺动脉机械瓣的报道较少，很难给出建

议。当二维超声显示人工瓣叶增厚或运动减低，右心功能减低，右心室收缩压增高，前向彩色血流变窄，同种移植瓣膜跨瓣峰值血流速度>3m/s时，均提示人工肺动脉瓣出现狭窄。

二、人工肺动脉瓣反流的诊断

人工肺动脉瓣反流的超声评估与自体瓣膜反流的评估类似。包括反流束的宽度、缩流颈宽度及右心室容量负荷过重等。目前，超声心动图评估人工肺动脉瓣反流数据较少。总体来说，反流分数小于30%通常为轻度，大于50%多为重度。右心室流出道与肺动脉瓣均位于心脏的前部，因此经胸超声心动图评估优于经食管超声心动图。

三、评估人工肺动脉瓣的狭窄规范化流程图（图2-3-7-1）

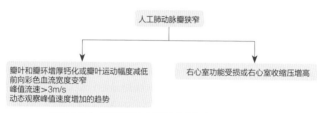

图2-3-7-1 肺动脉瓣人工瓣膜规范化超声评估狭窄程度流程图

Key Points and Suggestions（要点及建议）

1. 肺动脉瓣位于心脏前上方，无论经胸超声还是经食管超声心动图均难以显示。有限的声窗内很难充分评估人工肺动脉瓣功能。

2. 目前对于人工肺动脉瓣的研究资料很少，加之右心室结构的异常，致使对其血流速度和压差很难进行标准化评估。排除狭窄时可直接观察瓣体的运动，且对同一个体定期复查超声心动图，进行系列对比。

3. 重度人工肺动脉瓣反流的患者，表现为右心室容量负荷过重。评估严重程度指标包括：反流束宽度、缩流颈宽度等。

参考文献

[1] William A, Zoghbi, et al. Recommendations for Evaluation of Prosthetic Valves With echocardiography and Doppler Ultrasound. Journal of the American Society of Echocardiograhpy, 2009, 9 : 975-1014.

[2] Jose L, Zamorano,et al. EAE/ASE Recommendation for the Use of echocardiography in New Transcatheter interventions for Valvular Heart Disease. Journal of the American Society of echocardiography, 2011, 9: 937-965.

[3] Ionescu A, Fraser AG, Butchart EG. Prevalence and clinical significance of incidental paraprosthetic valvar regurgitation: a prospective study using transoesophageal echocardiography. Heart, 2003, 89: 1316-1321.

[4] Ben Zekry S, Saad RM, Little SH, et al. Flow acceleration time: anovel diagnostic parameter for prosthetic aortic valve stenosis J Am Soc Echocardiogr. Circulation, 2008, 118: S1069.

[5] Rallidis LS, Moyssakis IE, Ikonomidis I, et al. Natural historyofearly aortic paraprosthetic regurgitation: a five-year follow-up. Am Heart J, 1999, 138: 351-357.

[6] Bitar JN, Lechin ME, Salazar G, et al. Doppler echocardiographic assessment with the continuity equation of St. Jude Medical mechanical prostheses in the mitral valve position. Am J Cardiol, 1995, 76: 287-293.

[7] Fernandes V, Olmos L, Nagueh SF, et al. Peakearly diastolic velocity rather than pressure half-time is the best index of mechanical prosthetic mitral valve function. Am J Cardiol, 2002, 89: 704-710.

[8] Kobayashi Y, Nagata S, Ohmori F, et al. SerialDoppler echocardiographic evaluation of bioprosthetic valves in the tricuspid position. J Am Coll Cardiol, 1996, 27: 1693-1697.

[9] Waterbolk TW, Hoendermis ES, den H I, et al. Pulmonary valve replacement with a mechanical prosthesis. Promising results of 28 procedures in patients with congenital heart disease. Eur J Cardiothorac Surg, 2006, 30: 28-32.

[10] Patrizio Lancellotti et al. Recommendations for the imaging assessment of prosthetic heart valves: a report from the European Association of Cardiovascular Imaging endorsed by the Chinese Society of Echocardiography, the Inter-American Society of Echocardiography, and the Brazilian Department of Cardiovascular Imaging. European Heart Journal - Cardiovascular Imaging Advance Access published May 3, 2016: 1-47.)

（田月）

第四章　感染性心内膜炎

一、概述

感染性心内膜炎（IE）是一种潜在的致死性感染性疾病，患病率在我国缺乏确切的流行病学数据，各国数据间存在差异，美国成人年发病率为3/10万~7/10万，儿童年发病率为5/10万~12/10万。与此同时，随着病原微生物的演变及宿主医源性感染的增加，如成年患者因老龄化原因造成的人工瓣膜置换术、心内植入装置、各种血管内检查操作的增加、儿童患者中生存率的提高以及先天性心脏病术后患儿的增加等多重因素，导致其发病率及死亡率逐年递增。IE高的致死率以及严重的并发症使其已成为第三或第四位致死性感染性疾病。2002年AHA发布了《儿童感染性心内膜炎》。2015年AHA发布了《成人感染性心内膜炎的诊断、抗菌治疗和并发症处理》以及《儿童感染性心内膜炎（更新版）》。2015年ESC发布了《感染性心内膜炎管理指南》。在我国，中华医学会心血管病分会2014年发布了《成人感染性心内膜炎预防诊断和治疗专家共识》，这些指南与共识均有助于提高我国感染性心内膜炎的诊治水平。

二、定义及诊断标准

感染性心内膜炎指病原微生物造成的瓣膜和心血管内膜等结构的炎症性病变，可发生于多种心血管病变的基础之上，也可以发生在心血管没有明显病变的患者。由于感染性心内膜炎病原体的多样性、基础疾病的复杂性以及疾病进程的多变性，患者临床表现多样，典型的临床表现可归纳为以下几种：①新出现的反流性心脏杂音；②不明来源的新发栓塞事件；③不明原因的脓毒血症；④发热。

IE的诊断为临床综合性诊断，IE临床表现的多样性和早期准确诊断的重要性需要我们建立一种诊断策略，该策略既对疾病检测敏感，又对其他相似疾病的排除具有特异性。基于此，1994年，杜克大学医学中心提出的Duke诊断标准，将疑似IE患者分为3类：确定的、可能的和排除的病例；多年来根据对原始Duke诊断标准的不断完善，2015年ESC《感染性心内膜炎管理指南》提出了修正的IE诊断标准，该标准在延续前面诊断标准的前提下，更新了超声心动图鉴别困难的人工瓣膜感染性心内膜炎的诊断，具体见表2-4-1、表2-4-2。

表2-4-1 2015年ESC修正的Duke（杜克）诊断IE的标准

诊断标准	诊断指标
主要标准	血培养阳性 • 两次独立血培养检测出的IE典型致病微生物一致：绿色链球菌、牛链球菌、HACE族、金黄色葡萄球菌、无原发灶的获得性肠球菌 • 持续血培养阳性时检测出IE致病微生物；间隔12小时以上取样时，至少2次血培养阳性；首末次取样时间间隔至少1小时，至少4次独立培养中大多数为阳性或全部3次培养为阳性 • 单次血培养伯纳特立克次体阳性或IgG抗体滴度＞1：8 心内膜感染的影像学阳性标准 • 超声心动图表现：赘生物、脓肿、假性动脉瘤、心脏窦道、瓣膜穿孔或动脉瘤、新出现的人工瓣膜瓣周漏 • 通过[18]F-FDG PET/CT（仅在人工瓣膜植入＞3个月时）或放射标记的白细胞SPECT/CT检测出人工瓣膜植入部位周围组织的异常活性 • 由心脏CT确定的瓣周病灶
次要标准	• 易发因素：易于患病的心脏状况、静脉药瘾者 • 发热：体温＞38℃ • 血管表现：重要动脉栓塞、脓毒性肺梗塞、霉菌性动脉瘤、颅内出血、结膜出血或Janeway损害 • 免疫学表现：肾小球肾炎、Osler结节、Roth斑或类风湿因子阳性 • 微生物学证据：血培养阳性但不符合主要标准或缺乏IE病原体感染的血清学证据

（参考2015年ESC感染性心内膜炎管理指南）

表 2-4-2 明确诊断 IE 的标准

诊断标准	具体指标
病理学标准	赘生物、栓子或心内脓肿标本培养或组织学培养阳性；通过组织学检查赘生物或心内脓肿组织确认为活动性心内膜炎
临床标准	2个主要标准，1个主要标准和3个次要标准，或5个次要标准
可疑阳性	1个主要标准和1个次要标准，或3个次要标准
排除标准	明确的替代诊断；抗生素治疗4天内IE综合征的消退；抗生素治疗4天内的手术或尸检病理证据；或不符合上述可能的IE标准

（参考2015年AHA成人感染性心内膜炎的诊断、抗菌治疗和并发症处理）

三、超声诊断 IE 的常用指标及诊断要点

早期明确诊断IE对患者的治疗过程及预后有重要的作用，超声心动图检查是诊断IE的主要标准，在治疗过程中（包括内科治疗及外科手术治疗）及治疗后的随访过程中，超声心动图的地位依然重要。经胸超声心动图及经食管超声心动图在诊断IE时起到了互补作用，指南推荐超声心动图评价IE内容见表2-4-3。指南提出IE诊断及超声心动图定义见表2-4-4。

表 2-4-3 超声心动图在感染性心内膜炎诊断中的作用

推荐	推荐等级	证据级别
诊断		
超声心动图是可疑IE诊断的首选检查手段	I	B
临床可疑IE但TTE检查结果阴性或者未确诊IE患者推荐TEE检查	I	B
临床可疑IE的人工瓣膜患者或者有心内装置的患者推荐TEE检查	I	B
如果最初检查呈阴性，且临床怀疑IE水平较高，建议在5~7天*内重复TTE和/或TEE检查	I	C
金黄色葡萄球菌血症应考虑超声心动图检查	IIa	B
除超声心动图图像可显示清晰的右心瓣膜或者IE诊断明确患者外，即便TTE检查为阳性的患者，任何可疑IE患者均建议行TEE检查	IIa	C
治疗后的超声随访		
一旦怀疑有新的心内膜炎并发症（新的杂音、栓塞、持续发热、心衰、脓肿、房室传导阻滞等），建议立即重复TTE和/或TEE	I	B
在无并发症IE的随访期间，应考虑重复TTE和/或TEE，以检测新的无症状并发症并监测赘生物的大小。重复检查的时间和方式（TTE或TEE）取决于最初的发现、微生物类型和对治疗的最初反应	IIa	B

续表

推荐	推荐等级	证据级别
术中超声心动图		
所有需要手术的IE患者术中均推荐术中超声心动图检查	I	B
治疗后的随访		
在抗生素治疗结束后，建议使用TTE来评估心脏和瓣膜的形态和功能	I	C
#若婴幼儿患者存在已往手术或创伤引起的胸壁破坏，或患者存在胸廓先天畸形，推荐行经食管超声检查	I	B
#较高的发生主动脉瓣周脓肿风险会使儿科患者原发性或人造主动脉瓣感染性心内膜炎病情更为复杂，而经食管超声是诊断此类患者的有效手段	IIa	C

（参考2015年ESC感染性心内膜炎管理指南）

*：2015 AHA成人感染性心内膜炎的诊断、抗菌治疗和并发症处理为3~5天。

#：2015 AHA儿童时期感染性心内膜炎（更新版）。

I类：指已证实和/或一致公认有益、有用和有效的操作或治疗。II类：指有用和/或有效的证据尚有矛盾或存在不同观点的操作或治疗。IIa类：有关证据/观点倾向于有用和/或有效，应用这些操作或治疗是合理的。IIb类：有关证据/观点尚不能被充分证明有用和/或有效，可考虑应用。III类：指已证实和/或一致公认无用和/或无效，并对一些病例可能有害的操作或治疗，不推荐使用。对证据来源的水平表达如下：证据水平A：资料来源于多项随机临床试验或荟萃分析。证据水平B：资料来源于单项随机临床试验或多项非随机对照研究。证据水平C：仅为专家共识意见和/或小型临床试验、回顾性研究或注册登记

表2-4-4　常见IE超声心动图阳性结果定义和诊断要点

	术中所见/尸检发现	超声诊断要点
赘生物	附着在心内膜结构或植入的心内材料上的感染组织	瓣膜、其他心内膜结构或植入的心内材料上的摆动或不摆动的心内团块组织回声（图2-4-1A、B）
脓肿	瓣膜周围不与心血管管腔相通的腔灶，其内有坏死和脓性物质	瓣膜周围回声增厚不均，可表现为回声增强或无回声（图2-4-1C）
假性动脉瘤	瓣膜周围与心血管管腔相通的腔灶	瓣膜周围的搏动无回声区，彩色多普勒检查可探及往返的血流信号
穿孔	心内组织结构的连续性中断	心内组织结构的连续性中断，彩色多普勒检查可探及血流信号通过（图2-4-2）
窦道	两个相邻腔室之间的通道连接	两个相邻腔室之间的穿孔通道，多普勒检查可探及血流信号通过（图2-4-3A）
瓣膜瘤	瓣膜组织的囊性外翻	瓣叶上的囊状膨大
人工瓣膜周漏	人工瓣周漏	TTE或TEE检查人工瓣膜瓣周反流，伴或不伴人工瓣膜摆动（图2-4-3B、C）

（参考2015年ESC感染性心内膜炎管理指南）

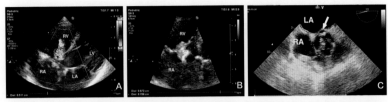

图2-4-1　A、B. 室间隔膜周部缺损并基底部膜部瘤样膨凸，右心室面有效分流口为5.1mm；三尖瓣前叶右心房面高回声团块组织回声附着，形状不规则，为赘生物形成；C. 经食管超声心动图显示主动脉壁增厚，左冠瓣瓣周无回声区为未破溃脓肿，与主动脉无交通

RV：右心室；RA：右心房；LA：左心房；LV：左心室

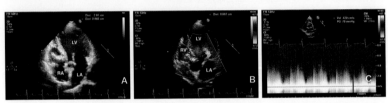

图2-4-2　三尖瓣隔叶探及高回声赘生物附着，形态不规则；主动脉右冠窦与右心室腔室壁间探及连续性中断，彩色多普勒检查右心室内探及源于主动脉的连续性分流，超声诊断为感染性心内膜炎、三尖瓣隔叶赘生物形成、主动脉右冠窦右心室穿孔

RV：右心室；RA：右心房；LA：左心房；LV：左心室

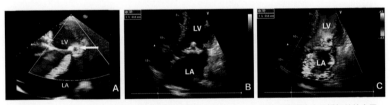

图2-4-3　A. 左心房与左心室之间形成窦道（箭头）；B、C. 二尖瓣生物瓣置换术后瓣架前外交界处瓣架与瓣环之间探及6mm裂隙，彩色多普勒示收缩期大量瓣周漏

RV：右心室；RA：右心房；LA：左心房；LV：左心室

四、实时三维超声心动图对IE的诊断要点

实时三维TEE（3D-TEE）可以分析任何平面上心脏三维结构的三维体积。实时3D-TEE作为对TEE的补充，可以分析赘生物的大小及形态，从而更好的预测IE栓塞的风险，此外，3D-TEE在评估瓣膜周围感染灶范围、人工瓣膜周漏及瓣膜穿孔方面优势显著。2015年ESC感染性心内膜炎的管理指南指出实时3D-TEE可弥补传统TEE低估赘生物的不足，而2015年AHA成人感染性心内膜炎的诊断、抗菌治疗和并发症处理提出实时3D-TEE有可能高估赘生物的大小，此处二者有所不同，但无论如何，3D-TEE实现了对赘生物的可视化，为临床下一步治疗提供了更加充足的影像证据。

五、规范化临床诊疗流程、超声诊断流程及鉴别诊断要点

（一）建议IE规范化临床诊断流程（图2-4-4）

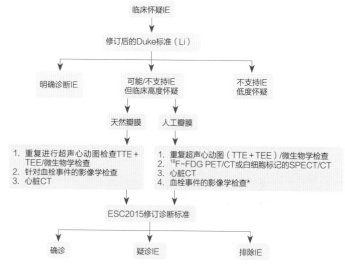

图2-4-4 诊断IE的临床流程图

（参考2015年ESC感染性心内膜炎管理指南）

IE. 感染性心内膜炎；PET. 正电子发射计算机断层显像；SPECT. 单光子发射计算机断层显像；TEE. 经食管超声心动图；TTE. 经胸壁超声心动图；*. 可包括头颅核磁，全身CT，和/或PET/CT

（二）建议IE规范化超声诊断流程（图2-4-5）

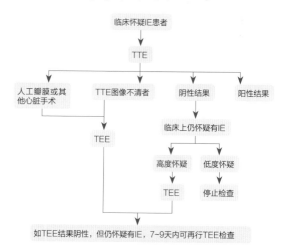

图2-4-5 超声诊断IE的流程图

（参考中华医学会心血管病分会2014年《成人感染性心内膜炎预防诊断和治疗专家共识》）

六、超声心动图对 IE 的鉴别诊断

赘生物是感染性心内膜炎的特异性表现，超声对检查赘生物具有较高的敏感性及特异性，其中TTE对自然瓣膜及人工瓣膜赘生物检出的敏感性分别为70%和50%，TEE的诊断敏感性分别为96%和92%；两种检查手段检出赘生物的特异性均在90%左右。尽管如此，当患者合并瓣膜病的情况下，如瓣膜脱垂、瓣膜退行性变，识别赘生物难度将增加，尤其是当赘生物较小（2~3mm）时，很难与IE阴性瓣膜病变进行鉴别。有心内植入装置的患者，如起搏器植入术后等情况，即使是TEE诊断IE仍具有挑战性。

此外，血栓、兰伯氏赘生物（正常存在的组织）、瓣叶脱垂、腱索断裂、瓣膜纤维弹性瘤、退行性或黏液性瓣膜病、疣状心内膜炎、原发性抗磷脂综合征、类风湿性病变等心内解剖结构改变或组织形态很难与赘生物相鉴别。

Key Points and Suggestions（要点及建议）

1. 感染性心内膜炎病情复杂、临床表现呈现多样化、死亡率高，可合并严重并发症。
2. 超声心动图是可疑感染性心内膜炎的首选检查手段，是诊断感染性心内膜炎的主要标准之一。
3. 经胸及经食管超声心动图在感染性心内膜炎的诊断中作用互补，根据患者病情变化及个体差异选择不同的检查方式。
4. 超声心动图常见的感染性心内膜炎的征象包括：赘生物、脓肿、假性动脉瘤、穿孔、瘘管、瓣膜瘤、人工瓣膜周漏。
5. Duke标准对于人工瓣膜以及起搏器/除颤仪导线相关的感染性心内膜炎诊断准确性低，建议结合心脏CT、^{18}F-FDG PET/CT或者放射标记的白细胞SPECT/CT并结合患者及其白塞病史联合诊断。
6. 实时3D-TEE作为TEE的补充，可实现赘生物、人工瓣膜周漏及穿孔的可视化，为预测临床风险及诊断提供重要证据。
7. 需要与瓣膜脱垂、瓣膜退行性变、血栓、兰伯氏赘生物（正常存在的组织）、瓣叶脱垂、腱索断裂、瓣膜纤维弹性瘤、退行性或黏液性瓣膜病、疣状心内膜炎、原发性抗磷脂综合征、类风湿性病变等相鉴别。

参考文献

[1] Ferrieri, P. Unique Features of Infective Endocarditis in Childhood[J]. Circulation, 2002, 105(17): 2115-2126.

[2] Baddour L M, Wilson W R, Bayer A S, et al. Infective endocarditis in adults: Diagnosis, antimicrobial therapy, and management of complications: A scientific statement for healthcare professionals from the American Heart Association[J]. Circulation, 2015, 132(15): 1435-1486.

[3] Baltimore R S, Gewitz M, Baddour L M, et al. Infective Endocarditis in Childhood:

2015 Update: A Scientific Statement From the American Heart Association. [J]. Circulation, 2015, 132(15): 1487.

[4] Linhartová K, Beneš J, Gregor P. 2015 ESC Guidelines for the management of infective endocarditis. Summary document prepared by the Czech Society of Cardiology [J]. Cor Et Vasa, 2016, 58(1): e107-e128.

[5] Li JS, Sexton DJ, Mick N, et al. Proposed modifications to the Duke criteria for the diagnosis of infective endo-carditis. Clin Infect Dis, 2000, 30: 633-638.

[6] 中华医学会心血管病学分会. 成人感染性心内膜炎预防、诊断和治疗专家共识[J]. 中华心血管病杂志, 2014, 42(10): 806-816.

（齐红霞）

第五章 心肌病

第一节 肥厚型心肌病

一、概述

近年来，肥厚型心肌病（HCM）越来越引起临床重视，2011年美国超声心动图协会发表了HCM患者多模态心血管成像的临床建议，2014年ESC发布了HCM诊疗指南。2016年，澳大利亚和新西兰心脏协会也发表了HCM诊断和管理的立场声明。在我国，中华医学会心血管病分会2017年发布了"中国成人肥厚型心肌病诊断与治疗指南"，更好地指导和规范了我国HCM的临床诊疗工作。

二、定义及诊断标准

肥厚型心肌病是一种以心肌肥厚为特征的心脏疾病，通常表现为左心室壁增厚，诊断时需排除其他造成左心室负荷增加（如高血压）的因素。肥厚型心肌病是已知的最常见的心脏遗传性疾病，绝大部分为常染色体显性遗传。诊断标准见表2-5-1-1。

表2-5-1-1 肥厚型心肌病诊断标准

成人	任一影像学检查（超声心动图、心脏核磁或CT）发现左心室一个或多个节段室壁厚度≥15mm，且不能单纯通过心脏负荷解释
儿童	左心室壁厚度大于平均预测值的2个标准差（Z值＞2，Z值指偏离人群平均值的标准差倍数）
确诊患者的一级亲属	任一影像学检查（超声心动图、心脏核磁或CT）发现左心室一个或多个节段室壁厚度≥13mm，且不能用其他原因解释

（参考2014年欧洲心脏病协会肥厚型心肌病诊断标准）

三、超声诊断常用指标及诊断要点

超声心动图是目前诊断肥厚型心肌病的重要检查方法，可以提供肥厚的部位及严重程度、左心室大小、左心室收缩及舒张功能、左心室流出道梗阻及二尖瓣反流等详细信息。指南推荐的超声心动图评价要点内容见表2-5-1-2。超声诊断常用指标及诊断要点见表2-5-1-3。

表2-5-1-2　超声心动图评价要点

1. 肥厚心肌的存在与分布；报告需包括LV内径和室壁厚度（间隔、后壁和最大室壁厚度）的测量值
2. LV 射血分数
3. 右心室肥厚和是否存在右心室动力性梗阻
4. LA容量/体表面积指数
5. LV舒张功能（评价左心室舒张和充盈压）
6. 肺动脉收缩压
7. 静息状态及Valsalva动作时动力性梗阻情况；报告应该指出梗阻的部位和压差
8. 二尖瓣及乳头肌的评估，包括二尖瓣反流的方向、机制和严重程度；必要时需进一步行TEE检查来明确
9. 推荐TEE指导室间隔切除术，推荐TTE或TEE指导室间隔无水酒精消融术
10. 筛查

（参考2011年美国ASE指南中HCM患者的超声心动图评价要点）

表2-5-1-3　超声心动图评价 HCM 指标与诊断要点

常用评价指标	诊断要点	示意图
心脏结构	通常为非对称性肥厚，肥厚心肌回声常增强，肥厚部位常在室间隔基底段； 心尖或前侧壁肥厚易漏诊	图2-5-1-1 图2-5-1-2
左心室收缩功能	EF通常正常或增高，2%~5%患者EF<50%； 组织多普勒成像可用来发现亚临床LV收缩功能异常（s'波及e'波减低）	图2-5-1-3
左心室舒张功能	评价需包括组织多普勒成像、肺静脉血流频谱、肺动脉收缩压及左心房容积	图2-5-1-3
动力性梗阻及二尖瓣异常	左心室流出道梗阻定义为：静息或生理激发状态下多普勒测量的瞬时最大压差≥30mmHg。（左心室流出道梗阻瞬时最大压差≥50mmHg达到手术指征） 二尖瓣前叶冗长，乳头肌肥大、前移或连接异常（直接连接二尖瓣叶）； SAM现象（定义为二尖瓣前叶收缩期运动）；需要排除主动脉瓣下隔膜等导致LVOT梗阻的病因； LVOT梗阻时CW频谱峰值出现较晚，可与主动脉瓣狭窄或二尖瓣反流频谱相鉴别	图2-5-1-4 图2-5-1-5

常用评价指标	诊断要点	示意图
二尖瓣反流	SAM现象引起二尖瓣前后叶闭合时出现裂隙、关闭不全，反流束偏向后外侧； 二尖瓣本身病变（脱垂、瓣叶增厚）、腱索断裂或冗长、感染性疾病，也可出现二尖瓣反流（反流中心性或偏向前侧需提高警惕）	图2-5-1-1 图2-5-1-4

（参考2011年美国ASE指南中HCM患者的超声心动图评价要点）

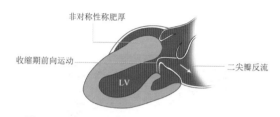

图2-5-1-1 梗阻性肥厚型心肌病及二尖瓣前向运动示意图

图中所示室间隔明显增厚，后壁厚度正常，二尖瓣前叶出现SAM现象，收缩期左心室流出道梗阻，并二尖瓣反流

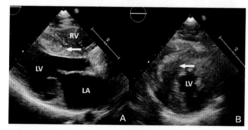

图2-5-1-2 A. 胸骨旁左心室长轴切面前室间隔明显增厚，左心室后壁增厚不明显；B. 累及前壁及前侧壁的典型非对称性HCM患者胸骨旁短轴图像。LV（左心室），LA（左心房），RV（右心室）；箭头：肥厚的室间隔

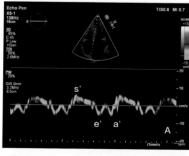
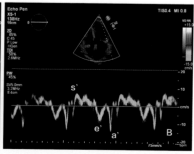

图2-5-1-3 一例HCM患者左心室舒张功能的评估，室间隔（A）及左心室侧壁（B），e'速度均减低；s'二尖瓣环收缩波；e'二尖瓣环舒张早期波；a'二尖瓣环舒张晚期波

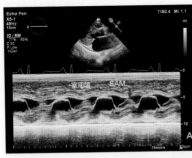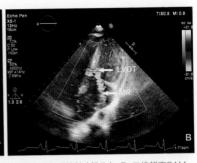

图2-5-1-4 A. M型超声SAM现象，二尖瓣前叶收缩期与室间隔接触（箭头）；B. 二维超声SAM现象（箭头）。在相同切面，彩色多普勒显示左心室流出道（LVOT）的高速血流呈五彩镶嵌，异常的二尖瓣反流偏向后外侧。MR（二尖瓣反流）

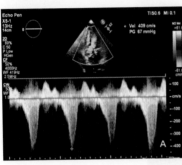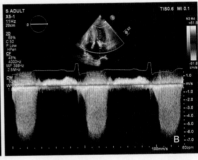

图2-5-1-5 需要鉴别梗阻加速的左心室流出道血流和二尖瓣反流血流频谱。连续多普勒测量左心室流出道峰值血流速度（4.1m/s），呈匕首型（A）和二尖瓣反流峰值血流速度（5.7m/s），一般呈对称的圆顶型（B）

四、常用分型及标准

（一）根据左心室流出道是否发生梗阻分型

非梗阻性肥厚型心肌病：安静及负荷时左心室流出道峰值压差（LVOTG）均<30mmHg；

梗阻性肥厚型心肌病：LVOTG≥30mmHg；

隐匿梗阻性肥厚型心肌病：安静时正常，负荷运动后LVOTG≥30mmHg。

（二）根据发生肥厚的部位不同分型

心尖肥厚型心肌病，左心室中部梗阻性肥厚型心肌病，右心室肥厚型心肌病，孤立性乳头肌肥厚心肌病等。

五、规范化超声评估、临床诊疗流程及鉴别诊断要点

（一）建议规范化超声诊断流程如图2-5-1-6及图2-5-1-7。

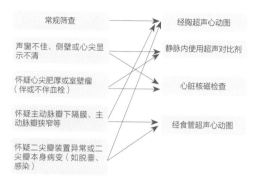

图2-5-1-6 指南推荐首选影像学检查方法

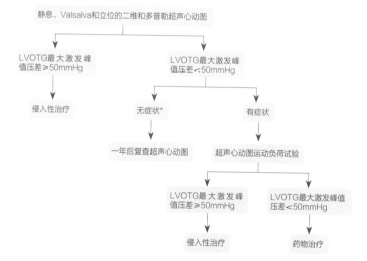

图2-5-1-7 参考2014年欧洲ESC指南左心室流出道梗阻的评估和诊疗流程
*若左心室流出道压差与生活方式改善和药物治疗决策相关，可考虑行超声心动图运动负荷试验

（二）鉴别诊断要点（表2-5-1-4）

表2-5-1-4 超声心动图对HCM的鉴别诊断要点

常见情况	超声表现
高血压心脏病	长年高血压病史，心肌肥厚呈均匀性，严格控制血压后肥厚程度可减轻或消失

续表

常见情况	超声表现
运动员肥厚型心肌病	均一性肥厚多见，停止训练后肥厚缓解
孤立性基底段室间隔肥厚的老人	老年人常见室间隔基底段增厚及向左心室流出道弯曲，一般静息状态下流出道压差不高于30mmHg，负荷状态可加重梗阻

（参考2014年欧洲心脏病协会肥厚型心肌病诊断要点）

Key Points and Suggestions（要点及建议）

1. 梗阻性肥厚型心肌病是以心肌不对称性肥厚为特征的心脏疾病，是最常见的遗传性心脏病，绝大部分为常染色体显性遗传。

2. 诊断HCM的标准是室间隔和/或心室壁部分或全部肥厚，厚度≥15mm（成人），左心室壁厚度大于平均预测值的2个标准差（儿童），以室间隔与左心室后壁不对称性增厚最常见。

3. 心电图出现特征性的QRS波和T波的异常，MRI检查有助于HCM的诊断。

4. 二尖瓣可以分为非器质和器质性改变，前叶可出现冗长，乳头肌肥大、前移或连接异常，常见二尖瓣SAM现象，造成二尖瓣反流。在进行外科手术时，大部分患者在解除左心室流出道梗阻以后，二尖瓣SAM征消失，二尖瓣反流也会减少或消失，但是也有部分患者二尖瓣病变严重需要同时进行二尖瓣修复或置换术。

5. 根据左心室流出道是否发生梗阻分为非梗阻性肥厚型心肌病：安静及负荷时LVOTG<30mmHg；梗阻性肥厚型心肌病：LVOTG≥30mmHg；隐匿梗阻性肥厚型心肌病：安静时正常，负荷运动后LVOTG≥30mmHg；负荷运动包括坐位、半仰卧位、Valsalva动作、下蹲起运动等。左心室流出道压力阶差（LVOTG）≥50mmHg一般认为是侵入性治疗的指证。

6. HCM的常见治疗方法包括外科改良扩大Morrow手术，经皮室间隔心肌消融术、永久起搏器、药物治疗等。

7. HCM多伴有左心室舒张功能减低。

8. 注意扫查心尖段及侧壁心肌，必要时行左心声学造影检查以明确诊断。

9. 需要与高血压心脏病、运动员肥厚型心肌病、孤立性基底室间隔肥厚的老人及其他造成心脏后负荷加重的疾病鉴别。

参考文献

[1] Nagueh S F, Bierig S M, Budoff M J, et al. American Society of echocardiography clinical recommendations for multimodality cardiovascular imaging of patients with hypertrophic cardiomyopathy: Endorsed by the American Society of Nuclear Cardiology, Society for Cardiovascular Magnetic Resonance, and Society of Cardiovascular Computed Tomography. Journal of the American Society of echocardiography, 2011, 24(5): 473-498.

[2] Elliott P M, Anastasakis A, Borger M A, et al. 2014 ESC Guidelines on diagnosis and management of hypertrophic cardiomyopathy: the Task Force for the Diagnosis and Management of hypertrophic cardiomyopathy of the European Society of Cardiology (ESC). European Heart Journal, 2015, 68(1): 63.

[3] 中华医学会心血管病学分会中国成人肥厚型心肌病诊断与治疗指南编写组. 中国成人肥厚型心肌病诊断与治疗指南. 中华心血管病杂志, 2017, 45(12): 1015-1032.

第二节 扩张型心肌病

一、概述

扩张型心肌病（DCM）是引起心力衰竭/心律失常和猝死的常见疾病之一。2007年我国专家参考1995年WHO/ISFC和2006年美国心脏病协会的主要文件，制定了《心肌病诊断与治疗建议》。2016年，美国心脏病协会发布了《当前特发性扩张型心肌病的诊断和治疗策略》。英国超声心动图协会于同年提出了《对扩张型心肌病、低动力非扩张型心肌病及其对临床实践影响的修订定义的建议：ESC心肌和心包疾病工作组的立场声明》，又在2017年提出了《扩张型心肌病诊断和评估指南》。2018年，中华医学会心血管病分会发布了"中国扩张型心肌病诊断与治疗指南"，进一步规范了我国DCM的临床诊疗工作。

二、定义及诊断标准

扩张型心肌病是一种以心室扩大和心肌收缩功能下降为特征的异质性（原因不明）心肌病，发病时应除外高血压、心脏瓣膜病、先天性心脏病或缺血性心脏病等。DCM的临床表现为心脏逐渐扩大、心室收缩功能降低、室性和室上性心律失常、血栓栓塞和猝死。

DCM的临床诊断标准为具有心室扩大和心肌收缩功能降低的客观证据：

（1）左心室舒张末内径（LVEDd）>5.0cm（女）或5.5cm（男）（或大于年龄和体表面积预测值的112%，即预测值的2倍SD（标准差），若>117%则增加了对DCM诊断的特异性）；

（2）LVEF<45%（Simpson法），LVFS<25%；

（3）发病时应除外高血压、心脏瓣膜病、先天性心脏病或缺血性心脏病等。

三、超声诊断常用指标及诊断要点

超声心动图是DCM患者病情评估的首选影像检查。它可以为诊断、危险分层、指导治疗提供重要信息，并在家族成员的筛查中具有重要作用。

超声诊断常用指标及诊断要点见表2-5-2-1。

表2-5-2-1 超声检查指标与诊断要点

常用检查指标	诊断要点	示意图
心脏结构	主要表现为左心扩大，也可表现为右心扩大、全心扩大。主要评估指标包括收缩期/舒张期左心室内径；室壁厚度；左心室容积；球形指数（SI，指在四腔心切面二尖瓣环至心尖的长度与左心室中部宽度的比值） 左心房内径及容积 右心室内径 所有测量值应以年龄及体表面积（BSA）校正 需特别注意心尖部是否存在血栓	图2-5-2-1 图2-5-2-2
左心室收缩功能	EF＜45%（采用双平面Simpson法测量，三维超声是更优选的方法）；FS＜25%；EPSS＞7mm（EPSS正常值为0~5.3mm，EPSS正常不能除外左心室收缩功能不全）	图2-5-2-3
右心室收缩功能	三尖瓣环收缩期位移（TAPSE，当TAPSE＜17mm时提示右心室收缩功能不全） 右心室面积变化率（FAC，当FAC＜35%时，提示右心室收缩功能不全） 三尖瓣环心肌收缩期峰值速度（s'，当s'峰速度＜9.5cm/s时，提示右心室收缩功能不全）	图2-5-2-4 图2-5-2-5A
左心室流出道速度时间积分	当左心室流出道速度时间积分＜18cm 提示低流量状态，是预后不良的指征	图2-5-2-5B
二尖瓣反流	属于功能性二尖瓣反流，包括：二尖瓣瓣叶形态对称（不对称者多见于缺血性心肌病）、瓣叶对合不良、反流为中心性、二尖瓣环扩张、瓣叶对合点与瓣环之间的距离增加； 可以采用dp/dt（由二尖瓣反流射流束测量的收缩期左心室内压上升速率）指标估测左心室功能，反映左心室整体收缩功能。正常值为1000~1200mmHg/s；dp/dt＜600mmHg/s提示预后不良	图2-5-2-6
三尖瓣反流	功能性三尖瓣反流代表可能出现右心室扩大、右心室功能不全及肺动脉高压。肺动脉高压是预后不良的标志	

（参考2017年英国BSE诊断扩张型心肌病指南）

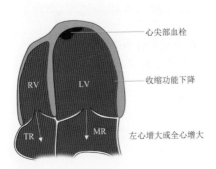

图2-5-2-1 典型的扩张型心肌病示意图
左心增大或全心增大以左心为著，二尖瓣（及三尖瓣）瓣环增宽，瓣叶出现反流。左心室心尖部存在附壁血栓。心室腔内虚线表示收缩末期心内膜边界

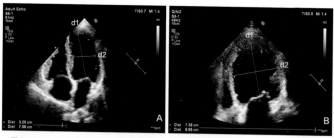

图2-5-2-2　A. 正常情况下，左心室内径d_1（上下径）与左心室内径d_2（中部横径）之比>1.5，图中所示SI=2.17；B. 扩心病患者该比值逐渐接近1，图中所示SI=1.21

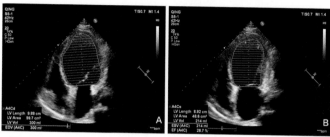

图2-5-2-3　A. 所示心尖四腔心切面左心室舒张末期容积；B. 所示心尖四腔心切面左心室收缩末期容积。采用Simpson法测量。该患者EF为28.7%

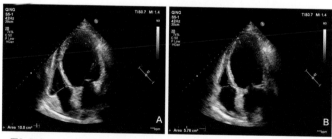

图2-5-2-4　A. 所示心尖四腔心切面右心室舒张末期容积；B. 所示心尖四腔心切面右心室收缩末期容积。该患者FAC为42.4%，提示右心功能正常

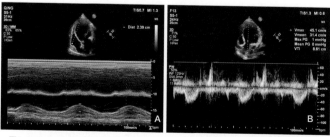

图2-5-2-5　A. 该患者TAPSE为24mm，提示右心室收缩功能正常；B. 所示患者流出道速度积分为8.6cm，提示低流量状态

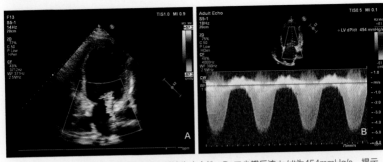

图2-5-2-6　A. 患者二尖瓣中量反流，反流为中心性；B. 二尖瓣反流dp/dt为454mmHg/s，提示预后不良

四、常用分类及标准

伴随着分子遗传学的发展，目前把扩张型心肌病分为2类，根据病因学分类详见图2-5-2-7。

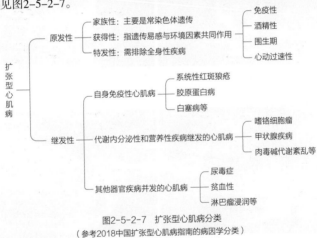

图2-5-2-7　扩张型心肌病分类

（参考2018中国扩张型心肌病指南的病因学分类）

五、规范化超声评估、临床诊疗流程及鉴别诊断要点

（一）建议规范化超声诊断流程如图2-5-2-8。

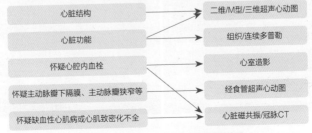

图2-5-2-8　建议扩张型心肌病超声诊断流程

（二）鉴别诊断要点（表2-5-2-2）

表2-5-2-2 超声心动图在DCM鉴别诊断中的要点

常见情况	超声表现
缺血性心肌病	梗死部位心肌变薄、节段性室壁运动异常、心腔扩大伴非梗死区心肌代偿性肥厚，冠状动脉三支病变时需进一步行冠脉造影等检查以鉴别
心肌致密化不全	致密化心肌与非致密心肌厚度比>2，病变部位多位于左心室心尖、侧壁和下壁
长期左心室流出道梗阻或心脏后负荷增加	主动脉瓣下隔膜、主动脉瓣狭窄或主动脉瓣上狭窄、主动脉弓缩窄，因心脏扩大、心力衰竭，左心室流出道流速可能轻度增高或正常

（参考2016年AHA对DCM的鉴别要点）

Key Points and Suggestions（要点及建议）

1. 扩张型心肌病是一种以心室扩大和心肌收缩功能下降为特征的异质性（原因不明）心肌病，需除外异常负荷或引起左心室整体收缩功能受损的冠状动脉病变。

2. 诊断DCM的标准是左心室舒张末内径（LVEDd）>5.0cm（女）或5.5cm（男）（或大于年龄和体表面积预测值的112%；LVEF<45%（Simpson法），LVFS<25%。

3. 左心室心尖部常存在血栓，可行左心室声学造影或心脏磁共振提高诊断准确性。

4. 需要鉴别二尖瓣反流的机制，一般功能性二尖瓣反流是中心性反流。

5. 左心室球形指数（SI）接近1、左心室流出道流速积分<18cm、LV dp/dt<600mmHg/s和肺动脉高压为DCM患者预后不良的标志。

6. 当TAPSE<17mm、FAC<35%、s'波峰值血流速度<9.5cm/s时，提示右心室收缩功能不全。DCM患者出现右心室收缩功能不全，提示预后不佳。

7. 需要与缺血性心肌病、左心室心肌致密化不全及其他造成心脏后负荷加重的疾病鉴别。

参考文献

[1] 中华医学会心血管病学分会, 中华心血管病杂志编辑委员会, 中国心肌病诊断与治疗建议工作组. 心肌病诊断与治疗建议[J]. 中华心血管病杂志, 2007, 35(1): 5-16.

[2] Bozkurt B, Colvin M, Cook J L, et al. Current Diagnostic and Treatment Strategies for Specific dilated cardiomyopathies: A Scientific Statement from the American Heart Association[J]. Circulation, 2016, 134(23).

[3] Pinto Y M, Elliott P M, Arbustini E, et al. Proposal for a revised definition of dilated cardiomyopathy, hypokinetic non-dilated cardiomyopathy, and its implications for

clinical practice: a position statement of the ESC working group on myocardial and pericardial diseases[J]. European Heart Journal, 2016, 37(23): 1850-1858.

[4] Mathew T, Williams L, Navaratnam G, et al. Diagnosis and assessment of dilated cardiomyopathy: a guideline protocol from the British Society of echocardiography[J]. Echo research and practice, 2017, 4(2).

[5] 中华医学会心血管病学分会, 中国心肌炎心肌病协作组. 中国扩张型心肌病诊断与治疗指南[J]. 临床心血管病杂志, 2018, 34(5): 421-434.

第三节　限制型心肌病

一、概述

限制型心肌病（RCMs）是一组由不同病因引起的心肌疾病，包括家族性/遗传性和获得性疾病，严重程度不一。2008年欧洲心脏病学会发表了"心肌病的分类：欧洲心脏病学会工作组关于心肌疾病和心包疾病的立场声明"，规范了心肌病的分型和定义，2017年美国心脏协会和欧洲心血管影像学会相继发布了"限制型心肌病的遗传学、发病机制、临床表现、诊断及治疗"，"限制型心肌病多模式成像检查的专家共识"，有力地推进了限制型心肌病的临床诊疗工作。

二、定义及诊断标准

限制型心肌病是心肌病少见的类型之一，定义为无法完全用冠状动脉疾病、高血压、血管疾病或先天性心脏病解释的以心室舒张功能受限为主的心肌结构和功能异常。

RCM患者存在心室肌限制性功能障碍，表现为舒张容量正常或减低，左心室收缩功能正常或接近正常，室壁厚度正常或接近正常，以及双房增大。病理常为心内膜和/或心内膜下心肌纤维化并增厚，或是心肌的浸润型病变。

三、超声诊断常用指标及诊断要点

超声心动图对识别限制型心肌病至关重要。超声诊断常用指标及诊断要点见表2-5-3-1。

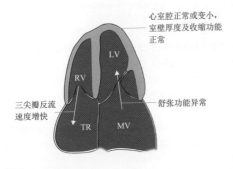

心室腔正常或变小，
室壁厚度及收缩功能
正常

LV

RV

三尖瓣反流
速度增快

TR　　MV

舒张功能异常

图2-5-3-1　典型的限制型心肌病示意图
双房扩大，左、右心室内径正常，心室舒张功能异常可导致二尖瓣口舒张期血流频谱异常，并导致肺动脉压力升高（即三尖瓣反流速度加快）

表2-5-3-1　超声检查 RCM 常用检查指标与诊断要点

常用检查指标	诊断要点	示意图
心脏结构	双房增大 房间隔增厚（心肌淀粉样变时） 心室内径正常或减小 室壁厚度正常或接近正常 可伴有心包积液	图2-5-3-1 图2-5-3-2　双房增大
心室收缩功能	正常或接近正常	
左心室舒张功能	推荐的超声4项重要评估舒张功能参数为： ①瓣环 e'速度（间隔侧e'＜7cm/s，侧壁e'＜10cm/s） ②E/e'平均值＞14 ③左心房最大容积指数＞34ml/m² ④三尖瓣反流峰值速度＞2.8m/s 其他对评价左心室充盈压增高有意义的参数为：肺静脉收缩/舒张峰值血流速度＜1或收缩/舒张速度时间积分＜1，Valsalva动作后二尖瓣血流E/A比值发生变化。如果Valsalva动作时二尖瓣血流E/A≥0.5，则认为限制性充盈是可逆的，而＜0.5时则认为其不可逆	图2-5-3-3 RCM患者舒张功能评估举例

（参考2016年超声评估左心室舒张功能指南）

进展中的RCM表现为典型的限制性生理变化，包括二尖瓣血流E/A＞2.5，E峰减速时间＜150ms、IVRT＜50ms、间隔和侧壁二尖瓣环e'值减低（3~4cm/s）、E/e'＞14，左心房容积指数显著升高（＞50ml/m²）。这些指标通常意味着预后较差

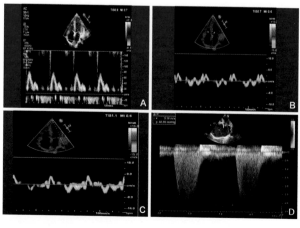

图2-5-3-3　A. RCM患者二尖瓣前向血流频谱E/A约为3.6；B、C. 组织多普勒提示二尖瓣 e'值明显减低，约3~4cm/s；D. 三尖瓣反流速度约3.2m/s，提示存在肺动脉高压

四、常用分类及标准

伴随着分子遗传学的发展，欧洲心脏学会将限制型心肌病主要分为家族性/遗传性和非家族性/遗传性，见图2-5-3-4。

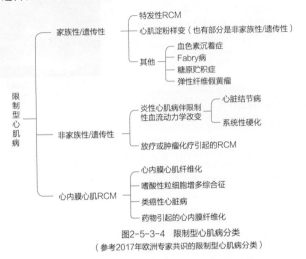

图2-5-3-4　限制型心肌病分类
（参考2017年欧洲专家共识的限制型心肌病分类）

五、规范化超声评估、临床诊疗流程及鉴别诊断要点

（一）建议规范化超声诊断流程及推荐检查方法（图2-5-3-5）

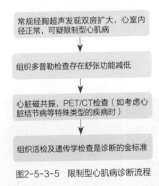

图2-5-3-5　限制型心肌病诊断流程

（二）鉴别诊断要点（表2-5-3-2，表2-5-3-6）

表2-5-3-2　超声心动图对 RCM 的鉴别诊断要点

常见情况	鉴别要点
肥厚型心肌病	室壁明显增厚，常伴流出道梗阻，心包积液罕见

续表

常见情况	鉴别要点
缩窄性心包炎*	存在心包增厚或回声增强，而心室壁厚度及回声正常
扩张型心肌病	心腔扩大，室壁相对变薄，左心室收缩功能明显减低

*与缩窄性心包炎的鉴别流程见图2-5-3-6

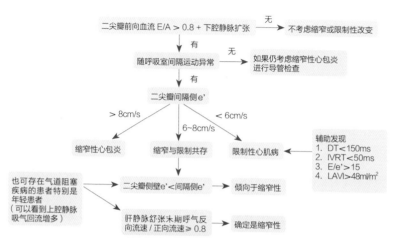

图2-5-3-6　限制型心肌病与缩窄性心包炎的鉴别诊断
（参考2016年超声评估左心室舒张功能指南）

Key Points and Suggestions（要点及建议）

1. 限制型心肌病是一种以双房扩大、心室舒张功能下降为特征的异质性心肌病，需除外异常负荷、冠状动脉病变及先天性心脏病。

2. 超声检查方法推荐常规经胸超声、组织多普勒及斑点追踪成像。

3. 确诊限制型心肌病需结合临床表现、病史及其他检查（心脏磁共振、PET/CT及组织活检）。

4. 二尖瓣血流E/A>2.5，E峰减速时间<150ms、IVRT<50ms、间隔和侧壁e'值减低（3~4cm/s）、E/e'>14，左心房容积指数显著升高（>50ml/m²）提示患者预后不良。

5. 需要与肥厚型心肌病、缩窄性心包炎及扩张型心肌病等鉴别。

参考文献

[1] Elliott P M, Andersson B, Arbustini E, et al. Classification of the cardiomyopathies: a position statement from the european society of cardiology working group on myocardial and pericardial diseases[J]. European Heart Journal, 2008, 29(2): 270-276.

[2] Muchtar E, Blauwet L A, Gertz M A, et al. Restrictive cardiomyopathy: Genetics, Pathogenesis, Clinical Manifestations, Diagnosis, and Therapy[J]. Circulation Research, 2017, 121(7): 819-837.

[3] Habib G, Bucciarelliducci C, Caforio A L, et al. Multimodality imaging in restrictive cardiomyopathies: an EACVI expert consensus document: In collaboration with the 'Working Group on myocardial and pericardial diseases' of the European Society of Cardiology Endorsed by the Indian Academy of echocardiography[J]. European Journal of echocardiography, 2017, 18(10): 1090-1121.

[4] Nagueh S F, Smiseth O A, Appleton C P, et al. Recommendations for the Evaluation of Left ventricular Diastolic Function by echocardiography: An Update from the American Society of echocardiography and the European Association of Cardiovascular imaging[J]. Journal of the American Society of echocardiography, 2016, 29(4): 277-314.

第四节 心肌致密化不全

一、概述

心肌致密化不全（NVM）是一组以增多的肌小梁及小梁间深陷的隐窝为形态学特征的一组先天性疾病，有家族倾向性，也可独立存在，可伴有心功能不全、心律失常及血栓栓塞等临床表现。

据国外调查发现，在普通患者超声心动图筛查中，0.014%~0.032%患者可诊断为NVM。在心力衰竭患者中3%~4%可诊断为NVM；从新生儿到老年人均可发病，确诊的平均年龄在45岁左右，男性发病率比女性高。

家族遗传是NVM的一个显著特点，常染色体显性遗传在NVM中多见，也可作为其他心脏疾病（肥厚型心肌病、扩张型心肌病或引起前负荷增加的心脏疾病）的伴随表现。目前仍未明确这种形态学表现的出现是代表NVM，抑或仅仅是心脏前负荷增加的附加现象。目前也尚无NVM的大规模临床数据，现行标准主要来自于一些较小的队列研究。

二、定义及诊断标准

左心室心肌致密化不全是以左心室肌小梁显著增多、心肌致密层变薄以及小梁间深陷隐窝与左心室腔相延续但与冠状动脉不相通为特征的心肌疾病。

怀疑NVM时，超声最常用的诊断标准为Jenni等提出的标准。

（1）不合并其他先天性或继发性心肌病。

（2）心室壁分为两层，较薄的致密化层以及较厚的存在网状肌小梁和隐窝的非致密化层；收缩末期非致密化层/致密化层比例＞2。

（3）病变部位主要位于心尖部、下壁和侧壁，很少累及基底部。

（4）彩色多普勒显示隐窝内血流信号与心腔相通，不与冠脉相通。

此标准常常用于临床上诊断NVM。但有待商榷的是，在临床上致密层及非致密层厚度的测量是否在舒张末期较收缩末期更为精确。所以我们可以借鉴MRI中Ptersen等诊断标准：左心室舒张末期非致密层心肌厚度／致密层心肌厚度>2.3，其敏感性为86%，特异性为99%。

三、超声诊断常用指标及诊断要点

二维超声心动图是左心室心肌致密化不全的首选影像学检查方法。超声诊断常用指标及诊断要点见表2-5-4-1。

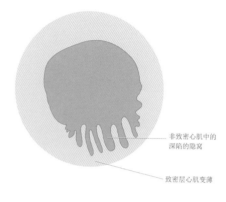

非致密心肌中的深陷的隐窝

致密层心肌变薄

图2-5-4-1 诊断NVM的示意图

左心室心肌致密层变薄，且非致密层与致密层厚度>2。于左心室侧后壁心尖段最为常见

表2-5-4-1 超声检查指标与诊断要点

超声方法	诊断要点
二维超声	肌小梁增多（通常是左心室，右心室罕见），呈蜂窝状、网状。病变部位主要位于心尖部、下壁和侧壁。心肌分为非致密层与致密层，收缩末期或舒张末期厚度>2.3（图2-5-4-1，图2-5-4-2）
彩色多普勒	蜂窝状或网状结构内可低速血流与心腔相通
M型超声	左或右心室扩大，并室壁运动减弱

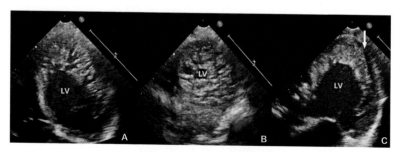

图2-5-4-2 一例NVM的图像

A. 心尖四腔心切面可见左心室腔内网状或蜂窝状结构；B. 左心室短轴切面显示心尖部肌小梁明显增多；C. 显示非致密心肌厚度（红色箭头）是致密心肌厚度（白色箭头）的两倍以上

四、临床与超声鉴别诊断要点

（一）生理性肌小梁增多与NVM的鉴别（表2-5-4-2）

表2-5-4-2 生理性肌小梁增多与 NVM 的鉴别

鉴别	生理性肌小梁增多	NVM
症状	无	有
家族史	无	有
T波倒置	无	有
左束支传导阻滞	无	有
二尖瓣环运动速度（侧壁）e'<9cm/s	无	有
峰值摄氧量<85%	无	有
运动负荷超声心动图显示LVEF下降	无	有
心肌应变异常	无	有
心脏磁共振显示钆延迟增强	无	有
家族成员有相似特征	无	有

（二）鉴别诊断

异常增多的肌小梁需要与正常心肌小梁、假腱索、异常肌束、心脏肿物及左心室心尖血栓进行鉴别。超声左心室造影及心脏磁共振、增强CT扫描有助于鉴别诊断。

Key Points and Suggestions（要点及建议）

1. 左心室心肌致密化不全是以左心室肌小梁显著增多、心肌致密层变薄以及小梁间存在深陷的隐窝为特征的先天性心肌疾病，但多见于成人时发现，确诊的平均年龄在45岁左右，男性发病率比女性高。

2. 怀疑NVM时，超声最常用的诊断标准Jenni等标准：①不合并其他先天性或继发性心肌病；②心室壁分为两层，较薄的致密化层以及较厚的存在网状肌小梁和隐窝的非致密化层；收缩末期非致密化层/致密化层比例>2；③病变部位主要位于心尖部、下壁和侧壁，很少累及基底部；④彩色多普勒显示隐窝内血流信号与心腔相通，不与冠脉相通。但有待商榷的是，致密层及非致密层厚度是在舒张末期还是收缩末期测量更为合适。

3. 确诊左心室心肌致密化不全还需结合临床表现、家族史及其他检查（心脏磁共振、心电图等）。

4. 可见于合并在肥厚型心肌病、扩张型心肌病或引起前负荷增加、心脏扩大的患者中，是继发于心脏负荷增加还是先天性因素，还有待进一步研究。

5. NVM需要与正常心肌小梁、异常肌束、左心室心尖血栓等相鉴别。

参考文献

[1] Jenni R, Oechslin E N, Der Loo B V, et al. Isolated ventricular non-compaction of the myocardium in adults[J]. Heart, 2007, 93(1): 11-15.

[2] Jenni R, Oechslin E, Schneider J, et al. Echocardiographic and pathoanatomical characteristics of isolated left ventricular non-compaction: a step towards classification as a distinct cardiomyopathy. Heart, 2001, 86: 666-671.

[3] Oechslin EN, Attenhofer Jost CH, RojasJR, et al. Long-term follow up of 34 adults with isolated left ventricular noncompaetion a distinct cardiomyopathy with poor prognosis[J]. J Am Coll Cardiol, 2000, 36(2): 493-500.

[4] KovacevicPreradovicT, JenniR, OechslinEN et al. Isolated left ventricular noncompaction as a cause for heart failure and heart transplantation: a single center experience[J]. Cardiology, 2009, 112(2): 158-164.

[5] Stollberger. C, Finsterer. J. Left ventricular hypertrabeculation/noncompaction[J]. J Am Soc Echocardiogr, 2004, 17(1): 91-100.

[6] Ptersen SE, Selvanayngam JB, Wiesmann F, et al. Lef tventricular noncompaction: insights from cardiovascular magnetic resonance imaging[J]. J Am Coll Cardial, 2005, 46(1): 10-15.

[7] Stöllberger C, Gerecke B, Finsterer J, et al. Refinement of echocardiographic criteria for left ventricular noncompaction[J]. International Journal of Cardiology, 2013, 165(3): 463-467.

[8] Gati S, Rajani R, Carr-White GS, et al. Adult Lett ventricular Non-Compaction-Reappralsal of Current Diagnostic imaging Modalities[J]. Jacc Cardiovascular imaging, 2014, 7(12): 1266-1275.

第五节　致心律失常性右心室发育不良／心肌病

一、概述

致心律失常性右心室发育不良/心肌病（ARVD/C）最早于1982年被提出，此后，对于AVRD/C的各个方面都有了重要的认识。1994年欧洲心脏病协会提出了ARVD/C的诊断指南，规范了该病的诊断步骤和诊断标准。随着人们认识的更加深入，欧洲心脏病协会于2010年对指南进行了更新。

二、定义及诊断标准

致心律失常性右心室发育不良/心肌病是以心肌细胞被纤维、脂肪组织替代为特征的遗传性心肌疾病，临床常表现为室性心律失常、右心室功能衰竭，并增加了心源性猝死的风险。

ARVD/C的诊断尚无"金标准"，需要结合影像学检查（超声心动图与心脏磁共振）、组织活检、心电图检查、家族史、基因检测，诊断标准见表2-5-5-1。

表 2-5-5-1　ARVD/C 的临床及影像学诊断标准

分类		主要标准	次要标准
整体或节段性室壁运动障碍和结构改变*	二维超声心动图	右心室壁节段性无运动或运动减低或室壁瘤形成并满足以下条件之一（舒张末期）：胸骨旁左心室长轴切面右心室流出道内径≥32mm（体表面积校正后[PLAX/BSA]≥19mm/m²）或胸骨旁左心室短轴切面右心室流出道内径≥36mm（体表面积校正后[PLAX/BSA]≥21mm/m²）；右心室面积变化率≤33%	右心室壁节段性无运动或运动减低或右心室运动不同步并满足以下条件之一（舒张末期）：胸骨旁左心室长轴切面右心室流出道内径≥29mm且<32mm（体表面积校正后[PLAX/BSA]≥16mm/m²，<19mm/m²）或胸骨旁左心室短轴切面右心室流出道内径≥32mm且<36mm（体表面积校正后[PLAX/BSA]≥18mm/m²，<21mm/m²）；右心室面积变化率>33%且≤40%
	磁共振	右心室壁节段性无运动或运动减低或右心室收缩不同步，并满足以下条件之一：右心室舒张末期容积/体表面积≥110ml/m²（男性）或≥100ml/m²（女性）或右心室射血分数≤40%	右心室壁节段性无运动或运动减低或右心室收缩不同步并且满足以下条件之一：右心室舒张末期容积/体表面积≥100并<110ml/m²（男）或≥90且<100ml/m²（女）或右心室射血分数>40%且≤45%
	右心室造影	右心室壁节段性无运动或运动减低或室壁瘤	
组织学特征		在至少一个心内膜活检的样本中，形态学测定分析残余细胞<60%（或估测时<50%），伴有右心室游离壁心肌被纤维组织替代，伴或不伴脂肪组织替代	在至少一个心内膜活检的样本中，形态学测定分析残余细胞为60%~75%（或估测时50%~65%），伴有右心室游离壁心肌被纤维组织替代，伴或不伴脂肪组织替代
复极异常		右胸导联（V1，V2和V3）T波倒置，14岁以上患者有更多导联的T波倒置（不伴完全性右束支传导阻滞，QRS≥120ms）	14岁以上患者（不伴完全性右束支传导阻滞）V1和V2导联T波倒置，或V4、V5或V6导联T波倒置；14岁以上，伴有完全性右束支传导阻滞，V1、V2、V3和V4导联T波倒置
去极化和传导异常		右胸前导联（V1，V2和V3）出现Epsilon波（QRS波结束至T波起始之间重复出现的低电位信号）	标准心电图中未见QRS波≥110ms的患者，信号平均心电图出现至少1/3参数显示出晚电位：滤过后QRS时限≥114ms；QRS波终末电压<40μV的时限（低振幅信号时限）≥38ms；终末40ms的均方根电压≤20μV；若无完全性右束支传导阻滞的情况下，V1或V2或V3导联QRS波终末激动时限（从S波的最低点到QRS波终点，含R'波）≥55ms

续表

分类	主要标准	次要标准
心律失常	持续性或非持续性左束支传导阻滞型室性心动过速，伴电轴向上（Ⅱ、Ⅲ、aVF导联QRS负向或不确定，aVL导联正向）	非持续性或持续性右心室流出道型室性心动过速，左束支传导阻滞伴有心电轴朝下（Ⅱ、Ⅲ和aVF导联QRS波正向，而aVL负向）或电轴不确定；24小时动态心电图中室性期前收缩>500次
家族史	一级亲属中符合满足现有的诊断标准的ARVC/D的患者；一级亲属中经尸检或手术病理确诊ARVC/D的患者或在评估的患者中存在与（或者很可能与）ARVC/D相关的致病基因的有意义的突变	一级亲属存在ARVC/D，但无法证实患者是否符合现有的诊断标准；一级亲属存在早年猝死（年龄<35岁）的家族史；二级亲属中有经病理学证实或符合现有标准诊断的ARVC/D患者

（参考2010年欧洲心脏病协会ARVD/C诊断指南）

确诊ARVC/D需要满足不同分类的2条主要标准或者1条主要标准+2条次要标准或4条次要标准；临界诊断需要满足不同分类中的1条主要标准+1条次要标准或3条次要标准；可疑诊断需要满足不同分类的1条主要标准或2条次要标准。

*：运动减低不包括在这次修正的诊断标准中

三、超声诊断常用指标及诊断要点

虽然心脏磁共振能提供更多的信息，二维超声心动图仍是怀疑或评价ARVD/C的最常用影像学检查方法。超声诊断常用指标及诊断要点见表2-5-5-2。

表2-5-5-2　超声检查指标与诊断要点

常用检查指标	诊断要点	示意图
心脏结构	• 右心室扩大并有心室壁节段性无运动或反向运动或室壁瘤形成 • 病变好发部位为三尖瓣环下区域、右心室流出道、左心室后侧壁及右心室心尖部	图2-5-5-1 图2-5-5-2
心脏功能	• 右心室面积变化率（RVFAC） • 三尖瓣环收缩期位移（TAPSE） • 三尖瓣环收缩期峰值运动速度（s'）	测量参考扩张型心肌病章节

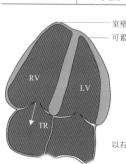

室壁变薄，运动减低

可累及双室

RV　LV

TR

以右室扩大为主

图2-5-5-1　ARVC的示意图

右心扩大，右心室壁局部变薄，运动减低并向外膨凸（以基底部及心尖部常见），左心室亦可受累。三尖瓣环增宽，瓣叶关闭不良

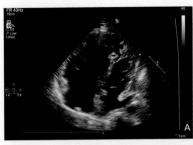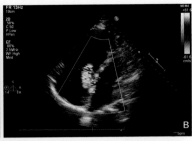

图2-5-5-2 A.右心明显增大，右心室心尖部室壁明显变薄、膨凸；B.三尖瓣瓣环增宽，瓣叶关闭不良

四、临床诊疗流程及超声鉴别诊断要点

1．推荐的临床诊疗流程

临床最初评估时，需要进行体格检查及详细的病史询问，包括猝死和心律失常的家族史，并进行心电图、24小时动态心电图、信号平均心电图及超声心动图、心脏磁共振等检查。右心室造影及心内膜活检在过去也作为辅助诊断的方法，现已经很少使用。

2．鉴别诊断

致心律失常性右心室发育不良/心肌病主要与右心扩大、右心功能减低等疾病进行鉴别，见表2-5-5-3。

表2-5-5-3 超声心动图在 ARVD/C 鉴别诊断中的要点超声及临床表现

常见情况	超声及临床表现
肺动脉高压	无晕厥或心律失常史，右心室壁运动通常正常或整体运动减低，根据三尖瓣反流测得肺动脉收缩压增高
右心室心肌梗死	有胸痛等临床症状，通常合并左心室下后壁节段性运动异常
三尖瓣重度关闭不全	三尖瓣环明显增宽，瓣叶关闭不拢，出现大量反流，右心室壁运动及肺动脉压力通常正常

Key Points and Suggestions（要点及建议）

1. 致心律失常性右心室发育不良/心肌病是以心肌细胞被纤维脂肪组织替代为特征的遗传性心肌疾病，临床表现为室性心律失常、右心室功能衰竭，增加了心源性猝死的风险。

2. ARVD/C的典型超声表现为右心室扩大并右心室壁节段性无运动或反向运动或室壁瘤形成。

3. 确诊ARVD/C需结合临床病史、家族史及其他检查（心脏磁共振、心电图、基因检测等）。

4. 需要与肺动脉高压、右心室心肌梗死、三尖瓣重度关闭不全等右心扩大、右心功能减低的疾病相鉴别。

参考文献

[1] Marcus FI, McKenna WJ, Sherrill D, et al. Diagnosisofarrhythmogenicrightventricular cardiomyopathy/dysplasia: proposedmodificationofthetaskforcecriteria.. Eur Heart J, 2010, 31: 806–814.

[2] Orgeron GM, CalkinsH. Advancesinthe Diagnosis and Management of Arrhythmogenic Right ventricular Dysplasia/cardiomyopathy[J]. CurrentCardiologyReports, 2016, 18(6): 1–7.

[3] TeRiele AS, James CA,Philips B, et al. Mutation - Positive Arrhythmogenic Right ventricular Dysplasia/cardiomyopathy: The Triangle of Dysplasia Displaced[J]. Journal of Cardiovascular Electrophysiology, 2013, 24(12): 1311–1320.

（卫青）

第六章　冠心病

一、概述

冠心病是冠状动脉粥样硬化性心脏病（CHD）的简称，系心血管疾病的常见病多发病，但是目前指南主要内容都是关于冠心病治疗和预后方面的，有关冠心病诊断方面尤其是超声心动图的内容则相对较少。本章主要参考了既往世界卫生组织（WHO）的诊断标准、2017年中华医学会心血管病学分会心血管病影像学组稳定性冠心病无创影像检查路径的专家共识、2015年美国超声心动图协会（ASE）及2018年欧洲心脏病学会（ESC）年会的诊断指南。

二、定义及诊断标准

冠状动脉发生粥样硬化病变而造成管腔狭窄、闭塞或发生冠状动脉血管痉挛，最终导致冠状动脉供血障碍、心肌缺血改变，又称为缺血性心脏病。冠状动脉有左右两支，称为左冠状动脉和右冠状动脉，分别起自主动脉左冠窦和右冠窦。左冠状动脉又主要分为左主干（LM），左前降支（LAD）和左回旋支（LCX），右冠状动脉分为右冠状动脉主干、后降支、右圆锥支及右心房支等小分支。

粥样硬化斑块最常发生部位是冠状动脉左前降支中上段、右冠状动脉中段、冠状动脉左旋支近段以及左冠状动脉主干。心室不同部位的心肌接受冠状动脉不同分支的血液供应，当冠心病导致局部的血管狭窄时会造成相应的心肌血供异常，从而导致心肌节段性的运动异常。超声心动图诊断冠心病就是围绕着各种超声方法来定性、半定量和定量地确定局部心肌的功能及运动，除此之外，还为临床提供了额外的指导意见，包括心脏整体功能的评估、瓣膜的功能、心脏严重缺血坏死的并发症（心脏穿孔、室壁瘤及心包积液等），从而为临床医师指导治疗和评估患者的预后。

三、心脏供血节段的划分方法

冠心病供血管分支与相应节段血管分布图（图2-6-1，图2-6-2，表2-6-1）。右心室供血节段与切面（图2-6-3）。

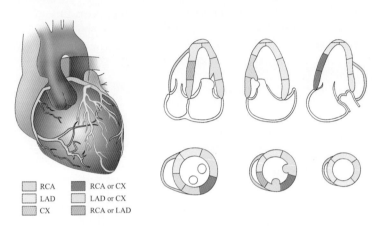

	RCA		RCA or CX
	LAD		LAD or CX
	CX		RCA or LAD

图2-6-1　冠状动脉供血典型分布图（参考2015ASE指南：新版关于成人超声心动图心腔定量方法建议）
右冠状动脉（RCA）、左前降支（LAD）、回旋支（CX）。前壁、前间隔、后间隔中段及心尖段—前降支供血；后壁、侧壁基底段及中段—回旋支供血；侧壁心尖段—回旋支/左前降支供血；左心室下壁、后间隔基底段及右心室壁—右冠状动脉供血

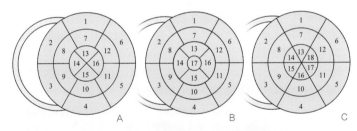

图2-6-2　超声观察不同左心室节段模式示意图
（2015年ASE指南新版关于成人超声心动图心腔定量方法建议）
（所有模式：1. 心底前壁　2. 心底前间隔　3. 心底下间隔　4. 心底下壁　5. 心底下侧壁　6. 心底前侧壁　7. 中部前壁　8. 中部前间隔　9. 中部下间隔　10. 中部下壁　11. 中部下侧壁　12. 中部前侧壁）；（16和17节段模式：13. 心尖前壁　14. 心尖间隔　15. 心尖下壁　16. 心尖侧壁　17. 心尖）；（18节段模式：13. 心尖前壁　14. 心尖前间隔　15. 心尖下间隔　16. 心尖下壁　17. 心尖下侧壁　18. 心尖前侧壁）

16节段模式（图2-6-2A），17节段模式（图2-6-2B），18节段模式（图2-6-2C）。外环代表心底节段，中环代表二尖瓣乳头肌水平，内环代表心尖水平。右心室室壁与左心室前连接处，为前间隔和前壁直接的边界。从此点开始，心肌被分成6个各成60度的相等节段。16或17节段模式的心尖心肌为

4个各为90度的相等节段。在17节段模式，在牛眼的中心加入另一节段（心尖帽）。

表2-6-1 室壁17节段划分法与冠状动脉各分支供血范围对应关系表

冠状动脉分支	供血室壁节段
左前降支	左心室前壁中下部、室间隔的前2/3及心尖前部
左旋支	左心室前壁上部、侧壁、后壁及其乳头肌
右冠状动脉后降支	右心室壁、左心室下壁及室间隔后1/3
前降支及右冠后降支共同供血	心尖后部

（参考2015ASE指南：新版关于成人超声心动图心腔定量方法建议）

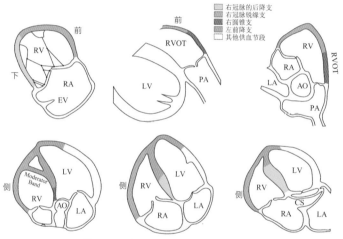

图2-6-3 右心室壁供血节段及超声切面示意图
（参考2010年ASE成人右心评估指南）

切面依次为胸骨旁右心室流入道切面，右心室流出道长轴切面，剑突下大动脉短轴切面，心尖五腔心切面，右心室为焦点的四腔心切面，冠状静脉窦切面

四、指南建议的冠心病无创影像检查方法选择流程

病史采集与体格检查是心血管临床医师对患者进行临床诊断的必要初步环节，临床医师会根据对患者发生稳定性冠心病的验前概率（PTP）结果综合判断，指导患者选择何种影像学检查。2013年ESC稳定性冠心病诊疗指南建议：PTP<15%的可能性时不建议进一步无创影像检查，PTP>85%的可能性提示冠状动脉狭窄，建议患者直接接受有创影像检查，PTP在15%~85%时建议患者按无创影像检查路径进行。冠心病患者无创影像检查路径选择方法见图2-6-4。

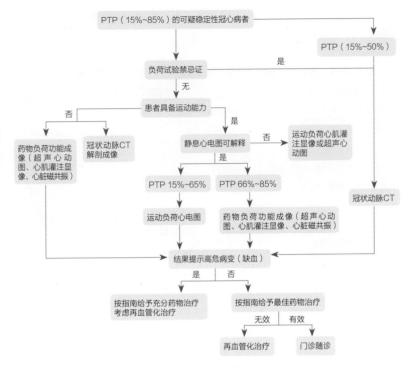

图2-6-4 可疑稳定性冠心病且验前概率（PTP）为中等（15%~85%）患者
的无创影像检查路径选择流程图
（参考2013年ESC稳定性冠心病诊疗指南建议）

五、超声诊断常用指标及诊断要点

超声心动图是一种常用的无创检查冠心病的方法。对明确的急性冠脉综合征且不安排冠脉造影和左心室造影的患者，指南推荐用无创检查（超声心动图或核素血管成像）评估左心室功能。它主要根据心肌节段性室壁运动异常：①减弱、消失、矛盾；②室壁运动延迟；③心肌应变及应变率的减低，来分析判断心肌局部功能，但是它仅对心肌梗死的敏感性和特异性较高，对轻度心肌缺血敏感性不足。冠状动脉血流量与室壁运动异常不成线性关系，只有当冠状动脉血供减少 50%以上时，超声心动图才能识别室壁运动异常。此时，就要借助负荷超声心动图，它可以将室壁节段异常的敏感性提高到80%以上。2015年ASE指南推荐16或17节段划分法评估局部心肌运动情况。目前常用和有希望的超声诊断方法总结见表2-6-2。

表2-6-2 超声诊断冠心病常用方法及诊断指标、测量要点

诊断方法	诊断指标	测量要点	方法缺点	示意图
目测法	肉眼观察节段性室壁运动异常	肉眼分辨运动减弱、消失、矛盾运动	主观性最强	
室壁运动评分法	对每一节段心肌运动进行半定量"1~5分"评分	正常运动"1分"运动减弱"2分"运动消失"3分"矛盾运动"4分"室壁瘤"5分"	有部分主观性,缺乏定量指标	
M型超声	室壁增厚率	(左心室收缩期室壁厚度-舒张期室壁厚度)/舒张期室壁厚度×100%	能发现较为明显的局部运动功能	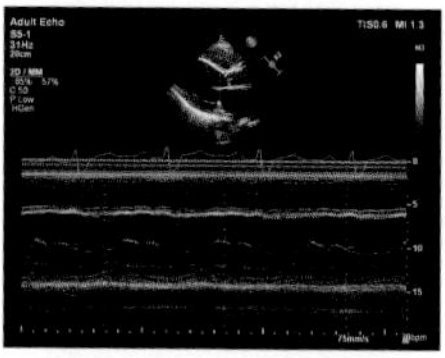 图2-6-5 M型超声室间隔运动幅度减低
组织多普勒	直接测量出心肌运动的幅度	运动速度位移时相	定量指标,但指标变异性较大,角度依赖,心尖部无法测量	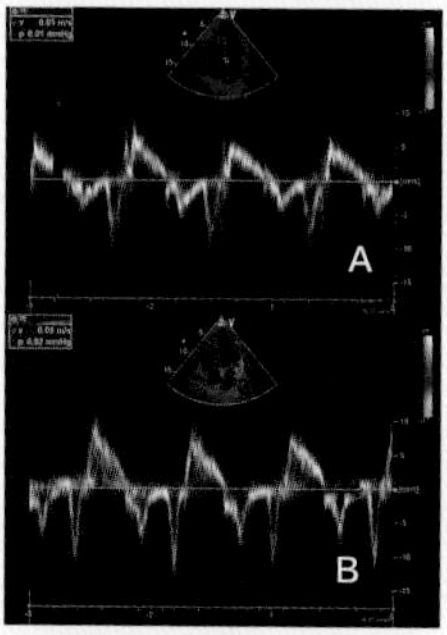 图2-6-6 组织多普勒-室壁运动速度(A. 室间隔侧;B. 侧壁侧)
应变	测量心肌变化的幅度	应变应变率旋转、扭转	定量指标,每个厂家的仪器测量值不同,测量有变异性	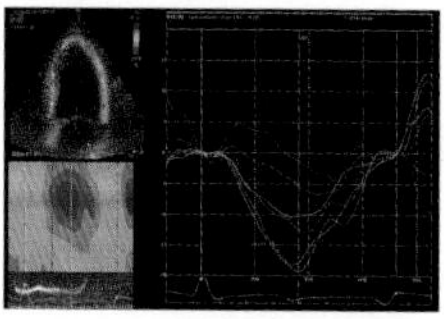 图2-6-7 心肌应变-测量心肌形变的幅度

271

续表

诊断方法	诊断指标	测量要点	方法缺点	示意图
三维超声	测量心脏的局部功能	局部心搏量 局部射血分数 室壁各节段同步化评估	测量需要更多时间，受图像质量帧频影响较大	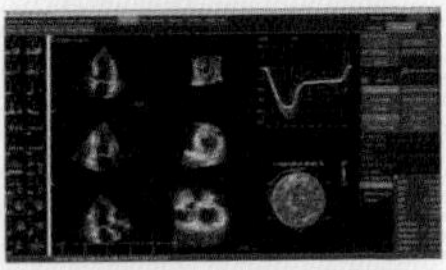 图2-6-8　三维超声（测量心脏的局部功能方面）
负荷超声	评估冠脉储备，心肌存活性	运动负荷 药物负荷	有风险性，部分有药物副作用，可有假阳性结果	
超声声学造影	评估心肌的灌注状态	定量分析	左心造影剂价格较高，造影测量结果评估有一定主观性	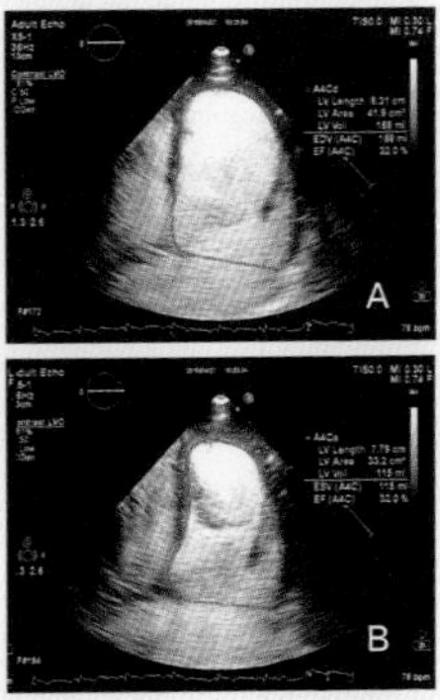 图2-6-9　左心声学造影显示心腔及心肌灌注状态

（参考2011年ASE/EAE专家共识：超声心动图定量评估心脏机械功能现行和发展中的技术）

六、冠心病的常用分型及诊断标准

1979年WHO将冠心病分为五型：①隐匿型或无症状型冠心病；②心绞痛；③心肌梗死；④缺血性心肌病；⑤猝死。1985年Fuster等引入了急性冠状动脉综合征（ACS）的概念，强调了不稳定型心绞痛（UA）和急性心肌梗死（AMI）的共同病理生理机制，与慢性稳定型心绞痛区分开来。近年趋向于根据发病特点和治疗原则不同分为两大类：慢性冠脉病（CAD），ACS。前者包括稳定型心绞痛、缺血性心肌病和隐匿型冠心病等；后者包括UA、非ST段抬高型心肌梗死（NSTEMI）和ST段抬高型心肌梗死（STEMI），也有将冠心病猝死包括在内。

2017年中华医学会心血管病学分会心血管病影像学组制定的稳定性冠心病无创影像检查路径的专家共识中对稳定性冠心病定义如下，稳定性冠心病涵盖冠心病发展的不同阶段，特别是发生可逆性的心肌需氧和/或供氧不匹配，与缺血或低氧有关，通常由运动、情绪或其他负荷状态诱发，可重复出现，也可自发性发作，其临床表现包括劳力性心绞痛、血管痉挛所致静息性心绞痛、微血管病变导致的心绞痛、隐匿性心绞痛、经皮冠状动脉介入治疗（PCI）/冠状动脉旁路移植术（CABG）后症状相对稳定状态及缺血性心肌病等。2017年稳定性冠心病无创影像检查路径的专家共识中稳定性冠心病定义源自2013年ESC指南。

七、冠心病常见并发症的超声诊断

1979年WHO发布了心肌梗死（心梗）的并发症有六种：①心律失常；②心脏乳头肌功能失调或者断裂；③心脏破裂；④栓塞；⑤心脏室壁瘤；⑥心肌梗死后综合征。此外大面积的心肌梗死还会引起心力衰竭。

（一）冠心病常见并发症的超声诊断要点（表2-6-3）

表2-6-3　冠心病常见并发症的超声诊断要点

冠心病常见并发症	临床及诊断要点	超声示意图
心力衰竭心包积液	心梗面积较大时，心脏收缩功能发生障碍，左心室无法维持有效心搏量，而左心室增大，左心室舒张末期压力增加，又造成肺水肿，导致急性左心衰、心源性休克、心包积液等	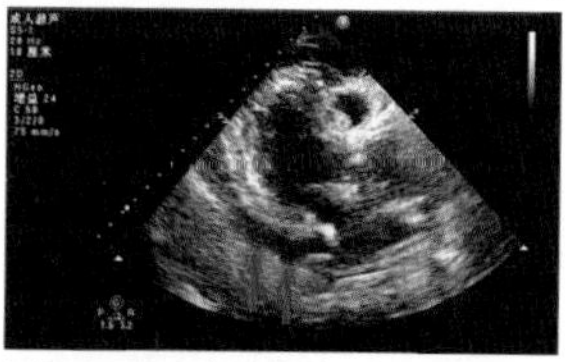 图2-6-10　心脏停搏+心包积液（→所指为心包积液）
乳头肌功能障碍或断裂	因为心脏心肌细胞急性缺血坏死，造成乳头肌功能丧失，二尖瓣有前、后两组乳头肌和腱索，而前组乳头肌由左右冠状动脉双重供血，不易发生缺血断裂，而下壁心梗多累及二尖瓣后组乳头肌，易造成后乳头肌断裂或功能障碍导致二尖瓣反流	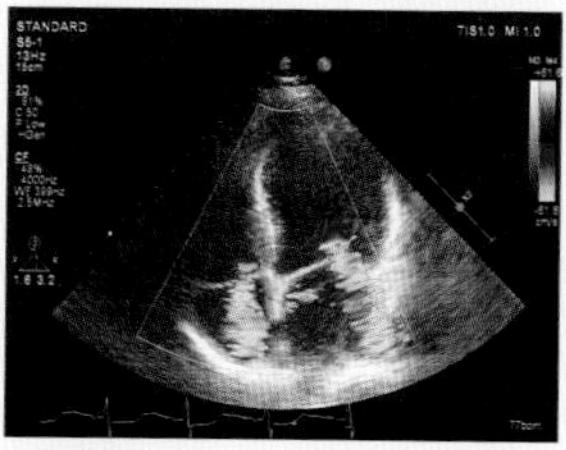 图2-6-11　乳头肌功能障碍造成的二尖瓣反流
心脏破裂室间隔穿孔	心脏破裂主要发生于心脏的游离壁，多见于透壁性心肌梗死，一般心梗后1～2周内出现，高血压患者更加容易出现。游离壁破裂时，心包腔可探及积液，超声心动图是最佳无创性检查方法。室间隔部心肌缺血梗死容易引起室间隔穿孔	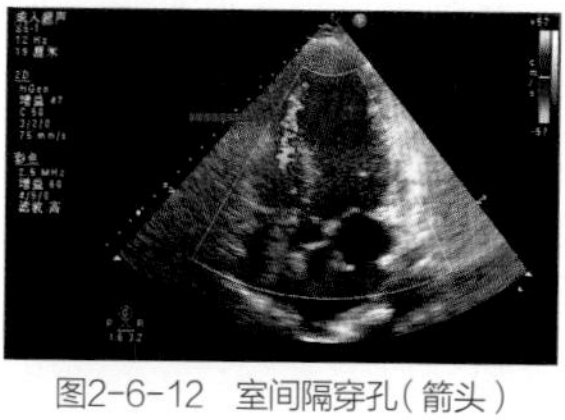 图2-6-12　室间隔穿孔（箭头）

续表

冠心病常见并发症	临床及诊断要点	超声示意图
心包压塞	心包腔大量积液致房室腔受压形成心包压塞	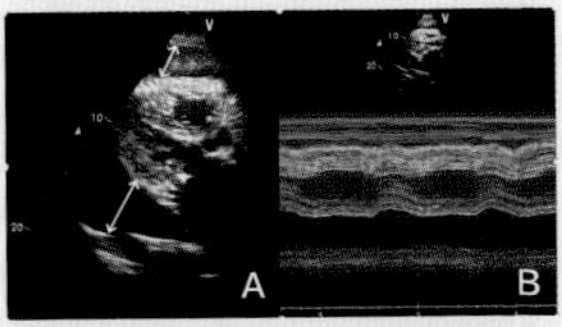 图2-6-13 心包压塞（箭头所指心包大量积液）
室壁瘤	室壁瘤是梗死后坏死心肌由结缔组织代替，在左心室高压持续作用下，室壁局部变薄凸起。多见于前壁心梗的患者，下后壁也可以出现。 在心室收缩期室壁瘤向外膨出，与正常室壁运动方向相反，加重心力衰竭和心肌缺血改变	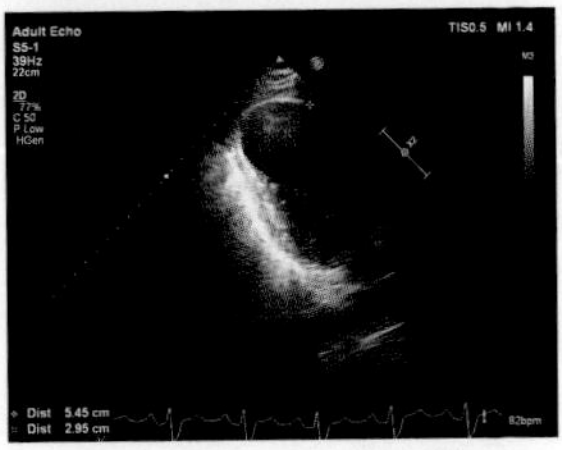 图2-6-14 心尖部室壁瘤

（参考2018年ESC专家共识：心肌梗死定义、2013年ESC稳定性冠心病诊疗指南建议）

（二）其他冠心病并发症

（1）栓塞 一般心肌梗死后1~2周出现较多，心脏的栓子进入体循环，栓塞到脑部，肾脏，四肢，胃肠道动脉。

（2）严重的心律失常 猝死的心梗病人基本上都有心律失常，一般是由于心梗后心室瘢痕对传导的影响而导致心律失常。而且致命性的心律失常常在心梗后出现，引起猝死。比如室性心动过速，或者心室颤动，三度以上的传导阻滞都是可以引起猝死。这也是心梗患者最早期的并发症。

（3）心肌梗死后综合征 心梗后几周到几个月内出现以坏死物质吸收或者过敏引起的心梗后综合征，主要表现为炎症，有发热，胸痛等表现。

（三）真假室壁瘤的鉴别诊断

真性室壁瘤是心肌薄弱向外膨凸，而心脏并没有破裂；假性室壁瘤是指心肌出现破口，心室腔内血液进入破裂口，在心肌内或心外膜下形成血肿，但心外膜尚完整或粘连，瘤体外层很薄，仅有粘着的心包膜，极易穿孔破裂。假性室壁瘤多见于下壁心肌梗死的患者。由于假性室壁瘤有破裂的倾向，建议用外科手术来修复。因为腔是不可收缩的，真假性室壁瘤都可能导致充血性心力衰竭；室壁瘤可能破裂，容易形成附壁血栓，血栓脱落后造成动脉栓塞。有文献报道超声心动图结果显示，假性室壁瘤孔腔直径平均比为

0.37，真性室壁瘤孔腔直径平均比为1.0。Gatewood和Nanda报道显示，假性室壁瘤的孔口最大直径与腔内最大直径之比为0.25比0.50；而真性室壁瘤的最大孔口直径与腔内最大直径之比为0.90比1.0，所以假性室壁瘤囊径大于破口瘤颈直径，即形成"大腔小口径"，不同于真性室壁瘤"大腔大口径"。

表2-6-4　真假室壁瘤的鉴别诊断要点

鉴别要点	真性室壁瘤	假性室壁瘤
原理	梗死扩展的结果	急性心梗室壁穿孔，血液流入心包腔所导致
形态	膨出部位室壁变薄，回声增强，与正常心肌有分界点，矛盾运动	假性室壁瘤呈袋状或球形，与左心室腔相通
心肌是否中断	瘤壁为完整心肌，没有中断	心内膜与肌层连续中断，瘤壁仅为心包薄膜粘连
室壁瘤口径	口径一般大于囊径	囊径大于破口径
血栓	囊腔可有附壁血栓	瘤内常见血栓及凝血块
彩色多普勒	CDFI显示瘤体内低速涡流信号	CDFI明确检出收缩期、舒张期双向经瘤颈穿通假腔的血流信号
死亡风险	很少发生心脏破裂	随时有猝死危险

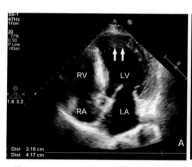
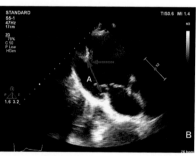

图2-6-15　A. 冠心病心尖部室壁瘤，并测量室壁瘤大小，其内可见中低回声血栓。箭头所指为附壁血栓；B. 假性室壁瘤患者（箭头所指为左心室下壁心肌层中断，A腔为假性室壁瘤）。LA. 左心房；RA. 右心房；LV. 左心室；RV. 右心室

Key Points and Suggestions（要点及建议）

1. 冠心病是心血管疾病的常见病、多发病，可以采用心电图、超声心动图、CT、核磁共振、核素心肌显像等多种影像学方法综合诊断，冠状动脉造影是目前公认的诊断"金标准"。

2. 临床医师采用患者发生稳定性冠心病的验前概率（PTP）结果综合判断，指导患者做何种影像学检查。2013年ESC稳定性冠心病诊疗指南建议：PTP<15%的

可能性不建议做进一步无创影像检查，PTP＞85%的可能性提示冠状动脉狭窄，建议患者直接接受有创影像检查，PTP在15%~85%之间建议患者按无创影像检查路径进行。

3. 超声心动图是对冠心病诊断的最常用方法之一，主要的诊断指标是评估与冠状动脉供血相对应的心肌的局部功能，超声心动图上常可以观察到病变心肌的"节段性室壁运动异常"。

4. 判断节段性室壁运动异常可以采用的超声方法有目测法、室壁运动评分法、M型超声法、组织多普勒、应变、三维超声和超声心肌声学造影方法。其中组织多普勒、应变是定量评估心肌功能的方法。

5. 超声心动图可用于评估冠心病患者心脏功能和常见并发症如：心脏乳头肌功能失调或者断裂，心脏破裂，心脏室壁瘤，心力衰竭，心包压塞等。

参考文献

[1] Kristian T D, Joseph S. A, Allan S. J,et al. European Society of Cardiology(ESC): EXPERT CONSENSUS DOCUMENT. Fourth universal definition of myocardial infarction (2018). European Heart Journal, (2018) 00,1-33.

[2] Marco Roffi, CarloPatrono, Jean-Philippe. C,Christian et al.2015ESC Guidelines for the management of acutecoronary syndromes in patients presenting without persistent ST-segment elevation: Task Force for the Management of acutecoronary Syndromes in Patients Presenting without Persistent ST-Segment Elevation of the European Society of Cardiology (ESC). European Heart Journal, 2015, 68(1): 1-59.

[3] 中华医学会心血管病学分会心血管病影像学组稳定性冠心病无创影像检查路径的专家共识写作组. 稳定性冠心病无创影像检查路径的专家共识. 中国介入心脏病学杂志, 2017, 25(10): 541.

[4] Roberto M. Lang, Luigi P. Badano, Victor Mor-Avi, et al. 2015ASE GUIDELINES AND STANDARDS. Recommendations for Cardiac Chamber Quantification by echocardiography in Adults: An Update from the American Society of echocardiography and the European Association of Cardiovascular imaging.

[5] Rudski LG, Lai WW, Afilalo J, et al. Guidelines for the echocardiographic assessment of the right heart in adults: a report from the American Society of echocardiography endorsed by the European Association of echocardiography, a registered branch of the European Society of Cardiology, and the Canadian Society of echocardiography. J Am Soc Echocardiogr, 2010 Jul, 23(7): 685-713. quiz 786-8. doi: 10.1016/j. echo. 2010.05.010. PubMed PMID: 20620859.

[6] The Task Force on myocardial revascularization of the European Society of Cardiology (ESC) and European Association for Cardio-thoracic Surgery (EACTS). 2018 ESC/EACTS Guidelines on myocardial revascularization. European Heart Journal, (2018) 00, 1-9.

[7] Mor-Avi, Roberto M. Lang, Luigi P. Badano, et al. EXPERT CONSENSUS

STATEMENT, Current and Evolving Echocardiographic Techniques for the Quantitative Evaluation of Cardiac Mechanics: ASE/EAE Consensus Statement on Methodology and Indications Endorsed by the Japanese Society of echocardiography. J Am Soc Echocardiogr, 2011, 24: 277-313.

[8] The Task Force on the management of stable coronaryartery disease of the European Society of Cardiology. 2013 ESC guidelines on the management of stable coronaryartery disease. European Heart Journal, (2013) 34, 2949-3003.

[9] Fuster V, Steele PM, Chesebro JH. Role of platelets and thrombosis in coronaryatherosclerotic disease and sudden death. J Am Coll Cardiol, 1985, 5: 175B-184B.

[10] 内科学. [M]. 北京：人民卫生出版社, 2014: 227.

[11] Steven L. Brown, MD, Kevin M. Harris. Distinguishing left ventricular aneurysm from pseudoaneurysm. A Review of the Literature. CHEST, 1997, 111: 1403-1409.

[12] Gatewood RP, Nanda NC. Differentiation of left ventricular pseudoaneurysm from true anemysm with two-dimensional echocardiography. Am J Cardiol, 1980, 46: 869-878.

（田莉莉　李彬）

第七章　大血管疾病

第一节　急性主动脉综合征

一、概述

急性主动脉综合征（AAS）往往是一系列主动脉疾病的第一征象，需要快速做出诊断和决策，以提高预后。超声是诊断急性主动脉综合征便携、快速和常用的影像方法之一。2014年欧洲心脏病学会发表了关于AAS的诊断和治疗指南，2015美国超声心动图协会及欧洲心血管影像学会也发表了成人胸主动脉疾病多模态成像指南。

二、定义及诊断标准

急性主动脉综合征所指的主动脉疾病谱，包括经典的主动脉夹层（AD）、壁内血肿（IMH）、穿透性主动脉溃疡（PAU）和主动脉假性动脉瘤（APA）。尽管不同疾病的病理生理不同，但将其划分为一组疾病，原因在于它们有下列共同特点：①相似的临床表现（"主动脉痛"）；②主动脉壁的完整性受损；③需要急诊观察的潜在的主动脉破裂的危险。而且，上述某些情况可能代表了同一疾病发展进程中的不同阶段。

（一）主动脉夹层

主动脉夹层（AD）是主动脉内膜撕裂导致血流进入中层使主动脉壁形

成夹层。到目前为止，AD的流行病学资料很少，且部分患者在入院前即死亡，其真实发病率难以评估。根据牛津大学血管研究数据，AD的年发病率为6/100000。

（二）主动脉壁内血肿

血肿在主动脉管壁的中膜内形成，但无假腔和内膜的撕裂，主动脉壁内圆形或新月形增厚，厚度＞5mm诊断为壁内血肿且其内没有可检出的血流信号，占AAS的10%~25%。

（三）穿透性主动脉溃疡

穿透性主动脉溃疡是指动脉粥样硬化病灶的溃疡穿透过主动脉内层的弹性纤维层到主动脉中膜的状况，这类病变占所有AAS的2%~7%。尽管穿透性主动脉溃疡的临床表现与典型的主动脉夹层相似，不过穿透性主动脉溃疡被认为是内膜的疾病（比如，动脉粥样硬化），但是主动脉夹层及其变异体（IMH）从根本上是中膜疾病（弹性纤维的退行性改变，而以平滑肌细胞为主）。穿透性主动脉溃疡可能发生在主动脉的任何部位，但是出现最多的部位是胸主动脉的中段及远段。

（四）假性动脉瘤

假性动脉瘤是指主动脉壁部分破裂，血液溢至血管外被局部周围组织纤维包裹形成的搏动性血肿。常见原因为外伤，其他常见原因还包括肿瘤、感染、主动脉炎和穿透性粥样硬化溃疡等。临床表现凶险，当主动脉假性动脉瘤的压力超过周围包裹的纤维组织的最大耐受张力时，可发生致命的破裂。随着假性动脉瘤体积的逐步增大，可出现其他威胁生命的并发症，包括瘘的形成和对周围结构的压迫或侵蚀。

三、超声诊断常用指标及诊断要点

（一）主动脉夹层

由于探头分辨率高，谐波成像及对比剂增强成像的应用，造影增强的功能，TTE检出A型主动脉夹层敏感性增加到近85%。此外，TTE可以评估左心室收缩力、心包积液、主动脉瓣的功能、右心室大小及功能和肺动脉压，这些有助于鉴别心肌缺血或梗死、肺栓塞、心包疾病所致胸痛的诊断，同时还可以在早期判断主动脉夹层的并发症如主动脉瓣反流。超声诊断要点见表2-7-1-1。

表2-7-1-1　超声心动图在检出主动脉夹层中的诊断要点

诊断要点	超声心动图表现
识别撕裂内膜	撕裂内膜将管腔分成两个
界定主动脉夹层程度	撕裂内膜的延伸及主动脉根部（升主动脉/主动脉弓/降腹主动脉）内的真/假两腔

诊断要点	超声心动图表现
识别真腔	收缩期扩张，舒张期塌陷，收缩期射流方向远离管腔，没有自发显影，前向收缩期血流
识别假腔	舒张期直径增加，自发显影和/或血栓形成，逆向、延迟或无血流
识别假腔中的血栓	在假腔中异常团块将撕裂内膜与主动脉壁分开
定位破口	连续性中断，摆动的内膜，或内膜边界断裂；彩色多普勒可显示通过破口的血流
评价主动脉瓣反流的存在程度及机制	瓣膜的解剖学改变（二叶式主动脉瓣、退化、正常伴或不伴脱垂的瓣叶）；主动脉不同节段的扩张；撕裂内膜累及瓣膜
评估冠状动脉是否累及	撕裂内膜累及冠状动脉开口；内膜阻塞冠脉开口；冠脉内无血流；新的局部室壁运动异常
评估分支是否受累	撕裂内膜累及主动脉分支内
检测心包和/或胸腔积液	心包或胸腔内无回声区域
检测心包压塞征象	心包腔内大量无回声区域"心脏摆动征"

（参考2015年ASE/EACVI《成人胸主动脉疾病多模态成像》）

直接征象：多个切面显示隔膜样回声漂浮于主动脉管腔内。撕裂内膜将主动脉腔分为真腔和假腔，收缩期真腔扩张、假腔受压（图2-7-1-1）。假腔内常可见云雾影和血栓形成。伴发征象：主动脉瓣受累情况。心包积液。如果病变延及冠状动脉可引起室壁运动异常。

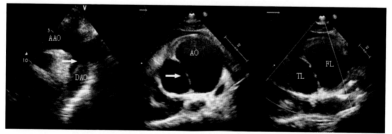

图2-7-1-1　主动脉夹层的图像，箭头所示：撕裂的主动脉血管内膜片，将主动脉分为两个腔
TL. 真腔；FL. 假腔；AAO. 升主动脉；DAO. 降主动脉；AO. 主动脉

（二）主动脉壁内血肿

对于急性主动脉IMH的检出，TTE敏感性低（估计在40%以下）。CT和MRI是诊断和分类腔内血肿的主要技术。超声诊断要点见表2-7-1-2。

表 2-7-1-2　超声心动图在检出主动脉壁内血肿中的诊断要点

诊断要点	超声心动图表现
识别主动脉壁病变	局限性主动脉壁增厚（新月形多于圆形）
评价主动脉壁病变回声	主动脉壁内可有无回声区
评价内膜	内膜钙化的中心性位移
评价管腔	管腔保持完整、内缘光滑

（参考2015年ASE/EACVI《成人胸主动脉疾病多模态成像》）

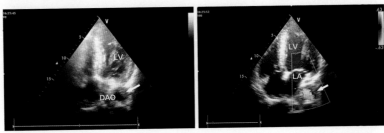

图2-7-1-2　降主动脉壁内血肿，新月形的主动脉壁局部增厚（箭头），其余管腔内血流充盈良好。
DAO. 降主动脉；LA. 左心房；LV. 左心室

（三）穿透性主动脉溃疡

穿透性主动脉溃疡是指动脉粥样硬化病灶的溃疡穿透主动脉内层的弹力纤维层到主动脉中膜层，可以显示出主动脉壁上溃疡样或火山口状形态。由于溃疡是否穿破内层弹性纤维层不容易被识别，所以穿透性主动脉溃疡只有在向外突出主动脉管腔轮廓时才被检测到。没有进入中膜的粥样硬化溃疡很难与穿透性主动脉溃疡区分。超声诊断要点见表2-7-1-3。

表 2-7-1-3　超声心动图在检出穿透性主动脉溃疡中的诊断要点

诊断要点	超声心动图表现
损伤的深度	从主动脉管腔开始测量溃疡穿透的最大深度
损伤的宽度	破口处的最大宽度
损伤的长度	受损中膜血肿的轴向长度

（参考2015年ASE/EACVI《成人胸主动脉疾病多模态成像》）

（四）假性动脉瘤

常规TTE能够显示升主动脉、主动脉弓、降主动脉各部分，可明确假性主动脉瘤部位、破口、范围、形态、大小，并和真性动脉瘤相鉴别，还可判断瘤体内是否有血栓，以及瘤体对邻近器官的压迫和对血流动力学的影响。同时，TTE很容易排除心肌梗死，有利于假性动脉瘤的鉴别诊断。但TTE最大的局限性是难以清楚显示降胸主动脉及其病变。TEE可辅助显示胸降主动脉及其病变。超声诊断要点见表2-7-1-4，图2-7-1-3。

表2-7-1-4　超声心动图在检出假性动脉瘤中的诊断要点

诊断要点	超声心动图表现
主动脉壁	主动脉壁连续性中断
管壁周围	管壁周围有瘤腔包绕，瘤壁由血栓和周围组织构成，厚薄不均、回声不均
瘤腔与管腔的关系	瘤腔通过管壁连续中断处与主动脉管腔相通
血流信号显示	收缩期动脉腔内血流进入瘤腔，舒张期瘤腔内血流进入主动脉

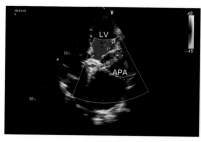 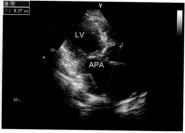

图2-7-1-3　主动脉瓣换瓣术后形成假性动脉瘤，箭头所示假性动脉瘤的分流口血流信号，右图所示左心房旁的巨大假性动脉瘤。APA. 假性动脉瘤；LV. 左心室

四、常用分型及标准

（一）主动脉夹层

根据内膜撕裂的部位和夹层血肿所波及范围进行分型，临床常用的是DeBakey分型和Stanford分型（图2-7-1-4）。

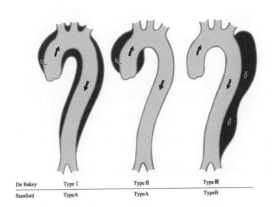

图2-7-1-4 DeBakey分型：Ⅰ型. 内膜破口位于升主动脉，夹层可累及升主动脉、主动脉弓和降主动脉；Ⅱ型. 内膜破口位于升主动脉近端，夹层局限于升主动脉；Ⅲ型. 内膜破口位于左锁骨下动脉远端，夹层常向下扩展至降主动脉或腹主动脉。Stanford分型：A型. 近端夹层，所有累及升主动脉的夹层；B型. 远端夹层，所有未累及升主动脉的夹层

（二）主动脉壁内血肿

根据有无升主动脉累及，IMH分为两型：升主动脉和主动脉弓受累型（A型）约占30%、10%，累及胸降主动脉（B型）约占60%~70%。A型IMH导致心脏周围和/或胸腔积液、主动脉夹层、动脉瘤形成和死亡的风险明显高于B型。

五、规范化超声评估、临床诊疗流程及鉴别诊断要点

1. 临床诊断流程（图2-7-1-5）

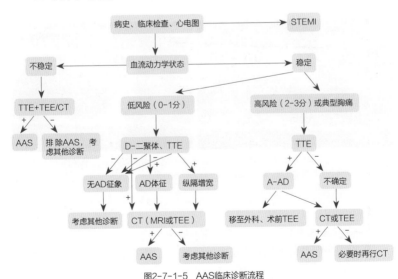

图2-7-1-5 AASI临床诊断流程
（参考2014年欧洲ESC关于主动脉疾病的诊断和治疗指南）

AAS. 急性主动脉综合征；AD. 主动脉夹层；CT. 计算机断层扫描；MRI. 磁共振成像；TEE. 经食管超声心动图；TTE. 经胸超声心动图。"＋"阳性，"－"阴性；STEMI. ST段抬高型心肌梗死；A-AD. A型主动脉夹层

2. 鉴别诊断要点见（表2-7-1-5）

表2-7-1-5 急性主动脉综合征疾病之间鉴别

常见情况或疾病	超声表现
升主动脉内的伪像	回声平直，与主动脉走行一致，不似撕裂内膜冗长、波浪状；彩色多普勒血流信号穿过此回声且两侧血流颜色一致
主动脉夹层	多个切面显示隔膜样回声漂浮于主动脉管腔内，撕裂内膜将主动脉腔分为真腔和假腔，收缩期真腔扩张、假腔受压，假腔内可见云雾影和血栓形成
主动脉瘤	主动脉单纯瘤样扩张，内无撕裂内膜；主动脉瘤伴血栓时，钙化的内膜位于血栓基底部
主动脉壁间血肿	主动脉内无撕裂内膜，主动脉壁局限性增厚
假性动脉瘤	动脉壁连续性中断，与周围的心腔或大血管相通

Key Points and Suggestions（要点及建议）

1. 主动脉夹层多见于中年患者，常合并有难治性高血压病史，临床表现为急性撕裂样胸背痛或胸腹痛。实验室检查可有D-二聚体快速升高。超声心动图多个切面显示隔膜样回声漂浮于主动脉管腔内，撕裂内膜将主动脉腔分为真腔和假腔，收缩期真腔扩张、假腔受压，假腔内可见云雾影和血栓形成。CTA、MRI等影像学检查也具诊断价值，尤其是主动脉CTA，在主动脉管腔内见到线样低密度内膜片影，即可明确诊断AD。此外，CT可对整个主动脉进行综合评估，包括内膜片撕裂累及的范围，扩张主动脉直径，重要分支的受累及器官缺血等。

2. IMH在超声心动图上的直接征象是局部或弥漫性主动脉壁增厚，通常大于5mm，其管腔内缘轮廓光滑，急性期血肿为中低均质回声，慢性期为无回声。影像学检查首选CT。CT平扫表现为主动脉壁新月形或环形的略高密度增厚影，伴或不伴钙化内移。

3. 超声心动图诊断穿透性主动脉溃疡需要显示主动脉壁上溃疡样或火山口状的斑块，超声心动图可同时显示主动脉内径、血管形态、有无凸起、管壁斑块的位置及回声、管壁厚度等。彩色多普勒可探查溃疡腔内血流充盈情况及血流方向。

4. 假性动脉瘤一般有明确的外伤史、感染史。主动脉破裂时患者常表现为突发剧烈疼痛，少数患者可出现失血性休克症状，病情稳定后则可出现瘤体较大产生的压迫症状。影像学检查可明确诊断。超声、CTA、MRI均等可明确显示假性动脉瘤破口的位置、大小，局部瘤体的大小及血栓等。

第二节 胸主动脉瘤

一、概述

在2014年欧洲心脏协会关于主动脉疾病诊断和治疗的指南中，将主动脉瘤根据病变部位及治疗方案的不同分为胸主动脉瘤（TAA）和腹主动脉瘤（AAA）。研究显示约27%的AAA患者可出现TAA，其中多数是女性和老年人。

二、定义及诊断标准

动脉瘤是除动脉粥样硬化外第二常见的主动脉疾病，真性动脉瘤产生于主动脉管壁全层的拉伸扩张。主动脉瘤包括胸主动脉瘤（TAA）和腹主动脉瘤（AAA）。TAA最常见的是升主动脉退行性动脉瘤，较少出现压迫、胸痛、主动脉瓣杂音或并发症（栓塞、夹层或者破裂）。60%的胸主动脉瘤累及主动脉根部和/或升主动脉，40%累及降主动脉，10%累及主动脉弓，10%累及胸腹主动脉。由于升主动脉的瘤样扩张很难界定扩张处与正常管壁的分界，采用扩张处管径大于正常管径的50%以上作为诊断标准并不适宜。根据文献报道，健康成人升主动脉内径的95%置信上限值男性为36mm，女性为32mm，降主动脉内径的95%置信上限值男性为31mm，女性为28mm。

临床上，升主动脉扩张>50mm，降胸主动脉扩张>40mm即可诊断为TAA。

三、超声诊断常用指标及诊断要点（表2-7-2-1，图2-7-2-1）

表2-7-2-1　主动脉瘤超声诊断要点

诊断要点	超声心动图表现
主动脉瘤的确诊	主动脉呈梭形或囊状局限性扩张，升主动脉扩张>50mm，降胸主动脉扩张>40mm
探查主动脉管壁完整性	瘤体边缘与主动脉壁延续，瘤壁内、中及外膜都完整存在
探查管腔内情况	瘤体内可见云雾状影和血栓形成
探查主动脉瓣及主动脉弓受累情况	主动脉根部动脉瘤可见主动脉瓣反流
探查瘤体内血流	主动脉瘤体内血流缓慢，彩色多普勒色彩暗淡
探查主动脉全程	主动脉瘤可发生于主动脉全程，应全面显示主动脉

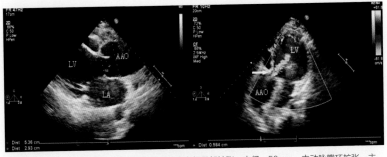

图2-7-2-1　升主动脉瘤，升主动脉及主动脉窦部局部扩张，内径>50mm，主动脉瓣环扩张，主动脉瓣反流。箭头所示为主动脉瓣反流信号。AAO.升主动脉；LV.左心室；LA.左心房

四、常用分型及标准

主动脉瘤可根据其形态学、位置和病因学进行分类。

（一）胸主动脉瘤的病因学（表2-7-2-2）

表2-7-2-2 胸主动脉瘤的病因学

马方综合征
二叶式主动脉瓣相关的主动脉病
家族性胸主动脉瘤综合征
IV型Ehlers-Danlos综合征（血管型）
Loeys-Dietz综合征
特纳综合征
Shprintzen-Goldberg（马方综合征样-颅缝早闭）综合征
非感染性主动脉炎（巨细胞性动脉炎、多发性动脉炎、非特异性动脉炎）
感染性主动脉炎（霉菌综合征）
梅毒性主动脉炎
创伤
特发性

（参考2015年ASE/EACVI《成人胸主动脉疾病多模态成像》）

（二）主动脉瘤形态学类型

主动脉瘤的形态学类型可分为两种，即梭形和囊状动脉瘤。梭形动脉瘤比囊状动脉瘤更常见，因主动脉壁的弥漫性变弱而产生。这个过程使主动脉整个呈环形扩大，形成两端细小的纺锤形状。囊状动脉瘤的产生是当主动脉周壁的某个部位变弱，产生一个非对称性、相对局灶性的气球状的向外膨出。瘤体较大时常出现胸痛、腹痛，可伴有声音嘶哑、呼吸困难、吞咽困难等压迫症状。

五、鉴别诊断

1. 真性动脉瘤与假性动脉瘤

真性动脉瘤瘤壁由主动脉壁构成，而假性动脉瘤的瘤壁由血栓及周围机化组织构成，其厚度、回声与主动脉管壁相差很大。

2. 主动脉夹层

主动脉腔内出现漂浮内膜回声，且内膜回声中断出现破口，管腔被分为真假两腔。

Key Points and Suggestions（要点及建议）

1. 胸主动脉瘤（TAA）通常无症状，多属偶然发现，偶有疼痛、压迫症状。
2. 临床上，TAA的诊断标准为升主动脉瘤体直径＞50mm，降主动脉瘤体直径＞40mm。当升主动脉瘤的直径＞60mm或降主动脉瘤的直径＞70mm时，提示破裂的风险迅速增加，应积极干预。

> 3. TAA可发生于胸部主动脉的任何部位，最常见的是升主动脉。测量瘤体直径时需在垂直于主动脉长轴的横轴位图像测取最大瘤体直径，还应该寻找可能共存的壁内血肿、穿透性溃疡和分支动脉瘤等并发疾病。

第三节 累及主动脉的遗传综合征

（一）马方综合征

马方综合征是由于编码肌原纤维蛋白的FBN1基因突变所导致的一种结缔组织异常的遗传性疾病。该染色体异常主要导致机体内硫酸软骨素A或C等黏多糖堆积，发生先天性中胚层发育不良。累及心血管时其特征性标志之一是升主动脉近端（主动脉根部）扩张或夹层，马方综合征和其他主动脉疾病的鉴别要点见表2-7-3-1。

表 2-7-3-1 马方综合征和其他主动脉疾病的鉴别要点

超声诊断要点	鉴别诊断
主动脉瘤：主动脉呈瘤样扩张，尤以窦部为著，管壁变薄	主动脉瓣狭窄后升主动脉扩张：主动脉瓣增厚、回声增强、开放受限、流速增快
主动脉夹层：管腔内见漂浮内膜回声，管腔分为真假两腔	先天性主动脉窦瘤：常见的主动脉窦瘤表现为一窦向外膨出，主动脉瓣环、主动脉瓣均在正常范围
主动脉瓣脱垂：主动脉瓣脱入左心室流出道，主动脉瓣反流	其他导致主动脉瓣脱垂和主动脉扩张的疾病：无马方综合征的临床表现及体征
其他：冠状动脉受累、节段性室壁运动异常、心包积液等	

（二）二叶式主动脉瓣相关的主动脉病变

二叶式主动脉瓣的人群患病率占1%~2%，将近50%的二叶式主动脉瓣患者合并有主动脉根部或升主动脉扩张。二叶式主动脉瓣患者可能合并有冠状动脉异常，包括优势支转换、左冠状动脉主干缩短（<10mm）和左回旋支异常起源于右冠窦。

超声诊断要点：

（1）左心室长轴切面可见主动脉瓣缘增厚，开放时呈圆顶状，关闭时闭合线偏离管腔中央。

（2）大动脉短轴切面可见主动脉瓣缘增厚，收缩期可见一"鱼口样"瓣口，舒张期见单一闭合线（图2-7-3-1）。

（3）当出现主动脉瓣狭窄时，多普勒超声可见收缩期高速血流射向主动脉。

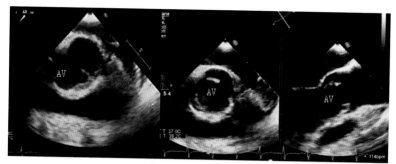

图2-7-3-1　二叶式主动脉瓣，可见主动脉瓣只存在两个瓣叶及升主动脉增宽

（三）其他的成人主动脉遗传疾病

主动脉遗传疾病相关的影像学检查要点见表2-7-3-2。

表2-7-3-2　遗传性胸主动脉瘤

病因学	主要特点
马方综合征	动脉瘤最常见于主动脉根部 典型的"洋葱头"样或"梨形"改变 窦管接合部内径相对正常 TTE是初诊与系列随访的首选影像学工具 一级亲属需要筛查
二叶式主动脉瓣	TTE是诊断、筛查与随访的首选影像学工具 可能累及升主动脉或主动脉根部 也可发生动脉瘤，即使无严重的瓣膜功能障碍 推荐一级亲属进行主动脉瓣与升主动脉的筛查
家族性胸主动脉综合征	升主动脉受累更常见 生长速度相对较快
血管型Ehlers-Danlos综合征	年轻时即发生主动脉并发症
Loeys-Dietz综合征	普遍的进行性血管病变 主动脉根部瘤的发生率达48% 与其他遗传性主动脉疾病如马方综合征和二叶式主动脉瓣相比，其夹层可发生在内径较小的动脉
特纳综合征	与二叶式主动脉瓣相关 动脉瘤最常见发生在升主动脉

（参考2015年ASE/EACVI《成人胸主动脉疾病多模态成像》）

第四节　主动脉缩窄

一、概述

主动脉缩窄被认为是一种复杂的血管疾病，而不仅仅是主动脉内径缩窄。它最常发生于左锁骨下动脉远端的降主动脉。主动脉缩窄占先天性心脏病的5%~8%。主动脉缩窄使向身体下部的血流减少，表现为过早的出现高血压和充血性心衰，也可能在晚年因寻找高血压病因时而被发现。

二、定义及诊断标准

主动脉缩窄表现为主动脉管腔内出现局限性束腰样缩窄或较长段的管样缩窄。大多发生在主动脉弓降部（峡部），主动脉管腔呈现局限缩窄，缩窄处管壁可呈隔膜样或嵴样突入主动脉腔内。临床特征包括上肢高血压、下肢低血压，上下肢压差增大（>20mmHg提示存在主动脉缩窄）。心导管测量压差>20mmHg表示主动脉缺乏发育良好的侧支，血管造影仍是许多中心在手术或介入治疗前后评估主动脉缩窄的"金标准"。

三、超声诊断常用指标及诊断要点

主动脉缩窄超声诊断要点见表2-7-4-1。

表 2-7-4-1　主动脉缩窄超声诊断要点

诊断要点	超声心动图表现
明确缩窄位置	通常左侧锁骨下动脉远端部位的主动脉腔内局限性缩窄
多普勒超声	缩窄部位呈现五彩高速血流，探测收缩期的加速血流/压差及持续至舒张期，发现狭窄远端的异常低速血流信号
邻近主动脉管腔	主动脉缩窄后可有扩张
室壁结构	左心室壁肥厚

超声心动图可显示主动脉缩窄的部位、范围、狭窄处远端的结构，以及左心室功能、室壁肥厚以及相关心腔内异常（图2-7-4-1）。MRI和CT是评估整个主动脉的首选无创方法，两者均能发现动脉瘤、再狭窄或残余狭窄等并发症。

四、常用分型（适应于存在动脉导管患者）

导管前型：缩窄位于动脉导管开口前。

导管后型：缩窄位于动脉导管之后。

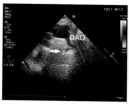 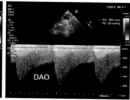 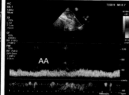

图2-7-4-1 降主动脉近心段可见发育不良及明显缩窄，降主动脉血流速度约为3.8m/s，右图为腹主动脉血流信号，由于胸降主动脉管腔内明显狭窄（箭头），腹主动脉显示为单向低速连续性血流信号。DAO. 降主动脉；AA. 腹主动脉

五、鉴别诊断

（1）主动脉弓中断：表现为主动脉弓与降主动脉间连续性中断，彩色多普勒显示主动脉弓中断处无血流信号及高速血流频谱。

（2）主动脉瘤及瘤样扩张：扩张的主动脉近端内径无明显缩窄，彩色多普勒显示主动脉内无五彩血流及高速湍流血流信号。

Key Points and Suggestions（要点及建议）

1. 主动脉缩窄表现为主动脉某一节段内径局限性缩窄，缩窄两端压差≥20mmHg提示存在主动脉缩窄，常见于主动脉峡部，可分为导管前型和导管后型。
2. 多普勒超声在缩窄部位可见高速湍流信号。
3. 主动脉缩窄患者可同时伴有升主动脉扩张、降主动脉缩窄后扩张、左心室壁肥厚等。

第五节 主动脉粥样硬化性病变

一、概述

主动脉粥样硬化性病变是一类病变的总称，包括血栓栓塞性主动脉疾病、机动性主动脉血栓、粥样硬化性主动脉闭塞、钙化主动脉、珊瑚礁主动脉五个病变。

二、定义及诊断标准

1. 血栓栓塞性主动脉疾病

主动脉斑块继发炎症、纤维沉积、表面侵蚀和继发血栓可引起血栓性或粥样硬化性栓塞。

2. 机动性主动脉血栓

常发生于没有主动脉弥漫性粥样硬化的年轻患者，一旦脱落可导致分支动脉如外周动脉栓塞、内脏动脉栓塞及颅内动脉栓塞等，使供血的终末器官出现缺血。

3. 粥样硬化性主动脉闭塞

好发于肾下段腹主动脉，可导致截肢或死亡的风险，广泛的侧支形成可防止急性缺血现象的发生。主动脉全程，尤其是腹主动脉可呈现弥漫性粥样硬化改变，包括管壁增厚、不规则斑块，甚至多发溃疡形成。

4. 钙化主动脉

主动脉管壁弥漫性钙化形成僵硬的、似蛋壳样的主动脉管壁为特点。钙化主动脉分为两型，Ⅰ型：累及升主动脉的钙化主动脉（Ⅰa：累及全部升主动脉，术中无法钳闭；Ⅰb：累及部分升主动脉，术中虽可钳闭，但增加手术并发症风险）；Ⅱ型：只累及主动脉弓或降主动脉的钙化主动脉。

5. 珊瑚礁主动脉

珊瑚礁主动脉是一种非常罕见的腹主动脉严重钙化病变，仅见个案报道。其特征是凸向管腔内的似"珊瑚礁"样的团状钙化，好发于肾动脉旁和肾上段腹主动脉，可引起腹主动脉和分支动脉的重度狭窄甚至闭塞。

三、超声诊断常用指标及诊断要点

二维超声可直接显示内膜变化和粥样硬化斑块的部位、大小、形态、回声等。软斑块通常形态欠规则，为较强或等回声；硬斑形态规则，轮廓清晰，为强回声，后方伴声影；血栓为较均匀低回声，表面光滑，动态观察结构较松散。TEE由于距离心脏较近，并避免了肺部气体和胸骨柄的干扰，可以更加清晰地探查主动脉弓病变。

四、分级标准

主动脉粥样硬化病变严重程度评分系统见表2-7-5-1。

表 2-7-5-1　主动脉粥样硬化严重程度评分系统

评分	严重程度	特征（粥样斑块厚度及范围）
1	正常	内膜厚度<2mm
2	轻度	轻度（局灶或弥漫）内膜厚度2~3mm
3	中度	粥样斑块>3~5mm（无活动或溃疡斑块）
4	重度	粥样斑块>5mm（无活动或溃疡斑块）
5	复杂型	评分2、3、4伴有活动或溃疡斑块

（参考2015年ASE/EACVI《成人胸主动脉疾病多模态成像》）

五、鉴别诊断

主动脉粥样硬化性病变包含5种疾病或病变，主要是互相之间的鉴别诊断。

1．血栓栓塞性主动脉疾病

老年人好发，管壁见主动脉弥漫或散在的粥样硬化病变，可见继发血栓形成并不规则凸向管腔，不会导致主动脉完全闭塞，仅有时见分支动脉因血栓栓塞而闭塞。

2．机动性主动脉血栓

为孤立病变，其余节段主动脉管壁通常正常，或仅有轻度粥样硬化改变。

3．钙化主动脉

主动脉管壁的粥样硬化病变以钙化斑块为主，致管壁呈现蛋壳样改变。

4．粥样硬化性主动脉闭塞

主动脉全程，尤其是腹主动脉可呈现弥漫性粥样硬化改变，包括管壁增厚、不规则斑块，甚至多发溃疡形成。

5．珊瑚礁主动脉

好发于肾旁及肾上段腹主动脉，其特征是凸向管腔内的似"珊瑚礁"样的团状钙化。

Key Points and Suggestions（要点及建议）

1. 主动脉粥样硬化性病变是5种病变的总称，其病理及影像学表现既有重叠又有各自的特点，影像科医师应认识这类疾病并在临床工作中做出正确的诊断。
2. 超声和高分辨MRI对于斑块性质的识别具有重要的临床价值。

参考文献

[1] Raimund Erbel, Victor Aboyans, Catherine Boileau, et al. 2014 ESC Guidelines on the diagnosis and treatment of aortic diseases. European Heart Journal, 2014, 35(41): 2873-2926.

[2] Steven A, Goldstein, Co-Chair, et al. Multimodality imaging of Diseases of the thoracic Aorta in Adults: From the American Society of echocardiography and the European Association of Cardiovascular imaging Endorsed by the Society of Cardiovascular Computed Tomography and Society for Cardiovascular Magnetic Resonance. J Am Soc Echocardiogr, 2015, 28(2): 119-182.

[3] Triulzi MO, Gillam LD, Gentile F, et al. Normal Adult Cross-Sectional Echocardiographic Values: Linear Dimensions and Chamber Areas. Echocardiography, 1984, 1: 403-426.

[4] Wolak A, Gransar H, Thomosn LEJ, et al. aortic Size Assessment by Noncontrast CardiacComputed Tomography: Normal Limits by Age, Gender, and Body Surface Area. JACC Cardiovasc imaging, 2008, 1(2): 200-209.

（徐宁）

第八章　常见先天性心脏病

第一节　房间隔缺损与卵圆孔未闭

一、概述

心房间交通约占先天性心脏病的6%~10%，在新生儿中发生率为1∶1500。其中包括房间隔缺损（ASD）和卵圆孔未闭（PFO）。房间隔缺损是最常见的非发绀型先天性心脏病，占新生儿的0.1%，而在成人中有临床意义的明显分流的有30%~40%。其次PFO更为常见，在成年人群中超过20%~25%。

通过超声心动图对房间隔正常解剖和病变的认识和显示不断提高，对病变的适时干预变得尤为重要。2010年欧洲心脏协会起草关于成人先天性心脏病治疗指南，2011年中华医学会内科心血管分会起草《常见先天性心脏病介入治疗中国专家共识》，2015年美国超声心动图协会（ASE）和心脏造影及介入学会联合发表了《超声心动图评估房间隔缺损和卵圆孔未闭的指南》，2017年欧洲心血管成像协会和美国超声心动图协会联合发布了《三维超声心动图在先天性心脏病评估的专家共识》。2018年10月国家卫生健康委员会国家心外介入质控专家组、国家心血管病医疗质量控制中心心外介入专家联合发布《单纯超声心动图引导经皮介入技术中国专家共识》等均明确提出了房间隔缺损和卵圆孔未闭的诊疗方案。

二、定义及诊断标准

心房间交通是指原始房间隔在胚胎发育过程中，发生、吸收和融合出现异常，致使左心房与右心房之间留有交通。房间隔缺损和卵圆孔未闭都属心房间交通。

房间隔包括原发隔、继发隔和房室通道间隔（即心内膜垫）。原发隔和体静脉融合形成上、下腔的流入道，静脉窦间隔是房间隔的附属部分，分割右肺静脉和上腔静脉及右心房后部。冠状静脉窦是通过冠状静脉窦间隔与左心房分割出来。房间隔的前上部分与右冠窦紧密毗邻。上述间隔的缺失，导致左心房和右心房直接或间接交通即房间隔缺损（ASD）。

卵圆孔未闭（PFO）是原发隔与继发隔间的潜在腔隙，在出生后未发生解剖性闭合（一般在出生后2个月内）。主要通过经胸超声或经食管超声及发泡（声学造影）试验证实，并结合患者有头痛、头晕、腔隙性脑梗、矛盾性栓塞病史确定有无卵圆孔未闭的存在。

三、超声诊断及鉴别诊断要点

（一）房间隔缺损及卵圆孔未闭的诊断要点及鉴别要点（表2-8-1-1，图2-8-1-1）

表 2-8-1-1　房间隔缺损及卵圆孔未闭的诊断及鉴别要点

	房间隔缺损	卵圆孔未闭
房间隔	中断	分离
发生位置	房间隔上任何位置	中部偏下的卵圆窝处
右心大小	一般增大	正常
房水平分流	左向右为主，严重肺动脉高压时，右向左分流	根据左、右心房压力变化出现左向右分流或右向左分流
三尖瓣反流	常有，用于估测肺动脉压	可有可无
右心声学造影	造影剂通过房间隔迅速进入左心房内或负性显影	造影剂可通过卵圆孔进入左心房，但一般都需要进行Valsalva动作增加右心房压力，可观察到造影剂进入左心房
超声技术的选择	TTE	TEE+右心声学造影

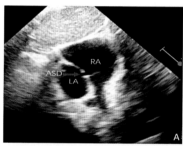 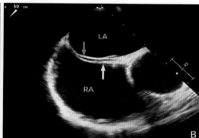

图 2-8-1-1　房间隔缺损与卵圆孔未闭的鉴别诊断

A. TTE 检查显示的剑突下双心房心切面，可见房间隔缺损，房间隔中部回声中断，两个断端明确（红色箭头）；
B. TEE 检查显示的卵圆孔未闭，绿色箭头 . 原发房间隔；黄色箭头 . 继发房间隔，两层房间隔之间分离，可见缝隙

（二）TTE及TEE评估房间隔缺损的切面及封堵要点

房间隔缺损主要超声诊断依据是可以见到房间隔连续性中断，房水平的分流信号，以及间接征象右心扩大，肺动脉增宽等。TTE及TEE可以帮助介入封堵术前筛选患者。以下是超声筛选标准：年龄3岁以上；继发孔ASD缺损直径≥5mm，伴右心容量负荷增加，直径≤36mm伴左向右分流；缺损边缘至冠状静脉窦，上、下腔静脉及肺静脉的距离≥5mm，至房室瓣≥7mm；房间隔总长满足大于封堵伞左侧伞直径；不合并需要外科手术的其他畸形。排除标准：原发孔ASD及静脉窦型ASD，心内膜炎及出血性疾患，腔静脉异常，重度肺动脉高压，心房内血栓，肺静脉异位引流，合并其他瓣膜病或心内畸形需要外科手术矫治（表2-8-1-2，表2-8-1-3）。

表 2-8-1-2　TTE 评估房间隔缺损的切面及封堵要点

切面	图例	解剖	术中评估
剑突下长轴（冠状位）或左前倾45°		右肺静脉侧残端，ASD大小，房间隔总长	封堵器的位置，与右肺静脉的关系，评估残余漏
剑突下短轴（矢状位）		ASD缺损直径，上腔静脉侧边缘，下腔静脉侧边缘	封堵器的位置，与上腔和下腔静脉的关系
心尖四腔心		距房室瓣距离，右心室扩大程度，三尖瓣反流估测肺动脉压力	封堵器位置，与房室瓣关系
胸骨旁短轴		主动脉侧和房后壁残端，缺损大小，右心室功能评估	封堵器和主动脉瓣关系，评估对主动脉环抱还是挤压，封堵器与房后壁的关系

（参考2015年美国ASE超声心动图评估房间隔缺损和卵圆孔未闭的指南）

表 2-8-1-3　TEE 评估房间隔缺损的切面及封堵要点

切面	图例	房间隔解剖	术中评估	角度	探头位置
基本横切面		上腔静脉、上方的主动脉、右上肺静脉	封堵器与房顶的关系	0° 15° 30° 45°	食道中上段
四腔心		后部，距房室瓣边缘，ASD最大径	封堵器与房室瓣的关系	0° 15° 30°	食道中段
短轴		后部和主动脉侧边缘，ASD最大径	封堵器与主动脉和房后壁关系	30° 45° 60° 75°	食道中上段
双腔静脉		上腔静脉边缘和下腔静脉侧边缘，ASD最大径	封堵器与右心房顶关系	90° 105° 120°	食道中上段，深胃底
长轴		左心房顶	封堵器与左心房顶关系	120° 135° 150°	食道中上段

（参考2015年美国ASE超声心动图评估房间隔缺损和卵圆孔未闭的指南）

四、常用分型及标准

根据2010年ESC关于成人先天性心脏病指南建议的分型：可分为继发孔型（即中央Ⅱ孔型）、原发孔型、静脉窦上腔型、静脉窦下腔型、无顶冠状静脉窦。此外，2015年ASE指南还提及了共同心房和房间隔瘤（ASA）的分型（图2-8-1-2，表2-8-1-4）。

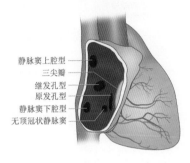

静脉窦上腔型
三尖瓣
继发孔型
原发孔型
静脉窦下腔型
无顶冠状静脉窦

图 2-8-1-2 房间隔缺损的解剖分型模式图
继发孔型、静脉窦型（包括上腔型，下腔型）、原发孔型、无顶冠状静脉窦。
（参考2010年ESC及2015年ASE超声心动图评估房间隔缺损和卵圆孔未闭的指南）

表 2-8-1-4 房间隔缺损各种分型解剖及超声特点

分型	所占百分比	解剖位置	超声特点
继发孔型ASD	80%	卵圆窝及它的周边房间隔组织	卵圆形或圆形，大小形态变异大，几毫米甚至超过3厘米，可随年龄和心脏生长而变大
原发孔型ASD（图2-8-1-3）	15%	房室间隔缺损的一部分，位于房间隔与房室瓣交界处	也称部分型房室间隔缺损、部分型心内膜垫缺损，常伴房室瓣畸形，缺损边缘靠近房室瓣，不适合介入封堵
静脉窦上腔型（图2-8-1-4）	5%	上腔静脉入右心房处	常合并部分或完全的右肺静脉异位引流入右心房，对于右上肺静脉直接连接上腔静脉可接受Warden手术
静脉窦下腔型（图2-8-1-5）	<1%	下腔静脉入右心房处	也可合并右中和/或右下肺静脉的畸形引流，房间隔下腔静脉侧无残端
无顶冠状静脉窦（图2-8-1-6）	<1%	邻近左心房的冠状静脉窦壁部分或完全缺失	左心房的血通过冠状静脉窦壁的缺损进入冠状静脉窦，进而回流入右心房。冠状静脉窦间隔缺损合并上腔静脉称为Raghib综合征
共同心房（图2-8-1-7）	/	房间隔所有组织结构消失，包括继发房间隔、原发房间隔、房室间隔交界组织。常见于心脏异位综合征	
房间隔瘤（图2-8-1-8）	2%~3%	房间隔组织薄弱过长或形成囊袋样结构，活动度增加	房间隔向右心房侧弯曲位移超过10mm或房间隔左、右摆动距离两者相加超过15mm。和卵圆孔未闭的存在、卵圆孔的扩大、不明原因脑卒中和其他栓塞事件相关。与多发的缺损如筛孔型ASD有关

（参考2010ESC成人先天性心脏病及2015年ASE超声心动图评估房间隔缺损和卵圆孔未闭的指南）

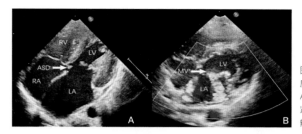

图 2-8-1-3 原发孔型房间隔缺损
A. 显示房间隔缺损（箭头）紧邻房室瓣；B. 伴有二尖瓣前叶裂隙（箭头）

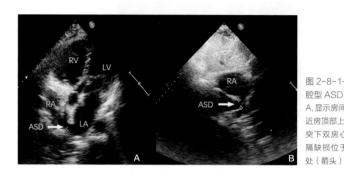

图 2-8-1-4 静脉窦上腔型 ASD
A. 显示房间隔缺损（箭头）近房顶部上腔静脉处；B. 剑突下双房心切面显示房间隔缺损位于上腔静脉入口处（箭头）

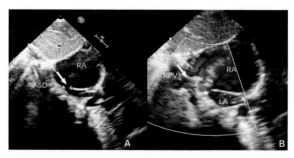

图 2-8-1-5 静脉窦下腔型 ASD
A. 显示房间隔缺损（箭头）近下腔静脉处；B. 显示右下肺静脉同时进入右心房内（箭头），即房缺合并右下肺静脉异位引流

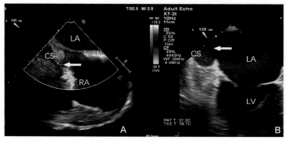

图 2-8-1-6 无顶冠状静脉窦
A. TEE 检查所示冠状静脉窦（CS）增宽，并血流信号增强（箭头）；B. TEE 检查所示冠状静脉窦（CS）增宽，左心房与冠状静脉窦之间回声中断（箭头）

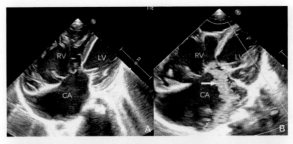

图2-8-1-7 共同心房
A. 显示房间隔完全消失，为共同心房（CA）；B. 显示共同房室瓣大量反流信号（箭头）

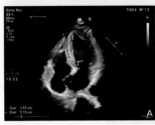
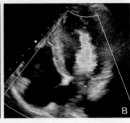

图2-8-1-8 房间隔瘤
A. 测量房间隔瘤范围约为31×15mm；B. 彩色多普勒显示房间隔未见明显回声中断

五、规范化超声评估、临床诊疗流程

房间隔缺损和卵圆孔未闭的诊断需要严格按照诊断流程，才可减少漏诊和误诊。2015年ASE超声心动图评估房间隔缺损和卵圆孔未闭的指南强调了以下几点。

（1）通过经胸、经食管和心腔内超声多途径，采用传统二维超声、多普勒超声及三维超声技术，实现对房间隔的最佳评估方法；

（2）加强对正常房间隔、异常房间隔、房间隔缺损、房间隔瘤、卵圆孔未闭的超声特征的认识，注重操作实践；

（3）认识各种技术对房间隔评估的优缺点；

（4）对于评估房间隔缺损、房间隔瘤及卵圆孔未闭的标准化流程及标准图像的取舍；

（5）房间隔缺损、房间隔瘤及卵圆孔未闭超声评估的临床意义和预后，包括房间隔评估、房室大小及肺循环状况；

（6）评估筛选可采用的手术治疗方法，如房间隔的介入封堵；

（7）对房间隔的外科修补和介入封堵术后评估其特征及其他潜在表现。

完整的ASD或PFO评估需要包括：确定存在心房间交通、定量缺损的大小和形状、分流的方向、分流程度、心腔的重构、心腔的大小和功能的改变、肺循环状态。TTE作为评估房间隔的最广泛应用的超声检查手段，作为首选检查方法，检出及诊断房间隔异常，包括PFO、ASD和ASA。三维TEE可以改进PFO和ASD的显示，评估边缘和毗邻结构，引导经皮介入封堵治疗。ASD或PFO的诊断流程见图2-8-1-9。

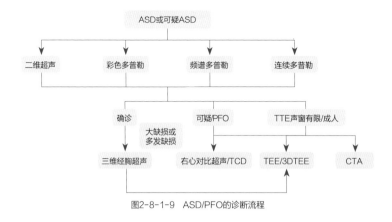

图2-8-1-9 ASD/PFO的诊断流程

六、ASD的鉴别诊断

1. 假性回声脱失

房间隔中部卵圆窝处回声菲薄，心尖四腔心切面二维声像图似可见回声中断/脱失，此时一定多切面扫查，采用非标准四腔心、短轴、剑突下切面确认有无过隔血流，以避免超声检查出现假阳性。

2. 假性穿隔血流

在四腔位和大动脉短轴切面，下腔静脉血流冲击房间隔后折返，形成房间隔右侧面的过隔血流假象。同时，房间隔左侧的肺静脉血流冲击房间隔左侧与房间隔右侧折返的腔静脉血流形成连续穿隔的假象，需要仔细甄别。

3. 肺动脉瓣狭窄

房间隔缺损的分流导致右心前负荷增加，产生相对性的肺动脉瓣狭窄，血流偏快，需要与真正的肺动脉瓣狭窄进行鉴别，注意肺动脉瓣形态有无增厚及瓣叶活动度。

4. 肺静脉异位引流

一支或两支的部分型肺静脉异位引流会引起右心扩大，应注意异位引流口，此时房水平仍然为左向右分流；而完全型肺静脉异位引流，左心明显小，房水平右向左分流，应注意查找肺静脉的开口。

七、ASD治疗干预指征（表2-8-1-5）

表 2-8-1-5 ASD 的治疗干预指征

指征	推荐级别	证据级别
明显分流（右心容量负荷）并肺阻力<5wood，不管是否有症状	I 级	B类

续表

指征	推荐级别	证据级别
对适合介入封堵的继发孔ASD选择介入手术	Ⅰ级	C类
所有ASD，不论大小，只要存在可疑矛盾性栓塞（除外其他病因）应该考虑干预	Ⅱa级	C类
肺阻力≥5wood但＜2/3体循环阻力或肺动脉压＜2/3体循环压（基线或血管扩张剂NO或靶向药治疗后）并且左向右净分流（Qp：Qs＞1.5）可考虑干预	Ⅱb级	C类
手术禁忌：合并Eisenmenger综合征者	Ⅲ级	C类

（参考2010年ESC对成人先天性心脏病处理的指南）

Ⅰ级. 指已证实和/或一致公认有益、有用和有效的操作或治疗；Ⅱ级. 指有用和/或有效的证据尚有矛盾或存在不同观点的操作或治疗；Ⅱa级. 有关证据/观点倾向于有用和/或有效，应用这些操作或治疗是合理的；Ⅱb级. 有关证据/观点尚不能被充分证明有用和/或有效，可考虑应用；Ⅲ级. 指已证实和/或一致公认无用和/或无效，并对一些病例可能有害的操作或治疗，不推荐使用。对证据来源的水平表达如下：证据水平B：资料来源于单项随机临床试验或多项非随机对照研究。证据水平C：仅为专家共识意见和/或小型临床试验、回顾性研究或注册登记

Key Points and Suggestions（要点及建议）

1. 指南要求必须掌握房间隔的解剖及胚胎发育，包括原发隔、继发隔和房室通道间隔（即心内膜垫）。

2. 房间隔缺损（ASD）及卵圆孔未闭（PFO）的鉴别要点在于房间隔回声中断还是分离。

3. 根据2010年ESC关于成人先天性心脏病指南建议的分型：可分为继发孔型（即中央Ⅱ孔型）、原发孔型、静脉窦上腔型、静脉窦下腔型、无顶冠状静脉窦。此外，2015年ASE指南还提及了共同心房和房间隔瘤（ASA）的定义和分型。

4. 共同心房的定义是房间隔所有组织结构消失，包括继发房间隔、原发房间隔、房室间隔交界组织，常见于心脏异位综合征。房间隔瘤的定义是房间隔向右心房侧弯曲位移超过10mm或房间隔左右摆动距离两者相加超过15mm。ASA与卵圆孔未闭的存在、卵圆孔的扩大、不明原因脑卒中和其他栓塞事件相关，与多发的缺损如筛孔型ASD有关。

5. 对房间隔缺损必须做出分型诊断，对采用介入还是外科手术有所帮助。

6. 对中央型房间隔缺损仔细评估介入封堵的可行性，测量ASD距二尖瓣、主动脉、上腔静脉、下腔静脉、右上肺静脉、冠状静脉窦的距离，测量房间隔总长。

7. TTE和TEE规范化评估房间隔缺损/PFO的诊断流程及鉴别诊断。

8. 掌握指南中提及的ASD的干预指征。

参考文献

[1] Silvestry FE, Cohen MS, Armsby LB, et al. Guidelines for the Echocardiographic Assessment of Atrial Septal Defect and Patent ForamenOvale: From the American

Society of echocardiography and Society for Cardiac Angiographyand interventions. J Am Soc Echocardiogr, 2015 Aug, 28(8): 910-958.

[2] Baumgartner H, Bonhoeffer P, De Groot, et al. ESC Guidelines for the management of grown-up congenital heart disease (new version 2010). Eur Heart J, 2010 Dec, 31(23): 2915-2957.

[3] 中国医师协会心血管内科分会先天性心脏病工作委员会. 常见先天性心脏病介入治疗中国专家共识一、房间隔缺损介入治疗[J]. 介入放射学杂志, 2011, 20(1): 3-9.

[4] Simpson J, Lopez L, Acar P, et al. Three-dimensional echocardiography in Congenital Heart Disease: An Expert Consensus Document from the European Association of Cardiovascular imaging and the American Society of echocardiography. J Am Soc Echocardiogr, 2017 Jan, 30(1): 1-27.

[5] 国家卫生健康委员会国家心外介入质控专家组, 国家心血管病中心医疗质量控制中心心外介入专家组. 单纯超声心动图引导经皮介入技术中国专家共识[J]. 中国循环杂志, 2018, 33(10): 943-952.

[6] 中国医师协会心血管内科分会先天性心脏病工作委员会. 常见先天性心脏病介入治疗中国专家共识. 房间隔缺损介入治疗[J]. 介入放射学杂志, 2011, (1): 3-9.

第二节 室间隔缺损

一、概述

室间隔缺损（VSD）是一种简单先天性心脏畸形，可单独发生，或与其他简单畸形或复杂畸形合并出现。VSD是最常见的先天性心脏病，在新生儿发病率30%~40%，常常可自行闭合，多数容易诊断，在成人前得到治疗，约1/3的室间隔缺损需要手术闭合。成年室间隔缺损患者不出现SBE（亚急性感染性心内膜炎）不接受手术者，5年生存率为95.5%。Neumayer等报道小室间隔缺损患者中1/4可能出现严重并发症，如主动脉瓣反流、SBE，其中10.6%需要外科手术。2008年ACC/AHA指南建议成人VSD进行手术闭合的指征是肺循环/体循环流量（Qp/Qs）＞2.0并左向右分流，出现左心室容量负荷增加或感染性心内膜炎。

二、定义及分型

室间隔缺损指在左、右心室腔之间出现的异常的通道，导致心室水平产生异常血流分流；本节主要针对单纯室间隔缺损（不合并其他心脏畸形）进行介绍。当单纯性室间隔缺损为非限制性（一般来说，缺损大于5mm或者大于主动脉瓣环径的1/2）时，心脏会发生明显血流动力学改变，会导致一系列左心扩大，乃至后期肺动脉压力逐渐升高，导致全心扩大，心功能减低。

目前室间隔缺损的分型较为混乱，其中根据ASE综合评估超声心动图文中分型分为：膜周部、肌部、流出部及流入部型的室间隔缺损。此外还有对位不良型室间隔缺损，常指法洛四联症、右心室双出口中对位不良的室间隔缺损。美国胸外科STS和国际对VSD分型的标准：将VSD分4型，1型：动脉下；2型：膜周型；3型：流入道型；4型：肌部（表2-8-2-1，图2-8-2-1）。根据室间隔缺损的解剖部位：流入道室间隔、流出道室间隔和肌部缺损。国际先天性心脏病命名系统将室间隔分为四型：1型，漏斗部缺损；2型，膜周部缺损；3型，房室通道型缺损；4型，肌部缺损；特殊类型，左心室-右心房通道及多发缺损。室间隔缺损命名荟萃见表2-8-2-2。

表 2-8-2-1　ASE 室间隔缺损分型的解剖及超声诊断要点

超声分型	所占比例	解剖要点	超声诊断要点
膜周部	60%以上	从膜部延伸至周围的流入部、小梁部或流出部	近三尖瓣和主动脉瓣，粘连常形成膜部瘤，包括膜部及周围部分流入道，流出道及肌部组织
肌部或小梁部	15%~20%	缺损周边完全被肌肉围绕（占室间隔大部分）	也包括流入道、流出道及小梁部。位置多变，经常为多发缺损
流出部	5%	位于半月瓣下方的流出部间隔或圆锥间隔，包括嵴上/双动脉瓣下/漏斗部/圆锥部	常常伴主动脉瓣脱垂，尤其右冠瓣，可引起主动脉瓣反流。流出部缺损不易闭合
流入部	较少	房室瓣下方的流入道室间隔	典型的发生于唐氏综合征

表 2-8-2-2　其他 VSD 的常用系统命名荟萃

CHS 数据库	Van Praagh 等	Anderson 等	Hagler 等	朱晓东等分型
膜周部	圆锥-心室部	膜周流出部	膜周部	膜周部。又分为 I 型嵴下型，II 型：单纯膜部，III 型隔瓣下型
干下部	圆锥部	双动脉下	漏斗部或干下	漏斗部。又分为 I 型干下型，II 型：嵴内型
流入部	房室通道	膜周流入部	房室通道	肌部。又分为 I 型窦部，II 型：小梁部
肌部	肌部	肌部	小梁部	

CHS数据库：先天性心脏病心脏外科命名和数据库协会。

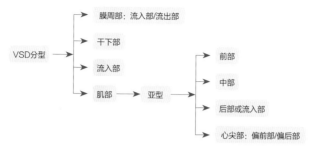

图2-8-2-1 CHS室间隔缺损的解剖分型示意图

三、超声诊断常用指标及诊断要点

VSD的临床表现取决于缺损的大小，并取决于体循环和肺循环血管阻力之间的关系。症状包括生长缓慢，发育迟缓和肺淤血。诊断可通过体格检查，超声心动图检查证实。超声可以精确评估VSD的解剖及病理生理学信息，协助做出最佳的临床决策。心导管检查提供了更多关于血流动力学的信息，特别是当人们关注肺血管阻力的增加时。对于限制型VSD成年人很少需要进行血流动力学评估以决定手术决策。在产生大量分流的VSD的婴儿中，一旦出现症状，手术闭合VSD是必要的。只有在极少数情况下需要进行肺动脉环缩。经导管封堵VSD是目前首选的方法，但对于肌部缺损，通常采用杂交手术。患者预期的长期存活率很好。室间隔缺损超声诊断常用指标及诊断要点见（表2-8-2-3，图2-8-2-2）。

表2-8-2-3 室间隔缺损超声诊断常用指标及诊断要点

诊断指标	超声诊断要点	示意图
室间隔缺损大小	采用各个切面测量室间隔回声中断大小，重点采用二维及彩色多普勒相结合准确测量室缺左心室面和右心室面的分流口大小	
室间隔缺损位置	根据分型特点确定室间隔缺损位置，从而决定手术方法右侧示意图显示室间隔缺损位于肌部	

续表

诊断指标	超声诊断要点	示意图
室水平分流速度	采用CW测量室水平分流速度，确定室间隔缺损的分流方向和分流速度，从而估算患者肺动脉压力情况	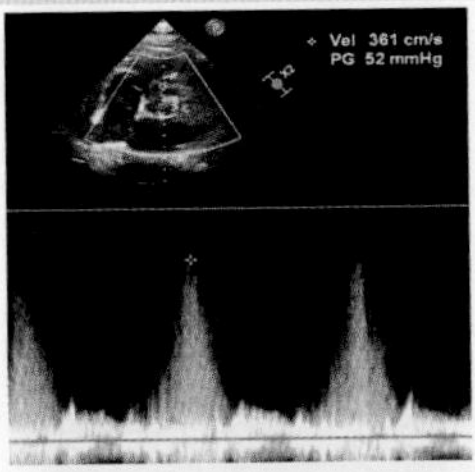
肺动脉压力估测	采用彩色多普勒及频谱多普勒评估室水平分流速度，采用肱动脉压力—室水平分流压力，估测肺动脉收缩压。右图为患者室缺双向分流，重度肺动脉高压（肺动脉内压力约等于主动脉压力）	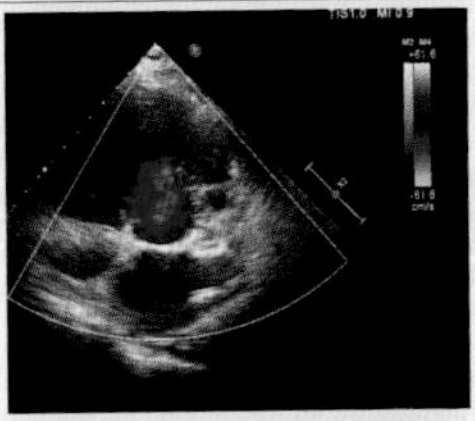
心腔大小及功能评估	采用二维、M超声测量各个心腔大小及室壁运动幅度，评估患者心腔变化及功能	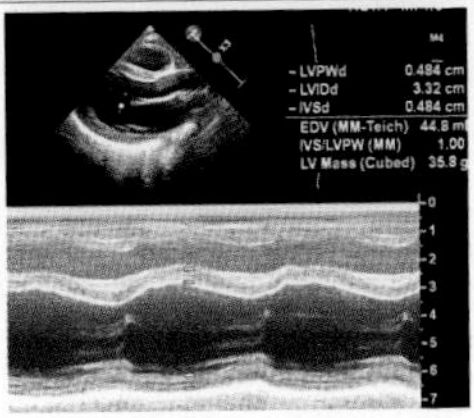

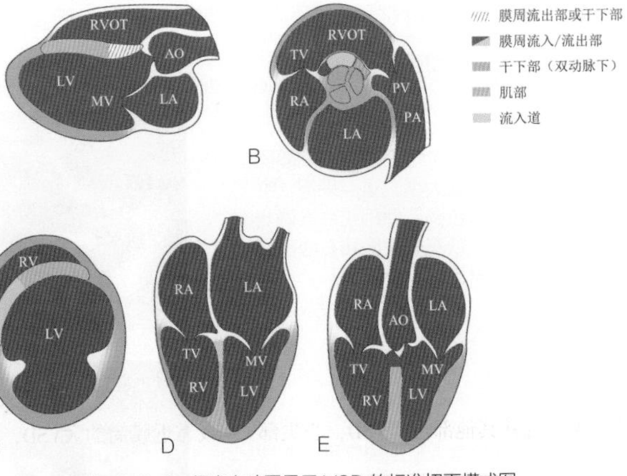

图 2-8-2-2 超声心动图显示 VSD 的标准切面模式图

A. 胸骨旁左心室长轴切面；B. 大动脉短轴切面；C. 左心室短轴切面；D. 心尖四腔心切面；
E. 心尖五腔心切面
AO：主动脉；LA：左心房；LV：左心室；RA：右心房；RV：右心室；TV：三尖瓣；
MV：二尖瓣；RVOT：右心室流出道

四、规范化超声评估、临床诊疗流程及鉴别诊断要点

（一）建议规范化超声诊断流程（图2-8-2-3）

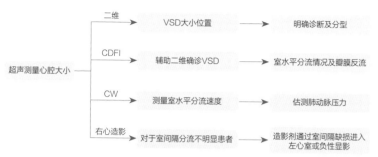

图2-8-2-3 建议超声心动图诊断室间隔缺损的流程图

（二）鉴别诊断要点

（1）假性回声失落：当具有较大室间隔缺损并合并重度肺动脉高压时，需要跟原发性肺动脉高压合并室间隔缺损处的可疑假性回声失落鉴别，这时需要仔细观察是否有过隔血流信号，必要时需要加做右心声学造影检查，如果存在室间隔缺损，部分微泡就会从室间隔缺损处进入到左心。

（2）主动脉窦瘤破裂：主动脉窦瘤破裂常可以观察到位于主动脉瓣上方的囊袋样结构，其上方可以观察到破裂的窦瘤壁，血流为连续的分流信号。但当患者同时具有室间隔缺损及脱垂的主动脉瓣反流时，情况变得复杂，需要仔细辨别分流是来自室间隔缺损还是主动脉窦瘤处。

Key Points and Suggestions（要点及建议）

1. 室间隔缺损（VSD）是一种最常见的先天性心脏病，可单独发生，或与其他简单畸形或复杂畸形合并出现。

2. 并非所有室间隔缺损患者均需要手术治疗，只约1/3的室间隔缺损需要手术闭合。2008年ACC/AHA指南建议成人VSD进行手术闭合的指征是体循环/肺循环流量（Qp/Qs）>2.0并左向右分流，出现左心室容量负荷增加或感染性心内膜炎。

3. 目前室间隔缺损的分型较为混乱，其中主流的分型有膜周部、嵴下、嵴内、干下型、肌部、流出部及流入部等型的室间隔缺损。此外还有对位不良型室间隔缺损，常指法洛四联症、右心室双出口中对位不良的室间隔缺损。其他详细分型如干下型、嵴内型见本节VSD分型。

4. 警惕膜周VSD合并其他部位的VSD，心尖部VSD或靠近膜周的大VSD，尤其合并肺动脉高压时易漏诊。

5. VSD的临床表现取决于缺损的大小、位置，并取决于体循环和肺循环血管阻力之间的关系。症状包括生长缓慢，发育迟缓，肺淤血等。超声心动图检查可以精确评估VSD的解剖及病理生理学信息，协助做出最佳的临床决策。

参考文献

[1] Neumayer U, Stone S, Somerville J. Small ventricular septal defects inadults. Eur Heart J, 1998, 19: 1573-82.

[2] Warnes CA, Williams RG, Bashore TM, et al., on behalf of American Society of echocardiography, Heart Rhythm Society, International Society for Adult Congenital Heart Disease, Society for Cardiovascular Angiography and interventions, Society of thoracic Surgeons. ACC/AHA 2008 guidelines for the management of adults with congenital heart disease: a report of the American College of Cardiology/American Heart Association Task Force on Practice Guidelines (Writing Committee to Develop Guidelines on the Management of Adults With Congenital Heart Disease). J Am Coll Cardiol, 2008, 52: e1-121.

[3] Jacobs JP, Burke RP, Quintessenza JA, et al. Congenital Heart Surgery Nomenclature and Database Project: ventricular septal defect. Ann Thorac Surg, 2000, 69: S25-35.

[4] 中国医师协会心血管内科分会先天性心脏病工作委员会. 常见先天性心脏病介入治疗中国专家共识二、室间隔缺损介入治疗[J]. 介入放射学杂志, 2011, 20(2): 87-92.

[5] Lopez L, Houyel L, Colan SD, et al. Classification of ventricular Septal Defects for the Eleventh Iteration of the International Classification of Diseases-Striving for Consensus: A Report From the International Society for Nomenclature of Paediatric and Congenital Heart Disease. Ann Thorac Surg, 2018 Nov, 106(5): 1578-1589.

[6] Stout KK, Daniels CJ, Aboulhosn JA, et al. 2018 AHA/ACC Guideline for the Management of Adults With Congenital Heart Disease: A Report of the American College of Cardiology/American Heart Association Task Force on Clinical Practice Guidelines. J Am Coll Cardiol, 2019 Apr 2, 73(12): e181-e192.

第三节 动脉导管未闭

一、概述

动脉导管未闭（PDA）是最常见的先天性心脏病之一，常与各种先天性心脏病单独或合并存在，由于分型和诊断相对简单，目前大部分指南均是针对患者的治疗和预后方面的建议。2010年ESC指南中提及成人先天性心脏病中针对PDA患者治疗干预的指征。2018年国家卫生健康委员会国家心外介入质控专家组，国家心血管病中心医疗质量控制中心心外介入专家组提出了单纯超声心动图引导经皮介入技术中国专家共识，提及了单纯超声引导经皮PDA封堵术适应证和禁忌证。

二、定义、临床特点及分型

（一）定义

动脉导管未闭指左肺动脉近端与锁骨下以远的降主动脉间存在持续交通，它在胎儿时期是肺动脉与主动脉之间的正常连接的生理通路。PDA可单独存在或与其他畸形并存。一般认为动脉导管在一年内未闭合就称为动脉导管未闭。

（二）临床特点

PDA的最初结果是左向右分流和左心室容量负荷增大。在中等以上的PDA，肺动脉压逐渐升高。中等大小的PDA成年患者，不仅容量负荷增加，肺动脉压力也明显升高（存在基因差异性）。存在大PDA的成年患者一般可以发展到Eisenmenger综合征，出现差异性低氧血症和差异性青紫（下肢青紫，而上肢红润）。动脉导管瘤形成是罕见并发症，可能使左冠脉受压。

（三）解剖及分型

动脉导管通常位于主动脉峡部和肺动脉主干分叉处偏左肺动脉侧。右位主动脉弓时PDA可位于无名动脉根部远端的主动脉与肺动脉之间，双侧导管极为罕见。导管长度与直径有较大的差异，一般形态分为三型（图2-8-3-1）。①管型，最常见，导管的降主动脉端与肺动脉端等粗；②漏斗型，较常见，导管的降主动脉端大于肺动脉端；③窗型，少见，导管的长度短，降主动脉与肺动脉几乎紧贴，管壁较薄；哑铃型与瘤形导管均罕见。

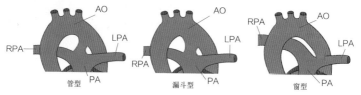

图2-8-3-1 动脉导管的分型

三、超声诊断常用指标及诊断要点

超声心动图是关键诊断工具，可以明确诊断，此外还用于了解左心室容量负荷的程度、肺动脉压力，肺动脉大小、右心改变。在Eisenmenger综合征患者PDA诊断有一定困难，可以采用右心声学造影、CMR/CT、心导管进行诊断，并评估肺动脉压力和肺阻力，决定患者是否能进行手术治疗。动脉导管未闭超声诊断常用指标及诊断要点见表2-8-3-1。

表 2-8-3-1 动脉导管未闭超声诊断常用指标及诊断要点

诊断指标	超声诊断要点	示意图
导管的大小	可在胸骨上窝或肺动脉长轴、大动脉短轴高位切面测量动脉导管的主动脉侧、肺动脉侧大小	图2-8-3-2 测量导管主动脉侧内径

续表

诊断指标	超声诊断要点	示意图
导管的形态	一般在胸骨上窝观察动脉导管形态，区分是漏斗型、管型还是窗型	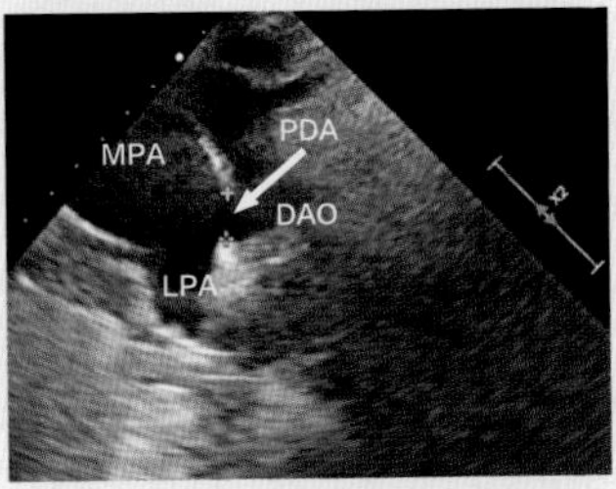 图2-8-3-3 窗型PDA
分流速度及形态	PDA的分流频谱在没有明显肺动脉高压时呈双期连续性的台阶状，峰值在收缩末期。当出现肺动脉高压时，可变为低速连续性，乃至双向低速分流信号	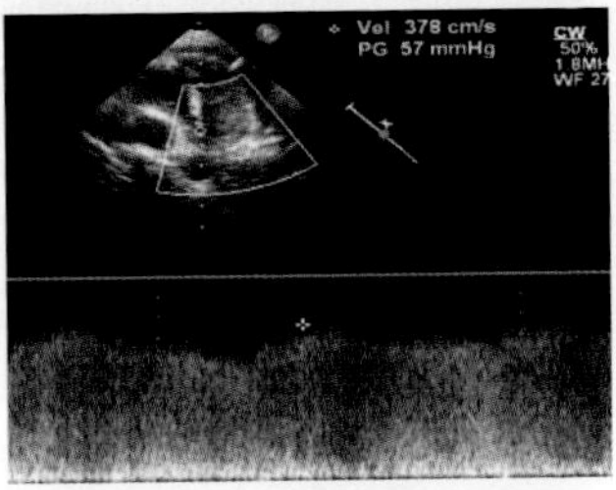 图2-8-3-4 PDA连续性分流频谱
肺动脉压力	采用彩色多普勒及频谱多普勒评估动脉水平分流速度，采用肱动脉压力—动脉水平分流压力，估测肺动脉收缩压。根据彩色多普勒观察，红色高速分流提示肺动脉压力较低，双向分流提示重度肺动脉高压	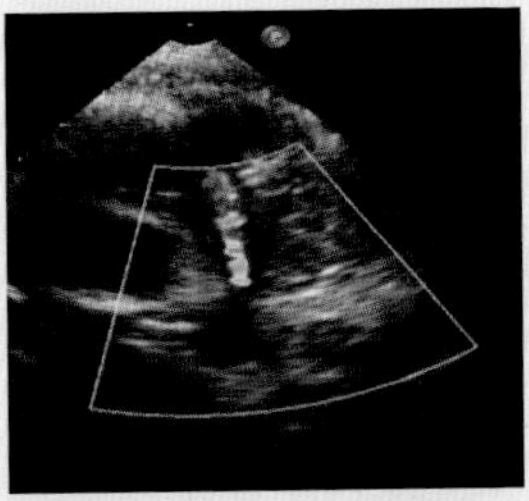 图2-8-3-5 PDA红色高速分流
心腔大小及功能	采用二维、M超声测量各个心腔大小及运动幅度，评估患者心腔变化及功能。PDA患者一般左心扩大，当肺动脉压力增高时可以出现右心扩大	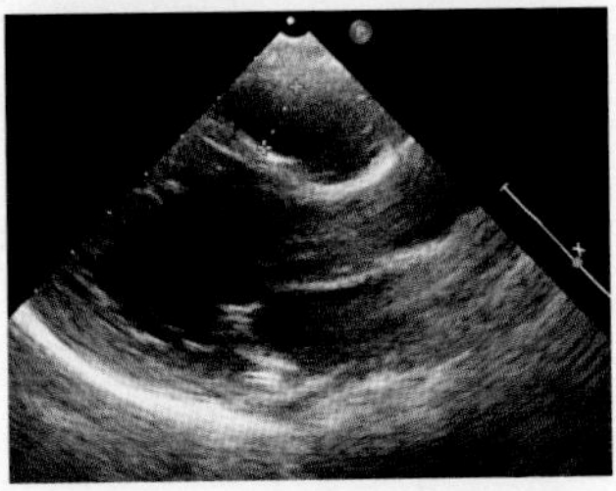 图2-8-3-6 PDA患者左心室扩大

四、规范化超声评估及鉴别诊断要点

（一）建议规范化超声诊断流程（图2-8-3-7）

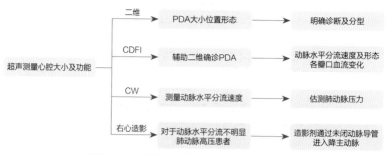

图2-8-3-7　建议超声心动图诊断动脉导管未闭的流程图

（二）鉴别要点

表2-8-3-2　PDA与常见心脏疾病的鉴别要点

鉴别疾病	共同点	不同点
主-肺动脉窗	存在动脉水平左向右分流	分流位置不同，主-肺动脉窗在升主动脉与肺动脉主干之间
冠状动脉肺动脉瘘	存在肺动脉内连续性分流	分流来自扩张的冠状动脉，分流口一般在肺动脉主干近心段
左冠状动脉异常起源于肺动脉	存在肺动脉内连续性分流	未探及正常的左冠状动脉起始部位，心肌内可存在多条侧支血流信号，右冠状动脉扩张
肺动脉瓣狭窄	某些肺动脉瓣狭窄患者由于前向高速血流信号增快，会在粗大的肺动脉主干折返出现异常红色血流信号	CW测量肺动脉内血流信号是高速的前向血流为主信号，红色血流为收缩晚期不连续血流信号

五、临床干预流程及外科/导管介入治疗要点

（一）PDA干预指征（表2-8-3-3）

表2-8-3-3　PDA需要干预的指征

指征	推荐级别	证据级别
有左心室容量负荷PDA应该闭合	Ⅰ级	C类

续表

指征	推荐级别	证据级别
合并肺动脉高压的PDA，但肺动脉压＜体循环压的2/3或肺阻力＜体循环阻力的2/3	Ⅰ级	C类
从技术层面介入封堵最佳选择	Ⅰ级	C类
考虑关闭合并肺动脉高压的PDA，肺动脉压力＞体循环压力的2/3，或肺阻力＞体循环阻力的2/3，但左向右分流Qp/Qs（肺/体循环流量）＞1.5或NO试验或治疗证实肺血管反应性	Ⅱa级	C类
持续性杂音存在的小导管（左心室正常，肺动脉压正常）建议介入封堵	Ⅱa级	C类
静默型PDA（很小的PDA，无杂音）避免手术	Ⅲ级	C类
禁忌手术：合并Eisenmenger综合征，运动介导下肢氧饱和度下降	Ⅲ级	C类

（参考2010年ESC成人先天性心脏病的管理）

（二）超声随访建议

左心室大小和功能、肺动脉压力、残余分流、相关病变。无残余分流且左心室正常大小和肺动脉压正常者，在术后6个月以后不要求规律随访，左心室功能减低和术后残余肺动脉高压的依据病情间隔1~3年随访。

（三）单纯超声引导经皮PDA封堵术适应证和禁忌证

1. 适应证

①左向右分流的漏斗型及管型PDA；②原则上年龄＞6个月，体重＞4kg；③不合并其他必须行外科手术的复杂先天性心脏病；④外科术后有PDA残余分流；⑤一般情况下，PDA最窄处直径≤4.5mm，一般选用经股动脉途径；PDA最窄处直径＞4.5mm，一般选用经股静脉途径。

2. 禁忌证

①对PDA的存在有依赖的先天性心脏病；②严重肺动脉高压并已出现右向左分流；③败血症未治愈，封堵术前1个月内患有严重感染；④合并需要外科手术的其他心脏畸形。

Key Points and Suggestions（要点及建议）

1. 动脉导管未闭指左肺动脉近端与锁骨下以远的降主动脉间存在持续交通，它在胎儿时期是肺动脉与主动脉之间的正常连接的生理通路。可单独存在或与其他畸形并存。一般认为动脉导管在一年内未闭合就称为动脉导管未闭。

2. 超声心动图是PDA关键诊断工具，可以明确诊断，此外还用于了解左心室容量负荷的程度、肺动脉压力及右心改变。

3. 动脉导管解剖位置通常位于主动脉峡部和肺动脉分叉处偏左肺动脉侧。右位主动脉弓可位于无名动脉根部远端的主动脉与肺动脉之间，双侧导管极为罕见。

4. 病理上，导管一般分为三型：管型、漏斗型、窗型。此外哑铃型与瘤形导管均罕见。

5. 对于PDA发展至Eisenmenger综合征诊断有一定困难，可以采用右心声学造影、CMR/CT、心导管进行诊断，并评估肺动脉压力和肺阻力，决定患者是否能进行手术治疗。

6. 超声随访主要关注左心室大小和功能、肺动脉压力、残余分流及相关病变。无残余分流，正常左心室大小和肺动脉压者，在术后6个月以后不要求规律随访，左心室功能减低和术后残余肺动脉高压的依据病情间隔1～3年随访。

参考文献

[1] Baumgartner H, Bonhoeffer P, De Groot, et al. ESC Guidelines for the management of grown-up congenital heart disease (new version 2010). Eur Heart J, 2010 Dec, 31(23): 2915-2957.

[2] 国家卫生健康委员会国家心外介入质控专家组，国家心血管病中心医疗质量控制中心心外介入专家组. 单纯超声心动图引导经皮介入技术中国专家共识[J]. 中国循环杂志, 2018, 33(10): 943-952.

[3] 汪曾炜, 刘维勇, 张宝仁. 心脏外科学. 第1版. 人民军医出版社, 2003.

[4] 杨浣宜主编, 超声医师培训丛书, 第四分册, 心血管超声. 第1版. 2009.

（江勇　吴伟春）

第四节　法洛四联症

一、概述

法洛四联症（TOF）是最常见的复杂型、发绀型先天性心脏病。发病率大约占先天性心脏病总数的10%。TOF只能通过外科手术治疗，目前主张早期行根治术。影响治疗效果最大的因素是肺动脉发育的情况，尤其是左右肺动脉分支，远侧分支细小者疗效差。肺动脉发育的评估是决定手术干预时机及术前制定手术策略的核心内容。2010年欧洲心脏协会推出了成人先天性心脏病处理指南。2014年美国超声心动图协会发表关于法洛四联症外科修复的多模态成像指南。2017年美国超声心动图协会和欧洲心血管成像学会联合发布三维超声心动图在先天性心脏病应用专家共识，均描述了TOF的影像学特征。

二、定义及诊断标准

法洛四联症是一个联合畸形，四联症包括四个基本解剖特征：（膜周、嵴下或干下）非限制性室间隔缺损、主动脉骑跨（一般<50%）、右心室流出道梗阻（漏斗部、瓣膜狭窄，常常两者合并出现，可合并/不合并瓣上或肺动脉分支狭窄）和右心室肥厚。而它主要的病理基础是漏斗间隔前移，从而造成了室间隔的对位不良、主动脉骑跨及右心室流出道的狭窄，右心室壁肥厚是继发性的改变（图2-8-4-1）。其他合并

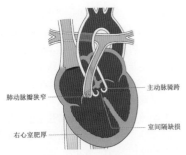

图2-8-4-1　法洛四联症示意图

畸形有：房间隔缺损、肌部室间隔缺损、右位主动脉弓，冠脉左前降支畸形（3%）、完全型房室间隔缺损（罕见，通常与唐氏综合征有关）。约15%的TOF病例存在染色体异常，表现为22q11（Di George综合征）。完整的临床诊断需要依据症状+体征+影像学检查做出诊断。

（一）症状

（1）发绀：多在生后3~6个月出现，少数到儿童或成人期出现。运动和哭闹时加重，平静时减轻。

（2）呼吸困难和缺氧性发作：多在生后6个月开始出现，活动耐力较差，活动则呼吸急促，严重者可出现缺氧性发作、意识丧失或抽搐。

（3）蹲踞：为法洛四联症患儿临床上一种特征性姿态，可缓解呼吸困难和发绀。

（二）体征

生长发育迟缓，常有杵状指、趾，多在发绀出现数月或数年后发生。胸骨左缘第2~4肋间可听到粗糙的喷射样收缩期杂音，常伴收缩期细震颤。

（三）辅助及影像学检查

（1）胸片：常常肺血偏少。

（2）心电图：右心房扩大，右心室肥厚，电轴右偏。

（3）超声心动图：显示病变的四个特征及心内合并畸形。

（4）CTA：显示病变的四个特征，尤其肺动脉发育，计算两个重要指数：Mc Goon比值和Nakata指数。CTA也可以显示体肺侧支的情况，冠脉畸形及大血管异常。CT可以了解气管及支气管情况。

Mc Goon比值：测量心包外两侧肺动脉的直径除以膈肌水平降主动脉直径，计算其比值（正常值>2.0）。单纯法洛四联症病例，Mc Goon比值>1.2适合一期矫治手术，术后预计右心室/左心室收缩期压力比值一般会≤0.5；

若Mc Goon比值≤1.0，预计术后右心室/左心室压≥0.70或0.75，术后效果差，往往出现严重的低心排出量综合征。

Nakata指数：测量心包外两侧肺动脉的横切面积除以体表面积（正常值≥330mm²/m²）。该指数≥150mm²/m²时，适合进行法洛四联症一期矫治手术。

（四）心血管造影检查

不作为首选，主要明确肺动脉的压力、肺动脉发育和侧支情况。

三、超声诊断常用指标及诊断要点

超声心动图是目前诊断诊断TOF的首选方法。可以评估TOF的基本特征，包括室间隔缺损的大小、位置、分流方向，主动脉骑跨的程度，右心室流出道梗阻的类型、程度，肺动脉瓣及分支发育情况，右心室肥厚情况。其他合并畸形的检出包括房间隔缺损、动脉导管未闭、肌部室间隔缺损，右位主动脉弓、房室间隔缺损、肺静脉异位引流、冠脉畸形、体肺侧支血管等（表2-8-4-1）。

表2-8-4-1 法洛四联症超声诊断常用指标及诊断要点

诊断指标	超声诊断要点	示意图
室间隔缺损	采用各个切面测量室间隔位置、回声中断大小，缺损通常较大，常位于膜周或嵴下部，采用二维准确测量室缺前后径、左右径。多普勒显示室水平双向分流	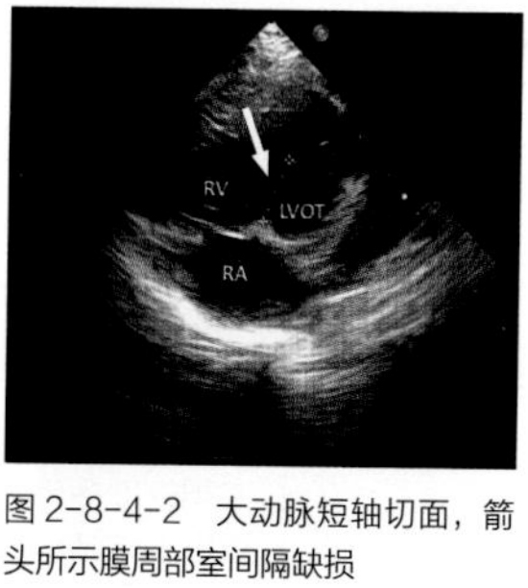 图2-8-4-2 大动脉短轴切面，箭头所示膜周部室间隔缺损
主动脉骑跨	主动脉增宽前移，骑跨在室间隔上 胸骨旁左心室长轴切面，舒张末期，二尖瓣刚闭合时测量 主动脉骑跨率=主动脉前壁至室间隔右心室面距离/主动脉根部内径×100%	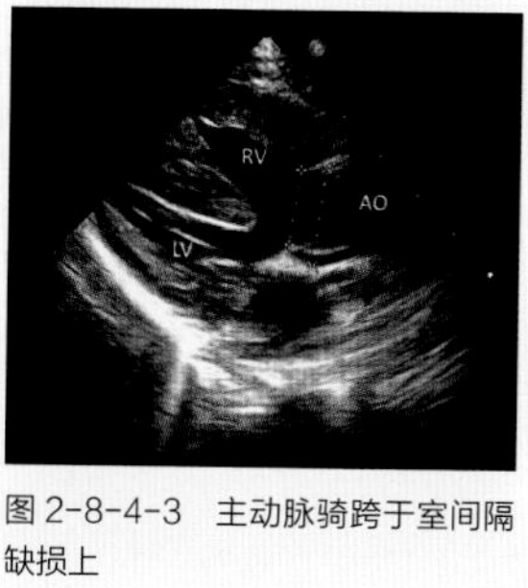 图2-8-4-3 主动脉骑跨于室间隔缺损上

续表

诊断指标	超声诊断要点	示意图
右心室流出道狭窄	由于漏斗部间隔前移，右心室流出道变窄，并常常伴有右心室壁增厚，异常肌束	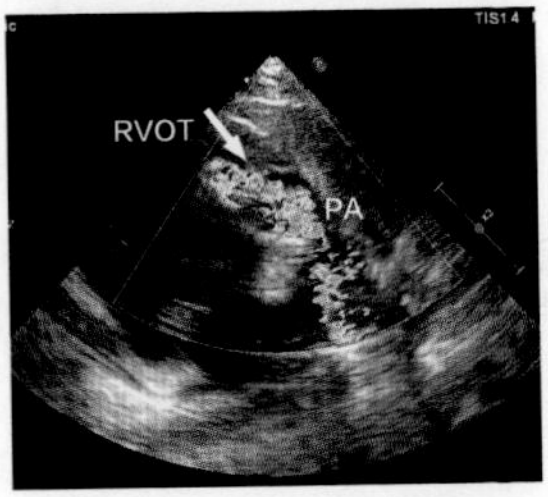 图 2-8-4-4　大动脉短轴切面，右心室流出道及肺动脉内充满高速花彩血流信号
肺动脉狭窄	肺动脉瓣、肺动脉主干及左右肺动脉分支均可以狭窄。 肺动脉发育情况可以采用McGoon比值和Nakata指数评估，与患者预后密切相关	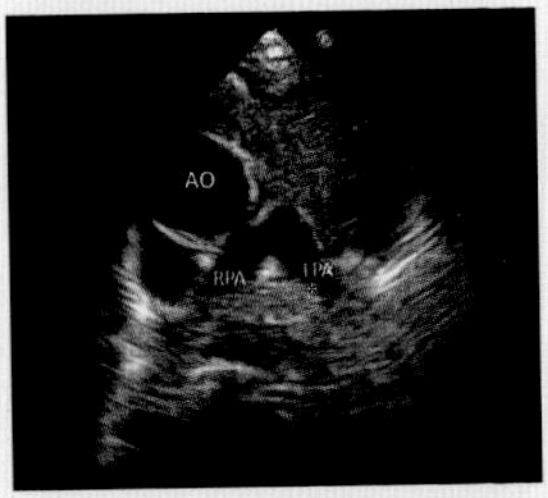 图 2-8-4-5　肺动脉长轴切面显示肺动脉主干狭窄
右心室流出道及肺动脉内高速血流信号	采用连续多普勒可以测量右心室流出道和肺动脉狭窄程度。法洛四联症患者常同时存在右心室流出道狭窄和肺动脉瓣或肺动脉主干、分支狭窄，故出现特征性的CW频谱形态，右图可见"匕首"状的右心室流出道高速血流信号（黄色箭头）和抛物线型的肺动脉高速血流信号（红色箭头）重叠在一起	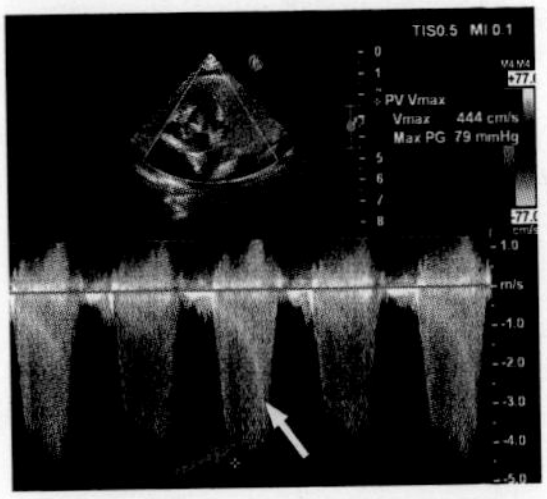 图 2-8-4-6　右心室流出道及肺动脉内高速血流信号

续表

诊断指标	超声诊断要点	示意图
动脉导管或体肺侧支血管	TOF患者由于长期肺血少，身体处于缺氧状态，故常常合并动脉导管未闭和代偿性的体肺侧支血管，应该仔细观察胸骨上窝切面，避免遗漏	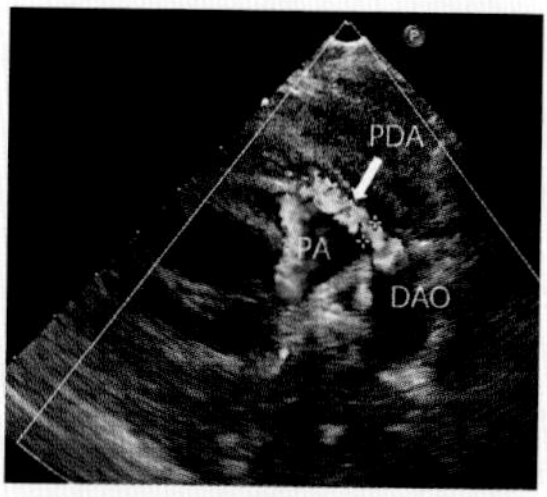 图2-8-4-7 胸骨上窝主动脉长轴切面，箭头所示动脉导管未闭

四、常用分型及标准

根据病理解剖及血流动力学、临床表现常见TOF总结（表2-8-4-2）。

表2-8-4-2 有关法洛四联症的常用类型及鉴别诊断的解剖临床特点

类型	解剖及临床特点
轻型TOF	右心室流出道及肺动脉瓣狭窄较轻，室水平可表现为较高速左向右分流，类似室间隔缺损合并肺动脉瓣狭窄，也叫粉红TOF
典型TOF	符合法洛四联症的四个解剖学特征，右心室流出道及肺动脉瓣梗阻中度以上伴肺动脉干狭窄，临床症状典型
重型TOF	见于婴幼儿，右心室流出道及肺动脉瓣狭窄重接近闭锁，动脉导管和/或体肺侧支血管小，患者症状重常常缺氧发作，需要急诊手术
广义TOF	法洛四联症的四个解剖学特征不典型，主动脉骑跨不明显，右心室流出道及肺动脉瓣狭窄不明显
法四型右心室双出口	基本符合法洛四联症的四个解剖学特征，主动脉骑跨更多，超过50%以上
TOF合并肺动脉瓣膜性闭锁	室间隔缺损+肺动脉瓣膜性闭锁+动脉导管未闭，通常可探及典型TOF的右心室流出道的存在和漏斗部间隔前向移位，肺动脉主干和右心室流出道的解剖连续存在但无血流的连续性，在肺动脉主干远端探及源于动脉导管或侧支循环的连续性分流的存在
TOF合并肺动脉瓣缺如	即肺动脉瓣缺如综合征，肺动脉瓣环处仅见瓣叶残迹，多普勒显示肺动脉瓣大量反流

五、TOF规范化超声诊疗流程要点（图2-8-4-8）

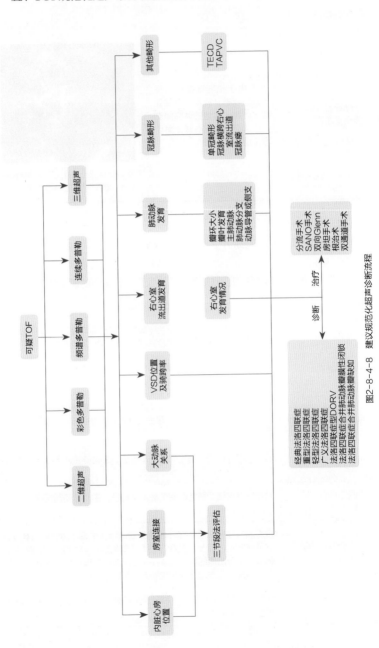

图2-8-4-8 建议规范化超声诊断流程

六、TOF多模态影像学诊断方法的选择建议（图2-8-4-9）

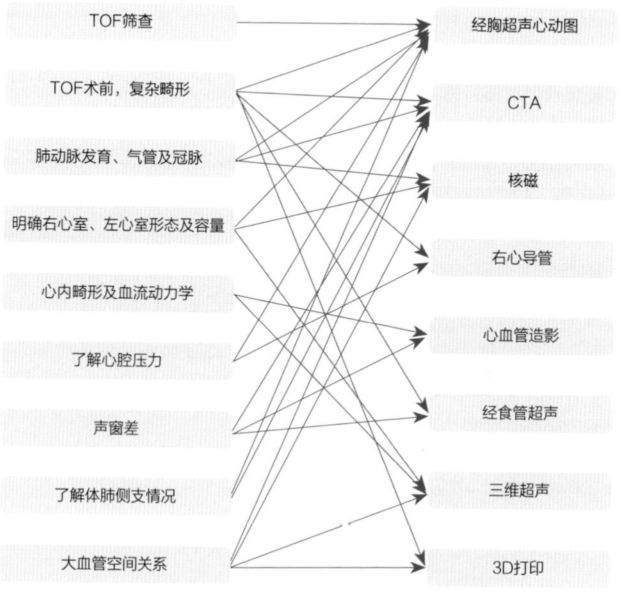

图2-8-4-9 多模态影像学诊断TOF选择方法

七、TOF鉴别诊断要点

（一）室间隔缺损合并肺动脉瓣狭窄或右心室流出道狭窄

室间隔缺损合并肺动脉瓣狭窄或右心室流出道狭窄时常常被诊断成TOF。也有轻型TOF被诊断成了室间隔缺损合并肺动脉瓣狭窄。其实关键点在于是否存在漏斗间隔的前移。在胸骨旁左心室长轴、大动脉短轴观察漏斗间隔前移（流出间隔是否向左前方骑跨，造成错位型室间隔缺损，并且判断右心室流出道是否由于主动脉的移动而狭窄等）是诊断TOF的关键。

（二）右心室双出口

当TOF骑跨超过50%时，可以认为是法洛四联症型右心室双出口，其他关键点见于二尖瓣前叶与主动脉是否有连接关系，是否存在瓣下圆锥组织（存在的一般为右心室双出口）。右心室双出口大动脉可存在关系异常。

Key Points and Suggestions（要点及建议）

1. TOF临床表现为发绀，喜蹲踞。
2. 典型的TOF超声表现为四个基本特征：非限制性VSD、主动脉增宽骑跨、右心室流出道及肺动脉狭窄、右心室肥厚。

3. 诊断中除明确四个基本特征之外，注意准确评估肺动脉发育、主动脉弓、动脉导管、体肺侧支、冠状动脉畸形、心内畸形、肺静脉异位引流等，这些都会影响手术的实施和患者的预后。

4. CTA可以明确TOF患者冠脉、体肺侧支、静脉连接及弓部异常等情况。

5. 心血管造影可以对体肺侧支进一步评估。

6. TOF的手术方法大体有两种，①姑息手术：如B-T分流，目的是增加肺的血氧含量，并增加肺的血流，促进肺血管发育，减轻症状，并为根治手术做准备。②根治手术：主要方法闭合室间隔缺损、解除右心室流出道狭窄、矫正合并的其他心内畸形。

参考文献

[1] Baumgartner H, Bonhoeffer P, De Groot NM, et al. Task Force on the Management of Grown-up Congenital Heart Disease of the European Society of Cardiology (ESC); Association for European Paediatric Cardiology (AEPC); ESC Committee for Practice Guidelines (CPG). ESC Guidelines for the management of grown-up congenital heart disease (new version 2010). Eur Heart J, 2010 Dec, 31(23): 2915-57. doi: 10.1093/eurheartj/ehq249.

[2] Valente AM, Cook S, Festa P, et al. Multimodality imaging guidelines for patients with repaired tetralogy of fallot: a report from the AmericanSsociety of echocardiography: developed in collaboration with the Society for Cardiovascular Magnetic Resonance and the Society for Pediatric Radiology.J Am Soc Echocardiogr, 2014 Feb, 27(2): 111-41. doi: 10.1016/j.echo.2013.11.009.

[3] Simpson J, Lopez L, Acar P, et al. Three-dimensional echocardiography in Congenital Heart Disease: An Expert Consensus Document from the European Association of Cardiovascular imaging and the American Society of echocardiography. J Am Soc Echocardiogr, 2017 Jan, 30(1): 1-27. doi: 10.1016/j.echo.2016.08.022.

[4] Swamy P, Bharadwaj A, Varadarajan P, et al. Echocardiographic evaluation of tetralogy of Fallot. Echocardiography, 2015 Jan, 32 Suppl 2: S148-56. doi: 10.1111/echo.12437.

第五节 右心室双出口

一、概述

关于右心室双出口（DORV）的定义和分型，一直是小儿心脏外科医生关注的话题，目前仍然存在较多争议。现在常用50%的骑跨原则，Anderson等也提出90%的骑跨原则。近年来，国内外学者在传统分型方法的基础上，提出了一些新的分型方法。过去经典的分型只考虑室缺和大动脉的解剖学关系，未考虑到临床表现及血流动力学，对手术术式选择的指导有限。2000年国际胸外科医师协会（STS）和欧洲胸心外科协会（EACTS）两大数据库对

DORV采取新的命名规则，按50%原则，分5大类：室缺型、法四型、大动脉转位型、远离型和室间隔完整型（非常罕见）。国内外心脏外科医生及超声科医生建立不同数据库，对右心室双出口进行分类，明确解剖结构和血流动力学状态，反映病变的严重程度，为选择最佳手术方式提供指导，治疗效果得到明显改善。

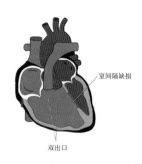

室间隔缺损

双出口

图2-8-5-1 右心室双出口示意图

二、定义及诊断标准

右心室双出口（DORV）定义为大动脉完全或大部分发自右心室，属少见的发绀型复杂先天性心脏病，是圆锥动脉干发育异常的畸形中的一个类型，也称不完全性大动脉转位，约占先天性心脏病的2%，男女无差异。其诊断标准、解剖特征及基本分型见表2-8-5-1~表2-8-5-3，图2-8-5-1。

表2-8-5-1 目前有两种诊断DORV的诊断标准

动脉骑跨率	解剖特点
90%原则	即一条大动脉100%起自右心室，另一条大动脉90%起自右心室；而对于Taussig-Bing畸形的诊断标准是肺动脉骑跨室间隔达50%可诊断
50%原则	即一个大动脉全部和另一大动脉开口的50%以上（一半以上或三个半月瓣窦的两个以上）起源于形态右心室

表2-8-5-2 DORV的主要解剖特征

DORV的主要解剖特征
主动脉和肺动脉通常平行从右心室发出，两者可呈左右并排关系（一般主动脉位于肺动脉的右前侧）两者也可呈正常螺旋交叉或D型转位等
二尖瓣和半月瓣间无纤维连接存在，二尖瓣和半月瓣间为动脉圆锥所分隔
DORV的室缺特点：绝大多数合并VSD，大部分为非限制型VSD（缺损直径≥主动脉瓣环1/2），约10%为限制性VSD，极少数病例室间隔完整

表2-8-5-3 DORV的几种大动脉关系

大动脉关系	所占比例	解剖特点
大动脉关系正常	约54%	主动脉在肺动脉主干右后方，肺动脉瓣高于主动脉瓣
大动脉左右并列（典型右心室双出口）	约29%	主动脉在肺动脉主干右侧，半月瓣大致在同一水平
右位型大动脉异位	约12%	主动脉在肺动脉主干前方或正前方，主动脉瓣水平通常高于肺动脉瓣

续表

大动脉关系	所占比例	解剖特点
左位型大动脉异位	约5%	主动脉在肺动脉主干左侧或左前方，主动脉瓣水平多数高于肺动脉瓣

三、超声诊断DORV要点

超声心动图应该能清晰显示两大动脉的空间位置关系、室间隔缺损位置与大动脉的关系、有无合并肺动脉口狭窄及其他畸形，可以对右心室双出口作出准确的诊断（表2-8-5-4）。

表 2-8-5-4　DORV 的超声诊断要点

诊断指标	诊断要点
1. 必要条件-合并室间隔缺损，一般为非限制性室缺 2. 两大动脉发自解剖右心室，一般采用50%原则 3. 根据两大动脉的关系、室缺与大动脉的关系及是否合并肺动脉口狭窄，确定分型诊断	1. 主动脉和肺动脉均或大部发自解剖右心室，必备诊断条件 2. 主动脉和肺动脉平行或接近平行走行 3. 几乎所有DORV患者室缺均较大，为非限制性 4. 两大动脉下常见肌性圆锥，在二尖瓣与半月瓣之间出现 5. 肺动脉口是否狭窄 6. 其他合并畸形

四、常用分型及标准

（一）经典分型

右心室双出口的类型，可按Van Praagh字标命名法，在临床上多见的是SDD型（心房正位，心室右袢，主动脉位于肺动脉右后方，即大动脉关系正常型），其次为SDL型（心房正位，心室右袢，主动脉位于左侧，即左位型大动脉异位）和ILL型（心房反位，心室左袢，主动脉位于左侧），还有少数为SLL型、IDD型和IDL型等，其手术方法应按畸形的类型、室间隔缺损的位置和有无肺动脉狭窄等而定。

除此之外，临床上根据室缺的位置和大动脉的关系，DORV的分为以下四种类型，主要对外科手术具有指导意义。具体参见表2-8-5-5。

表 2-8-5-5　经典 DORV 分型、解剖特点及参考外科手术

分型	所占比例	解剖特点	与外科手术关系
主动脉瓣下型	50%	室间隔缺损位于主动脉瓣下方，大部分合并动脉下圆锥	连接左心室和主动脉的心内隧道手术修复

续表

分型	所占比例	解剖特点	与外科手术关系
肺动脉瓣下型	20%~30%	室缺位于肺动脉瓣下，即Taussig-Bing畸形（典型不合并肺动脉瓣狭窄）	大动脉调转同时心内隧道闭合VSD
双动脉下型	3%~10%	室缺与两大动脉均相关	连接左心室和主动脉的心内隧道手术修复
远离两大动脉型	5%~10%	室缺远离两大动脉，一般室缺位于流入道而不向膜周延伸，多合并完全型心内膜垫缺损	双心室矫治：DRT（双大动脉根部调转术）或心内隧道连接术 姑息手术：体肺分流术，全腔术等

（二）国际分类

2000年国际胸外科医师协会（STS）和欧洲胸心外科协会（EACTS）两大数据库对DORV采取新的命名规则，分5大类：室缺型、法洛四联症型、大动脉转位型、远离型和室间隔完整型（非常罕见）（表2-8-5-6）。

表2-8-5-6　DORV的超声分型及参考手术方式

分型	特点	肺动脉压	根治术式	姑息手术
室缺型	近主动脉瓣下	正常和增高	同室缺修补	肺动脉环缩
法洛四联症型	主动脉骑跨，右心室流出道狭窄	正常	类似法洛四联症根治术	体肺分流
大动脉转位型	大动脉关系异常，肺动脉骑跨	增高	心室内隧道（与肺动脉）建立+动脉调转	肺动脉环缩
	大动脉关系异常，合并肺动脉瓣狭窄	正常或增高	1. 心室内隧道（与肺动脉）建立+动脉调转 2. 心室内隧道+双动脉根部调转 3. 心室内隧道+右心室流出道疏通/外管道	体肺分流+房坦手术
远离型	室缺远离两大动脉	增高或正常	1. 内隧道（与主动脉）建立+右心室流出道疏通/外管道 2. 心室内隧道+双动脉根部调转	1. 肺动脉环缩 2. 体肺分流 3. 房坦手术

续表

分型	特点	肺动脉压	根治术式	姑息手术
室间隔完整型	极少见，合并房间隔缺损	正常	内隧道（与主动脉）建立+右心室流出道疏通	1. 体肺分流 2. 房坦手术

（三）DORV分型超声病例举例（表2-8-5-7~表2-8-5-10）

表2-8-5-7　右心室双出口室间隔缺损型

切面	说明	图例
胸骨旁左心室长轴切面	显示VSD及骑跨率	
心尖四腔心切面	显示四个心腔，心房正位，心室右袢，房室连接一致	
心尖五腔心切面	显示VSD及骑跨率箭头处为VSD	
心尖四腔心切面彩色多普勒超声	显示左、右心室血流进入主动脉	

续表

切面	说明	图例
大动脉短轴切面	显示大动脉关系正常，肺动脉位于左前，主动脉位于右后 PA肺动脉	

本例解析：室缺型DORV，即大动脉关系正常，主动脉下VSD，肺动脉高压。
采用术式：直接修补VSD（根据肺动脉压力情况）

表 2-8-5-8　右心室双出口型法洛四联症

切面	说明	图像
胸骨旁左心室长轴切面	显示VSD（箭头）及主动脉前移，骑跨率	
心尖四腔心切面	显示心房正位，心室右袢，房室连接一致	
心尖五腔心	显示VSD（箭头）及骑跨率	

续表

切面	说明	图像
大动脉短轴	显示大动脉关系基本正常，右心室流出道及肺动脉狭窄	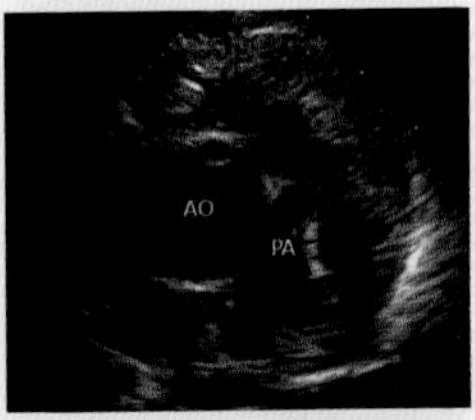
大动脉短轴彩色多普勒超声	显示肺动脉血流加速，左右肺动脉发育可	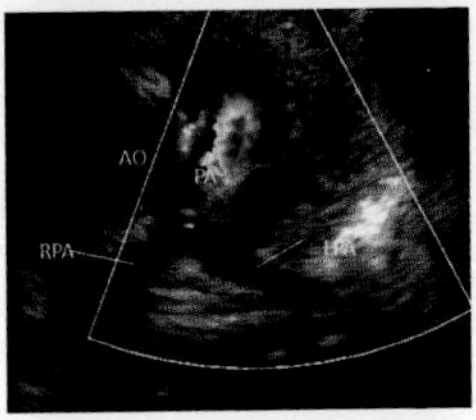
大动脉短轴CW	肺动脉血流加速	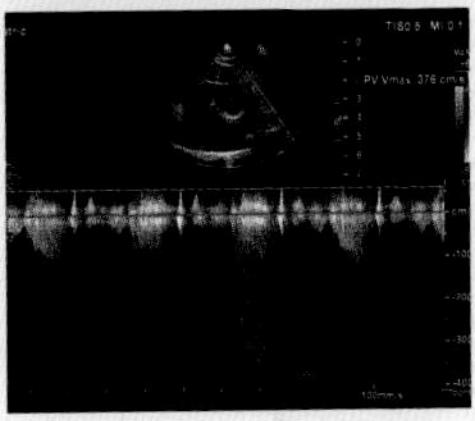

本例解析：大动脉关系正常，主动脉下VSD，主动脉前移，右心室流出道及肺动脉瓣狭窄

法洛四联症DORV。手术术式：同法洛四联症根治术

表2-8-5-9　DORV大动脉转位型即陶西平畸形

切面	说明	图像
左心室长轴切面	两大动脉平行排列 主动脉位于左前，肺动脉位于右后 肺动脉骑跨室间隔 箭头处为VSD	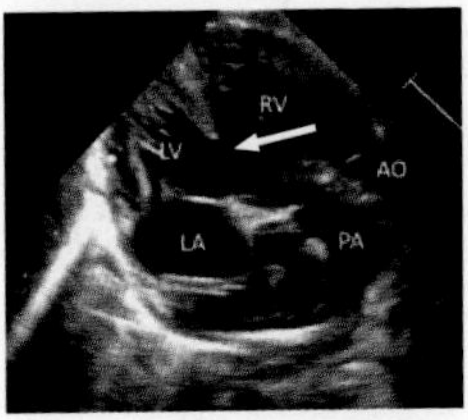

续表

切面	说明	图像
左心室长轴切面彩色多普勒	显示主动脉、肺动脉血流肺动脉流速偏快	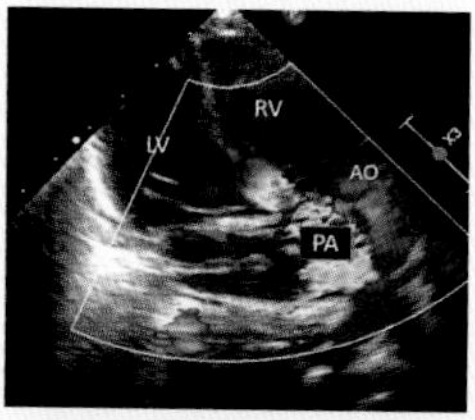
心尖四腔心切面	显示各房室比例，VSD和ASD	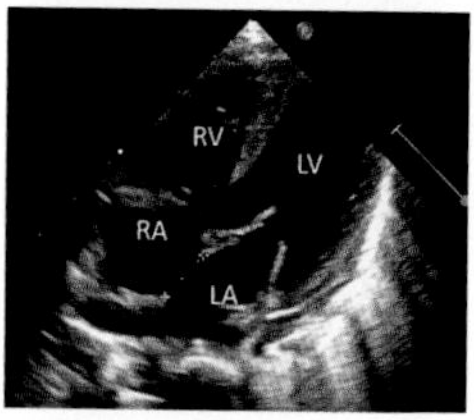
短轴切面	显示大动脉关系	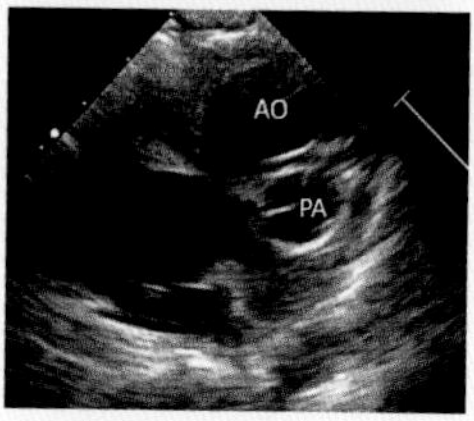

本例解析：大动脉关系异常，VSD位于肺动脉下，肺动脉流速轻度增快但合并肺动脉高压

诊断：DORV 大动脉转位型，肺动脉下VSD也称陶西平畸形

表2-8-5-10　DORV 远离型合并肺动脉口狭窄

切面	说明	图像
胸骨左心室长轴切面	显示大动脉关系异常，主动脉位于左前，肺动脉位于右后，均远离VSD 箭头处为VSD 肺动脉下可见圆锥（箭头）	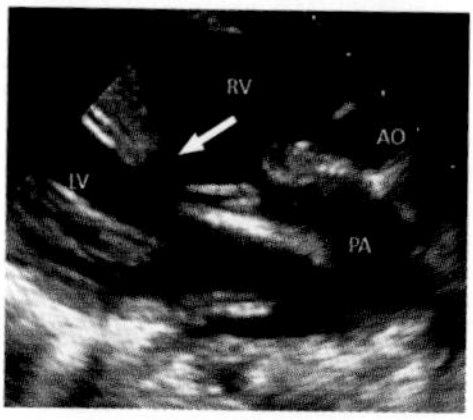

续表

切面	说明	图像
胸骨旁左心室长轴切面彩色多普勒	显示肺动脉瓣及瓣下血流加速，呈五彩镶嵌	
心尖切面CW	显示肺动脉口高速射流频谱	
心尖四腔心切面	显示右心房室扩大，箭头处为流入部VSD	
大动脉短轴切面	显示主动脉肺动脉呈前后排列	

本例解析：大动脉关系异常，VSD远离，肺动脉口狭窄，属DORV远离型合并PS，可行右心室内隧道+右心室外管道或双大动脉根部调转术（DRT）

五、规范化超声评估、临床诊疗流程（图2-8-5-2）

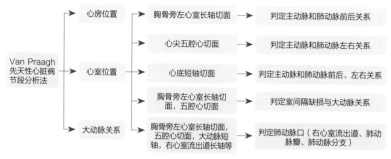

图2-8-5-2　建议超声心动图诊断右心室双出口规范化流程

六、鉴别诊断要点（表2-8-5-11）

表2-8-5-11　DORV与其他常见心脏畸形的鉴别诊断要点

	大VSD	TOF	TGA	单心室	DORV
主动脉	发自左心室	骑跨室间隔，<50%	连接右心室	发自主心室腔	完全发自右心室，或骑跨率>50%
大动脉排列	正常	正常	异常，平行	正常或异常	正常/异常，平行走向
主动脉后壁与二尖瓣前叶连续性中断	无	无	有		有
圆锥组织	无	无	无	不确定	有
心腔内血流	左心室的血直接进主动脉	左心室的血直接进主动脉	左心室的血直接进肺动脉		左心室血经过室间隔，再进主动脉

VSD：室间隔缺损；TGA：大动脉转位；TOF：法洛四联症；DORV：右心室双出口

Key Points and Suggestions（要点及建议）

1. 右心室双出口（DORV）属圆锥动脉干发育异常的复杂先天性心脏畸形的一种。
2. 诊断标准：①两大动脉发自解剖右心室，一般采用50%原则；②合并室间隔缺损，一般为非限制性室缺；③根据两大动脉的关系、室缺与大动脉的关系及是否合并肺动脉口狭窄，确定分型诊断。
3. 经典分型：根据室缺的位置和大动脉的关系，DORV的室缺分类：主动脉下型，占50%；肺动脉下型，即Taussig-Bing畸形，占20%~30%；双动脉下型，室缺与两大动脉均相关，占3%~10%；远离型，室缺远离两大动脉，占5%~10%。

4. 国际胸外科医师协会（STS）和欧洲胸心外科协会（EACTS）两大数据库对DORV分型原则。

5. DORV诊断步骤：主要是按Van Praagh等建立的先天性心脏病节段分析诊断法，依次确定内脏位置，心房位置，房室连接，心室动脉连接及其他心内畸形。

参考文献

[1] Anderson RH, Becker AE, Wilcox BR, et al. Surgical anatomy of double-outlet right ventricle--a reappraisal. Am J Cardiol, 1983, 52(5): 555-559.

[2] Walters HL,, Mavroudis C, Tchervenkov CI, et al. Congenital heart surgery nomenclature and database project: Double outlet right ventricle. Ann Thorac Surg, 2000 Apr, 69(4 Suppl): S249-263.

[3] Lacour-Gayet F. Biventricular repair of double outlet right ventricle with noncommitted ventricular septal defect. Semin Thorac Cardiovasc Surg Pediatr Card Surg Annu, 2002, 5: 163-172.

[4] 逄坤静, 孟红, 王浩, 等. 先天性右心室双出口的新分型方法及其对术式选择的指导作用. 中华心血管病杂志, 2015, 43(11): 969-974.

[5] Meng H, Pang KJ, Li SJ, et al. Biventricular Repair of Double Outlet Right Ventricle: Preoperative echocardiography and Surgical Outcomes.World J Pediatr Congenit Heart Surg, 2017 May, 8(3): 354-360.

[6] Li S, Ma K, Hu S, et al. Surgical outcomes of 380 patients with double outlet right ventricle who underwent biventricular repair. J Thorac Cardiovasc Surg, 2014 Sep, 148(3): 817-824.

[7] Menon S, Kumar CJ, Mathew T, et al. Double Outlet Right Ventricle With Intact ventricular Septum: Avulsion or Exclusion. World J Pediatr Congenit Heart Surg, 2016 Mar, 7(2): 220-222.

[8] Hu S, Xie Y, Li S, et al. Double-root translocation for double-outlet right ventricle with noncommitted ventricular septal defect or double-outlet right ventricle with subpulmonaryventricular septal defect associated with pulmonarystenosis: an optimized solution. Ann Thorac Surg, 2010 May, 89(5): 1360-1365.

第六节　完全型大动脉转位

一、概述

完全型大动脉转位（TGA）是新生儿期最常见的发绀型先天性心脏病，发病率为0.2‰~0.3‰，占先天性心脏病的5%~7%，居发绀型先天性心脏病的第二位，男女患病之比为2：1。2010年欧洲心脏协会推出了成人先天性心脏病处理指南，2016年美国超声心动图协会联合心血管磁共振学会和心血管CT

学会联合发布关于TGA的多模态影像指南。

二、定义及诊断标准

（一）定义

完全型大动脉转位是一种圆锥动脉干畸形，指两大动脉失去交叉关系而呈平行关系，房室连接一致，而心室-动脉连接不一致的复杂性先天性心脏畸形。解剖左心室发出肺动脉，解剖右心室发出主动脉。多数主动脉位于肺动脉右前方，少见位于后部或左后（图2-8-6-1）。约2%的TGA患者出现心耳左排列，称为左心耳并置，反之，超过50%的左心耳并置的患者诊断为TGA。

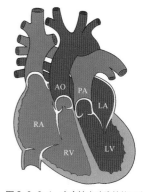

图2-8-6-1 完全性大动脉转位无室间隔缺损的解剖示意图

（二）诊断依据

1. 症状

（1）发绀：出现早、半数出生时即存在，绝大多数始于1个月内。

（2）充血性心力衰竭：生后3~4周婴儿出现喂养困难、多汗、气促、肝大和肺部细湿啰音等进行性充血性心力衰竭等症状。

2. 体征

杵状指，听诊心脏杂音。

3. 辅助检查

（1）X线及心电图无特异性。

（2）超声心动图为首选，表现为两大动脉关系异常，失去正常交叉关系，主动脉常位于右前，房室连接一致，心室与大动脉连接不一致，主动脉起自右心室，肺动脉起自左心室，可合并VSD或室间隔完整。可判断心内其他畸形及血流动力学变化。

（3）CTA：判断心房方位、明确两大动脉关系，冠脉畸形，弓部发育。

（4）心导管检查：导管可从右心室直接插入主动脉，右心室压力与主动脉相等。也有可能通过卵圆孔或房间隔缺损到左心腔再入肺动脉，肺动脉血氧饱和度高于主动脉。

（5）心血管造影：较少用，选择性右心室造影时可见主动脉发自右心室，左心室造影可见肺动脉发自左心室，选择性升主动脉造影可显示大动脉的位置关系，判断是否合并冠状动脉畸形。

（三）TGA合并冠状动脉畸形特点

TGA常常伴发冠脉的走行变异。包括回旋支发自右冠、单冠畸形、冠脉反转、冠脉壁内走行（图2-8-6-2）。

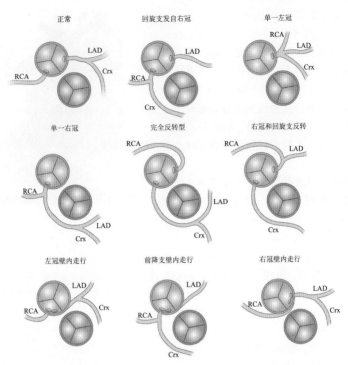

图 2-8-6-2 2016 年 TGA 指南中列举 TGA 的冠脉变异类型

红色代表主动脉瓣，紫色代表肺动脉瓣。RCA. 右冠状动脉，LAD. 左前降支，Crx. 回旋支

三、超声诊断常用指标及诊断要点

超声诊断完全型大动脉转位的常用指标和诊断特点见表2-8-6-1。

表 2-8-6-1 超声检查完全型大动脉转位的常用指标与诊断要点

常用检查指标	诊断要点	示意图
心房位置及房室连接	心房正位或反位，房室连接一致	

续表

常用检查指标	诊断要点	示意图
大动脉关系	平行排列	
两大动脉方位异常	主动脉位于右前，肺动脉左后	
心室-大动脉连接关系	解剖右心室-主动脉，解剖左心室-肺动脉	
室间隔是否完整	a. 室间隔完整 b. 室间隔缺损	

续表

常用检查指标	诊断要点	示意图
肺动脉口是否狭窄	a. 肺动脉口无狭窄 b. 肺动脉口狭窄	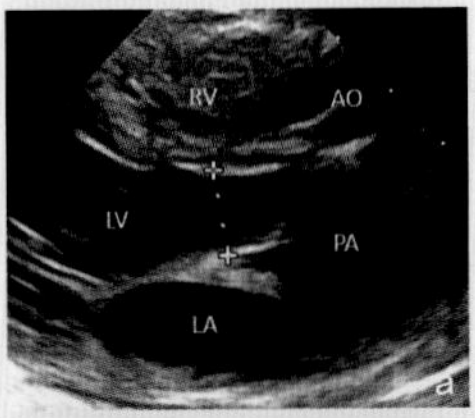 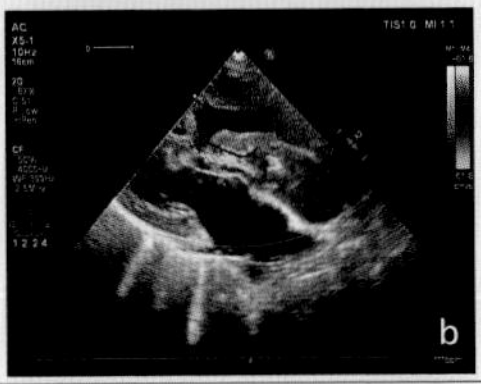
是否存在其他畸形	ASD、PDA、房室瓣畸形、冠脉畸形，箭头所示为ASD	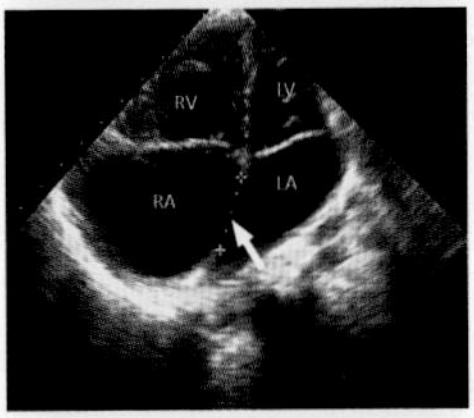
左心室结构	室间隔是否居中，左心室形态	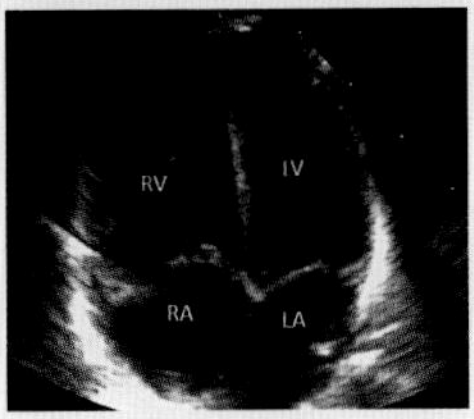
估测左心室功能及压力	室水平、动脉水平分流，二尖瓣反流压差	

四、常用分型及标准

根据完全型大动脉转位根据有无合并室间隔缺损或左心室流出道狭窄可分为以下几类，见表2-8-6-2。

表2-8-6-2　完全型大动脉转位分类

分类	是否合并室缺	是否合并左心室流出道狭窄	所占比例
TGA/IVS	无	无	50%
TGA/VSD	有	无	25%
TGA/VSD-LVOTO	有	有	20%~30%

续表

分类	是否合并室间缺	是否合并左心室流出道狭窄	所占比例
TGA/IVS-LVOTO	无	有	少见

注. TGA/IVS. 完全型大动脉转位并室间隔完整；TGA/VSD. 完全型大动脉转位并室间隔缺损；TGA/VSD-LVOTO. 完全型大动脉转位并室间隔缺损和肺动脉狭窄；TGA/IVS-LVOTO.完全型大动脉转位并室间隔完整和肺动脉狭窄

五、规范化超声评估、临床诊疗流程及鉴别诊断要点

（一）超声规范化流程图（图2-8-6-3）

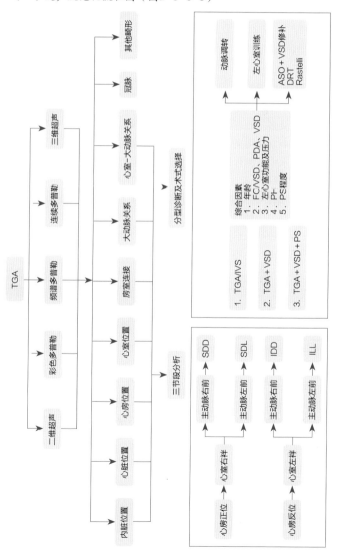

图2-8-6-3　建议超声诊断完全型大动脉转位流程图及治疗策略

（二）临床决策流程

（1）TGA/IVS：室间隔完整，依赖PDA和ASD，注意左心室有无退化；左心室没有退化者，行Switch手术；左心室退化者需要分期进行左心室功能训练再做Switch手术（大动脉调转术）。

（2）TGA/VSD：对于非限制VSD，双侧心室压力接近，室水平双向分流，心室内动脉血与静脉血混合充分，缺氧症状轻；对于限制型VSD，缺损不能平衡两个心室的压力，需要及早干预。

（3）TGA/VSD-LVOTO：不容易发生左心室退化，可择期DRT手术（双根部调转手术）。

（4）TGA/IVS-LVOTO：患儿青紫，狭窄程度决定左心室退化的速度。考虑是否择期手术。

六、多模态影像成像评价TGA比较

关于TGA的多模态影像成像评价，超声心动图仍然是诊断TGA的的主要工具。经胸二维及多普勒超声可以提供足够的信息，全面的评估解剖和血流动力学特征。超声常用来评估术中、术后残余的、复发的或新发的病变。对声窗不佳，或术中监测可以进行经食管超声检查（表2-8-6-3）。

CMR在TGA的评估中起主要作用，主要用于TGA术后评估，可评估心肌功能，瓣膜功能，准确评估板障、隧道以及心外结构，如肺动脉分支和主动脉弓。

对于不能接受CMR的TGA可选择CT检查，CT是超声的重要补充。

心脏核素主要评估术后患者的心肌灌注或肺动脉分支血流，在静息和负荷状态下检测心肌灌注缺损。

诊断性心导管检查很少用于术前评估TGA。对于需要做房间隔球囊造口术改善血液混合减轻青紫的患儿需要进行心导管检查。有时需要在动脉调转术前诊断或证实冠脉情况而进行造影。术后评估主要是评估移植后冠脉狭窄或在肺动脉分支的球囊扩张和支架放置中应用。在心房调转术中造影用来评估板障漏或体静脉或肺静脉回流路径有无狭窄。

表2-8-6-3　多模态影像成像评价TGA手术方式比较

特征	超声	CMR	CT	核素
可行性	++++	++	++	+
便携性	++++	-	-	-
放射暴露	-	-	+++	++++
对起搏器安全性	++++	+	+++	+++
冠脉解剖	++	+++	+++	-
体肺侧支	+	++++	++	-
主动脉瓣上狭窄（ASO）	++++	++++	++++	-
肺动脉瓣上狭窄（ASO）	++++	++++	++++	-

续表

特征	超声	CMR	CT	核素
肺动脉分支狭窄（ASO）	++	++++	++++	–
新生主动脉根部扩张（ASO）	++++	++++	++++	–
新生主动脉瓣反流（明显）（ASO）	++	++++	–	–
冠脉狭窄（ASO）	+	+++	++++	++
心肌缺血（ASO）	+	+++	–	++++
体静脉板障梗阻（AtrSO）	++	+++	+++	–
肺静脉板障梗阻（AtrSO）	++	+++	+++	–
板障漏	++	++	–	+
右心室功能异常（AtrSO）	++	++++	+++	–
残余室缺（Rastelli/Nikaidoh）	++++	+++	+	–
主动脉瓣下梗阻（Rastelli/Nikaidoh）	++++	++++	+++	–
外管道梗阻（Rastelli/Nikaidoh）	+++	+++	+++	–
外管道反流（Rastelli/Nikaidoh）	++	++++	–	–

ASO：大动脉调转手术　　　AtrSO：心房调转术

Key Points and Suggestions（要点及建议）

1. 完全型大动脉转位（TGA）的诊断关键是：房室是连接一致的，但两大动脉空间关系异常，失去交叉，呈平行排列，主动脉偏前，左心室-肺动脉连接，右心室-主动脉连接。
2. 室间隔完整的TGA需要早期诊断和手术干预，应该关注ASD和PDA，注意识别左心室退化。
3. TGA常见合并畸形：在内脏正位患者，多为右袢，在内脏反位患儿，多为左袢。如果不合并明显的心内其他畸形，称简单型TGA。复杂的TGA常合并心内明显畸形，包括VSD（约45%的病例），左心室流出道梗阻（约25%），主动脉弓缩窄（约5%）。
4. 手术方式包括根治手术：双调转手术、DRT手术等；姑息手术：B-T手术，肺动脉环缩术等。
5. 术前、术后可采用多模态影像评估DORV的准确情况，其各具优势，其中超声心动图仍然是临床诊断TGA的的主要工具。

参考文献

[1] Baumgartner H, Bonhoeffer P, De Groot NM, et al; Task Force on the Management of Grown-up Congenital Heart Disease of the European Society of Cardiology (ESC); Association for European Paediatric Cardiology (AEPC); ESC Committee for Practice Guidelines (CPG). ESC Guidelines for the management of grown-up congenital heart disease (new version 2010). Eur Heart J, 2010 Dec, 31(23): 2915-2957. doi: 10.1093/eurheartj/ehq249.

[2] Meryl S. Cohen, Benjamin W. Eidem, Frank Cetta, et al. Multimodality imaging Guidelines of Patients with transposition of the greatarteries: A Report from the American Society of echocardiography Developed in Collaboration with the Society for Cardiovascular Magnetic Resonance and the Society of Cardiovascular Computed Tomography. J Am Soc Echocardiogr, 2016, 29: 571-621.

第七节　矫正型大动脉转位

一、概述

先天性矫正型大动脉转位（ccTGA或者CTGA），是一种少见的先天性心血管畸形，其发病率约占先天性心脏病的0.5%~1%，是一种特殊的心脏畸形，在血流动力学上得到了一定的矫正。心内不合并其他任何畸形时，血流动力学可完全正常，是否需要手术存在争议。若合并其他心内畸形可能需要手术矫治。

2010年欧洲心脏协会推出了成人先天性心脏病处理指南。2018年AHA／ACC提出了成人先天性心脏病的管理指南。2018年国际先天性心脏病协会推出关于成人先天性心脏病的超声心动图检查的专家共识。这些指南和共识的提出有助于超声的准确诊断和手术时机的选择。

二、定义及分型

先天性矫正型大动脉转位的特征是房室连接不一致且心室与大动脉连接也不一致，即左心房—三尖瓣—解剖右心室—主动脉连接，右心房—二尖瓣—解剖左心室—肺动脉连接，使血流动力学在功能上得以基本矫正，故称为矫正型大动脉转位。解剖右心室承担着体循环，解剖左心室承担肺循环，同时冠状动脉的解剖分布也与正常相反。

CTGA解剖特点是心房正位时，心室反位，解剖右心室位于左侧，主动脉位于偏前发自解剖右心室，解剖左心室位于右侧，肺动脉位于偏后发自解剖左心室。双重的连接不一致可以存在心脏正常位或镜像心房排列。心脏轴向异常包括左位心、右位心和中位心。常合并其他畸形（80%~90%），常见合并畸形包括室间隔缺损、肺动脉瓣狭窄和三尖瓣下移畸形。依据分节段原则，根据心房、心室、大动脉空间方位，将CTGA分4型（表2-8-7-1，图2-8-7-1，图2-8-7-2）。

表2-8-7-1　CTGA的分型

SLL型	心房正位，心室左袢，主动脉位于肺动脉左前，此型最常见
SLD型	心房正位，心室左袢，主动脉位于肺动脉右前
IDD型	心房反位，心室右袢，主动脉位于肺动脉右前
IDL型	心房反位，心室右袢，主动脉位于肺动脉左前

三、临床表现及合并畸形

CTGA的自然病程及临床表现取决于合并的心脏畸形。存在较大VSD时，在

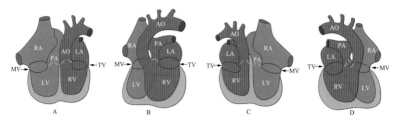

图 2-8-7-1 CTGA 分型
A. SLL 型;B. SLD 型;C. IDD 型;D. IDL

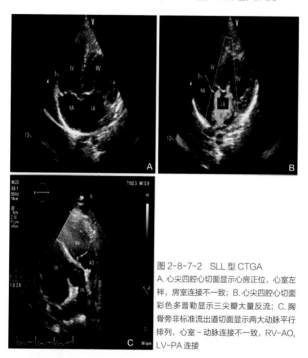

图 2-8-7-2 SLL 型 CTGA
A. 心尖四腔心切面显示心房正位,心室左襻,房室连接不一致;B. 心尖四腔心切面彩色多普勒显示三尖瓣大量反流;C. 胸骨旁非标准流出道切面显示两大动脉平行排列,心室 - 动脉连接不一致,RV-AO,LV-PA 连接

婴儿期可出现充血性心力衰竭,当VSD和PS并存时,发绀进行性加重。孤立性CTGA在儿童期及成年早期可无症状,常常由于胸片或心电图异常而发现,一般不建议手术。对于合并其他心内畸形的儿童患者,在左心室未发生退化时,可行双调转手术。对出现三尖瓣反流的儿童患者可进行肺动脉环缩术,对成人出现三尖瓣反流CTGA患者可进行三尖瓣置换。在40~50岁左右出现体循环右心室衰竭,或/和严重的体循环房室瓣反流,引起呼吸困难和运动耐量下降,易误诊为扩张型心肌病。心肌血供与体循环心室工作负荷出现不匹配导致心力衰竭。

常见合并畸形:室间隔缺损、肺动脉瓣及瓣下狭窄、三尖瓣下移畸形、三尖瓣关闭不全、房间隔缺损、卵圆孔未闭、动脉导管未闭、冠脉异常。

四、规范化超声评估、临床诊疗流程及鉴别诊断要点超声诊断

（一）规范化评估矫正型大动脉转位建议流程（图2-8-7-3）

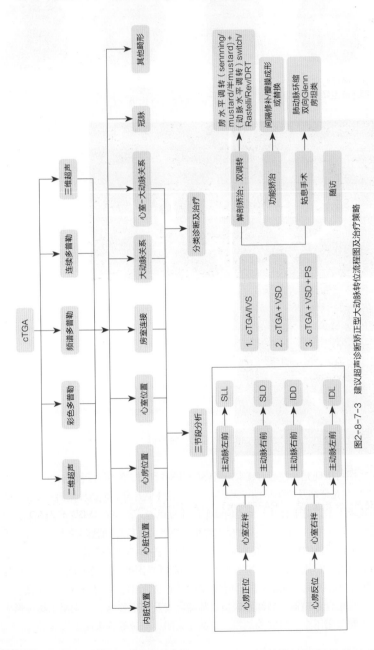

图2-8-7-3 建议超声诊断矫正型大动脉转位流程图及治疗策略

（二）有关CTGA的治疗指南要点

CTGA的治疗手术要点参见表2-8-7-2。

表2-8-7-2　CTGA的治疗手术要点

指征	推荐级别	证据水平
在体循环心室功能恶化（RVEF<45%）前，对于体循环房室瓣（三尖瓣）考虑进行外科手术	Ⅱa	C类
左心室压力达体循环可行解剖矫治（双调转：房水平调转+动脉调转）	Ⅱb	C类

（参考2010年欧洲关于先天性心脏病随访指南）

（三）鉴别诊断（表2-8-7-3）

表2-8-7-3　矫正型大动脉转位与TGA和陶西平综合征的鉴别

诊断要点	TGA	CTGA	陶西平综合征
心室方位	正位	反位	正位
房室连接	一致	不一致	一致
心室-动脉连接	不一致	不一致	大部分发自右心室
AO起源于	右心室	右心室	完全发自右心室
PA起源于	左心室	左心室	肺动脉骑跨室间隔，大部分发自右心室
是否合并VSD	是/否	是/否	必须
三尖瓣反流	可	常常	无
体循环血流动力学	RA-RV-AO	LA-TV-RV-AO	RA-RV-AO, LV-VSD-RV-AO
肺循环血流动力学	LA-LV-PA	RA-MV-LV-PA	RV-PA, LV-VSD-PA
基本术式	动脉调转	双调转	VSD修补+动脉调转

Key Points and Suggestions（要点及建议）

1. 重点掌握利用三节段分析法剖析CTGA的心房、心室和大动脉方位及连接关系，其特征是房室连接不一致且心室与大动脉连接也不一致，即左心房——三尖瓣——解剖右心室—主动脉连接，右心房—二尖瓣——解剖左心室—肺动脉连接，使血流动力学在功能上得以基本矫正，故称为矫正型大动脉转位。

2. 对于矫正型大动脉转位患者，如果不合并其他畸形，血流动力学上基本正常时，可以不进行手术矫正，但由于其解剖右心室承担着体循环，解剖左心室承担肺循环，所以患者成年以后常常伴有右心功能的减低、三尖瓣的大量反流，从而需要手术干预。

3. 根据心房、心室、大动脉空间方位，将CTGA分4型：SLL型，SLD型，IDD型，IDL型。

4. CTGA主要与TGA和陶西平综合征相鉴别。

5. CTGA的干预指征（功能矫治和解剖矫治）。

参考文献

[1] Baumgartner H, Bonhoeffer P, De Groot NM, et al. Task Force on the Management of Grown-up Congenital Heart Disease of the European Society of Cardiology (ESC); Association for European Paediatric Cardiology (AEPC); ESC Committee for Practice Guidelines (CPG). ESC Guidelines for the management of grown-up congenital heart disease (new version 2010). Eur Heart J, 2010 Dec, 31(23): 2915-57. doi: 10.1093/eurheartj/ehq249.

[2] Stout KK, Daniels CJ, Aboulhosn JA, et al. 2018 AHA/ACC Guideline for the Management of Adults With Congenital Heart Disease: A Report of the American College of Cardiology/American Heart Association Task Force on Clinical Practice Guidelines. J Am Coll Cardiol, 2019 Apr 2, 73(12): e181-e192.

[3] Li W, West C, McGhie J, et al.Consensus recommendations for echocardiography in adults with congenital heart defects fromthe International Society of Adult Congenital Heart Disease (ISACHD). Int J Cardiol, 2018 Dec 1, 272: 77-83.

[4] 王新房. 超声心动图学. 第四版. 北京: 人民卫生出版社, 2009.

（江勇　朱振辉）

第九章　心房颤动

一、概述

心房颤动简称房颤，是临床较常见的一种心律失常，具有一定的致残、致死性，严重影响患者的生活质量。早在2001年，ACC/AHA/ESC就联合发布了心房颤动患者管理指南，随后分别在2006年、2011年、2014年和2019年联合美国心律学会对指南进行了更新。2015年中华医学会心电生理和起搏分会、中国医师协会心律学专业委员会心房颤动防治专家工作委员会发布了《心房颤动：目前的认识和治疗建议-2015》为广大医务工作者在基础研究与临床工作中提供了参考。2016年ESC发布了心房颤动管理指南。2018年加拿大心脏病学会及加拿大澳洲医学会发布了心房颤动管理指南。同年，在我国，中华医学会心电生理和起搏分会、中国医师协会心律学专业委员会发布了《心房颤动：目前的认识和治疗建议-2018》进一步规范了对房颤的全程管理并提供了新的学术信息。

二、定义及诊断标准

房颤是一种以快速、无序心房电活动为特征的室上性快速性心律失常，是最严重的心房电活动紊乱，其在心电图上主要表现为：P波消失，代之以不规则的心房颤动波；RR间期绝对不规则（房室传导存在时）。房颤时的极不规则心室律可造成心脏泵血功能下降、心房内附壁血栓形成，进而导致心脑血管系统栓塞性病变并致残，而且还与心力衰竭发病率及死亡率的增高息息相关。诊断标准见表2-9-1。

表 2-9-1　房颤的临床分类及诊断标准

分类	定义
首诊房颤	房颤为初次诊断，且无论房颤之前的持续时间及其严重程度如何
阵发性房颤	发作后7天内自行或干预终止的房颤
持续性房颤	持续时间超过7天的房颤
长程持续性房颤	持续时间超过1年的房颤
永久性房颤	医生和患者共同决定放弃恢复或维持窦性心律的一种类型，反映了患者和医生对于房颤的治疗态度，而不是房颤自身的病理生理特征，如重新考虑节律控制，则按照长程持续性房颤处理

（参考2016年欧洲心脏病学会心房颤动管理指南）

三、超声诊断常用指标及诊断要点

超声心动图在目前房颤的诊断和治疗中发挥着重要的指导作用，其用于识别结构性心脏病、评估心脏房室大小和功能、探查心房内有无附壁血栓形成等详细信息。指南推荐超声心动图评价内容见表2-9-2，超声诊断常用指标及诊断要点见表2-9-3。

表2-9-2 超声心动图评价房颤的要点

评估技术	评估要点
经胸超声心动图（TTE）	1. 评估结构性心脏病、测量心房大小或体积 2. 评估左心室大小及其收缩与舒张功能 3. 评估左心耳血栓风险以及挑选需进一步行经食管超声心动图检查的患者
经食管超声心动图（TEE）	1. 计划早期复律时，排查心腔内血栓 2. 监测左心房血栓，用于指导房颤复律和射频消融治疗 3. 发现血栓形成的高危因素，包括左心房及左心耳血流速度降低、自发性左心房显影、主动脉粥样硬化斑块等
心腔内超声（ICE）	1. 实时监测和指导房颤介入治疗，包括指导房间隔穿刺、评估导管位置等 2. 探测心脏形态学改变以及识别或减少潜在的某些并发症等

（参考2018年中华医学会心房颤动：房颤目前的认识和治疗的建议）

表2-9-3 房颤超声诊断指标与诊断要点

常用检查指标	诊断要点	示意图
心脏结构	评估是否存在结构性心脏病，如先天性心脏病、心脏瓣膜病及心肌病等以明确病因	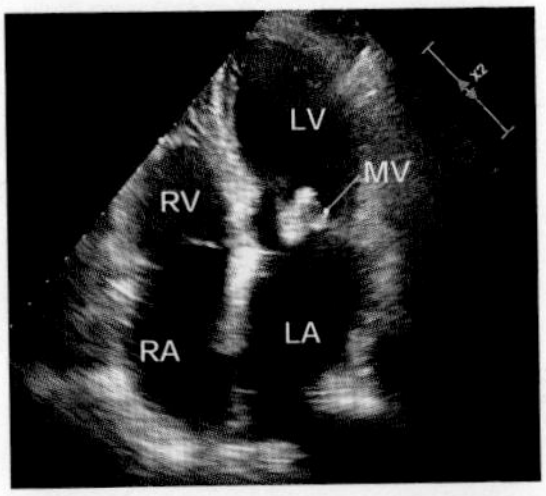 图2-9-1 房颤伴有二尖瓣狭窄
左心房增大或双房增大	左心房普遍增大，左心房容积的增大比直径的增大更能预测房颤的发生，房颤一旦转复为窦律后左心房可以逐渐缩小，但左心房重度扩大者转复成功率大大减低	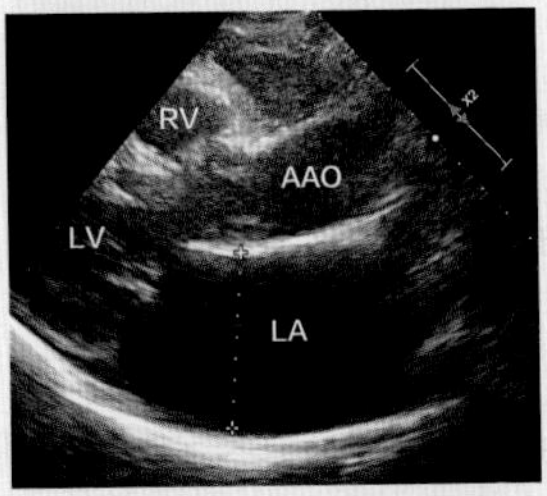 图2-9-2 左心房扩大

续表

常用检查指标	诊断要点	示意图
心脏舒张功能	舒张功能通常减低或正常，由于房颤时二尖瓣血流频谱多为单峰，且心律绝对不齐，导致舒张功能评估困难，可以采用三尖瓣反流速度 ≥2.8m/s或者E峰加速度（≥1900cm/m²）、IVRT（≤65ms）、肺静脉舒张期DT（≤220ms）、E/Vp比值（≥1.4）、E/e'比值（≥11）等指标综合评估	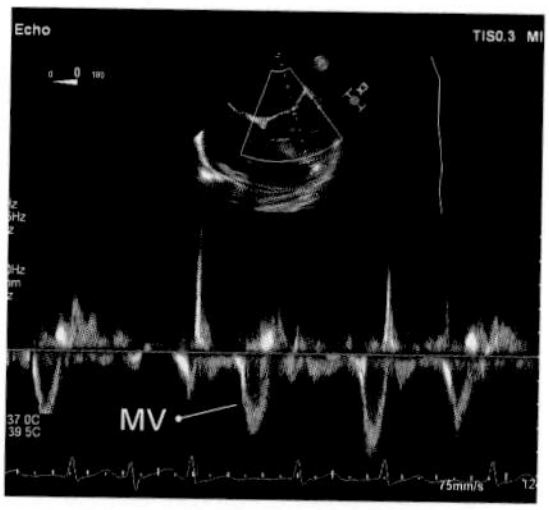 图 2-9-3 二尖瓣血流频谱 TEE 显示
左心房血栓	TEE对左心房及左心耳内血栓检出率极高，其可以准确区分血栓声影和自发显影（SEC），SEC为血栓形成的前兆，左心房内泥浆样回声则代表着向血栓形成的更进一步。TH：血栓	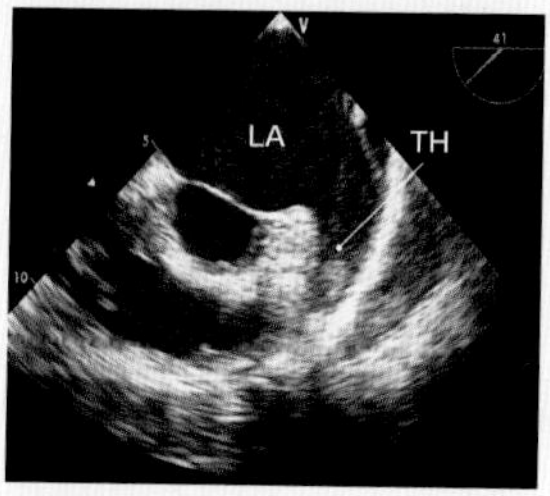 图 2-9-4 TEE 显示左心耳血栓
左心耳机械功能	通过测量左心耳血流排空速度（LAAEV）来获得。通常认为，LAAEV<20cm/s时标志着左心耳SEC或血栓形成的可能，当LAAEV>40cm/s时预示房颤转复1年后仍可能维持窦律	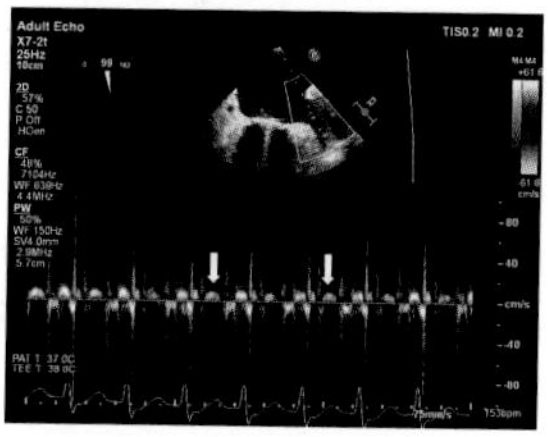 图 2-9-5 TEE 检查房颤患者左心耳排空速度（LAAEV）明显减低（箭头）
其他	TEE还可精确评价肺静脉解剖形态及其收缩和舒张功能，特别适用于行肺静脉隔离的房颤患者	

图注：LA：左心房；LV：左心室；RA：右心房；RV：右心室；AAO：升主动脉；MV：二尖瓣；TH：血栓

四、指南推荐首选影像学检查方法

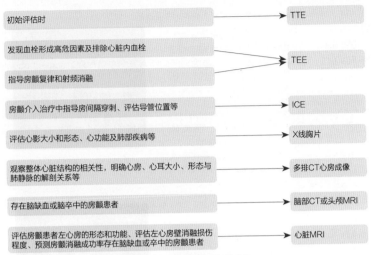

图2-9-6 房颤的影像学评估方法

Key Points and Suggestions（要点及建议）

1. 房颤的患病率及发病率均随年龄增长而逐年增加，且各年龄段男性均高于女性，不同地区的患病率及发病率亦不同。

2. 房颤的主要危害包括脑卒中及血栓栓塞、心衰、心肌梗死、认知功能下降、痴呆及肾功能损伤等。

3. 器质性心脏病发生房颤的症状较重，心脏结构和功能正常的患者发生房颤的症状较轻，其中瓣膜性心脏病合并房颤的患者，其脑栓塞的风险高出正常人17倍，非瓣膜性心脏病合并房颤的患者脑栓塞的风险高出正常人6倍。

4. 房颤的诊断需心电图或其他心电记录提供依据。

5. 房颤患者全程均应行TTE检查以指导治疗，当计划早期房颤复律时行TTE检查以排除心腔内血栓、发现血栓形成的高危因素。在行房颤射频消融术前，建议TEE检查排除梳状肌内的小血栓及早期血栓。

6. 由于非瓣膜性房颤90%的血栓来源于左心耳，因此左心耳封堵、结扎或切除是预防房颤患者发生血栓栓塞的另一手段，有脑卒中风险且存在抗凝治疗禁忌证的患者可以推荐使用左心耳封堵。

7. 房颤患者常常引起左心房或双房扩大，进而引起二、三尖瓣关闭不全，加重患者心脏前负荷，此时要区分房室瓣的反流是原发性的还是继发性的，为临床治疗提供帮助。

参考文献

[1] Fuster V, Rydén LE, Asinger RW, et al. ACC/AHA/ESCguidelines for the management of patients with atrial fibrillation.. Eur Heart J. 2001; 22(20): 1852-923.

[2] Fuster V, Rydén LE, Cannom DS, et al. ACC/AHA/ESC 2006 Guidelines for the Managementof Patients with Atrial Fibrillation. Circulation, 2006,114(7): e257-354.

[3] Fuster V, Rydén LE, Cannom DS, et al.2011 ACCF/AHA/HRS focused updates incorporated into the ACC/AHA/ESC 2006Guidelines for the management of patients with atrial fibrillation. J Am Coll Cardiol, 2011, 57(11): e101-198.

[4] January CT, Wann LS, Alpert JS, et al. 2014 AHA/ACC/HRS guideline for the managementof patients with atrial fibrillation. J Am Coll Cardiol, 2014, 64(21): e1-76.

[5] January CT, Wann LS, Calkins H, et al. 2019 AHA/ACC/HRS Focused Update of the 2014 AHA/ACC/HRS Guidelinefor the Management of Patients With Atrial Fibrillation. J Am Coll Cardiol, 2019, 74(1): 104-132.

[6] 中华医学会心电生理和起搏分会, 中国医师协会心律学专业委员会心房颤动防治专家工作委员会. 心房颤动: 目前的认识和治疗建议－2015. 中国心律失常学杂志, 2015, 19(5): 321-335.

[7] Kirchhof P, Benussi S, Kotecha D, et al. 2016 ESC Guidelines for the management of atrial fibrillation developed in collaboration with EACTS[J]. European Heart Journal, 2016, 37: 2893-2962.

[8] 中华医学会心电生理和起搏分会, 中国医师协会心律学专业委员会. 心房颤动: 目前的认识和治疗建议－2018. 中国心脏起搏与心电生理杂志, 2018, 32(4): 315-326.

[9] 宫振波, 等. 超声心动图在心房纤颤诊断与治疗中的应用进展. 中国超声诊断杂志, 2006, 7(6): 480-482.

[10] Lang RM, Bierig M, Devereux RB, et al. Recommendations for chamber quantification. J Am Soc Echocardiogr, 2005, Dec; 18(12): 1440-1463.

[11] Nagueh SF, Smiseth OA, Appleton CP, et al. Recommendations for the Evaluation of left ventriculardiastolic function by echocardiography. J Am Soc Echocardiogr, 2016, Apr, 29(4): 277-314.

（关晶波　吴伟春）

第十章　心脏肿瘤

第一节　心脏肿瘤总论

一、概述

在心脏影像学技术出现前，心脏肿瘤几乎都在尸检中发现。1559年，Matteo Realdo Colombo的书中首次出现心脏肿瘤的描述，后来证实他所描述更倾向是心尖部附壁血栓。1945年Ivan Mahaim写了第一部心脏肿瘤方面的论著。1954年Crafoord成功的进行了第一例心脏肿瘤外科切除手术。20世纪80年代，超声心动图、CT、MRI的联合应用实现了心脏肿瘤的在体诊断。

尸检数据表明心脏肿瘤发病率仅约0.02%，其中75%为良性，25%为恶性。心脏继发肿瘤发病率约为心脏原发肿瘤的20倍。心脏肿瘤一般临床症状无特异性，可有低热、体重减轻、乏力、肌肉酸痛、盗汗、咳嗽、白细胞增多等，根据肿瘤生长的位置和侵袭范围不同，可表现为心力衰竭、心律失常、栓塞等，恶性肿瘤多伴有血性心包积液。

心脏肿瘤除肿瘤浸润和转移外，其对心脏血流动力学的影响更为重要。心脏肿瘤的腔内生长造成各瓣口或大血管的梗阻、阻塞等导致心衰，肿瘤侵袭心脏传导系统引起心律失常等，瘤栓或瘤体附着的血栓脱落导致肺循环或体循环栓塞、受累器官缺血坏死甚至猝死等。为避免肿瘤的继发症状，无论良性还是恶性肿瘤，均建议外科手术切除。

二、定义及诊断标准

心脏原发性肿瘤是指原发于心内膜、心肌或心包的肿瘤。心脏原发性肿瘤缺乏特异的临床表现。绝大多数心脏良性肿瘤若能早期诊断，通过外科手术治疗，预后良好；恶性肿瘤预后差，生存期仅为数月至数年，早期诊断并有效治疗可延长患者寿命。

常见的心脏占位包括血栓、赘生物、肿瘤等，发现可疑心脏占位后，首先应除外超声伪像、正常组织结构、血栓、赘生物的可能性，再确定肿瘤的诊断。

三、超声诊断常用指标及诊断要点

经胸超声心动图、经食管超声心动图、三维超声心动图及超声对比增强显像都在心脏肿瘤的诊断中发挥较大的作用，可通过非侵入性的方式对心脏占位进行实时动态观察，全面的评价其特点及血流动力学影响等（表2-10-1-1）。

经胸超声心动图和经食管超声心动图都能敏感的发现心脏肿瘤（敏感率分别为93.3%和96.8%），进行多切面的观察，确认心脏肿瘤。经食管超声心动图可以更详细观察描述心脏肿瘤的细节特点、附着位置等。但上述两者对心包及心脏旁占位的发现率均较低。

三维超声心动图可以更清楚的看到肿瘤的大小、形状、瘤蒂的附着位置、与周围结构的毗邻关系等。

超声对比增强显像是观察心脏肿瘤的另一方法，尤其适用于声窗较差的患者，确认其是否有肿物及鉴别不同类型的心脏占位。心腔内的占位一般可以看到以下三种不同的成像方式。①无增强：完全没有对比剂增强，如血栓，因为血栓几乎没有血供；②部分或不完全增强：心腔占位与周围心肌相比可见低浓度的对比剂增强或部分增强，提示其内部血管不丰富，如黏液瘤；③完全增强：与周围心肌相比可见高浓度的对比剂增强或完全增强，提示该占位血管分布较丰富，提示为生长迅速的恶性肿瘤。

表 2-10-1-1　心脏占位的超声心动图评价要点及指标

心脏占位的特点	
位置	心腔内/心肌内/瓣膜上/心脏外
与周围结构的关系	包膜/边界
位置、活动性、植入方式	活动度
进入心脏路径	上下腔静脉/肺静脉/不确定
形状和大小（3D）	最大直径或最大截面
血流动力学/功能影响	通过影响瓣膜功能引起梗阻或反流 心脏外压迫 节段性室壁运动异常/直接的心肌浸润引起的限制性疾病 心包浸润/各种血流动力学损害引起的心包渗出
血管形成	超声对比增强显像
鉴别诊断	
良性 1. 胚胎残余 2. 血栓 3. 良性心脏肿瘤 4. 赘生物	希阿里网、下腔静脉瓣等 游离或附着（附壁或装置、导管相关）
恶性 1. 原发性 2. 转移性	

（参考2013年Cristina Basso等出版的Cardiac Tumour Pathology）

四、常用分型及标准

根据起源分为原发性和继发性肿瘤。根据肿瘤的生物学行为表现，可以将原发性肿瘤分为良性、恶性。根据位置的不同分为心腔内肿瘤、心肌内肿瘤、心包肿瘤。2015年世界卫生组织第四版的心脏肿瘤分类将之分为良性肿瘤、不确定生物学行为的肿瘤、干细胞肿瘤、恶性肿瘤（表2-10-1-2）。

表 2-10-1-2　2015 年 WHO 心脏肿瘤分类

心脏肿瘤分类	ICD-O代码	细胞来源	好发年龄	位置
良性肿瘤与肿瘤样病变				
横纹肌瘤	8900/0	心肌细胞	儿童，M=F	
组织细胞样心肌病		心肌细胞	2岁以下儿童，F>M	
成熟心肌细胞错构瘤		心肌细胞	所有年龄，中位年龄24岁，M>F	
成熟细胞横纹肌瘤	8904/0	心肌细胞	成人，M=F	

心脏肿瘤分类	ICD-O 代码	细胞来源	好发年龄	位置
心脏黏液瘤	8840/0	心内膜	所有年龄，40~70岁多发，F>M	左心房多见
乳头样弹性纤维瘤			所有年龄，60~70岁多发，M=F	瓣膜
血管瘤（非特指）	9120/0	血管	所有年龄，中位年龄50~60岁，M=F	
毛细血管瘤	9131/0			
海绵状血管瘤	9121/0			
心脏纤维瘤	8810/0	成纤维细胞	儿童，M>F	心室
脂肪瘤	8850/0	脂肪细胞	所有年龄，M=F	
房室结囊性肿瘤	8454/0	发育缺陷	所有年龄，中位年龄38岁，F>M	房室结
颗粒细胞瘤	9580/0	神经外胚层	成人，30~60岁，M=F	窦房结区多见
神经鞘瘤	9560/0	施万细胞	所有年龄，中位年龄53岁，F>M	
不确定生物学行为的肿瘤				
炎性成肌纤维细胞瘤	8825/1	平滑肌细胞、成纤维细胞	所有年龄，中位年龄16岁，M=F	二尖瓣多见
副神经节瘤	8680/1	副神经节细胞	成人，中位年龄40岁，F>M	心房多见
干细胞肿瘤				
成熟畸胎瘤	9080/0	干细胞	儿童，F>M	
非成熟畸胎瘤	9080/3	干细胞	儿童，F>M	
卵黄囊瘤	9071/3	干细胞	儿童，F>M	
恶性肿瘤				
血管肉瘤	9120/3	血管	成人，中位年龄40~50岁，M>F	右心房多见
未分化多形性肉瘤	8830/3	间叶细胞	成人，中位年龄40~50岁，M=F	左心房多见
骨肉瘤	9180/3	间叶细胞	所有年龄，中位年龄40岁，M=F	左心房多见
黏液纤维肉瘤	8811/3	间叶细胞	所有年龄，M=F	左心房多见

续表

心脏肿瘤分类	ICD-O 代码	细胞来源	好发年龄	位置
平滑肌肉瘤	8890/3	平滑肌细胞	成人，中位年龄58岁，M=F	左心房多见
横纹肌肉瘤	8900/3	心肌细胞	所有年龄，但主要是儿童，中位年龄14岁，M=F	左心室多见
滑膜肉瘤	9040/3	间叶干细胞	所有年龄，中位年龄37岁，M＞F	右心房多见
混杂肉瘤				
心脏淋巴瘤		主要为B细胞	所有年龄，中位年龄63岁，M＞F	右心房多见
转移瘤				右心多见
心包肿瘤				
孤立性纤维瘤		间叶细胞、成纤维细胞		
恶性	8815/3			
不确定	8815/1			
血管肉瘤	9120/3	血管		
滑膜肉瘤	9040/3	间叶干细胞		
恶性间皮瘤	9050/3	多能间皮细胞	成人，中位年龄50岁，M＞F	
干细胞肿瘤		干细胞		心底部心包
成熟畸胎瘤	9080/0			
非成熟畸胎瘤	9080/3			
混合生殖细胞瘤	9085/3			

（ICD-O，international classification of diseases for oncology，癌症学国际分类，医学系统命名法中，0指良性肿瘤，3指恶性肿瘤，1指临界值或不确定。）

Ｆ．女性；M：男性

五、几种常见心脏肿瘤超声图像及特点

（1）良性心脏原发性肿瘤中最常见的是黏液瘤（图2-10-1-1），可见于各房室及瓣膜，最常见于左心房，可单发，也可多发，多有蒂附着于房间隔，易复发。附着于瓣膜者少见。黏液瘤容易脱落或部分脱落导致栓塞，严重者可致猝死。家族性黏液瘤（卡尼复合征Carney complex，CNC）少见，

常合并皮肤色素沉着等等其他系统的异常。

（2）第二常见的良性心脏原发肿瘤是纤维瘤（图2-10-1-2），常为心肌内的较清晰的高回声占位，可见钙化，最常见于左心室游离壁，可引起心律失常，突入心腔引起梗阻、心衰者少见。一般不发生退化，需要手术。多发基底细胞癌患者需除外心脏纤维瘤（如Gorlin综合征）。

（3）另一常见的良性肿瘤是乳头样弹性纤维瘤，多附着于瓣膜，主动脉瓣多见，二尖瓣次之。体积较小，经食管超声更易发现。其与血栓栓塞事件有高度相关性（图2-10-1-3）。

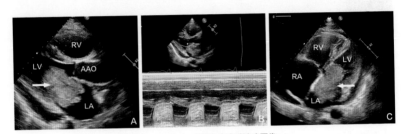

图 2-10-1-1 典型左心房黏液瘤图像

箭头所示为左心房黏液瘤，LA. 左心房；RA. 右心房；RV. 右心室；LV. 左心室；AAO. 升主动脉

A, C. 左心室长轴及胸骨旁四腔心切面显示左心房内黏液瘤形态大小；B. M超显示黏液瘤进入二尖瓣口内

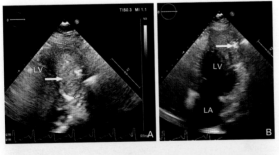

图 2-10-1-2 左心室纤维瘤

LV. 左心室；LA. 左心房；A、B. 箭头所示左心室侧壁纤维瘤以及其内的钙化

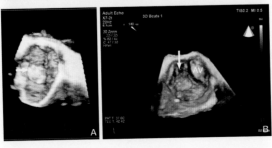

图 2-10-1-3 经食管三维超声下显示的主动脉瓣上乳头样弹性纤维瘤

AV. 主动脉瓣。箭头所示乳头状弹性纤维瘤

（4）横纹肌瘤是儿童最常见的良性肿瘤，大部分与结节性硬化症相关，常多发，左心室壁及室间隔多见，亦可见于房室瓣。大部分横纹肌瘤可退化萎缩，建议超声心动图定期随访，伴有梗阻及心律失常者需手术切除（图2-10-1-4）。

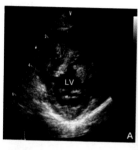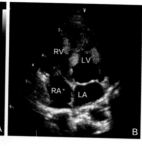

图 2-10-1-4　横纹肌瘤
LA. 左心房；RA. 右心房；
RV. 右心室；LV. 左心室

（5）肉瘤是最常见的恶性肿瘤，最常见的分型是血管肉瘤，多见于右心房，没有蒂。由于其血管较细，超声对比增强显像中对比剂增强并不明显，肉瘤常侵袭心包，引起心包积液，但心包积液细胞学检测常难以发现。未分化肉瘤基底较宽，左心房多见。肉瘤进展迅速，预后较差。完全手术切除实难以实现，常联合化疗延长生存期（图2-10-1-5）。

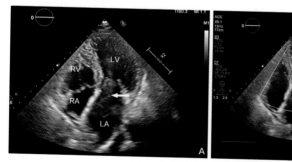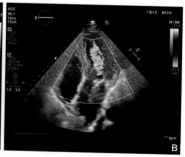

图 2-10-1-5　左心房内未分化肉瘤
LA. 左心房；RA. 右心房；RV. 右心室；LV. 左心室；箭头所示左心房内肉瘤

六、规范化超声评估、临床诊疗流程及鉴别诊断要点

（一）规范化超声评估要点

经胸超声心动图发现心脏占位后，建议按照以下思路进一步检测：第一步，排除其为变异的正常结构的可能性，如增大的乳头肌等；第二步，排除血栓和赘生物的可能性，需要了解患者的病史及其他临床资料；第三步，除

外转移瘤的可能性；第四步，确定为心脏原发性肿瘤；第五步，通过经胸超声、经食管超声、三维超声、超声对比增强显像等，了解肿瘤的形态、边界、附着位置、血供等，判断肿瘤的良恶性。为临床提供更多的信息和支持（图2-10-1-6，图2-10-1-7）。

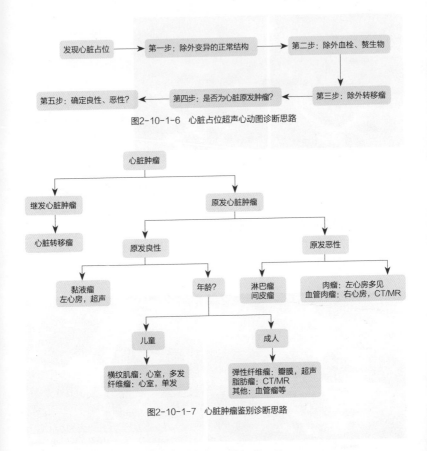

图2-10-1-6 心脏占位超声心动图诊断思路

图2-10-1-7 心脏肿瘤鉴别诊断思路

（二）心脏肿瘤的临床诊疗流程（图2-10-1-8）

大部分恶性心脏肿瘤为继发性，如转移瘤，黑色素瘤是最易发生心脏转移的肿瘤。原发性肿瘤大部分为良性，预后较好。恶性肿瘤中肉瘤多见，预后差。超声心动图受患者声窗影响较大，CT和MRI可以进一步检测，18F-FDG-PET/CT在鉴别肿瘤良恶性方面敏感率达90%。

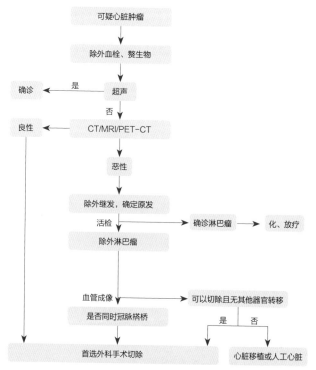

图2-10-1-8 心脏肿瘤临床诊疗流程图

（三）鉴别诊断

（1）黏液瘤和血栓：心房最常见的良性肿瘤是黏液瘤，其与血栓的鉴别主要依赖临床信息及超声对比增强显像中对比剂增强情况；其与瓣膜赘生物的鉴别主要依赖超声对占位的细致观察确定是否有蒂相连以及蒂附着位置（赘生物多附着于低流速、低压力的位置，如二尖瓣心房侧），对蒂的观察主要依赖经胸、经食管超声（CT和MR无法实现）。

（2）黏液瘤和肉瘤：典型的黏液瘤超声诊断并不困难，但黏液瘤形态、位置多样，非典型的黏液瘤超声难以诊断。黏液瘤有蒂相连于房间隔，肉瘤一般基底较宽，结合超声对比增强显像，黏液瘤可见对比剂部分轻度增强，肉瘤血供较丰富，对比剂明显增强，可以鉴别两者。

（3）乳头样弹性纤维瘤和赘生物：心脏瓣膜最常见的肿瘤是乳头样弹性纤维瘤，其与赘生物的鉴别主要依赖临床病史和血培养。

Key Points and Suggestions（要点及建议）

1. 心脏原发性肿瘤是指原发于心包、心肌或心内膜的心脏肿瘤。原发性心脏肿瘤缺乏特异性的临床表现。绝大多数心脏良性肿瘤若能早期诊断，通过外科手术治疗，预后良好；心脏继发肿瘤约为心脏原发肿瘤的20倍，原发肿瘤中恶性肿瘤仅占25%。恶性肿瘤预后差，生存期仅为数月至数年，早期诊断并有效治疗可延长患者寿命。

2. 常见的心脏占位包括血栓、赘生物、肿瘤等，发现可疑心脏占位后，首先应除外正常组织结构、血栓、赘生物的可能性，再确定肿瘤的诊断。

3. 黏液瘤是最常见的心脏原发性肿瘤。

4. 右心房最常见的恶性肿瘤是血管肉瘤，其他肉瘤多源于左心房。

5. 在儿童，最常见的是横纹肌瘤和纤维瘤，均为良性肿瘤，横纹肌瘤常为多发，随年龄增长肿瘤数目减少、体积减小。

6. 恶性肿瘤多为继发性，快速进展；根据其转移方式的不同，可同时伴有心包、心肌、静脉受累。

7. 良性肿瘤通过心肌壁内生长、腔内梗阻、栓塞等方式产生恶性的血流动力学影响，局部侵袭可导致心包渗出、心肌或瓣膜功能异常等。

8. 对于有恶性肿瘤病史的患者，出现心包积液应警惕肿瘤心脏转移；肾细胞癌可以通过下腔静脉转移至右心房，早期发现手术切除效果较好。应用整体的思路分析患者心脏的异常。

9. 病理组织学诊断是心脏肿瘤诊断的金标准。超声心动图尚不能作出病理组织学诊断，只能提供倾向性判断。

参考文献

[1] Cristina Basso, Marialuisa Valente, Gaetano Thiene. Cardiac Tumour Patholgy, 2013, 101-102.

[2] Allen Burke, Fabio Tavora. The 2015 WHO Classification of Tumors of the Heart and Pericardium. Journal of thoracic Oncology, Vol. 11 No, 4: 441-452.

[3] Rekha Mankad, Joerg Herrmann. Cardiac tumors: echo assessment. ID: 16-0035; December 2016 DOI: 10.1530/ERP-16-0035.

[4] Andreas Hoffmeier, Jürgen R. Sindermann, et al. Cardiac Tumors—Diagnosis and Surgical Treatment. 2014, 111(12): 205-211.

[5] Cristina Basso, Stefania Rizzo, Marialuisa Valente, et al. Cardiac masses and tumours. Heart, 2016, 102: 1230-1245.

第二节　心脏黏液瘤

一、概述

黏液瘤是最常见的良性心脏原发性肿瘤，可发生于任何年龄，30~60岁常见，多见于女性，有报道的最小发病年龄为3个月。黏液瘤是来源于心内膜下层有分化潜能的原始间充质细胞。75%~80%位于左心房，另可见位于右心房、心室、房室瓣、主动脉瓣、肺动脉瓣等部位。约5%可见其跨越卵圆孔，表现为双房占位。大多数有蒂连接附着于房间隔的卵圆窝附近，其活动性与蒂的长短相关。另有少数呈游离性。常为单发，少数为多发。

黏液瘤一般症状体征无明显特异性，全身症状有发热、体重减轻、贫血、血沉增快、白细胞增高等。最严重的并发症包括其对心脏瓣口、流入道、流出道造成的机械性梗阻，瘤体脱落、部分脱落或瘤体表面血栓脱落引起的体肺循环栓塞等。部分患者以此为首发症状，可致晕厥、猝死等。推荐进行外科切除，多数预后良好，但复发率较高，因此定期超声心动图随访十分必要。栓塞的危险性与黏液瘤的质地直接相关，分叶状或息肉状的黏液瘤及活动度较大者易发生栓塞。

卡尼复合征（CNC）是1985年由Carney第一次报道，约占所有黏液瘤的10%，常染色体显性遗传，超过70%的CNC是由于编码蛋白激酶A（PKA，又称cAMP依赖性蛋白激酶A）Iα调节亚基的PRKAR1A基因突变所致。特征包括皮肤和黏膜的色素沉着，心脏、皮肤和其他部位的黏液瘤及多发的内分泌和非内分泌肿瘤。

其中心脏黏液瘤的平均发病年龄约20岁，也可在婴儿期出现，呈现家族性，外科手术后复发率为5%~14%，二次手术后的复发率约25%。

心脏黏液瘤一般认为是良性肿瘤，但是越来越多的报道显示其有潜在的恶性变危险，部分黏液瘤细胞具有远距离种植能力，又有低度恶性或恶性倾向。发现后应尽早手术切除。

二、定义及诊断标准

黏液瘤是最常见的心脏原发性肿瘤，其诊断依赖病理组织学诊断。

三、超声诊断常用指标及诊断要点

（1）诊断常用指标：包括黏液瘤的大小、附着位置、单发还是多发、对瓣口的影响程度（瓣口狭窄及反流的程度）、对心脏整体功能的影响（是否造成心衰）等。

（2）诊断要点：心脏内出现一中低回声团块，形态随心动周期而变化。常有蒂附着于房间隔或左心房壁及其他心内结构上，舒张期移向房室瓣口，收缩期返回心房。可对房室瓣口造成不同程度的梗阻，有时合并瓣口反流。

四、分型及标准

根据大体形态，一般将黏液瘤分为以下三个亚型。团块型，肿瘤呈实质性肿块，有完整包膜；息肉型，呈葡萄串样，易碎易脱落，容易导致体肺循环梗阻；混合型，上述两型混合存在，相对较小，质软易拉伸形变，表面可有绒毛，更易导致栓塞并发症。

五、规范化超声评估、临床诊疗流程及鉴别诊断要点

（一）超声心动图是诊断本病的重要检测方法

包括经胸超声心动图、经食管超声心动图、三维超声心动图、超声对比增强显像检查。

1. 经胸超声心动图

（1）M型超声心动图：二尖瓣前后叶间可见团块状反射，前叶EF斜率下降，收缩期瓣口团块消失。一般来说二尖瓣正常，无增厚表现。

（2）二维超声：团块大多附着于卵圆窝边缘，少数附着于房壁、房室环、瓣膜、下腔静脉瓣等。另有少许黏液瘤无蒂直接附着于房壁，亦可以呈游离状。心腔内可见一致密光团，小者直径不足1cm，大者几乎占据整个心房甚至双房（图2-10-2-1）。多数瘤体质软，收缩期多呈类圆形，舒张期伸长，呈椭圆形，可能阻塞房室瓣口。部分瘤体表面有小突起，瘤体内部可有钙化、液化坏死区，黏液瘤也可发生囊性变（图2-10-2-2A），较少见。多见单发，亦可多发（图2-10-2-2B）。

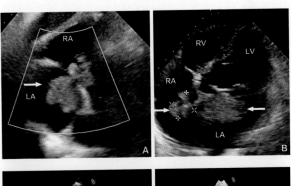

图 2-10-2-1　双房黏液瘤，可见团块状肿瘤附着于房间隔中部，并向左、右心房内生长（箭头）

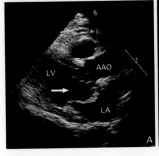
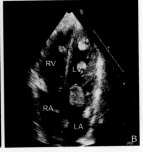

图 2-10-2-2　A. 左心房黏液瘤囊性变（箭头所示囊性改变的黏液瘤）；B. 心脏多发黏液瘤

2. 经食管超声心动图（TEE）

TEE对声窗较差患者有帮助。可以更准确、细致观察肿瘤的边界及内部情况，确定是否有蒂连接，有助于鉴别诊断，在鉴别瘤蒂方面明显优于TTE。对明确肿瘤瘤蒂对手术路径、手术方式的选择有重要意义。

3. 三维超声心动图

显示肿瘤的立体形态、附着部位、毗邻关系，判断肿瘤造成心腔的梗阻程度，对术前诊断及手术方案制定有价值。

4. 多普勒超声心动图

瘤体较大舒张期阻塞二尖瓣口时，在瘤体与瓣叶间可见明亮的高速射流，影响瓣叶关闭时可探及收缩期反流。

5. 超声对比增强显像

黏液瘤为少血流供应的肿瘤，远低于正常心肌，超声心肌对比增强显像（MCE）呈低灌注，边缘是否有增强、内部增强是否均匀可以反映其钙化及囊性变的情况（图2-10-2-3）。

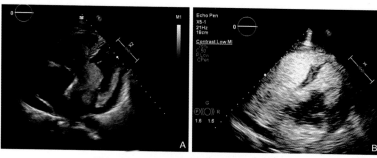

图 2-10-2-3 左心房黏液瘤及其超声对比增强显像

A. 为左心房内黏液瘤二维图像；B. 为超声对比增强显像，黏液瘤内可见少量的对比剂灌注

（二）鉴别诊断要点

（1）冠状静脉窦瓣：属于胚胎残留结构，出生后多退化，但仍有部分人残留。超声上表现为一纤细的光带连于冠状静脉窦口，另一端游离于右心房。

（2）希阿里网：是从冠状窦瓣和下腔静脉瓣穿过右心房内部延伸至界嵴的纤维网，超声上表现为右心房内回声较强的膜性结构，由下腔静脉口延伸至房间隔或三尖瓣。

（3）心房血栓：多合并于房室瓣狭窄，极少有蒂，形态固定不变，边界一般清晰，回声较强，可以与房壁有或无相连，超声对比增强显像表现为负性显影。

（4）房室瓣赘生物：多发生于有风湿性心脏病、感染性心内膜炎、先天性心脏病史的患者，赘生物表现为瓣叶上大小不等的异常回声团块，与瓣叶附着紧密，随瓣叶启闭上下运动，并影响瓣膜功能。

（5）房室瓣乳头状瘤：与瓣叶附着面较宽，有利于与瓣叶上的黏液瘤相鉴别。房室瓣上的黏液瘤一般较为疏松，有一短蒂与瓣叶相连，本身有一定活动性。

（6）黏液状肉瘤：组织学标准和诊断方法如免疫组化、分子生物学方法可以鉴别，黏液状肉瘤有相同的特点但是有恶性的生物学行为，预后较差。

（7）二尖瓣黏液瘤应与二尖瓣黏液样变相鉴别，后者为弥漫性二尖瓣叶黏液样变性并二尖瓣脱垂。

Key Points and Suggestions（要点及建议）

1. 超声心动图可用于观察心脏黏液瘤的位置、瘤蒂、形态、大小及心脏血流动力学的影响，对手术方式、手术路径的选择尤其重要。采用超声对比增强显像有益于明确肿瘤血流灌注情况。
2. 由于经食管探头位于左心房后方，避开了胸壁及肺的干扰，且探头频率高于经胸探头，因而图像分辨率好，能更清晰显示肿瘤的特征。由于心脏黏液瘤易脱落导致栓塞，经食管超声检查对患者有刺激，经胸超声如能确诊原则上不进行经食管超声，但对于经胸超声黏液瘤显示不清，非常小的黏液瘤需要加做经食管超声检查。

参考文献

[1] Cristina Basso, Marialuisa Valente, Gaetano Thiene. Cardiac Tumour Patholgy, 2013, 101-102.

[2] Allen Burke, Fabio Tavora. The 2015 WHO Classification of Tumors of the Heart and Pericardium. Journal of thoracic Oncology, Vol. 11 No, 4: 441-452.

[3] Mankad R, Herrmann J. Cardiac tumors: echo assessment. Echo Res Pract, 2016, 3(4): R65-R77.

[4] Andreas Hoffmeier, Jürgen R. Sindermann, et al. Cardiac Tumors-Diagnosis and Surgical Treatment. 2014, 111(12): 205-211.

[5] Cristina Basso, Stefania Rizzo, Marialuisa Valente, et al. Cardiac masses and tumours. Heart, 2016, 102: 1230-1245.

[6] 魏柯, 郭宏伟, et al. 卡尼复合征（Carney complex）的临床特征及研究进展. 中国胸心血管外科临床杂志, 2018年7月, 第25卷第7期: 627-732.

[7] 王新房, 谢明星. 超声心动图学. 第5版. 2016, 526-539.

（陶瑾）

第十一章　心包疾病

第一节　心包积液

一、概述

由于心包疾病的诊断和治疗的复杂性，仅凭临床表现很难准确评估，随着超声心动图、CMR和CT等影像技术的进展，其对心包疾病诊断的作用越来越大，在2013年美国超声心动图协会发表的关于心包疾病患者多模态心血管成像的临床建议和2015年欧洲心脏病学会（ESC）年会上公布的新版心包疾病的诊断和管理指南中均指出超声是诊断心包疾病的首选方法。

引起心包积液（PE）的原因很多，明确病因对指导治疗并判断预后有着重要的意义。急性心包炎通常伴随极少量或少量心包积液，且多为特发性或继发于病毒感染。中等量积液有多种可能病因，而大量心包积液则可能为肿瘤、结核或甲状腺机能减退引起。心包腔内的血液快速积聚可能由于钝器伤、升主动脉夹层动脉瘤破裂、心梗后的并发症如心脏破裂或侵入性治疗（如电生理射频消融或起搏器植入）等造成。在这些情况下，因为血液在有限空间内的快速蓄积，尽管心包积液仅为少量至中量，常常也会导致急性心脏压塞。

二、定义及诊断标准

正常心包腔存在少量的液体，对心包腔起到润滑作用，但通常总液体量<50ml。当出现甲状腺机能减退，终末期肾病和肿瘤等疾病累及心包时，渗出液或漏出液会积累在心包腔中，当总液体量>50ml时，则称为心包积液。通常认为总液体量达50~100ml为少量，100~500ml为中量，500ml以上为大量。心包积液按照病程分为急性、亚急性及慢性（>3个月），按液体成分分为漏出液和渗出液，按其分布情况可分为环形和局部分布。

心脏压塞是由心包腔液体、脓液、血液或气体积聚（可能源于炎症、外伤、心脏破裂或主动脉夹层）等引起的心腔急速或缓慢受压的一种致命性疾病，限制心脏正常充盈，导致心排血量减低，甚至会危及生命。

2015年，欧洲心脏病学会（ESC）公布的新版心包疾病的诊断和管理指南中对心包积液进行了分类（表2-11-1-1），并指出心包积液患者均应接受X线检查，心脏超声和C反应蛋白（CRP）检查。

表2-11-1-1 心包积液诊断的影像学推荐

推荐	类别a	水平b
对于所有疑似心包积液患者都推荐使用经胸超声心动图	I	C
疑似心包积液或胸腔损伤患者使用胸部X线	I	C
心包积液患者推荐使用炎症指标（如CRP）评估	I	C
疑似有心包积液、心包增厚和肿物，以及相关的胸部异常的病例推荐使用CT或CMR	IIa	C

（参考2015年欧洲心脏病学会心包疾病的诊断和管理指南）

CMR. 心脏核磁共振；CRP. C反应蛋白；CT. 计算机断层显像 a. 推荐类别，b. 证据水平（I级推荐：是指证据支持和/或普遍认同治疗或操作有益；C级证据. 是指小型临床试验、回顾性研究、专家共识，或B级证据外推得出的结论。）

三、超声诊断常用指标及诊断要点

超声心动图可以快速并以近乎100%的准确率诊断心包积液，并且可以明确心包积液的具体情况（表2-11-1-2），因此超声心动图应为首选检查，而且它也是评估心包积液对心脏病理生理和血流动力学影响的最好检查手段。

表2-11-1-2　心包积液超声心动图评价要点

超声技术	评价要点	超声示意图
M型超声心动图	可见心外膜和壁层心包之间存在连续的无回声区（图2-11-1-1）	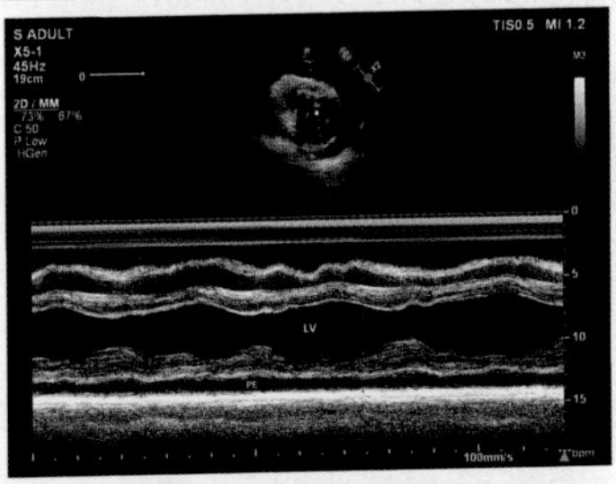 图2-11-1-1　M型显示心外膜和壁层心包之间的游离液性暗区（PE. 心包积液; LV. 左心室）
二维超声心动图	评估心包积液的量和分布情况，以及包裹性、还是有提示是渗出性或凝血块的致密回声（图2-11-1-2）	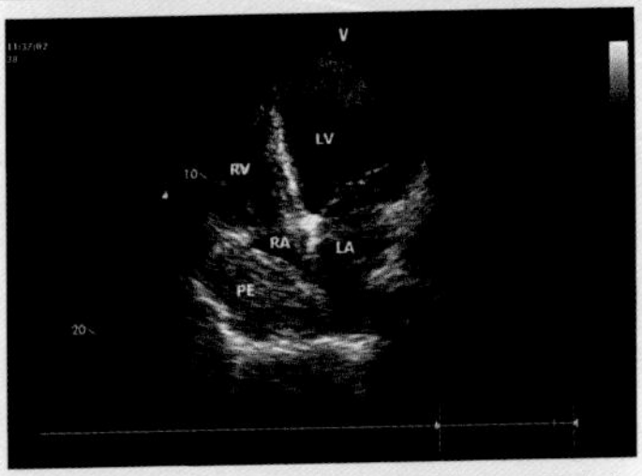 图2-11-1-2　二维超声四腔心切面可见右心房顶低回声凝血块（PE. 心包积液, LV. 左心室; LA. 左心房; RV. 右心房; RA. 右心室）

（参考2013年美国超声心动图协会关于心包疾病患者多模态心血管成像的临床建议）

四、常用分型及标准

（一）半定量心包积液

通过舒张末期壁层及脏层心包间的无回声区域的大小来描述。对于均匀分布的心包积液，应在多个切面观察，可提高积液估计量的预测价值（表2-11-1-3）。少量（图2-11-1-3A）和极大量的积液（图2-11-1-3B）可能会不均匀分布于心包腔内。

表2-11-1-3　心包积液半定量分级

分级	超声测量值	心包积液量
微量	只见于收缩期	<50ml
少量	<10mm	50~100ml

续表

分级	超声测量值	心包积液量
中量	10~20mm	100~500ml
大量	>20mm	500ml以上
极大量	>25mm或心脏摆动	

（参考2013年美国超声心动图协会关于心包疾病患者多模态心血管成像的临床建议）

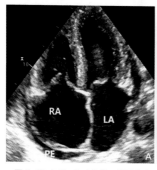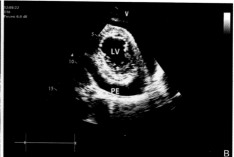

图2-11-1-3 A.心包脏、壁层分离，其间见无回声；B.大量心包积液时，心脏在心包液体中摆动呈"游泳心脏"

LA.左心房；LV.左心室；RA.右心房；PE.心包积液

（二）心包压塞

指心包腔内液体增长的速度过快或积液量过大时，压迫心脏而限制心室舒张及血液充盈的现象，心包压塞时会出现不同程度的心排量减低，并且由于积液限制了各个腔室的舒张，可以出现"心腔塌陷"和"奇脉"现象，一般塌陷出现在右心房、右心室处（右心压力相对较低）（表2-11-1-4）。心包积液量与心包压塞的出现不一定呈正相关，而与心包积液出现的速度有关。

表2-11-1-4 心包压塞超声心动图评价要点

超声技术	诊断要点
二维超声	• 心包积液量及分布 • 心腔大小随呼吸变化（吸气时RV增大，LV减小） • 心腔塌陷 • 下腔静脉（>21mm）或者肝静脉增宽伴吸气塌陷率小于50%
M型超声	• 判断心腔内陷、塌陷出现和持续时间的好方法
多普勒彩色	• 对于二尖瓣E峰，随呼吸变化通常超过30%的呼吸变化，最大的下降发生在吸气和呼气的第一次心跳时。 • 对于三尖瓣E峰，最大的下降是在呼气时的第一次心跳时，同时可见肝静脉心房逆流，常常超过60%的呼吸变化率。 • 肝静脉流速减低，呼气时舒张期肝静脉血流速度降低伴大量回流

（参考2013年美国超声心动图协会关于心包疾病患者多模态心血管成像的临床建议）

五、规范化超声评估、临床诊疗流程及鉴别诊断要点

(一)建议规范化超声诊断流程如下图(图2-11-1-4)

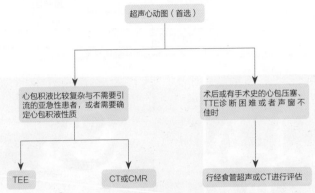

图2-11-1-4 指南推荐影像学选择检查方法
(参考2013年美国超声心动图协会关于心包疾病患者多模态心血管成像的临床建议)

(二)临床诊疗流程(图2-11-1-5)

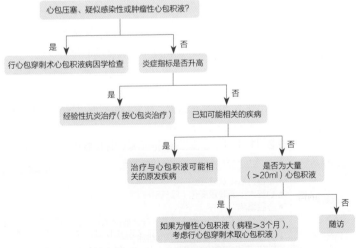

图2-11-1-5 心包积液的诊疗流程
(参考2015年欧洲ESC新版心包疾病的诊断和管理指南)

（三）鉴别诊断要点（表2-11-1-5）

表2-11-1-5 超声心动图在心包积液鉴别诊断中的要点

鉴别诊断	鉴别要点
心外脂肪垫	心外脂肪通常比积液更亮，而且随心脏一起移动，最常积聚在室间沟和房室沟中以及右心室游离壁前方。而且单纯性漏出性心包积液通常无回声且静止不动（图2-11-1-6A）
左侧胸腔积液	二维胸骨旁长轴切面可显示降主动脉和心脏之间的液体，提示积液来自于心包而不是胸膜（图2-11-1-6B）

（2013年美国超声心动图协会关于心包疾病患者多模态心血管成像的临床建议）

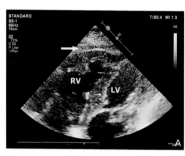
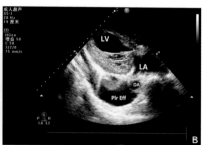

图2-11-1-6 A.右心室游离壁前方脂肪垫（箭头）；B.胸腔积液

RV.右心室；LV.左心室；LA.左心房；Epi-fat.脂肪垫；Plr-Eff.左胸腔积液；DAO.降主动脉）

Key Points and Suggestions（要点及建议）

1. 心包积液需要在舒张末期测量，正常心包内存在50ml左右液体，起着润滑作用，属于正常情况。

2. M型可以观察心外膜和壁层心包之间是否存在连续的无回声，当心包压塞时可以用来判断是否存在心腔内陷或塌陷出现和持续时间。

3. 二维超声心动图可以定性、定量的评估心包积液和分布状况，确定是包裹性的，还是渗出液或血凝块的致密回声。

4. 当心包炎症和/或瘢痕导致两层心包粘连时，剑下四腔心切面有利于探测两层心包之间的运动。

5. 心包压塞超声心动图最重要的表现是心包积液、心腔塌陷、下腔静脉、肝静脉增宽（提示外周静脉压力升高），左心室舒张末期和收缩末期容积下降，多普勒超声显示每搏输出量和心输出量的减少。还可以伴有其他经典征象，如吸气时室间隔向左心的膨凸，多普勒测量中特征性随呼吸的异常改变。

参考文献

[1] Allan L. Klein, Suhny Abbara, Deborah A. Agle, et, al. American Society of echocardiographyclinical recommendations for multimodality cardiovascular imaging of patients with pericardial disease[J]. Journal of the American Society of echocardiography,2013,26(9).

[2] Adler Yehuda, Charron Philippe, Imazio Massimo, et, al. 2015 ESC Guidelines for the diagnosis and management of pericardial diseases: The Task Force for the Diagnosis and Management of Pericardial Diseases of the European Society of Cardiology (ESC).[J]. European heart journal,2015,36(42).

第二节 缩窄性心包炎

一、概述

缩窄性心包炎（CP）可以发生在任何心包疾病中，但仅仅在复发性心包炎中出现较少。缩窄性心包炎的病因有多种，包括病毒性心包炎、心脏手术、胶原血管病、放射、结核和特发性。在欧美国家，缩窄性心包炎最常见是心脏术后、特发性和非特异性病毒损伤。在其他国家，结核是最常见的原因。由于部分患者起病隐匿，临床症状缺乏一定的特异性，易漏诊误诊，且该病自然预后不良。因此，早发现、早诊断、早治疗是很有必要的。目前缩窄性心包炎主要依靠影像学检查来诊断。2013年美国超声心动图协会发表的关于心包疾病患者多模态心血管成像的临床建议和2015年欧洲心脏病学会（ESC）年会上公布的新版心包疾病的诊断和管理指南中均规范了缩窄性心包炎影像学诊断流程。

二、定义及诊断标准

缩窄性心包炎是因增厚、疤痕、无弹性和钙化不规则的心包限制了心室舒张期充盈的疾病。在缩窄性心包炎的大部分病例中，心包是增厚的，但也有例外。临床上，缩窄性心包炎的病人典型的阳性体征是颈静脉压力升高呈"Y"型快速下降、Kussmual征外周水肿、肝肿大、第二心音后的舒张期奔马律（心包叩击音）和腹水。

缩窄性心包炎在临床上常常容易漏诊，影像学检查可以确诊并评估血流动力学，常用的辅助性影像检查有超声心动图、心脏CT和CMR。在临床怀疑心包缩窄的病人，影像学检查应关注有诊断价值的信息，包括心包厚度、心室间的依赖性、其他同时并存的异常情况（瓣膜病、心肌病或冠脉疾病），以及其他病理情况的证据，如限制型心肌病，右心功能不全或严重的三尖瓣反流。为了提高影像资料的诊断价值及患者管理水平，应包括不同影像学检查方法的综合使用（表2-11-2-1）。

正常心包厚度约1~2mm，在《2013年美国超声心动图协会关于心包疾病患者多模态心血管成像的临床建议》中指出，TTE在测量心包厚度上是不可靠的；不过与CT相比，TEE具有可重复性。通过经食管超声心动图测量的心包厚度与CT的测量值有较强的相关性，并且得到美国心脏病学院、美国心脏协会和美国超声心动图协会的Ⅱb类推荐。Ling L H等人建议使用经食管超声心动图测量心包厚度并以>3mm为心包增厚的指标。Chisato Izumi等人指出通过食管超声心动图的胃底切面可获取心包的高质量图像并有利于缩窄性心包炎的诊断。目前也有学者通过高频超声检查心尖部及右心室前壁心包，也可以较准确地测量心尖部及右心室前壁心包的厚度。

表 2-11-2-1 诊断缩窄性心包炎的方法推荐

推荐	类别 [a]	水平 [b]
对于所有可疑缩窄性心包炎的患者都推荐经胸超声心动图检查	I	C
对于所有可疑缩窄性心包炎的患者都推荐胸部（正位和侧位）X线检查	I	C
CT和/或CMR作为评估心包钙化（CT），心包增厚，心包活动幅度和程度的次要选择	I	C
当无创的诊断方法无法确诊缩窄性心包炎时可以使用心导管检查	I	C

（参考2015年欧洲心脏病学会（ESC）年会上公布了新版心包疾病的诊断和管理指南）

CMR. 心脏核磁共振；CT. 计算机断层显像a. 推荐类别 b. 证据水平（Ⅰ级推荐是指证据支持和/或普遍认同治疗或操作有益；C级证据. 是指小型临床试验、回顾性研究、专家共识，或B级证据外推得出的结论。）

三、超声诊断常用指标及诊断要点

超声心动图能够综合形态、心包和血流动力学来进行评估，一直都是首选的影像学检查，为大部分病人提供明确的缩窄性心包炎的诊断。典型的二维和多普勒超声心动图征象不仅能确诊缩窄性心包炎，而且可以将它与限制型心肌病和其他类似于心包缩窄的情况相鉴别（表2-11-2-2）。

表 2-11-2-2 超声心动图评价缩窄性心包炎要点

超声技术	诊断要点	超声示意图
M型	• 心包脏层和壁层由一个相对无回声区分离，它们的平行运动提示心包厚度增加和粘连； • 由于缩窄的心包限制，导致舒张早期室间隔异常抖动（图2-11-2-1）； • 肺动脉瓣的提前开放	 图2-11-2-1 M型显示左心室后壁心包明显增厚，回声增强可见室间隔切迹征象，即室间隔抖动征

续表

超声技术	诊断要点	超声示意图
二维	• 典型声像图为心包增厚、回声增强，以房室环部位显著，部分患者可见钙化，心包腔可见较窄的无回声区或低回声区（心包厚度＞3mm） • 舒张早期在左右心室充盈突然停止"舒张阻滞"； • 吸气时室间隔运动朝向右心室（舒张期室间隔抖动）； • 下腔静脉和肝静脉明显增宽和下陷消失或减少（图2-11-2-2）； • 部分患者双房增大（提示心包对房室沟处的压迫限制，图2-11-2-3）	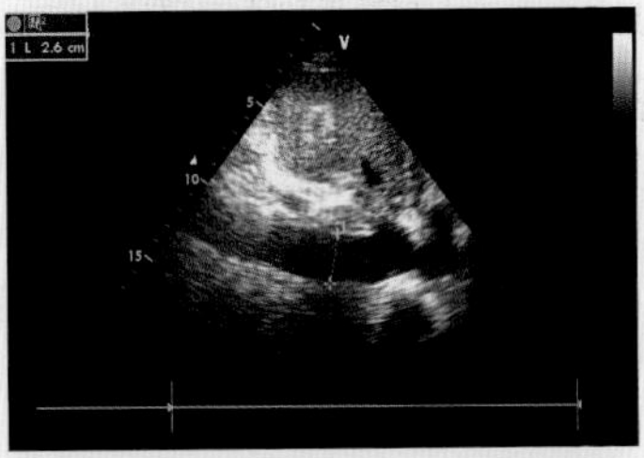 图 2-11-2-2　下腔静脉（IVC）明显增宽 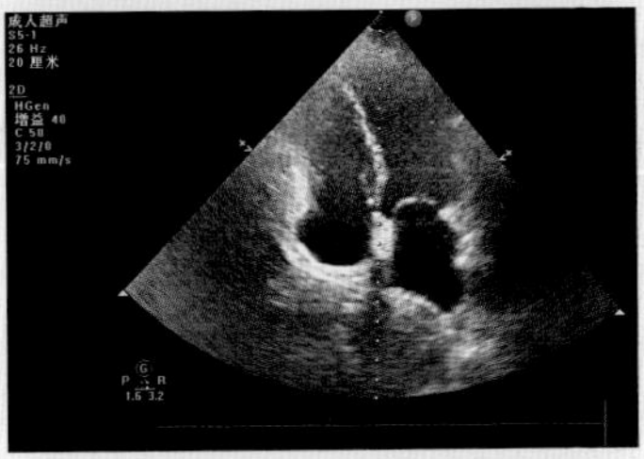 图 2-11-2-3　双房增大变形
彩色多普勒	• 右心室或左心室舒张期充盈受限征象； • 吸气后的第一次心跳时二尖瓣流速下降＞25%，三尖瓣流速增加＞40%（图2-11-2-4）； • 呼气时出现与吸气相反的改变； • 肝静脉流速下降； • 肝静脉舒张期血流速下降并伴有大量逆流	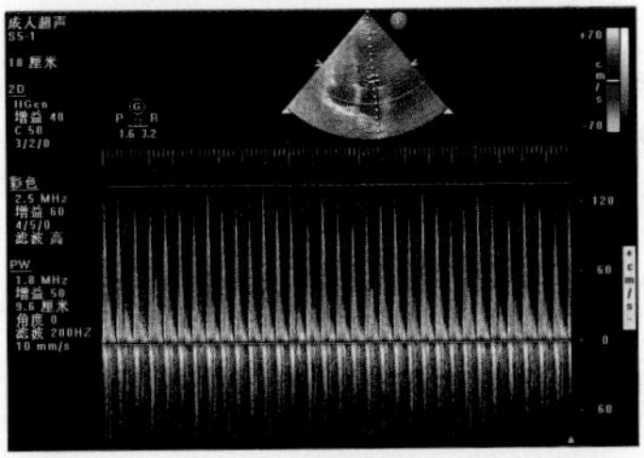 图 2-11-2-4　频谱多普勒显示二尖瓣血流 E 峰显著＞A 峰，E 峰减速时间缩短，E 峰随吸气变化，吸气时 E 峰流速减低＞25%
组织多普勒	• 二尖瓣瓣环运动速度正常或增加（图2-11-2-5）； • 瓣环矛盾（评价心肌病左心房压力很有用的E/e'和左心房压力通常呈线性正相关，但在多数缩窄性心包炎患者却相反）； • 瓣环逆转（缩窄性心包炎患者的侧壁二尖瓣环e'通常低于间隔e'）	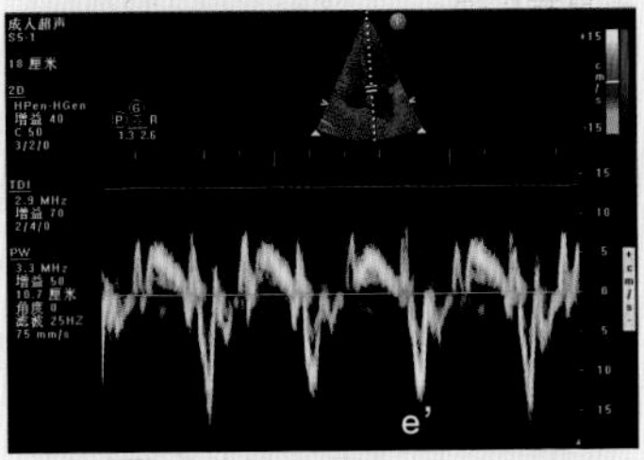 图 2-11-2-5　组织多普勒显示二尖瓣瓣环舒张早期运动速度增高

续表

超声技术	诊断要点	超声示意图
彩色M型	舒张早期跨二尖瓣血流传播速度正常或增加	

（参考2013年美国超声心动图协会关于心包疾病患者多模态心血管成像的临床建议）

四、常用分型及标准

（一）心包缩窄主要表现的定义和治疗（表2-11-2-3）

表2-11-2-3 心包缩窄主要表现的定义和治疗

表现	定义	治疗
一过性缩窄性心包炎（永久性缩窄性心包炎，限制型CMP）	经过药物治疗或者能够自行恢复的可逆性缩窄性心包炎	2~3个月的经验性抗药治疗
渗出性缩窄性心包炎（心脏压塞，缩窄性心包炎）	右心房衰竭心包穿刺术后右心房压力下降50%或者低于10mmHg，也可以通过其他无创性影像学诊断	药物治疗后行心包切除术顽固型采用外科手术治疗
慢性缩窄性心包炎（一过性缩窄性心包炎，限制型CMP）	持续3~6个月以上的心包缩窄	急进型/手术高危患者和累及心肌者采用心包切除术联合药物治疗

（参考2015年欧洲心脏病学会（ESC）年会上公布了新版心包疾病的诊断和管理指南）CMP. 心肌病；括号内为鉴别诊断

五、规范化超声评估、临床诊疗流程及鉴别诊断要点

（一）建议规范化超声诊断流程（表2-11-2-4）及临床诊疗常用诊断方法（表2-11-2-5）

表2-11-2-4 缩窄性心包炎超声诊断流程

观察切面	M型和二维	多普勒	应变成像
胸骨旁长轴（短轴）切面	观察心包、心室充盈和室间隔抖动情况	评估房室瓣反流情况	缩窄性心包炎的圆周向应变、扭转和舒张早期的解旋是下降的，整体纵向应变、位移和舒张早期组织速度是不变的
心尖切面	观察各房室内径的比例	观察左右心室的舒张充盈情况；计算二、三尖瓣的呼吸变化率；组织多普勒上观察是否存在瓣环矛盾，瓣环逆转的情况；评估房室瓣反流情况	
剑下切面	下腔静脉和肝静脉增宽，吸气时无塌陷或减低	评估房室瓣反流情况	

（参考2013年美国超声心动图协会关于心包疾病患者多模态心血管成像的临床建议）

表2-11-2-5　缩窄性心包炎临床诊疗常用诊断方法

诊断方法	缩窄性心包炎
体格检查	Kussmaul征，心包叩击音
ECG	低电压、非特异性的ST-T段改变、心房颤动
X线胸片	心包钙化（1/3的患者可见）
心脏超声	部分可见双房增大，室间隔摆动；心包增厚及钙化（心包厚度>3mm）；二尖瓣E峰流速随呼吸变化>25%，肺静脉D峰流速变化>20%；彩色M型血流传播速度>45cm/s，组织多普勒：室间隔侧e'峰>8cm/s
心导管检查	"下降平台征"或者"平方根征"；左心室和右心室舒张压通常相等，心室相互依赖
CT/CMR	心包厚度>3~4mm；心包钙化；心室相互依赖

（参考2015年欧洲心脏病学会（ESC）年会上公布了新版心包疾病的诊断和管理指南）

（二）临床诊疗流程（图2-11-2-6）

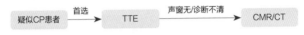

图2-11-2-6

（参考2013年美国超声心动图协会关于心包疾病患者多模态心血管成像的临床建议）

（三）鉴别诊断要点（表2-11-2-6）

表2-11-2-6　超声心动图在缩窄性心包炎鉴别诊断中的要点

鉴别诊断	鉴别要点
心脏压塞	心脏压塞主要表现为显著的收缩期充盈受限，Kussmaul征为阴性，奇脉比较常见，而缩窄性心包炎主要表现在舒张早期的充盈受限，Kussmaul征为阳性，奇脉并不常见
限制型心肌病	限制型心肌病的心室腔缩小而心房扩大且可能伴随室壁的增厚；E/A比值>2，减速时间（DT）缩短，二尖瓣血流不随呼吸变化，彩色M型血流传播速度（Vp）<45cm/s，组织多普勒超声显示e'峰<8.0cm/s

（参考2015年欧洲心脏病学会（ESC）年会上公布了新版心包疾病的诊断和管理指南）

Key Points and Suggestions（要点及建议）

1. 缩窄性心包炎（CP）主要表现为心包增厚、疤痕、无弹性和不规则的钙化，限制了心室舒张期充盈，由于主要限制了心脏舒张，表现为特异性的舒张期的"室间隔抖动"，组织多普勒舒张早期e'峰正常或增加，并且CP患者血流明显受呼吸影响。

2. 正常心包厚度约1~2mm，CP患者表现心包增厚钙化（心包厚度>3mm），所有临床疑似CP患者都应该接受TTE检查，TTE检查通常对测量心包厚度存在困难，TEE可能会更准确的测量心包厚度。

3. 超声心动图可以综合形态、心包和血流动力学评估，一直是首选的影像学检查，为大部分病人提供明确的缩窄性心包炎的诊断，诊断CP的标准主要是存在心包的增厚、钙化和异常心室充盈，室间隔抖动，双房扩大，舒张期心室充盈突然停止，下腔静脉及肝静脉的扩张；组织多普勒检查瓣环矛盾，瓣环逆转（纵向幅度增加，横向幅度减小）等的现象。

4. 超声心动图局限性：由于肺与心脏的强反射界面，导致对心包增厚和钙化的识别存在明显的局限性，常常出现假阳性或假阴性，室间隔的抖动、组织多普勒e'峰的异常增加对大部分CP的患者具有"特征性"的提示作用。双房增大并不是每个CP都会出现的征象，可能会在房室交界缩窄时出现。

5. CMR/CT可以作为互补，提供更准确的心包厚度和更清楚的组织结构，CT可以用于已知的CP患者术前检查，用来评估其钙化程度和既往心脏手术患者邻近重要血管结构；故在有条件的医院都应该进一步做CT和CMR，是诊断CP的必要补充，是手术前确诊的必要检查。

6. 缩窄性心包炎一旦确诊，主张尽早手术治疗。心包剥离术是治疗缩窄性心包炎的有效方法。术后超声心动图主要应评估心室大小，室间隔运动情况，下腔静脉内径随呼吸运动的变化，肝静脉随呼吸是否存在逆流，二尖瓣血流频谱形态及呼吸运动的反应情况来判断手术是否有效，但是值得注意的是，超声对心包的回声的判断一般与术前比较变化可能并不明显。

参考文献

[1] Allan L. Klein, Suhny Abbara, Deborah A. Agler, et, al. American Society of echocardiography Clinical Recommendations for Multimodality Cardiovascular imaging of Patients with Pericardial Disease[J]. Journal of the American Society of echocardiography, 2013, 26(9).

[2] Adler Yehuda, Charron Philippe, Imazio Massimo, et, al. 2015 ESC Guidelines for the diagnosis and management of pericardial diseases: The Task Force for the Diagnosis and Management of Pericardial Diseases of the European Society of Cardiology (ESC)[J]. European heart journal, 2015, 36(42).

（赵莹）

附 录

附录一　常见心血管病外科术式与超声检查要点

一、心脏瓣膜病手术

二尖瓣置换术（机械瓣或生物瓣）
手术简介

适用于瓣膜/瓣下结构病变严重，已有重度纤维化、挛缩、钙化等无法进行二尖瓣成形的患者。术中切开右心房及房间隔，切除或保留二尖瓣组织，尽量保留乳头肌的功能。缝合人工瓣膜装置后缝合房间隔及右心房

超声心动图评估内容	示意图
超声心动图主要用于术中手术决策；术后超声评价人工瓣膜的启闭运动情况、瓣叶是否存在钙化以及瓣周、瓣环、瓣叶、瓣架表面是否存在异常回声等； 多普勒超声心动图用于定量评价人工瓣膜的峰值血流速度、平均跨瓣压差、瓣膜中心性反流及瓣周漏等，同时还要根据患者的临床状态综合判断	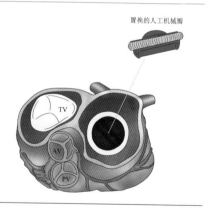

直视主动脉瓣置换术（机械瓣或生物瓣）

手术简介

本术式需体外循环，斜行或横行主动脉切口显露主动脉瓣，切除瓣叶及清除瓣环钙化，选择最佳型号的瓣膜进行缝合置换

超声心动图评估内容	示意图
术中经食管超声心动图主要定量测量主动脉根部解剖、瓣环大小及瓣叶障碍程度等，术中主要从瓣周漏、异常瓣叶活动及部分或整体心肌功能障碍等方面评判手术效果。 术后定期系列随访，主要评价人工瓣膜的启闭运动以及瓣周、瓣环、瓣叶、瓣架表面是否存在异常回声。 多普勒超声定量评价峰值血流速度、跨瓣压差、瓣周漏及有效瓣口面积等评价瓣膜功能是否正常	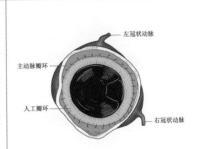

直视二尖瓣成形术

手术简介

需在体外循环条件下进行，术中切开右心房经房间隔显露二尖瓣，切开融合交界、腱索和乳头肌、扩大瓣口，以改善瓣膜活动度。或者进行瓣环及瓣膜附属结构的修复或者环缩等操作

超声心动图评估内容	示意图
术中超声心动图帮助评价瓣膜病变的原因、解剖、机制和病变程度并做成形术的决策。术后定量评价左心房室大小及功能；二尖瓣的功能改善，包括瓣叶对合高度（瓣膜对合线至瓣缘的长度）、瓣环周长和反流、狭窄程度等来判断成形效果。同时在随访中要注意是否再次出现反流，及时发现并分析原因	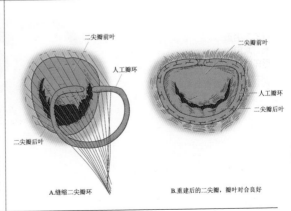

ROSS 手术（自体肺动脉瓣 - 主动脉瓣置换术）

手术简介

适合儿童主动脉瓣病变者。是利用患儿自体肺动脉瓣及根部移植于原主动脉根部，吻合冠状动脉于重建的新主动脉上，移植物远端与升主动脉吻合；取同种肺动脉瓣或带瓣牛颈静脉缝合于原肺动脉根部及远端

超声心动图评估内容	示意图
术后要即刻观察自体肺动脉瓣的功能以及肺动脉及主动脉的大小匹配。由于移植后的自体肺动脉瓣（即重建的主动脉瓣）随机体的发育而生长，术后中远期评价要注意瓣环与窦部的最大直径的变化、是否发生了瓣环扩张而影响瓣叶的对合导致术后新主动脉瓣关闭不全。而对于同种肺动脉瓣则要注意观察其瓣膜功能变化、肺动脉压力及重建的右心室流出道的情况，同时，由于冠状动脉存在吻合操作，要注意其开口及血流的情况以及心室运动的变化，防止术后冠状动脉并发症的出现	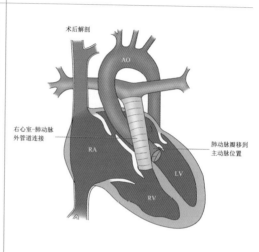

三尖瓣成形术

手术简介

对于三尖瓣环超过40mm且三尖瓣反流为中-重度的成年患者，一般要施行三尖瓣成形术，常用的包括改良的三尖瓣缝线环缩术（改良De Vega成形）、使用成形环的三尖瓣瓣环成形或者消除后瓣的三尖瓣二瓣化等

超声心动图评估内容	示意图
术中超声心动图主要观察成形环位置与形态，重点评估术后三尖瓣的形态，有无狭窄；残余反流部位、反流量及右心功能	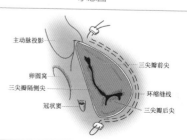

二、常见原发性心肌病、冠心病手术

原发性心肌病的外科治疗方法有限，大部分只能依赖人工心脏辅助装置或心脏移植术，一部分梗阻性肥厚型肥厚型心肌病可以通过介入或外科手术治疗。

室间隔心肌切除术（改良 Morrow 手术）

手术简介

一般从主动脉瓣右冠瓣右无交界左侧5mm直到二尖瓣前叶附着部位，切除范围约5~6cm，向下切除范围自室间隔基底部至近心尖部。同时，要根据二尖瓣的结构情况，进行二尖瓣前乳头肌松解、二尖瓣前叶横向折叠成形或二尖瓣成形或置换等

超声心动图评估内容	示意图
术中TEE评估室间隔厚度，导致狭窄的肥厚心肌范围，狭窄程度；二尖瓣反流程度及机制。 术后即刻观察室间隔切除后室间隔的厚度及左心室流出道梗阻的解除情况，防止室间隔穿孔的发生，同时注意二尖瓣功能的变化。术后随访超声心动图则关注于左心室流出道的血流情况（峰值血流速度及峰值压差）、左心室的功能及左心房大小的恢复情况以及二尖瓣及其附属结构的改变，包括二尖瓣反流程度的变化	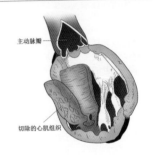 主动脉瓣 切除的心肌组织

心脏移植术

手术简介

心脏移植是对于终末期心脏病患者的外科治疗方法，分为原位心脏移植和异位心脏移植，主要根据供体心脏的状态选择手术方式

超声心动图评估内容	示意图
术后超声心动图的评价在术后3天内就要进行，检查内容包括①右心大小；②右心功能：建议评价参数有三尖瓣环收缩期运动幅度、右心室DTI测量的s'峰、右心室Tei指数等；③肺动脉压；④左心室舒张功能：舒张功能减低可能是心脏移植急性排斥反应的唯一早期表现；⑤心室壁厚度变化（有无排异所致水肿），心肌应变等；⑥心包积液：若积液量突然增加或持续性增加为急性排斥反应的重要特征。对于移植后晚期并发症包括高血压、移植心脏冠状动脉病变等，超声心动图可以通过室壁厚度，室壁运动等并结合患者情况进行诊断	左头臂静脉　主动脉弓 右头臂静脉　上腔静脉　肺动脉干 升主动脉　人造血管 肺动脉干 供体心脏　右心房　下腔静脉　受体心脏 异位心脏移植术

冠状动脉旁路移植术

手术简介

需体外循环或心脏不停跳下进行，可以采用胸廓内动脉与狭窄段远端的冠状动脉分支端侧吻合，也可以采取一段自体大隐静脉，将静脉近心端与远心端分别与狭窄段远端的冠状动脉分支和升主动脉打孔作端侧吻合

超声心动图评估内容	示意图
术后超声心动图主要评价左心室的功能恢复情况，包括左心室结构及功能恢复、室壁运动情况等。同时经胸超声也可以评价桥血管（主要是胸廓内动脉）的通畅性，但是限于患者声窗及分辨率等，这类评价具有一定的局限性	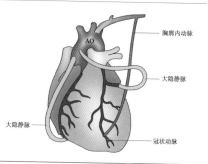

室壁瘤切除术或折叠术

手术简介

术中先确认室壁瘤范围，清除内部血栓后切除室壁瘤组织，利用长垫片加固剩余组织后将室壁瘤两侧切缘对合缝合。或不切开室壁瘤，应用缝线做双层间断褥式缝合缝闭瘤颈，缝线外方均用垫条加固

超声心动图评估内容	示意图
室壁瘤手术最重要的是切除范围的选择。术前超声确认室壁瘤的形态、大小范围，有无附壁血栓及位置。术后主要观察左心室形态重构与功能的恢复情况、室壁运动情况，同时要注意是否完整清除左心室腔内的附壁血栓	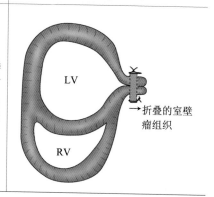

三、心包疾病及心脏肿瘤手术

针对缩窄性心包炎的心包剥离术

手术简介

不需体外循环，术中切开壁层心包显露心肌，心包剥脱的顺序应该遵从逆血流方向的原则，先开放流出道，然后是心室窦部，接着是房室环，最后是心房和上、下腔静脉的左侧，本术最关键的选择手术范围，不可过大或过小，手术的全过程要尽量松解上、下腔静脉的入口

超声心动图评估内容	示意图
术后超声心动图主要观察心包内是否存在积液，注意迟发性心室疝的形成。同时关心心脏充盈功能的恢复情况	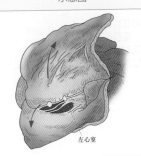

心脏占位切除术（以黏液瘤为例）

手术简介

心脏原发良性肿瘤以黏液瘤最为多见，心房内黏液瘤切除术需体外循环，多采用右心房及房间隔切口，将瘤体连同蒂部附着的部分房间隔组织一并切除，再直接缝合或补片修补

超声心动图评估内容	示意图
术中超声主要结合临床及其他检查判断肿瘤性质、大小、位置，有无蒂及附着情况。 术后超声主要观察黏液瘤去除的情况，是否解除相关梗阻状态，同时要注意房间隔切口的修补情况，防止造成过大的房水平分流。后期要观察是否存在肿瘤复发现象并再次评估	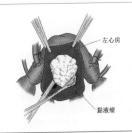

四、主动脉疾病手术

主动脉疾病的手术方式多样，超声对于这类手术术后的评价更多的侧重于瓣膜功能、人工血管及其周围结构的评估，CTA等造影检查也对这类手术术后评估存在巨大价值。

升主动脉置换术

手术简介

用于升主动脉瘤患者的治疗，需建立体外循环。首先切开动脉瘤前壁，注意观察有无血栓及两端正常血管的情况。取与主动脉口径相同的人造血管，进行近端吻合再进行远端缝合。最后剪除多余瘤壁，剩余部分包绕人造血管做连续缝合封闭

超声心动图评估内容	示意图
术后超声心动图主要观察人工血管的内径变化及通畅情况、是否有新生的血栓形成、冠状动脉人工血管吻合情况及左心室收缩功能等；同时应该警惕自体血管与人工血管前壁之间有无瘘存在，并判断瘘的范围	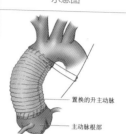

全/半主动脉弓置换术

手术简介

属于较复杂和危险的手术，需建立体外循环，开胸后游离升主动脉及主动脉弓直到降主动脉近端或主动脉峡部。随后修剪弓部瘤体，按顺序吻合降主动脉口、3个动脉分支血管开口的后壁及前壁，最后将人造血管与升主动脉近心端吻合

超声心动图评估内容	示意图
术后超声心动图主要评价人工血管是否通畅，人工血管两端有无吻合口瘘及周围有无血肿；关注升主动脉及胸腹主动脉有无扩张，管腔内有无漂动的内膜回声及附壁血栓；最后则要观察心内结构是否正常，包括各个房室内径及瓣膜形态结构等	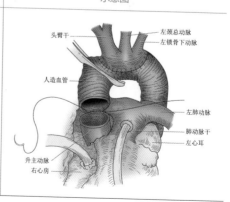

全主动脉弓人工血管置换并支架象鼻手术

手术简介

主要针对于复杂A型夹层，如头臂血管严重受损、马方综合征合并A型夹层等。术中切开主动脉弓并清除血栓，降主动脉远端植入人工支架系统，取四分叉人工血管，先和降主动脉端吻合，恢复下半身血供，再通过人工血管灌注主动脉弓三条分支。主动脉弓分支血管处理时先吻合左颈总动脉后依次吻合左锁骨下动脉、头臂动脉和升主动脉侧人工血管

超声心动图评估内容	示意图
术后超声观察的重点在于人工血管是否通畅、是否有血栓形成等。同时要注意血管支架周围有无异常回声，包括瘘口及周围血肿等。 此外，颈动脉血管超声检查有助于评估人工血管远端血流灌注情况	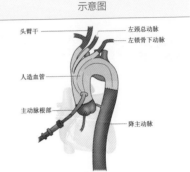

Bentall 手术（带瓣人工血管主动脉根部置换 + 双侧冠状动脉开口移植）

手术简介

主要适用于升主动脉夹层动脉瘤累及主动脉窦或并发主动脉瓣关闭不全者。
术中游离升主动脉，切除升主动脉病变段，保留其后方和左、右冠状动脉开口，切除主动脉瓣，移植带瓣的人工血管，再将左、右冠状动脉移植于人工血管上，人工血管与升主动脉远端行端端吻合

超声心动图评估内容	示意图
术后超声心动图主要提供以下信息：①为人工升主动脉的形态和功能提供依据，正常情况下人工血管为位于升主动脉内的平行血管，主动脉的真腔和假腔间无血流交通；②可用于评价人工主动脉瓣的功能，包括启闭功能、跨瓣压差和瓣周漏，评价方法与普通人工机械瓣/生物瓣相同；③评价左心室的大小及其整体和节段功能，了解心肌的血供是否正常，间接了解人工血管与冠状动脉吻合的情况；④有无冠状动脉吻合口瘘	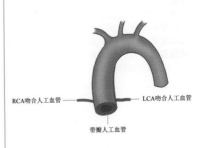

Wheat's 手术（保留主动脉窦的主动脉瓣和升主动脉置换术）

手术简介

需体外循环，术中切除主动脉瓣叶，保留围绕左、右冠状动脉开口处的主动脉窦壁，切除其余窦壁，用人工心脏瓣膜替换主动脉瓣，取人工血管修剪至合适形状，替换病变的升主动脉

超声心动图评估内容	示意图
术后超声心动图超声观察要点与Bentall手术类似。与Bentall术的区别是保留了主动脉窦部和冠状动脉	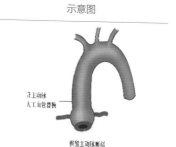

David 手术（保留主动脉瓣的主动脉根部成形术）

手术简介

主要分为David Ⅰ型手术和David Ⅱ型手术。Ⅰ型术中切除主动脉根部，保留瓣环，取相应大小人工血管，近心端不做修剪，将主动脉瓣环固定至人工血管内，3个瓣交界向上悬吊至人工血管内；游离左、右冠状动脉开口并将其吻合至人工血管相应位置上；David Ⅱ型手术是在Ⅰ型基础上，将近心端人工血管修剪成扇贝状，分别替代相应主动脉窦壁

超声心动图评估内容	示意图
术后超声心动图应注意观察是否存在人工血管吻合口漏，注意观察人工升主动脉的形态和功能及是否存在双侧冠状脉吻合口漏等。重点应该关注原主动脉瓣的形态有无变化，启闭功能的动态变化，包括峰值血流速度、跨瓣压差、反流程度等	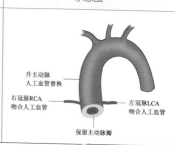

五、先天性心脏病常用手术术式简介与超声评价

先天性心脏病患者的治疗很大程度上依赖外科手术，但其手术方式多样，多数比较复杂，本节主要介绍常用的手术的术式，与上节不同的是，因术式繁多，本节不再按照疾病类型进行阐述，而是根据常见情况介绍不同术

式及超声评价，希望能够帮助超声医师了解重点，在临床诊断上提供帮助。

室间隔缺损修补术
手术简介

因室缺部位不同而手术方式不同，对于膜周部室缺，多采用右心房切口，在右心室面根据缺损大小直接缝合或补片修补；对于干下型及漏斗部室缺，可采用肺动脉或右心室切口，补片或垫片缝合缺损

超声心动图评估内容	示意图
术后超声心动图主要观察有无残余分流，有无合并肌部多发缺损，有无异常通道存在，有无流出道狭窄；同时随访观察患者心脏腔室与相邻瓣膜的功能及肺动脉压力等情况	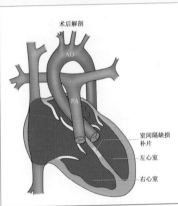

房间隔缺损修补术
手术简介

术中采用右心房切口，根据房缺大小直接或补片缝合

超声心动图评估内容	示意图
术后超声心动图主要观察有无残余分流，上下腔静脉回流有无异常；同时随访观察患儿心脏腔室与瓣膜的功能及肺动脉压力等情况	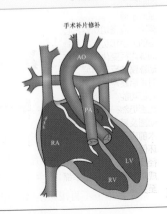

动脉导管结扎缝合术

手术简介

术中充分游离动脉导管，结扎缝合

超声心动图评估内容	示意图
术后超声心动图主要观察有无残余分流，有无周围血肿；相邻的主动脉弓降部及肺动脉分支有无异常；同时随访观察患儿心脏的功能及肺动脉压力等情况	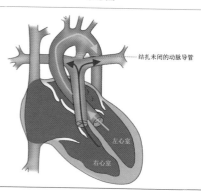

法洛四联症根治术

手术简介

对于符合一期根治手术的法洛四联症患儿，建议进行本术式，需体外循环。术中切开右心房，经右心室探查右心室流出道，切除部分肥厚心肌，应用自体心包不同程度加宽右心室流出道、肺动脉及左右肺动脉，最后经右心房、右心室切口补片缝补室缺

超声心动图评估内容	示意图
术后随访中注意评估右心室流出道及肺动脉瓣的前向血流，确认右心室流出道梗阻情况是否解除；应密切观察右心室的大小和功能以及肺动脉内径变化，注意肺动脉瓣的反流程度。同时术后超声注意评估左心室功能、室水平分流是否仍然存在。超声心动图及其他影像学方法术前应充分评估体肺循环侧枝的存在，包括内径及流量，这对于手术成功率及患儿存活率都至关重要	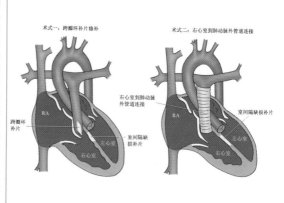

Blalock-Taussing（简称 BT）分流术

手术简介

属于姑息手术。主要针对无法一期根治的肺动脉闭锁、法洛四联症及三尖瓣闭锁等疾病，主要目的是增加肺血流量及左心室前负荷，改善缺氧，促进肺血管发育，为二期根治手术做准备。

术中需体外循环，经典的B-T手术是利用人工外管道连接右锁骨下动脉及右肺动脉，其他在主动脉与肺动脉之间的外管道分流术也可以认为是广义的BT分流术

超声心动图评估内容	示意图
术后超声心动图检查要于胸骨上窝升主动脉长轴切面或右胸锁关节下方、胸骨旁等切面仔细寻找吻合口，调整角度及增益查看吻合口及周围的血流情况，主要观察人工管道的通畅情况，是否存在血栓或异常回声，管道内流速是否正常；同时超声检查中一定要寻找是否存在未结扎的较粗大体肺侧支，关注肺动脉的内径及其发育情况，为后期手术提供参考	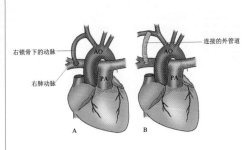

双向 Glenn 术（双向腔静脉肺动脉吻合术）

手术简介

该术式主要针对严重复杂先天性心脏病如单心室、三尖瓣闭锁、肺动脉闭锁等不能采取解剖矫治或一期生理矫治的患者，该手术适合肺动脉压力低、肺血管阻力小患者，是一种姑息手术，目的是增加肺血量，提高动脉氧饱和度，同时减轻功能单心室的容量负荷，达到改善单心室功能的目的。

术中在上腔静脉入心房处阻断并切断上腔静脉，其近心端残端闭合，切开右/左肺动脉侧壁，与上腔静脉断端行端侧吻合

超声心动图评估内容	示意图
术后超声心动图于胸骨上窝主动脉弓短轴切面可观察到上腔静脉与右肺动脉的端侧吻合口，如透声窗条件较好，可于剑下切面观察上腔静脉与右肺动脉的吻合口，检查中主要观察其通畅情况和动静脉端侧吻合情况及吻合口直径。随访中要观察肺动脉的发育情况以及心内结构和瓣膜的功能变化，为后期手术提供参考	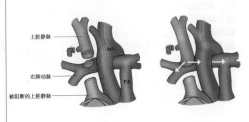

Sano 分流术（姑息性右心室肺动脉连接术）

手术简介

主要适用于肺动脉闭锁等心脏畸形，是一种姑息手术，目的是增加肺血量，提高动脉氧饱和度。需体外循环下进行，术中建立人工管道，将右心室流出道切口与肺动脉融合部连接

超声心动图评估内容	示意图
术后超声心动图主要观察人工管道的通畅情况，是否存在血栓或异常回声，管道内流速是否正常，周围是否有血肿等；同时超声检查要关注肺动脉的内径及其发育情况，左右心室的发育情况及功能，为后期手术提供参考	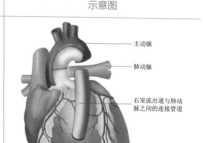

主动脉

肺动脉

右室流出道与肺动脉之间的连接管道

RV

Fontan 类手术（仅介绍全腔术）

手术简介

这类手术主要用于治疗三尖瓣闭锁、单心室、肺动脉闭锁、右心室双出口等复杂心内畸形。其中包括右心房右心室连接术、右心房肺动脉连接术、全腔静脉肺动脉吻合术。目前采用的主要是全腔静脉肺动脉吻合术。

全腔静脉肺动脉吻合术是先将上腔静脉及肺动脉干切断，肺动脉干近心端闭合，上腔静脉的远心端与右肺动脉端侧吻合，下腔静脉经内隧道或人工血管外管道与肺动脉远心端吻合，部分可选择性的在内隧道与右心房之间留有"开窗"减压通道

超声心动图评估内容	示意图
术前超声心动图的评估最为重要，最重要的是观察肺动脉发育情况、肺动脉压力以及心室的功能，房室瓣的反流程度。术后超声心动图选用合适切面如胸骨上窝切面，观察上腔静脉远心端与右肺动脉端侧吻合口，下腔静脉的心内隧道/外管道有无扭曲和梗阻，观察腔静脉、肺静脉、肺动脉及心房水平有无异常血流。同时注意评估心脏功能和瓣膜反流，警惕右心房压力的变化和房间隔的连续性及分流情况	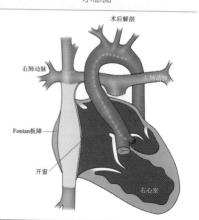

术后解剖

右肺动脉

左肺动脉

Fontan板障

开窗

右心室

改良 REV 手术

手术简介

本术式最开始用于治疗右心室双出口，后应用于伴有室缺及左心室流出道梗阻的大动脉转位等。术中主要以修剪的补片修补室间隔缺损并建立左心室流出道，疏通右心室流出道，补片加宽肺动脉干及左肺动脉，行Lecompte操作前置肺动脉直接与右心室连接。利用牛颈静脉单叶瓣补片作前壁连续缝合于肺动脉分叉及右心室流出道下部切口，建立右心室流出道-肺动脉外通道连接（经典REV未用外管道）

超声心动图评估内容	示意图
本术式解决了右心室流出道狭窄的问题，REV手术由于重建的右心室流出道没有真正的瓣膜组织，会造成肺动脉瓣反流，从而影响右心功能，由于术后肺动脉瓣反流是常见问题，因此术后要不断随访肺动脉瓣反流程度。同时右心功能的评估、室水平残余分流、左心室流出道有无狭窄等情况，术后超声心动图都要认真评估	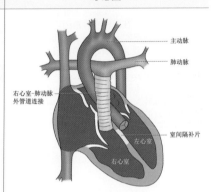

Rastelli 手术

手术简介

本术式最开始用于治疗右心室双出口，后应用于伴有室缺的大动脉转位等。术中主要以修剪的补片修补室间隔缺损并建立左心室流出道，离断肺总动脉，近心端缝闭，右心室前壁切口与主肺动脉远端以同种异体肺动脉或牛颈静脉等人工血管吻合连接

超声心动图评估内容	
术后超声心动图主要观察左心室心内隧道及右心室心外管道是否通畅，内部有无异常回声，血流有无加速等，同时观察管道外的组织是否清晰、有无血肿、吻合口是否完全。在随访过程中超声要评估肺动脉瓣的功能及反流程度	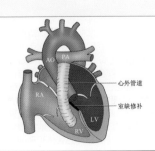

Banding 手术（肺动脉环缩术）

手术简介

是一种过渡性减压手术，适用于完全型大动脉转位患儿的姑息治疗，目的是锻炼左心功能，降低肺动脉压力。术中显露肺动脉后，以宽涤纶或聚四氟乙烯带环绕肺动脉根部，根据血氧饱和度的情况缩小肺动脉直径，随后缝合固定涤纶带。待左心室功能恢复后，行二期室间隔缺损修补或拆除环缩带行大动脉转位根治术

超声心动图评估内容	示意图
术后超声心动图应评价肺动脉内径及前向流速，注意肺动脉瓣功能的变化。同时最重要的是判断左心室的心肌发育情况及功能，为临床提供左心室是否发生退化等信息	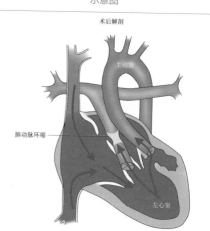

改良 Senning 手术（心房内调转术 1）

手术简介

为大动脉转位的矫治手术，术中切开右心房及房间隔或扩大房缺并切开冠状静脉窦，以自体心包片重建房间隔。将重建后扩大的房间隔补片缝合在左心房壁，将二尖瓣入口与肺静脉入口完全隔开，使肺静脉入口与右心室相连。随后把右心房切口的右缘与房间隔的前缘连接起来，即把上、下腔静脉、冠状静脉窦的入口与二尖瓣入口隔入左心室。沿房间沟纵行切开左心房，将左心房切口的后缘与自体心包片相连，再将自体心包片游离缘与右心房切口左缘连接起来，使4个肺静脉开口与三尖瓣同时隔入右心室，最终造成心房流入口转变

超声心动图评估内容	示意图
术后超声心动图主要观察肺静脉、腔静脉的血流情况，注意有无阻塞和血流加速，注意观察房间隔的连续性以及是否存在分流。同时随访中要注意左右心室功能的变化。但由于Senning手术与Mustard手术相比保存了心房的发育能力，术后并发症相对较少	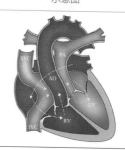

Mustard 手术（心房内调转术 2）

手术简介

为大动脉转位的矫治手术，术中利用心包或者涤纶织物在右心房内建立屏障，造成心房流出口的转变，最终将腔静脉的血仍引入右侧心房而然后进入左侧心室，最后进入肺动脉。并将肺静脉血隔入左侧心房，然后进入右侧心室，最后进入主动脉，达到血流动力学的矫治

超声心动图评估内容	示意图
术后超声心动图主要观察肺静脉、腔静脉的血流情况，注意心房内板障有无阻塞和血流加速，同时要评估三尖瓣的情况，注意反流程度的判别。同时随访中要注意左右心室功能的变化以及两组动脉瓣是否存在梗阻以及反流	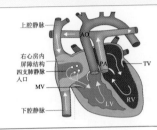

Switch 手术（完全型大动脉转位解剖矫治术）

手术简介

是针对于单纯完全性大动脉转位的解剖矫治手术，要求患儿一般不合并流出道的狭窄，并且肺动脉瓣发育良好，术中于瓣环上方离断主动脉及肺动脉，两大动脉远端换位调转，游离冠脉开口并带部分主动脉壁，吻合于原肺动脉根部

超声心动图评估内容	示意图
术后超声心动图最重要的是评估解剖左右心室的功能，这对于患者术后状态及转归具有重要价值，同时要注意吻合口处是否存在漏口，周边有无血肿等。由于进行了冠状动脉的吻合，术后冠状动脉的评估也是非常重要，术后冠脉病变是常见的并发症，超声心动图要注意室壁运动的情况，及时发现异常所在，必要时可根据负荷实验等进一步确认。其次随访中要注意新主动脉的内径变化以及主动脉瓣的反流情况，以及肺动脉及其分支的内径，确认是否存在狭窄等	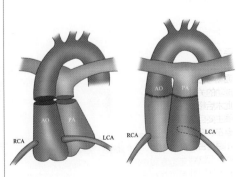

DRT 手术（双动脉根部调转术 – 解剖性双心室流出道重建技术）

手术简介

复杂大动脉转位的解剖矫治术式，适合于完全性大动脉转位合并室间隔缺损和左心室流出道梗阻，及远离型右心室双出口合并肺动脉狭窄患者。

在主动脉瓣环上方横断主动脉并切下冠状动脉，将主动脉根部连带瓣从右心室圆锥切下。同时沿靠前方的瓣交界处切开肺动脉瓣环，将肺动脉干根部从左心室流出道离断，需切除肺动脉瓣下残余纤维性狭窄，必要时切除部分肌肉以疏通左心室流出道。随后主动脉根部与左心室流出道吻合，将切下的冠状开口移植至相应的主动脉根部。右心室流出道与新肺动脉根部吻合，狭窄的肺动脉纵向切开，以同种异体肺动脉瓣片或牛颈静脉瓣片加宽缝合

超声心动图评估内容	示意图
主动脉根部移植及左心室流出道的重建是DRT手术核心的部分，也是超声检查最重要的内容，因此术后随访需要关注左心室流出道是否存在梗阻，主动脉瓣功能是否良好。其次是右心室流出道及肺动脉瓣功能的评价，最后超声心动图要清楚地显示移植后的冠状动脉开口，判断吻合口的情况	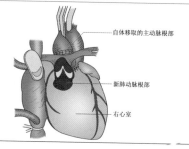 自体移取的主动脉根部 新肺动脉根部 右心室

心室内隧道矫治术

手术简介

主要适用于右心室双出口等先天畸形，治疗的目的是建立心内隧道使功能左心室血流通过室间隔缺损通畅地进入主动脉，另外补片扩大右心室流出道使功能右心室血流无梗阻地进入肺动脉，使体循环和肺循环恢复正常生理循环途径

超声心动图评估内容	示意图
手术重建左、右心室流出道通畅与否是手术成功的关键，因此术后超声心动图主要目的是观察左、右心室流出道是否存在梗阻，室水平是否存在残余分流；同时随访中要观察两组动脉瓣的功能是否保持正常	主动脉瓣 肺动脉瓣 室间隔缺损 主动脉 肺动脉 右心房 补片

共同动脉干根治术

手术简介

主要适用于共同动脉干的矫治，术中首先分离肺动脉和修复动脉干壁缺损，随后切开右心室流出道，切除肥厚肌束，修补室缺，最后应用同种带瓣主动脉或带瓣肺动脉移植于右心室和肺动脉之间，重建右心室-肺动脉间通道

超声心动图评估内容	示意图
术后超声心动图注意吻合口周围是否存在血肿，主动脉缺口处是否存在异常回声等，主要观察肺动脉内径、流速及压差情况，注意右心室流出道是否存在梗阻、室水平有无残余分流、肺动脉瓣是否存在反流及程度	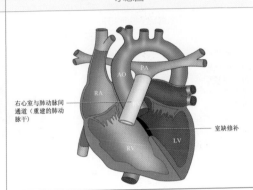

改良 Konno 手术

手术简介

本术式主要适用于主动脉瓣和瓣环正常的隧道型主动脉瓣下狭窄，术中垂直切开主动脉，右心室漏斗部切开，显露室间隔后切开室间隔，通过切口疏通左心室流出道，亦可用补片加宽左心室流出道

超声心动图评估内容	示意图
术后超声心动图主要评估左心室流出道的梗阻情况是否解除，包括前向流速和峰值压差，同时要关注主动脉瓣的功能情况以及是否存在反流。除此之外还要确认室水平有无分流或血肿等	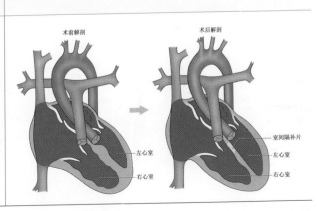

主动脉缩窄矫治术

手术简介

主要适用于主动脉弓或胸降主动脉缩窄，术中游离左锁骨下动脉、主动脉弓、降主动脉以及动脉导管，切断动脉导管并阻断缩窄上下主动脉，切断狭窄部分血管后端端吻合。术前及术中要良好评价侧支情况

超声心动图评估内容	示意图
术后超声心动图重点探查胸骨上窝主动脉弓长轴及剑突下降主动脉长轴切面，注意观察吻合口周围有无血肿，其价值更在于评价修复处内径、血流速度及压差，可评估手术疗效；同时要判断是否存在术后再狭窄。如若患者术前出现左心功能减低，术后要随访左心室收缩功能改善情况	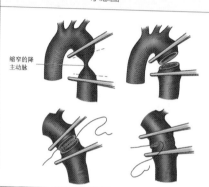 缩窄的降主动脉

三尖瓣下移矫治术

手术简介

术中游离下移瓣叶与右心室面的连接，纵行折叠下移瓣叶及房化右心室或是切下下移的瓣叶移植至正常位置，相应的做乳头肌和腱索的转移，用心包片分别与瓣叶和瓣环固定，加宽三尖瓣面积，可能再放置瓣环成形缩小扩张的瓣环。
若三尖瓣严重畸形可进行三尖瓣置换术。若右心室严重发育不良的患者，则行全腔静脉与肺动脉连接术

超声心动图评估内容	示意图
术后超声心动图从多个切面观察三尖瓣形态与功能，较重要的切面包括胸骨旁右心室流出道切面、右心室流出道切面以及心尖四腔心切面等。重点观察术后三尖瓣及瓣下结构，评价三尖瓣下移的矫治效果、房化右心室的大小的变化、三尖瓣反流程度及左、右心室的功能等	锥形重建术或三尖瓣成形术或三尖瓣置换 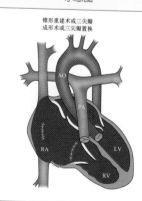

完全型肺静脉异位引流矫治术

手术简介

对于心上型TAPVC选择右心房切口，结扎垂直静脉，随后游离并显露左心房顶部及共同静脉，切开共同静脉及左心房顶部后行侧侧吻合，房间隔缺损用心包补片修补并加大左心房。

心内型TAPVC需切开房间隔缺损与冠状静脉窦口之间的残余房间隔壁以扩大房间隔缺损，以心包片修补房间隔缺损，并将肺静脉和冠状静脉窦口隔入左心房

超声心动图评估内容	示意图
肺静脉梗阻为TAPVC常见术后并发病，术后超声心动图可通过吻合口处或肺静脉回流处血流的彩色、频谱多普勒改变来判断是否存在梗阻现象，同时可以根据心房、心室腔内径、肺动脉压力改变等间接征象来提示肺静脉梗阻的可能。随访过程中要注意右心房室形态及功能的变化，有无残余分流，并关注肺动脉压力	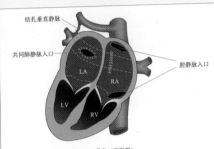 心上型TAPVC手术（后面观）

部分型肺静脉异位引流矫治术

手术简介

手术方式因畸形类型不同而不同，如若肺静脉异位引流至右心房主要方法即以扩大补片关闭房间隔缺损，将肺静脉入口隔于左心房，矫正异位引流。如若肺静脉异位引流至上腔静脉，术中则注意保护上腔静脉，同时关闭房缺，将肺静脉血引流入左心房，纠正异位引流

超声心动图评估内容	示意图
术后超声心动图主要观察肺静脉及上腔静脉是否存在梗阻现象，是否存在房水平残余分流。同时随访过程中要注意右心房室形态及功能的变化，并关注肺动脉压力	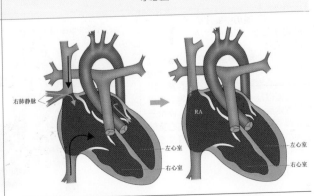

完全型心内膜垫缺损矫治术

手术简介

术中行右心房切口，适度分割前后共瓣，利用涤纶片修补室间隔前下缘缺损，向上与瓣叶及修补房缺的补片共同固定室缺上缘和房缺下缘，二尖瓣前叶裂应间断缝合闭合。注意将冠状静脉窦隔入右心房

超声心动图评估内容

本手术成功的关键是左侧房室瓣成形的效果，避免出现左心室流出道狭窄。术后超声心动图主要观察房室瓣特别是二尖瓣反流的情况、是否存在残余分流及左心室流出道梗阻。同时随访中要注意肺动脉压力、左右心室功能的变化

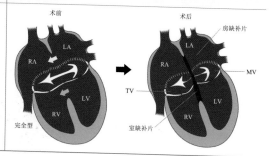

部分型心内膜垫缺损矫治术

手术简介

原发孔房间隔缺损可选择自体心包片或涤纶片修补。将冠状静脉窦置于右心房侧，二尖瓣前叶裂应间断缝合闭合。如果同时合并二尖瓣环的扩张，可同时进行瓣环成形

超声心动图评估内容

术后超声心动图主要观察房室瓣特别是二尖瓣反流的情况、是否存在残余分流等。同时随访中要注意肺动脉压力、左右心室功能的变化

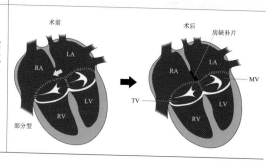

双腔右心室矫治术

手术简介

主要目的是切除右心室异常肌束，一般行右心室切口切除异常肌束，注意避免损伤圆锥乳头肌、前乳头肌、三尖瓣腱索和主动脉瓣

超声心动图评估内容	示意图
术后超声心动图主要观察右心室梗阻是否解除，峰值血流速度及压差是否恢复正常，同时要注意三尖瓣以及主动脉瓣的功能以及是否存在反流等。随访中注意评估右心室功能	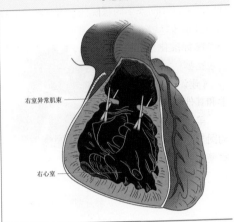

参考文献

[1] 任崇雷, 高长青, 王瑶, 等. 超声心动图在肥厚性梗阻型心肌病外科治疗中的作用[J]. 中国体外循环杂志, 2015(1).

[2] 唐缨, 杨木蕾, 于慧敏, 等. 中国器官移植超声影像学诊疗技术规范(2019版)[J]. 器官移植, 2019, 10(01):16-31.

[3] 刘秋颖, 李馨, 贺声, 等. 超声心动图在紫绀型先天性心脏病姑息术后的临床应用价值[J]. 中国超声医学杂志, 2014, 30(08):687-690.

[4] 袁亮辉, 周启昌, 余习蛟, 等. 超声心动图在复杂紫绀型先天性心脏病双向Glenn分流术前、术后的临床应用[J]. 中国医学影像技术, 2012, 6(28):1108-1111.

[5] 李永青, 李守军, 吕秀章, 等. 双动脉根部调转术后早期超声心动图评价[J]. 中国超声医学杂志, 2012, 2(28):143-146.

（孟庆龙　朱振辉）

附录二　超声心动图报告规范化及术语建议

超声心动图报告规范化建议

规范化的超声心动图报告对基本核心测量和报告描述进行规范，可以促进超声心动图的诊断质量，加快发展软件的结构化报告形式，方便对患者不同时间点在相同或不同医院检查所得超声心动图结果进行比较，同时促进多中心研究和分析成本效益。美国超声心动图协会2002年提出《成人经胸超声心动图标准化报告建议》（以下简称《建议》）。《建议》对超声心动图报告应包括哪些测量，进行哪些描述做了规范。

《建议》推荐成人经胸超声心动图报告应包括以下几部分：①人口统计学和其他识别信息；②超声心动图（多普勒）评估；③总结。

美国超声心动图协会成人超声心动图报告指南工作组提出，只要超声心动图报告包含这些基本信息，其精确格式不需要完全相同；例如，对左心室室壁运动进行显示时，一些中心可能希望使用左心室区域室壁运动的图形显示，而另一些中心可能选择文本格式来报告该信息。如果可能，这些信息应该以数据库格式进行编码，以方便检索和通信。理想情况下，当包含多普勒描述信息时，应将其与超声心动图图像中相应的语句相结合；例如，从超声心动图成像和多普勒检查中获得的关于二尖瓣反流的描述应归为一类。而一些中心可能选择将所有多普勒数据放在报告的单独部分中。只要有相关的信息，这都是可以接受的。

1. 建议超声心动图报告包括的识别信息

（1）病人的名字和/或其他独特的标识符。

（2）年龄。

（3）性别。

（4）适应证。

（5）身高。

（6）体重。

（7）血压（如果可用）。

（8）医生标识。

（9）解释医生标识。

（10）检查日期。

其他可能有帮助的识别资料包括：①超声存储的位置（如磁盘等）；②检查、读取及转录日期；③患者来源（例如，门诊、住院等）；④检查部位；⑤检查者名字或标识信息（如超声科医生、内科医生）；⑥超声仪器名称；⑦超声图像。

2. 超声心动图和多普勒评估

包括：心脏的结构、测量部分、描述性语句。

（1）心脏结构：包括左心房、左心室、右心房、右心室、主动脉瓣、二尖瓣、三尖瓣、肺动脉瓣、心包、主动脉、肺动脉、下腔静脉和肺静脉。

受一些因素影响（比如图像质量或患者检查体位），检查时并不总是可以获得列出的这些结构，或者根据情况并不是都有必要提供一份全面的、临床相关的报告。但是，在超声心动图报告中包括对左心室、左心房、二尖瓣和主动脉瓣的评价是很重要的，当无法记录这些结构的图像时，报告上应说明图像质量欠佳或无法获得。另外，特定的解剖结构成像或多普勒记录是特定的超声心动图检查的关键，在这种情况下，报告中比较重要的部分是对关键的发现作出说明。

（2）测量部分：

①左心室：a. 大小：收缩末期和舒张末期的径线或容积；b. 室壁厚度和/或质量：室间隔和左心室后壁厚度（收缩末期和舒张末期测量）和/或质量（舒张末期测量）；c. 功能：收缩功能和局部室壁运动的评估。

②左心房：面积或径线。

③主动脉根部：径线。

④瓣膜狭窄：a. 瓣膜狭窄程度评估，通过跨瓣压差和瓣口面积准确评估。b. 瓣下狭窄程度评估，通过瓣下压差准确评估狭窄程度。

⑤瓣膜反流：通过半定量描述和/或定量测量评估严重程度。

⑥人工瓣膜：a. 跨瓣压差和有效瓣口面积。b. 如果存在反流，描述反流。

⑦心脏分流：评估严重程度。

（3）描述性的语句。

3. 总结

超声心动图报告的摘要通常包括以下陈述：

（1）回答开具申请单医生提出的问题。

（2）强调异常发现。

（3）比较当前检查与以往超声心动图检查或报告，如果有不同之处，请结合临床信息。

美国超声心动图协会儿科委员会特别工作小组关于小儿超声心动图操作指南和标准中，建议小儿超声心动图报告基本内容见表3-2-1-1。

在国内，《超声心动图规范检测心脏功能与正常值》由北京地区超声心动图协作组编著，由中国医学科学院阜外医院杨浣宜教授和中国人民解放军总医院智光教授主编，是一本超声心动图规范化检测正常心脏功能的工具书。书中对北京地区三级、二级医院的超声心动图报告书写进行了推荐，具体书写格式可参考《阜外医院心血管超声模板书》。

表 3-2-1-1　小儿超声心动图报告基本内容

病人识别资料
　　姓名
　　出生日期
　　病例识别号
检查日期
检查地点
转诊医生
镇静
小儿超声心动图检查指征
超声技师/医生
观察发现部分
　　结构/解剖特征
　　定量资料
　　多普勒（血流动力学）观察发现
结论部分

超声心动图规范化术语速查表

近年来，医学科学迅速发展，研究领域日益扩大，新理论、新概念、新技术不断出现，新名词也相应产生，加之我国地域辽阔，各地区逐渐形成了一些差异性超声心动图术语，另外，国外指南翻译成中文后表述或习惯的不同，也是造成国内超声心动图部分术语存在差异的原因之一。在此，依据全国科学技术名词审定委员会主办的"术语在线"平台及/或中国专家共识，对常见超声心动图术语做出规范，供临床工作参考，详见表3-2-2-1、表3-2-2-2、表3-2-2-3。

表 3-2-2-1　常见超声心动图规范化术语速查表－疾病名词

规范术语	不规范术语
肺动脉高压/肺高血压	肺循环高压/肺高压
动脉型肺动脉高压	
静脉型肺动脉高压	

规范术语	不规范术语
风湿性心脏病	
肥厚型主动脉瓣下狭窄	
老年退行性主动脉瓣狭窄	
特发性肥厚性主动脉瓣下狭窄	
纤维肌性主动脉瓣下狭窄	
纤维膜性主动脉瓣下狭窄	
主动脉瓣上狭窄	
主动脉瓣狭窄	
主动脉瓣下狭窄	
肺动脉瓣闭锁	
肺动脉瓣上狭窄	
肺动脉瓣狭窄	
肺动脉瓣下狭窄	
肺动脉闭锁	
肺动脉狭窄	
二叶主动脉瓣/二叶式主动脉瓣	主动脉瓣二叶/主动脉瓣二叶畸形
二尖瓣上环	
二尖瓣反流/二尖瓣关闭不全	二尖瓣返流
三尖瓣反流/三尖瓣关闭不全	三尖瓣返流
主动脉瓣反流/主动脉瓣关闭不全	主动脉瓣返流
肺动脉瓣反流/肺动脉瓣关闭不全	肺动脉瓣返流
人工瓣膜机械性故障	
人工瓣膜机械性失效	
（非）梗阻性肥厚型心肌病	（非）梗阻型肥厚性心肌病
肥厚型心肌病	肥厚性心肌病

续表

规范术语	不规范术语
扩张型心肌病	扩张性心肌病
限制型心肌病	限制性心肌病
心尖肥厚型心肌病	心尖部肥厚型心肌病/心尖肥厚性心肌病
隐匿梗阻性肥厚型心肌病	
致心律失常型右心室心肌病	
心室间隔穿孔	
心脏破裂	心脏穿孔
心室壁瘤	
缺血后乳头肌断裂	
乳头肌断裂	
乳头肌功能不良	乳头肌功能障碍
心肌梗死后综合征	心肌梗死综合征
心力衰竭	
急性心力衰竭	
慢性心力衰竭	
心包积液	
心包压塞	心包填塞
动脉栓塞	
穿透性溃疡	
急性主动脉综合征	
假性动脉瘤	
马方综合征	马凡综合征
真性动脉瘤	
主动脉壁内血肿	
主动脉夹层	

规范术语	不规范术语
主动脉夹层动脉瘤	
主动脉瘤	
主动脉缩窄	
导管前型主动脉缩窄	
导管后型主动脉缩窄	
房间隔缺损	
继发孔型房间隔缺损	
原发孔型房间隔缺损	
静脉窦型房间隔缺损	
冠状静脉窦型房间隔缺损	
无顶冠状静脉窦型房间隔缺损	
房间隔缺损合并二尖瓣裂	
单心房	
房间隔瘤/房间隔膨出瘤	房间隔膨凸瘤
心房异构	
卵圆孔未闭	
室间隔缺损	
膜周型室间隔缺损	
肌部室间隔缺损	
嵴下型/嵴上型室间隔缺损	
双动脉下型室间隔缺损	
动脉导管未闭	
主-肺动脉窗	
艾森门格综合征	艾森曼格综合征
双腔右心室	右心室双腔心
法洛四联症	法洛氏四联症/法鲁氏四联症/法洛四联征
左/右心室双出口	

表 3-2-2-2　常见超声心动图规范化术语速查表 – 解剖名词

规范术语	不规范术语
第一房间隔/原发隔	
第二房间隔/继发隔	
房间隔	
肺动脉衩	
肺动脉窦	
肺动脉干	
肺动脉口	
降主动脉	主动脉降部
升主动脉	主动脉升部
室间隔	
希阿里氏网	希阿利网
下腔静脉瓣/欧氏瓣	
心内膜垫	房室通道间隔
心室流出道	
心室流入道	
右袢	右襻
主动脉瓣环	
主动脉窦部/主动脉窦	
主动脉根部	
主动脉弓	主动脉弓部
左/右心房室瓣	
左/右心耳	
左/右心房	

表 3-2-2-3　常见超声心动图规范化术语速查表 – 技术及其他

规范术语	不规范术语
M型超声扫描	
M型超声心动图	
彩色多普勒血流成像	
多巴酚丁胺负荷试验	
多普勒超声	
二维灰阶超声心动图	
加速时间（AT）	
经食管超声心动图	经食道超声心动图
经胸超声心动图	
每搏量（SV）/每搏输出量	
面积变化分数（FAC）	
频谱多普勒超声心动图	
平面Simpson法	
三尖瓣侧壁瓣环收缩速度（S'）	
三尖瓣环收缩期位移(TAPSE)	
收缩期末容积/收缩末期容积(ESV)	
舒张期末容积/舒张末期容积（EDV）	
心排血指数/心指数（CI）	
心输出量(CO)/心排血量	
心脏再同步化治疗	
压力降半时间	压差降半时间/压差半降时间

续表

规范术语	不规范术语
应变	
组织多普勒超声心动图	
左心室射血分数	

注. 表格中引用的中国专家共识术语见参考文献，未注明引用文献的规范术语源于"术语在线"平台

参考文献

[1] Recommendations for a standardized report for adult transthoracic echocardiography: a report from the American Society of echocardiography's Nomenclature and Standards Committee and Task Force for a Standardized echocardiography Report. J Am Soc Echocardiogr. 2002 Mar; 15(3):275-90.

[2] 杨浣宜, 智光, 等. 超声心动图规范检测心脏功能与正常值. J Clin Ultrasound in Med, November, 2012, Vol.14: NO1.

[3] 杨浣宜, 智光, 等. 超声心动图规范检测心脏功能与正常值. J Clin Ultrasound in Med, February, 2012, Vol.14: NO2.

[4] 王浩. 阜外医院心血管超声模板. 北京: 中国医药科技出版社, 2016, 1-380.

[5] 医学名词审定委员会. 医学名词. 北京: 科学出版社, 1998. iii

[6] 经食管超声心动图临床应用中国专家共识专家组. 经食管超声心动图临床应用中国专家共识[J]. 中国循环杂志, 2018.

[7] 中华医学会超声医学分会超声心动图学组, 经导管主动脉瓣植入术围术期超声心动图检查专家共识. 中华超声影像学杂志, 2018, 27: 93-107.

[8] 中华医学会心血管内科分会, 中国医师协会心血管内科分会. 卵圆孔未闭预防性封堵术中国专家共识[J]. 中国循环杂志, 2017, 32(3): 209-214.

[9] 中华医学会急诊医学分会, 中国医疗保健国际交流促进会胸痛分会. 急性胸痛急诊诊疗专家共识[J]. 中华急诊医学杂志, 2018, 28(4): 413-420.

[10] 中国医师协会儿科医师分会先天性心脏病专家委员会, 中华医学会儿科学分会心血管学组, 《中华儿科杂志》编辑委员会. 儿童常见先天性心脏病介入治疗专家共识[J]. 中华儿科杂志, 2015, 53(1): 17-24.

[11] 中华医学会超声医学分会超声心动图学组, 中国成年人超声心动图检查测量指南[J]. 中华超声影像学杂志, 2016, 25(8): 645-665.

（牛丽莉）

附录三　超声常用公式简表

名称	公式	缩写	意义
超声物理学			
频率	$f=$ 次 / 秒 $=$(Hz)	f: 频率 Hz: 赫兹	单位时间内任一点上通过的波或声源振动的次数
波长	$\lambda=c/f=1.54/f$(MHz)	λ: 波长 c: 声速 f: 频率	同一介质的声速只与介质的性质有关,与频率无关。故波长可用此公式计算得出
声学特性阻抗	$Z=\rho c$	Z: 声学特性阻抗 ρ: 介质密度 c: 声速	表征超声波在不同介质中传播时的特征,对介质的交界面上超声传播特性起决定性作用
衰减	$I_2=I_1\cdot e^{-2zl}=\dfrac{I_1}{e^{2zl}}$	I_1: 第一个点处的超声波声强 I_2: 第二个点处的超声波声强 z: 声学特性阻抗 l: 两点间的距离	超声波的衰减与声学特性阻抗和传播距离密切相关
多普勒速度方程	$v=\dfrac{cf_d}{2f\cos\theta}$	v: 血流速度 c: 超声波在人体中传播速度 f_d: 多普勒频移 f: 超声波的发射频率 $\cos\theta$: 入射或反射声束与血流方向之间夹角的余弦函数	用于检测心血管某处的血流方向、血流速度和血流量等血流动力学的信息
简化Bernoulli方程	$\Delta P\approx 4V^2$(mmHg)	ΔP: 压力差 V: 测量点的速度	用于获得狭窄瓣口或血管腔狭窄的压力阶差。可定量分析瓣膜狭窄程度、判断肺动脉压力及评估其他血流动力学情况
Poiseuille公式	$Q=\dfrac{\pi r_0^4(P_1-P_2)}{8\eta L}$	Q: 血流量 r: 半径 L: 长度 η: 黏度 P_1-P_2: 两端的压强差	适用于稳定层流的流动情况

名称	公式	缩写	意义
多普勒血流参数			
阻力指数 RI	$RI = \dfrac{(v_s - v_d)}{v_s}$	v_s：收缩期峰值血流速度 v_d：舒张末期血流速度	
搏动指数 PI	$PI = \dfrac{(v_s - v_d)}{Time\text{-}AvgPK}$	v_s：收缩期峰值血流速度 v_d：舒张末期血流速度 Time-AvgPK：时间平均峰值速度	
收缩/舒张比值SD（血流）	$SD = \| v_s / v_d \|$	v_s：收缩期峰值血流速度 v_d：舒张末期血流速度	
平均速度 MV	$MV = \dfrac{VTI}{duration\ of\ flow}$	VTI：血流速度 - 时间积分 duration of flow：血流间期	
平均压力差MG	$MG = \dfrac{PTI}{duration\ of\ flow}$	PTI：血流压力 - 时间积分 duration of flow：血流间期	
压力降半时间PHT	$PHT = DT \times (1 - 0.707)$	DT：减速时间	可用于计算瓣口面积
应变	应变 $=[(l - l_0)/l_0] \times 100\%$	l：最终长度 l_0：初始长度	衡量物体形变的参数，可以认为是长度变化的百分数
Nyquist 极限与频率混叠			
超声波探测深度	$R_{max} = c/2PRF$	R_{max}：最大取样深度 c：声速 PRF：脉冲重复频率	脉冲波多普勒技术有探测深度的限制。最大探测深度与脉冲重复频率成反比，脉冲重复频率越高，探测深度越浅
Nyquist 极限	$Nyquist = 1/2PRF$	PRF：脉冲重复频率	限制了脉冲频谱多普勒的测速范围，超过这一极限值，所测血流速度频谱方向会发生反转

名称	公式	缩写	意义
连续方程式 基于能量守恒原理进行计算，概念是在密闭循环体内，流入量应等于流出量			
连续性方程	$A_1 \cdot V_1 = A_2 \cdot V_2$	A_1、V_2：在流管中两个任意截取的截面面积 V_1、V_2：两处的瞬时速度	用于计算狭窄瓣口的面积。连续性方程是多普勒超声技术定量狭窄瓣口面积的重要理论依据
二尖瓣狭窄	$VTI_{MV} \times A_{MV} = VTI_{AO} \times A_{AO}$	VTI_{MV}：舒张期二尖瓣过瓣速度时间积分 A_{MV}：舒张期二尖瓣口面积 VTI_{AO}：收缩期主动脉瓣口速度时间积分 A_{AO}：收缩期主动脉瓣口面积	适用于无明显主动脉瓣反流。若等式不成立，多提示收缩期存在二尖瓣反流或心室水平分流
二尖瓣狭窄瓣口面积	$MVA = AOA \times TVI_{AO} / TVI_{MV}$	MVA：二尖瓣口面积（cm^2） AOA：主动脉瓣口面积（cm^2） TVI_{AO}：主动脉瓣口血流速度时间积分（cm/s） TVI_{MV}：二尖瓣口血流速度时间积分（cm/s）	测得的是有效面积而非解剖面积，且不适用于合并二尖瓣反流或主动脉瓣反流的患者
二尖瓣反流分数	$RF = (MVF - AVF) / MVF = 1 - AVF/MVF$	RF：反流分数 MVF：二尖瓣口舒张期血流量 AVF：主动脉瓣口收缩期血流量	适用于无明显主动脉瓣反流，此方法有较高的准确性
主动脉瓣狭窄瓣口面积	$A_{AV} = A_{LVOT} \times VTI_{LVOT} / VTI_{AV}$	A_{AV}：主动脉瓣口面积 A_{LVOT}：主动脉瓣环下方面积 VTI_{AV}：主动脉瓣口处收缩期血流速度时间积分 VTI_{LVOT}：左心室流出道出口处收缩期血流速度时间积分	在心尖五腔心切面上通过频谱多普勒测量计算
机械瓣有效瓣口面积	$EOA_{MP} = (CSA \times TVI)_{LVOT} / TVI_{MP}$ $EOA_{AP} = (CSA \times TVI)_{LVOT} / TVI_{AP}$	EOA_{MP}、EOA_{AP}：二尖瓣和主动脉瓣人工瓣有效面积 TVI_{MP}、TVI_{AP}：连续多普勒测定的二尖瓣和主动脉瓣人工瓣血流流速积分 CSA：$LVOT$ 的横截面积（在主动脉瓣瓣环外缘测量 $LVOT$ 的直径计算）	适用于不存在显著二尖瓣或主动脉瓣反流患者的随访检查

续表

名称	公式	缩写	意义
血流汇聚原理			
狭窄口血流率	狭窄口血流率 $m(l/s)$ $=A_{壳} \times V_{壳}=2\pi r^2 \times V_{壳}$ $=6.28r^2 \times V_{壳}$	$A_{壳}$: 选定壳的面积 $V_{壳}$: 选定壳面的速度 r: 选定壳面距离狭窄口的半径	可用于心脏瓣膜狭窄处的血流量、瓣膜反流量或房间隔缺损处分流量的计算
狭窄口面积	狭窄口面积 $(cm^2)=$ $(6.28r^2 \times V_{壳})/V_{max}$	$V_{壳}$: 选定壳面的速度 r: 选定壳面距离狭窄口的半径 V_{max}: 连续多普勒获取的最大瓣口血流速度	可用于瓣膜反流有效瓣口面积和缺损面积的计算
二尖瓣瓣口面积彩色多普勒近端血流汇聚法（PISA）	$MVA=Q/V=2\pi R^2 \times AV \times \alpha/180V$	MVA: 二尖瓣口面积（cm^2） Q: 经过二尖瓣口的最大瞬时流量（ml/s） V: 经过二尖瓣口的最大流速（cm/s） R: 心动周期中最大血流汇聚区红蓝交错界面至二尖瓣口（两瓣尖连线）的距离 AV: $Nyquist$ 速度 α: 二尖瓣前后叶瓣尖的夹角	可用于存在明显二尖瓣反流时。此方法不受二维超声直接瓣口面积测量法和多普勒压力降半时间法等许多影响因素的限制，但技术要求高且测量繁琐
二尖瓣口反流量	PISA 法：$Q=2\pi R^2 \times AV \times VTI/V$	Q: 反流量（ml） R: 血流汇聚区半径（cm） AV: $Nyquist$ 速度（cm/s） VTI: 二尖瓣反流频谱的速度时间积分（cm） V: 二尖瓣反流峰值流速（cm/s）	根据二尖瓣关闭不全时，血液反流入左心房，在反流口的左心房侧形成的血流汇聚区定量计算二尖瓣反流量
心腔及肺动脉压力估测			
肺毛细血管楔压 PCWP	$PCWP=1.24(E/E_m)+1.9$	E: 二尖瓣口血流多普勒频谱 E 峰 E_m: 二尖瓣环组织多普勒成像运动速度频谱 E_m 峰	肺毛细血管楔压与（E/E_m）有很好的相关性
右心室收缩压	$\Delta P=4V^2$ $RVSP=RAP+\Delta P$	ΔP: 跨瓣压差 V: 三尖瓣反流的最大速度 $RVSP$: 右心室收缩压 RAP: 右心房压	存在三尖瓣关闭不全时，可根据三尖瓣反流速度计算反流压差，进而估算右心室收缩压

名称	公式	缩写	意义
心室水平分流估测PASP	$PASP(mmHg) = RVSP = SBP$ - 室缺收缩期分流压差	$PASP$：肺动脉收缩压 $RVSP$：右心室收缩压 SBP：肱动脉收缩期血压	适用于室缺无右心室流出道或肺动脉狭窄的患者。肱动脉收缩期血压=左心室收缩压，肺动脉收缩压=右心室收缩压
大动脉水平分流估测PASP	$PASP(mmHg) = SBP$ - 动脉导管收缩期分流压差	$PASP$：肺动脉收缩压 SBP：肱动脉收缩期血压	适用于存在动脉导管未闭或主肺动脉窗且无右心室流出道梗阻的患者
根据三尖瓣反流肺动脉收缩压PASP	$PASP = PG + RAP = PG + (5\sim10)mmHg$ $PG = 4V^2$	V：三尖瓣反流的最大速度 PG：压力差 RAP：右心房压	适用于无右心室流出道或肺动脉狭窄的患者。在心尖四腔心切面上测量计算
肺动脉平均压mPAP	$MPAP = 4V^2$ $MPAP = PAEDP + 1/3(PASP - PAEDP)$	V：肺动脉瓣反流舒张早期峰速 $PAEDP$：肺动脉舒张末压 $PASP$：肺动脉收缩压	适用于存在肺动脉瓣反流时
肺动脉舒张末压PAEDP	$PAEDP = 4V_C^2 + DRVP = 4V_C^2 + RAP$	V_C：肺动脉瓣反流舒张末期峰速 $DRVP$：右心室舒张压 RAP：右心房压	适用于存在肺动脉瓣反流时
	$PAEDP = DBP - DPG_{PDA}$	DBP：舒张压 DPG_{PDA}：动脉导管未闭的舒张期分流压差	适用于存在动脉导管未闭时
肺血管阻力PVR	$PVR = 10V_{TR}/VTI_{RVOT} + 0.16$	V_{TR}：三尖瓣的反流峰速 VTI_{RVOT}：右心室流出道血流的速度时间积分	适用于没有原发性肺动脉高压、严重肺动脉或流出道扩张、右心房压力重度升高或重度肺动脉反流的情况
心脏功能指标			
心肌做功指数/Tei指数	左心室 $MPI = (IVRT + IVCT)/SEP$	MPI：心肌做功指数或Tei指数 $IVRT$：等容舒张时间 $IVCT$：等容收缩时间 SEP：收缩期射血时间	MPI不受心室几何形态改变或心率的影响，但受前后负荷状态的影响。广泛用于儿童心脏病患者

续表

名称	公式	缩写	意义
心肌做功指数/Tei指数	右心室 $$\frac{右心室等容收缩时间 + 右心室等容舒张时间}{右心室射血时间}$$		Tei指数不受心率、右心室压力和三尖瓣反流等因素明显影响,是一种实用且简便的评价右心室功能方法
每搏量SV	$SV = EDV\text{-}ESV/EDV$	SV:每搏量 EDV:舒张末容积 ESV:收缩末容积	正常范围 60~120ml
左心室射血分数 LVEF	$LVEF(\%)=(SV/EDV)\times 100\%=[(EDV\text{-}ESV)/EDV]\times 100\%$	SV:每搏量 EDV:舒张末容积 ESV:收缩末容积	临床最常用和最重要的左心室收缩功能指标
左心室容积参数 M型	Teicholz 公式: $V=[\dfrac{7.0}{2.4+D}]D^3$	V:左心室容积 D:左心室收缩末期内径、舒张末期内径	只适用于心脏形态结构没有改变,同时不伴节段性室壁运动异常的患者
左心室容积参数面积长度法	$V=8A^2/3\pi L$	A:左心室面积 L:左心室长轴内经	在心尖四腔心,心尖二腔心或心尖三腔心切面上测量计算。是心血管造影术测定左心室容积的经典方法
左心室容积参数 Simpson法则(圆盘相加法)	单平面 Simpson 法: $V = \pi/4H\sum D^2$ 改良 Simpson 法: $V=A_m\times L/3+(A_m+A_p)/2\times L/3+A_p/3\times L/3$	H:圆柱体的高度 D:与左心室长径垂直的左心室短径 A_m:二尖瓣水平短轴左心室面积 A_p:乳头肌水平短轴左心室面积 L:左心室长径	将左心室按长轴方向分为一系列等距离的小圆柱体,这些圆柱体的体积之和即左心室容积
心博量	$AAO\times SVI$	AAO:主动脉瓣瓣环面积 SVI:收缩期主动脉瓣环流速积分	目前临床最常用的方法是主动脉瓣环血流测定法
心搏指数	每搏量 / 体表面积		正常范围 (40±7) ml/m²

名称	公式	缩写	意义
心排血量	$CO=SV×HR$	CO：心排血量 SV：每搏量 HR：心率	正常范围 3.5~8L/min
心脏指数	心排血量/体表面积		正常范围 2.7~4.2L/m²
左心室压力最大上升速率	dP/dt_{max}=32mmHg/ 对应的时间间期 时间间期：CW 从 1m/s 升至 3m/s 的时间（秒）		只适用于存在二尖瓣反流时。正常范围1650mmHg/s ±300mmHg/s（219kPa/s ±40kPa/s）
左心室短轴收缩率 LVFS	$LVFS=(LVEDd-LVEDs)/LVEDd$	$LVEDd$：左心室舒张末期内径 $LVEDs$：左心室收缩末期内径	正常范围25%~45%。可粗略估计左心室收缩功能
左心室质量LVM	Penn 公式：$LVM=1.04[(LVEDd+IVS+LVPW)^3-(LVEDd)^3]-13.6$	LVM：左心室质量 $LVEDd$：左心室舒张末期内径 IVS：舒张期室间隔厚度 $LVPW$：左心室后壁厚度	估测的LVM与体表面积有关。正常值：男性为（93±22）g/m²，女性为（76±18）g/m²
相对室壁厚度	$RWT=2×LVPW/LVEDd$	RWT：相对室壁厚度 $LVPW$：左心室后壁厚度 $LVEDd$：左心室舒张末期内径	衡量心肌肥厚患者心室几何形状较为简便的指标，反映了相对于心腔的室壁厚度。正常值<0.42
室壁张力	$σ=P×R/2Th$	$σ$：室壁张力 P：左心室腔内压力 R：心室腔内径 Th：室壁厚度	对于理解心室功能尤其是心室压力或负荷的总体状态很重要
室壁应力	室壁应力$\cong (R/Th)×P$	R：心室半径 Th：室壁厚度 P：左心室压力	心室肥大有使左心室壁应力正常化的趋势
左心室室壁收缩期增厚率 $\Delta T\%$	$\Delta T\%=(Ts-Td)/Td×100\%$	T_s：室间隔及左心室后壁收缩末期厚度 T_d：室间隔及左心室后壁舒张末期厚度	正常值>35%。利用M型超声计算得出

名称	公式	缩写	意义
关于瓣膜口面积及反流计算公式			
二尖瓣瓣口面积压差降半法	$MVA=220/PHT$	MVA：二尖瓣口面积（cm^2） PHT：峰值压差降至 1/2 压差时所需的时间	用于自然瓣二尖瓣口的面积测量，不能用于人工瓣的瓣口面积测量
反流口面积	$ROA=RV/VTI_{RJ}$	ROA：反流口面积（cm^2） RV：反流容积（cm^3） VTI_{TJ}：反流束的速度 - 时间积分（cm）	计算有效反流口面积，可用于评估反流的严重程度
主动脉瓣反流量	$RV=TSV-FSV$	RV：反流量 TSV：总每搏量 FSV：前向每搏量	通过计算反流量的大小来评估反流程度
主动脉瓣反流口面积	$ROA=RSV/VTI_{AR}$	ROA：反流口面积 RSV：反流搏出量 VTI_{AR}：主动脉瓣反流的速度时间积分	通过计算反流口面积的大小来评估反流程度
二尖瓣反流量	$RV=TSV-FSV$	RV：反流量 TSV：总每搏量 FSV：前向每搏量	通过计算反流量的大小来评估反流程度
二尖瓣反流口面积	$ROA=RSV/VTI_{MR}$	ROA：反流口面积 RSV：反流搏出量 VTI_{MR}：二尖瓣反流的速度时间积分	通过计算反流口面积的大小来评估反流程度
肺循环与体循环流量比值	$Q_P:Q_S=[CSA_{PA}\times VTI_{PA}]/[CSA_{LVOT}\times VTI_{LVOT}]$	Q_P：肺循环血流量 Q_S：体循环血流量 CSA_{PA}，CSA_{LVOT}：肺动脉和左心室流出道的横截面积 VTI_{PA}，VTI_{LVOT}：肺动脉和左心室流出道处血流的速度时间积分	反映先天性左向右分流疾病患者肺循环情况。$Q_P/Q_S>1.5$可区分动力型和阻力型肺动脉高压
超声诊断指标简介其他常用			
McGoon 比值	$\dfrac{心包外左右肺动脉直径之和}{膈段主动脉直径}$		正常值>2
Nakata指数/肺动脉指数	$\dfrac{心血管造影，心包外左右肺动脉截面积（mm^2）之和}{体表面积（m^2）}$		正常值≥330mm²/m²

名称	公式	缩写	意义
Z值/ Z score	Zscore = (X-μ)σ	X：需要被标准化的随机变量（实测值） μ：总体平均值 σ：总体标准差（σ≠0）	Z值反映了测量结果偏离正常平均值的程度，是标准差的倍数
体表面积	许文生氏公式：S(m^2)= 0.0061×身高(cm)+ 0.0128×体重(kg)-0.1529		减少年龄、体型等个体差异因素带来的影响，方便各项指标之间的比较

（刘梦怡　崔蕾）

附录四　超声心动图疾病、技术术语英文及缩写速查表

A

艾森门格综合征　Eisenmenger syndrome

B

Bernoulli 方程　Bernoulli equation
斑点追踪超声心动图　speckle tracking echocardiography, STE
瓣周漏　periprosthetic leaks
壁滤波　wall filter
壁内血肿　intramural haematoma, IMH
标尺　scale
泊肃叶方程　Poiseuille equation

C

彩色多普勒血流成像　color Doppler flow imaging, CDFI
彩色增益　color gain
差异性发绀　differential cyanosis
长椭球公式　prolate ellipsoid formula
超声心动图　echocardiography
超声增强剂　ultrasound enhancing agents, UEA
穿透性主动脉溃疡　penetrating aortic ulcer, PAU

D

大动脉关系异常　abnormally related great arteries, ANRGA
大动脉关系正常　normally related great arteries, NRGA
大动脉异位　malposition of the great arteries, MGA
大动脉转位　transposition of the great arteries, TGA
单心室　univentricular heart
等容收缩期加速度　isovolumic myocardial acceleration, IVA
等容收缩时间　isovolumetric contraction time, IVCT
等容舒张时间　isovolumetric relaxation time, IVRT
动脉导管未闭　patent ductus arteriosus, PDA
动脉型肺动脉高压　pulmonary artery hypertension, PAH
多巴酚丁胺超声心动图负荷试验　dobutamine stress echocardiography, DSE

E

E 峰至室间隔距离　E point septal separation, EPSS

二尖瓣　mitral valve, MV
二尖瓣瓣裂　cleft of mitral valve, CMV
二尖瓣反流　mitral regurgitation, MR
二尖瓣反流容积　regurgitant volume, RVol
二尖瓣后叶　posterior leaflet of mitral valve, PMVL
二尖瓣口面积　mitral valve area, MVA
二尖瓣前叶　anterior leaflet of mitral valve, AMVL
二尖瓣脱垂　mitral valve prolapse, MVP
二尖瓣狭窄　mitral stenosis, MS
二维超声心动图　two-dimensional echocardiography, 2DE
二维频率　2D frequency
二维应变技术　two-dimensional strain, 2D-strain
二叶式主动脉瓣　bicuspid aortic valve, BAV

F

法洛四联症　tetralogy of Fallot, TOF
反流分数　regurgitant fraction, RF
放大　zoom
房间隔　interatrial septum, IAS
房间隔瘤　atrial septal aneurysm, ASA
房间隔缺损　atrial septal defect, ASD
房室传导阻滞　atrioventricular block, AVB
肥厚型心肌病　hypertrophic cardiomyopathy, HCM
肺动 - 静脉瘘　pulmonary arteriovenous fistula, PAVF
肺动脉　pulmonary artery, PA
肺动脉瓣　pulmonary valve, PV
肺动脉瓣反流　pulmonary regurgitation, PR
肺动脉瓣狭窄　pulmonary valve stenosis, PS
肺动脉闭锁　pulmonary atresia, PA
肺动脉高压　pulmonary hypertension, PH
肺动脉平均压　mean pulmonary arterial pressure, mPAP/PAPm
肺动脉收缩压　systolic pulmonary arterial pressure, PAPs
肺动脉主干　main pulmonary artery, MPA
肺静脉　pulmonary vein, PV
肺静脉闭塞病　pulmonary veno-occlusive disease, PVOD
肺静脉畸形引流　anomalous pulmonary venous connection, APVC
肺毛细血管瘤　pulmonary capillary hemangiomatosis, PCH
肺栓塞　pulmonary embolism, PE

肺小动脉楔压　pulmonary artery wedge pressure, **PAWP**
肺血管阻力　pulmonary vascular resistance, **PVR**
风湿性心脏病　rheumatic heart disease, **RHD**
峰值压差　peak gradient, **PG**
负荷超声心动图　stress echocardiography, **SE**
腹主动脉瘤　abdominal aortic aneurysm, **AAA**

G

感染性心内膜炎　infective endocarditis, **IE**
感兴趣区　region of interest, **ROI**
高穿透力　penetration, **P**
共同心房　common atrium, **CA**
冠状动脉　coronary artery, **CA**
冠状动脉瘘　coronary artery fistula, **CAF**
冠状动脉旁路移植术　coronary artery bypass grafting, **CABG**
冠状动脉异常起源　anomalous origin of coronary artery, **AOCA**
冠状动脉粥样硬化性心脏病 / 冠心病
coronary atherosclerotic heart disease, **CHD**
冠状静脉窦　coronary sinus, **CS**

J

极低机械指数成像　very low mechanical index, **VLMI**
基线　baseline
急性冠状动脉综合征　acute coronary syndrome, **ACS**
急性心肌梗死　acute myocardial infarction, **AMI**
急性主动脉综合征　acute thoracic aortic syndromes, **AAS**
加拿大超声心动图协会
Canadian Society of echocardiography, **CSE**
减速时间　deceleration time, **DT**
剑突下切面　subcoastal view, **SC**
降落伞型二尖瓣　parachute mitral valve, **PMV**
降主动脉　descending aorta, **DAO/ Desc Ao**
焦点　focus
校正角度　angle
节段性室壁运动异常　regional ventricular wall motion abnormality, **RWMA**
解剖 M 型超声　anatomic M-mode, **AMM**
近端等速表面积　proximal isovelocity surface area, **PISA**
经导管主动脉瓣置入术　transcatheter aortic valve implantation/replacement, **TAVI/R**
经皮二尖瓣分离术　percutaneous mitral commissurotomy, **PMC**
经皮冠状动脉介入治疗
percutaneous coronary intervention, **PCI**

经食管超声心动图
transesophageal echocardiography, **TEE**/transoesophageal echocardiography, **TOE**
经食管实时三维超声心动图
transesophageal real-time three-dimensional echocardiography, **RT-3D-TEE**
经胸超声心动图　transthoracic echocardiography, **TTE**
聚焦于右心室的心尖四腔心切面
RV-focused apical window 4 chamber view, **A4C RV-focused**

K

卡尼复合征　Carney complex, **CNC**
扩张型心肌病　dilated cardiomyopathy, **DCM**

L

连续多普勒　continuous-wave Doppler, **CW**
卵圆孔未闭　patent foramen ovale, **PFO**
滤波　filter

M

M 型超声心动图　M-mode echocardiography
马方综合征　Marfan syndrome
脉冲重复频率　pulse repetition frequency, **PRF**
脉冲多普勒　pulsed-wave Doppler, **PW**
慢性血栓栓塞性肺动脉高压
chronic thromboembolic pulmonary hypertension, **CTEPH**
每搏量　stroke volume, **SV**
美国超声心动图协会　the American Society of Echocardiography, **ASE**
美国心脏病学会　the American College of Cardiology, **ACC**
美国心脏病学会基金会　the American College of Cardiology Foundation, **ACCF**
美国心脏协会　the American Heart Association, **AHA**
美国胸科学会　the American Thoracic Society, **ATS**
面积变化分数 / 率　fractional area change, **FAC**

N

黏液瘤　myxoma
牛眼图　illustration of the bull's eye, **IBE**
纽约心脏协会　the New York Heart Association, **NYHA**

O

欧氏瓣　Eustachian valve
欧洲超声心动图协会　the European Association of echocardiography, **EAE**

欧洲呼吸学会　the European Respiratory Society, **ERS**

欧洲心胸外科协会　the European Association for Cardio-Thoracic Surgery, **EACTS**

欧洲心血管影像协会 the European Association of Cardiovascular imaging, **EACVI**

欧洲心脏病学会　the European Society of Cardiology, **ESC**

P

偏心指数　eccentricity index, **EI**

平均压差　mean pressure gradient

Q

球形指数　sphericity index, **SI**

取样容积　sample volume, **SV**

全容积　full volume

缺血性心脏病　ischaemic heart disease

R

人工瓣膜 - 患者不匹配　prosthesis-patient mismatch, **PPM**

人工瓣狭窄　prosthetic valvular stenosis

人工瓣周反流　paravalve leak, **PVL**

S

三尖瓣　tricuspid valve, **TV**

三尖瓣闭锁　tricuspid atresia, **TA**

三尖瓣反流　tricuspid regurgitation, **TR**

三尖瓣后叶　posterior leaflet of tricuspid valve, **PTVL**

三尖瓣环收缩期位移　tricuspid annular plane systolic excursion, **TAPSE**

三尖瓣前叶　anterior leaflet of tricuspid valve, **ATVL**

三尖瓣狭窄　tricuspid stenosis, **TS**

三尖瓣下移畸形　Ebstein's malformation

扫描速度　sweep speed

上腔静脉　superior vena cava, **SVC**

射血分数　ejection fraction, **EF**

射血分数保留的心力衰竭　heart failure with preserved ejection fraction, **HFpEF**

射血分数降低的心力衰竭　heart failure with reduced ejection fraction, **HFrEF**

射血时间　ejection time, **ET**

深度　depth

深胃底　deep transgastric, **DTG**

升主动脉　ascending aorta, **AAO/ Asc Ao**

食管上段　upper esophageal, **UE**

食管中段　mid esophageal, **ME**

时间增益补偿　time-gain compensation, **TGC**

实时三维超声心动图 real-time three-dimensional echocardiography, **RT3DE**

室壁瘤　aneurysm

室壁运动计分指数　wall motion score index, **WMSI**

室间隔　interventricular septum, **IVS**

室间隔穿孔　ventricular septal rupture, **VSR**

室间隔和左心室后壁之间的运动延迟 septal to posterior wall motion delay, **SPWMD**

室间隔缺损　ventricular septal defect, **VSD**

收缩末期容积　end-systolic volume, **ESV**

收缩期前向运动　systolic anterior motion, **SAM**

舒张末期容积　end-diastolic volume, **EDV**

双孔二尖瓣　double orifice of mitral valve, **DOMV**

速度　velocity, **V**

速度时间积分　velocity time integral, **VTI**

缩短分数　fraction of shortening, **FS**

缩流颈宽度　vena contracta width, **VCW**

缩窄性心包炎　constrictive pericarditis, **CP**

T

特发性肺动脉高压　idiopathic pulmonary artery hypertension, **IPAH**

体表面积　body surface area, **BSA**

V

Valsalva 窦瘤　sinus of Valsalva aneurysm, **SVA**

W

伪彩　B-mode colorization

胃底　transgastric, **TG**

X

希阿里氏网　Chiari network

下腔静脉　inferior vena cava, **IVC**

先天性心脏病　congenital heart disease , **CHD**

限制型心肌病　restrictive cardiomyopathy, **RCM**

心包积液　pericardial effusion, **PE**

心房颤动　atrial fibrillation, **AF**

心肌声学造影 / 心肌造影超声心动图 myocardial contrast echocardiography, **MCE**

心肌致密化不全　noncompaction of ventricular myocardium, **NVM**

心尖长轴切面　apical long axis

心尖两腔心切面　apical window 2 chamber view, **A2C**

心尖切面　apical window

心尖三腔心切面　apical window 3 chamber view, **A3C**

心尖四腔心切面 apical window 4 chamber view, A4C

心尖五腔心切面 apical window 5 chamber view, A5C

心内膜垫缺损 endocardial cushion defect, ECD

心内膜弹力纤维增生症 endocardial fibroelastosis, EFE

心腔内超声 intracardiac echocardiography, ICE

心室间机械延迟时间 interventricular mechanical delay, IVMD

心输出量 cardiac output, CO

心脏瓣膜病 valvular heart disease, VHD

心脏移植 heart transplantation

心脏再同步化起搏治疗 cardiac resynchronization therapy, CRT

心脏肿瘤 cardiac tumor

心指数 cardiac index, CI

新生儿持续性肺动脉高压 persistent pulmonary hypertension of the newborn, PPHN

胸骨旁大动脉短轴切面 parasternal short axis view of the aortic valve level, PSAX of AV

胸骨旁左心室长轴切面 parasternal long axis view of left ventricle, PLAX of LV

胸骨旁左心室短轴系列切面 parasternal short axis view of left ventricle, PSAX of LV

胸骨上窝切面 suprasternal notch view, SSN

胸骨右缘切面 high right parasternal view, HRP

胸主动脉瘤 thoracic aortic aneurysm, TAA

血管内超声 intravascular ultrasound, IVUS

血栓 thrombi

Y

压力降半时间 pressure half-time, PHT/T$_{1/2}$

验前概率 pre-test probabilities, PTP

异位心脏移植 heterotopic heart transplantation, HHT

应变 strain, S

应变率 strain rate, SR

英国超声心动图协会 the British Society of Echocardiography, BSE

永存动脉干 persistent truncus arteriosus, TA

永存左位上腔静脉 persistent left superior vena cava, PLSVC

右冠状动脉 the right coronary artery, RCA

右位心 dextrocardia

右无名静脉 right innominate vein

有效瓣口面积 effective orifice area, EOA

有效反流口面积 effective regurgitant orifice area, EROA

右心耳 right atrial appendage, RAA

右心房 right atrium, RA

右心室 right ventricle, RV

右心室流出道 right ventricular outflow track, RVOT

右心室双出口 double-outlet right ventricle, DORV

右心室心肌做功指数 right ventricular index of myocardial performance, RIMP

原发性肺动脉高压 primary pulmonary hypertension, PPH

原位心脏移植 orthotopic heart transplantation, OHT

Z

增益 gain

帧频 frames per second, FPS

整体纵向应变 global longitudinal strain, GLS

致心律失常性右心室发育不良/心肌病 arrhythmogenic right ventricular dysplasia / cardiomyopathy, ARVD/C

主动脉 aorta, Ao

主动脉-肺动脉间隔缺损 aorticpulmonary septal defect, APSD

主动脉瓣 aortic valve, AV

主动脉瓣反流 aortic regurgitation, AR

主动脉瓣口面积 aortic valve area, AVA

主动脉瓣上狭窄 supravalvular aortic stenosis, SVAS

主动脉瓣脱垂 aortic valve prolapse, AVP

主动脉瓣狭窄 aortic stenosis, AS

主动脉瓣下狭窄 subvalvular aortic stenosis, SAS

主动脉窦 aortic sinus

主动脉弓 aortic arch, AoAR

主动脉弓中断 interrupted aortic arch, IAA

主动脉夹层 acute aortic dissection, AD

主动脉假性动脉瘤 aortic pseudoaneurysm, APA

主动脉瘤 aortic aneurysm, AA

主动脉缩窄 coarctation of aorta, CoA

主动脉粥样硬化性病变 atherosclerotic lesions of the aorta

赘生物 vegetation

自动优化灰阶技术 automatic ultrasound optimization grayscale function

自发声影 spontaneous echocardiographic contrast, SEC

组织多普勒 Doppler tissue imaging, DTI

组织谐波成像 harmonic imaging, H

左颈总动脉 left common carotid artery, LCCA

左袢 L-loop

左前降支　the left anterior descending coronary artery, **LAD**

左束支传导阻滞　left bundle branch block, **LBBB**

左锁骨下动脉　left subclavian artery, **LSA**

左无名静脉　left innominate vein

左心耳　left atrial appendage, **LAA**

左心耳封堵术　left atrial appendage occlusion, **LAAO**

左心发育不良综合征　hypoplastic left heart syndrome, **HLHS**

左心房　left atrium, **LA**

左心房最大容积指数　LA maximum volume index, **LAVI**

左心室　left ventricle, **LV**

左心室后壁　left ventricular posterior wall, **LVPW**

左心室后内侧乳头肌　posteromedial papillary muscle, **PMPap**

左心室径向失同步　radial dyssynchrony

左心室流出道　left ventricular outflow (tract), **LVO(T)**

左心室收缩末期内径　left ventricular internal diameter end systole, **LVIDS**

左心室舒张末期内径　left ventricular internal diameter end diastole, **LVIDD**

左心室前外侧乳头肌　anterolateral papillary muscle, **ALPap**

左心室腔声学造影　left ventricular opacification, **LVO**

左旋支　the circumflex coronary artery, **CX**

附录五　超声心动图常用术语中文及缩写速查表

疾病名称

壁内血肿 IMH
穿透性主动脉溃疡 PAU
大动脉转位 TGA
动脉导管未闭 PDA
动脉型肺动脉高压 PAH
二尖瓣反流 MR
二尖瓣狭窄 MS
法洛四联症 TOF
房间隔瘤 ASA
房间隔缺损 ASD
房室传导阻滞 AVB
肥厚型心肌病 HCM
肺动脉瓣反流 PR
肺动脉瓣狭窄 PS
肺动脉高压 PH
风湿性心脏病 RHD
腹主动脉瘤 AAA
感染性心内膜炎 IE
冠心病 CHD
冠状动脉瘘 CAF
冠状动脉异常起源 AOCA
急性主动脉综合征 AAS
扩张型心肌病 DCM
卵圆孔未闭 PFO
人工瓣膜 - 患者不匹配 PPM
人工瓣周反流 PVL
三尖瓣反流 TR
三尖瓣狭窄 TS
射血分数保留的心力衰竭
HFpEF
射血分数降低的心力衰竭
HFrEF
室间隔穿孔 VSR
室间隔缺损 VSD
缩窄性心包炎 CP
先天性心脏病 CHD
限制型心肌病 RCM
心包积液 PE
心肌致密化不全 NVM
心脏瓣膜病 VHD
致心律失常性右心室发育不
良 / 心肌病 ARVD/C
主动脉瓣反流 AR
主动脉瓣狭窄 AS
主动脉弓中断 IAA
主动脉夹层 AD
主动脉假性动脉瘤 APA
主动脉瘤 AA
主动脉缩窄 CoA

超声技术

斑点追踪超声心动图 STE
彩色多普勒血流成像 CDFI
二维超声心动图 2DE
负荷超声心动图 SE
极低机械指数成像 VLMI
近端等速表面积 PISA
经食管超声心动图 TEE/TOE
经胸超声心动图 TTE
连续多普勒 CW
脉冲多普勒 PW
时间增益补偿 TGC
实时三维超声心动图 RT-3DE
心肌声学造影 MCE
心腔内超声 ICE
心外膜超声心动图 IEE
血管内超声 IVUS
组织多普勒 DTI
左心室腔超声造影 LVO

超声指标

等容收缩时间 IVCT
等容舒张时间 IVRT
E 峰至室间隔距离 EPSS
二尖瓣口面积 MVA
反流分数 RF
肺动脉收缩压 PAPs
每搏量 SV
面积变化分数 FAC
牛眼图 IBE
偏心指数 EI
球形指数 SI
三尖瓣环收缩期位移 TAPSE
射血分数 EF
射血时间 ET
室壁运动计分指数 WMSI
室间隔和左心室后壁之间的
运动延迟 SPWMD
收缩末期容积 ESV
收缩期前向运动 SAM
舒张末期容积 EDV
速度时间积分 VTI
缩短分数 FS
缩流颈宽度 VCW
心室间机械延迟时间 IVMD
压力降半时间 PHT/$T_{1/2}$
右心室心肌做功指数 RIMP
有效瓣口面积 EOA

有效反流口面积 EROA
整体纵向应变 GLS
左心房最大容积指数 LAVI
左心室收缩末期内径 LVIDS
左心室舒张末期内径 LVIDD

学会组织

美国超声心动图协会 ASE
美国心脏病学会 ACC
美国心脏病学会基金会 ACCF
美国心脏协会 AHA
美国胸科学会 ATS
欧洲超声心动图协会 EAE
欧洲心胸外科协会 EACTS
欧洲心血管影像协会 EACVI
欧洲心脏病学会 ESC
英国超声心动图协会 BSE

（张茗卉）

致谢

　　本书从收集、筛选指南到对指南的翻译、归纳、总结，耗时一年余，历经艰辛，终成此书！《超声心动图规范化诊断精要》的顺利问世，得益于中国医学科学院北京协和医学院教育处、中国医学科学院阜外医院教育处的大力支持，并得到了阜外医院超声影像中心杨浣宜、李建蓉前辈，王浩、朱振辉主任对本书的精心指导和超声影像中心科室骨干对此书的鼎力相助，在此表示衷心的感谢！

　　感谢2018年北京协和医学院研究生教育教学改革项目为本书编写工作的成功开展提供了政策和经济上的支持。

　　感谢王浩主任、朱振辉主任及施怡声、江勇、孙欣、徐楠、王建德、李慧、刘思岐、张家芬、崔蕾等医师为本书提供了大量非常有价值的超声图片，极大地丰富了本书的内容；江勇、牛丽莉、万琳媛、张茗卉、陶瑾、赵莹、王江涛等医生及孟庆龙、林静茹、刘梦怡、隆吉俐等研究生不辞辛劳地校对稿件；陶佳、刘梦怡对手机APP制作进行了大量的整理工作，通过不断修订，得以呈现更加完善的版本。

　　最后再次感谢阜外医院超声影像中心全体人员对本书的编写和出版工作的大力支持！

编者
2019 年 9 月